신판 의학연구방법론

신판 **의학연구방법론**

초판 1쇄 발행 2014년 3월 15일
초판 5쇄 발행 2022년 9월 23일

지은이 유근영 외 공저

펴낸곳 서울대학교출판문화원
주소 08826 서울 관악구 관악로 1
도서주문 02-889-4424, 02-880-7995
홈페이지 www.snupress.com
페이스북 @snupress1947
인스타그램 @snupress
이메일 snubook@snu.ac.kr
출판등록 제15-3호

ISBN 978-89-521-1566-9 93510

RESEARCH METHODOLOGY IN MEDICINE

신판

의학연구방법론

유근영 외 공저

서울대학교출판문화원

머리말

"의학연구방법론"은 1983년에 서울대학교 대학원 의학과에 공통필수과목으로 최초로 개설되어 금년으로 30년을 이어 온 전통의 강좌이다. 1996년에는 유근영 교수와 안형식 교수/김창엽 교수가 편집 간사를 맡아 그동안의 교안을 모두 정리하고 교과내용을 대폭 수정하였으며, 1997년에 같은 제목의 교과서를 신영수/안윤옥 교수 이름으로 발간하기도 하였으나, 그 이후 개정본이 발간되지 않았다.

"의학연구방법론" 강좌의 목표는 의학 분야의 연구를 수행함에 있어 과학적 연구방법을 숙지하고 이를 기초로 한 연구수행 능력을 배양하도록 하는 데 있다. 보다 구체적으로는 의학 분야에서 현재 진행되고 있는 각종 유형의 연구(기술적 연구, 질병 위험요인 탐구연구, 유전요인 분석 연구, 진단능력 평가 연구, 임상시험 및 개입연구, 보건사업 연구 등)를 계획하고 수행함에 있어 사전에 고려해야 하는 연구방법론적 문제들을 해결할 도구를 제공하는 데 있다. 대표 저자인 유근영 교수가 2000년부터 이 강좌의 책임교수를 맡은 이래 많은 학생이 본 강좌를 통해 대학원 의학과 및 보건대학원의 과정 중 자신의 연구계획을 수립하고 필요한 연구방법론을 습득하였다고 자부한다. 매 1학기 개강되는 이 강좌는 의학과 강의 중에서 가장 인기 있는 강의 중 하나로 인정되어 정원 100명으로 항상 수강신청이 넘치고 있다. 현재는 강의실 수용 능력을 고려해서 연건 캠퍼스와 더불어 분당서울대학교병원과 보라매병원에 실시간 화상강의를 진행하고 있는 중이다.

하지만 그동안 담당교수들의 강의 내용이 기존의 교과서와 많이 달라 새로운 교과서로 개정하는 작업이 필요하게 되었으며, 2014학년도 1학기인 3월을 출간 예정일로 하여, 다음과 같은 틀 안에서 그동안 진행된 강의를 정리하여 교과서로 출간하게 되었다.

교과서명은『의학연구방법론』, 집필형태는 공동저자(서울대학교 의과대학 편)에 의한 공동집필로 한다. 집필책임자는 기존 교과서의 장절 중에서 동 대학원에서 중복하여 강의되는 제목은 제외한다는 대학의 방침을 준용한다. 전체적으로는 기존 교과서의 기본 틀을 유지하였지만, 의학연구분야의 획기적 발전에 따른 전문화와 다양화에 따라 새로운 연구영역으로 대두된 분야를 추가하였다.

이 책은 의학의 각 전문분야에서 사용되는 연구방법의 기본 논리를 이해시키려는 데 중점을 두고 기술되었다. 특히, 어려운 수리적 기법의 소개보다는 의학연구에 이용되는 핵심적인 연구방법들을 이해하고 활용할 수 있도록 하였다. 총론에서는 의학연구의 본질과 특성 그리고 분류와 기본적 연구기법을 소개하고자 하였다. 인간을 직접 연구대상으로 하는 역학적 연구에서는 질병의 원인을 규명하고 결정요인을 탐색하며 질병의 관리와 예방에 적용하는 다양한 연구방법론을 상세히 설명하였다. 기술연구나 환자-대조군 연구 그리고 코호트 연구와 같은 기존의 역학적 연구방법론은 물론이고 질병관리의 측면에서 그 중대성이 증대하고 있는 환경역학, 감염질환 유행역학, 분자역학 그리고 유전역학을 시대적 흐름에 맞추어 새로이 추가하였다. 진단법 평가나 임상시험과 같은 임상연구를 수행함에 있어 필요한 연구설계나 표본수 산출 그리고 연구자료의 통계분석에 대한 부분도 실무적 차원에서 보강하였다. 근자에 들어 의학적 응용이 많아지고 있는 메타분석론과 데이터마이닝의 개념도 추가하였다. 보건의료체계연구를 수행하는 데 필요한 근거중심 정책 결정이나 성과연구 그리고 경제성 평가와 같은 다양한 연구영역을 보완하여 수강생 및 독자의 이해를 돕고자 하였다. 마지막 장에서는 의학연구의 비평과 이에 따른 인과성 평가를 중요하게 다루었다.

이번에 발간되는『의학연구방법론』교과서는 의학연구를 하는 많은 의학도 및 보건학도의 연구에 길잡이 역할을 해줄 것이며, 학생들의 체계적인 교육에도 도움이 될 것이 기대된다.

이 책자의 발간에 수고를 아끼지 않으신 서울대학교출판문화원 원장님과 편집진에게 감사드리며, 책자 발간의 책임을 맡아 준 서울대학교 의과대학 박수경 교수와 신애선 교수에게 깊은 사의를 표한다. 또한 원고를 정리하느라 고생을 많이 한 이휘원 선생과 구태근 선생, 여요환 선생, 김경남 선생, 김정미 선생 그리고 조단비 양에게도 고마움을 전하고 싶다.

2014년 2월

대표 저자 유근영

차례

제4부 보건의료체계 연구방법론

제5부 연구자료 분석론

제6부 인과성 평가방법론

|제1부|

의학연구의 분류와 과정

제1장

건강, 질병 그리고 예방

유근영 서울대학교 의과대학

건강을 한마디로 정의하기는 어렵다. 더군다나 건강한 정도를 계량적으로 측정하는 일은 더욱 어렵다. 건강에 대해서는 교과서적인 정의도 여러 가지 있지만, 어원적으로는 '완전한 상태'를 지칭하는 것으로 요사이 많이 회자되고 있는 '힐링'이라는 용어와도 맥을 같이 하고 있다. 건강이란 결론적으로 말하자면 건강하지 않은 상태인 사망이나 질병과 서로 분리해 말할 수 없는 것이다.

건강하지 않은 상태, 즉 질병이나 사망 등의 상황을 어떤 개념으로 바라보는지에 따라 건강의 개념 역시 시대에 따라 달라진다. 건강은 원시적 개념에서는 신의 저주나 천벌이라는 주술적인 의미부터 시작하여, 히포크라테스 시대에 이르러서는 과학적으로 접근된 개념으로 인체의 네 가지 구성요소들이 서로 조화를 이루지 못하고 불균형 상태에서 병이 생긴다는 것까지 계속 변천하여 왔다. 중세에 이르러서는 종교적 관념론과 신비주의가 바탕을 이루면서 교회는 정신질환을 의사는 신체질환을 담당하는 형태로 건강의 심신개념이 변화되어 왔다. 르네상스 시대에는 해부학이나 생리적 관점에서 건강을 논하게 되는 시기가 되었고, 16세기에는 근대 서양철학이나 과학의 발전과 맥락을 같이 하여 생의학적 관점에서 건강을 다루는 사조가 대두되기 시작하였는데, 데카르트는 정신과 육체를 분리하여 정신은 신의 뜻으로 과학의 대상이 될 수 없으나 육체는 기계와 같아 인간의 지식으로 설명될 수 있다 하였고, 뉴턴의 물리학에 힘입어 인체를 기계론적으로 해석하게 되었다.

현재 우리가 실제 다루고 있는 미생물학적 개념의 질병 원인론은 17세기 말에 현미경이 발견되고 19세기 들어 세균이 동정 되는 등 시대의 변화에 따라서 건강의 개념도 점차 변화해 나갔다. 가장 근자에 이르면 불건강은 주변 환경과의 불균형에 의해서 일어나고, 건강은 그 반대에 있는 것으로 생태학적 개념에서 정립되면서 생리학적 항상성이 건강으로 정립되었다.

건강에 대한 개념은 이렇게 바뀌어 오다가 1948년에 이르러 WHO 헌장에 건강의 정의가 이루어지게 되었다. "Health is a complete state of physical, mental and social well-being and not merely the absence of disease or infirmity". 즉, 건강은 신체적, 정신적 그리고 사회적으로 세 가지 관점에서 정의한다.

신체적 관점에서의 심신개념, 생활개념으로 건강의 개념이 확산되면서 여러 가지 건강의 개념을 정립하는 노력이 있어 왔으나, 이 정의는 비현실적이고 다분히 이상적이며 동적이지 못한 개념을 가졌기 때문에 많은 비판과 이견이 있어 왔다. 1957년 WHO는 좀 더 현실적인 건강의 개념, 즉 "유전적으로나 환경적으로 주어진 조건하에서 적절한 생체기능을 나타내고 있는 상태"로 정의한다. 다시 말해서 연령, 성, 지역사회 및 지리적 환경 등 기본적인 특성에 따라 정해진 기준 가치의 정상 범위 내에서 정상적으로 기능을 영위하고 있는 사람을 건강하다고 판단한다. 예를 들면 나이 50세의 대한민국에 거주하는 남자로서 어떠한 질병도 가지지 않은 상태에서 건강하다고 느끼는 사회적으로 정상적인 기능을 영위하는 상태를 건강하다고 실용적인 관점에서의 변화를 유도하고 있지만, 실제적으로는 정확한 기준이라 볼 수 없다. 실제 건강은 무엇인지, 특히 한 개인을 두고 볼 때 사회적인, 종교적인, 개인적인 문제에 있어서 스스로 건강하다고 판단하는 기준이 다양하기 때문이다.

건강을 측정하는 것은 굉장히 어려운 일이지만, 한 개인의 건강을 측정하는 일과 집단의 건강을 측정하는 일은 별도로 이루어져야 하며, 측정의 변이성이나 불확실성 등을 고려해야 한다. 통상적으로 한 개인이나 더 넓게는 한 인구집단의 건강을 측정하는 가장 보편적인 방법은, 건강이란 한 스펙트럼 내에 존재하면서 건강의 한 극단은 사망에 있고 그 중간 단계는 질병에 이환되는 상태라고 정의하면서, 질병과 건강과 사망을 평가한다. 가장 건강한 상태와 가장 불건강한 상태인 사망의 중간에, 특히 질병의 발생 이전 단계에서 개개인이 가지는 건강의 수준을 평가 삶의 질이라는 개념으로도 측정될 수 있지만, 특히 한 집단의 건강을 다루는 데 있어서 가장 중요시하게 빈번하게 유용하게 사용되는 지수가 '평균수명'이다.

우리나라에서도 사용되고 있고 전 세계적으로 WHO에서도 '어떤 한 집단, 어떤 한 국가가 얼마나 건강하냐?'를 평가할 때 사용하라고 추천한 서너 가지 지수 중 가장 대표적인 것이 평균수명life expectancy at birth이다. 평균수명으로 그 집단이 얼마나 건강한가를 평가한다. 우리나라도 평균수명을 매년 발표하고 있고, 간이 생명표를 보면 5세 간격으로 평균수명이 어떻게 달라지는지 볼 수 있다. 가장 최근 자료가 2011년, 남자는 77.65세, 여자는 84.45세이다. 한국인의 평균수명은 대단히 빠른 속도로 연장되고 있다. 우리가 저 나이까지 살게 되면서 우리가 건강을 어떻게 유지하느냐, 그리고 우리 집단의 건강을 어떻게 유지하느냐가 건강지식센터의 임무라고 생각한다.

일반인이 혼동하기 쉬운 것이, 올해 50세 남자의 평균수명이 얼마인가 헤아려 보는 과정에서, 0세 기대여명인 평균수명 77세에서 자신의 나이를 빼면 27세, '아 그러면 내가 27년 더 살겠구나' 하고 생각지만, 실제로는 그렇지가 않다. 정확하게 보려면 그해에 발표된 생명표에서 자신의 나이에 해당하는 기대여명을 보아야 자신이 평균에서 앞으로 얼마만큼 살아갈 것인가 알 수 있다. 특정 나이의 기대여명은 평균수명에서 자신의 나이를 일방적으로 빼는 것에 비해서는 길다. 왜냐하면 영아 때 사망률이 매우 높기 때문에 이런 일이 발생하는 것이다. 실제로 생명표에서 보게 되는 것이 앞으로 살아가는 사람들의 평균여명인데, 50세인 사람은 사망률이 높은 영아기를 이미 지나온 사람이기 때문이라는 뜻이다.

표 1-1 간이생명표(5세 간격별)

연령별	기대여명(전체) 년	기대여명(남자) 년	기대여명(여자) 년	사망확률(전체)
0	81.20	77.65	84.45	0.00305
1	80.45	76.91	83.68	0.00085
5	76.51	72.98	79.75	0.00050
10	71.55	68.02	74.78	0.00062
15	66.59	63.06	69.82	0.00142
20	61.68	58.17	64.88	0.00211
25	56.81	53.32	59.98	0.00295
30	51.97	48.51	55.10	0.00359
35	47.15	43.71	50.24	0.00475
40	42.36	38.97	45.40	0.00726
45	37.65	34.33	40.60	0.01136
50	33.05	29.85	35.83	0.01696
55	28.58	25.55	31.12	0.02382
60	24.21	21.4	26.47	0.03520
65	20.00	17.42	21.93	0.05444
70	15.99	13.7	17.57	0.09315
75	12.36	10.43	13.51	0.15946
80	9.20	7.65	9.95	0.26983
85	6.63	5.48	7.08	0.42805
90	4.73	3.96	4.99	0.60314
95	3.38	2.94	3.56	0.76186
100 이상	2.47	2.29	2.66	1.00000

그런데 이러한 평균수명을 장기적으로 예측해 보면 하나의 쓰나미가 지나가는 것을 예상할 수 있다. 한국에서는 베이비붐 세대를 1954년에서 1962년 출생한 제1세대와 1979년에서 1982년 사이에 출생한 제2세대로 구분하는데, 이들 베이비붐에 의해 2050년이 되면 인구구조가 달라져 부양비와 평균수명은 높아지는 등 사회적 부담, 의료, 경제, 사회 모든 분야에서 엄청난 변화가 일어날 것이다. 따라서 국민건강 전문가들이 고려해야 할 일들이 점점 많아지고 더 적극적이 되어야 한다는 것이 쉽게 예측 가능한 부분이다.

인구구조는 운명적으로 저렇게 바뀔 것이고 대비하지 않으면 앞으로 곤란한 문제가 많아질 것이다. 특히 평균수명이 늘어나면서 '얼마나 살 수 있는가?'보다 '얼마나 병 없이 건강하게 살 수 있느냐?'가 더 관심거리가 되는 부분이다. 그중 하나는 '삶의 질quality of life'이다. 오랫동안 병 없이 살 수 있는, 여러 분야에서의 삶의 질이 고려되어야 하고, 다행히 이 분야의 전문가들이 많아 우리나라에서도 실태나 전망 조사가 이루어지고 있으므로 이를 바탕으로 예측, 개발이 이루어져야 한다고 생각한다. 연관되는 것이 '건강수명healthy life expectancy at birth'인데, 기대수명이나 평균수명을 뛰어넘어, 건강하게 질병 없이 살아갈 수 있는 이 개념의 지표들이 적극 개발되어야 하는데 아직 미진한 실정이다.

일부 자료가 나와 있는 것 중 예제로 있는 것이 보건사회연구원에서 남성의 기대수명 76세, 여성 82세, 건강수명은 남성 71세, 여성 73세로 추정한 자료로, 실제로 건강하게 삶을 영위할 수 있는 기간을 제시하고 있다. 이런 것이 우리가 해야 할 사항들이다. 그런 건강수명을 결정하는 가장 중요한 요인이 바로 질병이다. 그리고 질병의 핵심에 있는 것은 우리 국민의 사망원인을 좌우하는 몇 가지 질병이다. 이 질병의 생태를 파악하고 원인 분석하고 향후 예측하는 일이 건강지식센터에서 해야 할 또 다른 중요한 일의 하나고, 학계에서 지속적으로 논의되어야 할 것이다.

특정 사상event의 원인을 개념적으로 정의하려는 과학철학의 사조는 계속 변천되어 왔으며 역학적 더 나아가서는 의학적 견지에서 질병의 원인에 관한 개념도 더불어 많은 변화를 거듭하여 왔다. 소위 '순수결정론pure determinism'에서 주장하고 있는 필요조건적 원인과 충분조건적 원인의 정의는 의학 분야에서는 잘 인정되고 있지 않다. 미생물학 분야에서 널리 사용되어 오던 Henle-Koch의 'Three Postulates'는 순수결정론의 입장에서 인과론적 논증 방법을 제시한 것이지만 현대의 의학지식에는 맞지 않는 것이 되었다. 이 가설의 창시자인 Jakob Henle의 손자인 Werner Henle는 'Ebstein-Barr 바이러스가 infectious mononucleosis의 원인균'임을 증명하는 과정에서 자신의 할아버지가 제시한 세 가지 조건 중 단 한 가지도 만족시키지 않았음은 유명한 아이러니이다.

진단과 치료기술의 발달은 의학지식의 팽대를 가져왔으며, 질병의 자연사에 대한 폭넓은 이해를 가능하게 하였다. 이에 따라 질병의 원인에 관한 개념도 차츰 바뀌어 왔다. 즉, '질병의 원인은 한 가지가 아니며multifactorial etiology, 특정 요인은 한 가지 질병만을 일으키지는 않는다multiplicity of effects'라는 개념이 일반적으로 널리 인정되고 있는 의학 분야에서의 병인론이다. 순수결정론에서 이야기하는 필요-충분 조건은 더군다나 만성 퇴행성 질환에서는 적합한 것이 되지 못하기 때문에 의학 혹은 역학 분야에서는 '원인'이라는 개념보다는 '위험요인risk factors'이라는 복합된 개념을 사용하는 이유는 여기에 있다.

현대 의학에서는 아직 폐암의 원인을 모르고 있다. 그러나 반복된 역학적 관찰연구를 통해서 폐암의 발생에 인과적으로 관련되는 것이 확실한 위험요인들에 관해서는 여러 가지가 알려져 있다. 담배, 방사선, 석면, 라돈, 크롬, 니켈, 대기 중의 탄화수소hydrocarbon 등등이 모두 폐암의 발암에 작용하고 있으며, 더불어서 남자, 백인, 도시 거주민, 영양상태, 생활수준, 비만도 등등 다 열거할 수도 없을 만큼 많은 '요인들의 뭉치cluster of risk factors'가 서로 거미줄처럼 얽힌 상태에서 폐암이란 질병을 만들어 내고 있는 것이다. 이 정도면 이 많은 위험요인의 숲을 헤쳐 가면서 '어떤 한 요인(예: 담배)이 폐암의 원인으로 작용할 것이다'라는 가설을 증명하려는 역학적 연구방법이 '얼마나 골치 아픈 일인가?'를 헤아려 봄 직하다. 그러나 한 걸음 더 나아가서 흡연은 폐암뿐만 아니라 식도암, 구강암, 방광암, 간암 등등도 유발할 수 있을 뿐만 아니라 폐기종, 기관지확장증 등등, 이쯤 되면 '담배가 폐암의 원인이다'라는 가설을 증명한다는 일은 전혀 불가능한 일인지도 모른다. 적어도 '원인은 예상되는 결과를 특이적으로 유발시켜야 하며 동시에 예상되는 결과는 시간적으로 선행된 원인에 특이하여야 한다'는 논리하에서는 그렇다.

그럼에도 불구하고 가설은 증명되어져야 한다. '담배가 폐암의 원인'임을 직접적으로 증명한다는 것은 불가능하더라도 '담배는 폐암의 원인이 아니다'라는 증거를 찾으려는 노력은 해야 한다. 혹은 '담배라는 요인을 제거하면(변화시키면) 예상되는 결과인 폐암도 변화한다'라는 사실만이라도 최소한의 불확실성을 가지고 주장될 수 있어야 한다. 따라서 역학적 견지에서의 인과론은 "어떠한 과학적 명제도 증명될 수는 없다"라는 '회의론적 주장skepticism'이나 '선험적 주관에 의한 판단'을 중요시 여기는 '경험론자empiricism'의 입장을 지지하려 하지 않는다. 반면에 "모든 과학적 진술은 증명되어져야 한다. 그러나 결정적으로 증명될 수는 없다. 단지 연역적 논증에 의해 부정falsification될 수는 있다"라는 Popper의 입장을 지지하려 한다.

즉, "명제를 부정할 수 있는 명백한 증거가 없는 한 그 명제는 받아들여져야 한다. 따라서 모든 과학적 지식은 불확실하다. 그 불확실의 정도는 확률의 문제이다"라는 견해가 대체적으로 지지를 받고 있다.

지금은 당연한 사실로 일반인에게도 알려져 있는 흡연과 폐암, 비타민 C와 구루병, 짠 음식과 고혈압, 콜레스테롤과 심근경색증, B형 간염과 간암, 나이아신 결핍과 펠라그라, 산모의 풍진 감염과 선천성 기형, 전리방사선과 백혈병, 임신 중의 DES 노출과 자녀에서의 질 선암 등 수많은 의학지식은 그럼에도 불구하고 증명되어진 역학적 연구의 결실인 것이다. '비록 원인은 모르고 있다 하더라도 질병에 관련된 위험요인을 알아낼 수만 있다면 그 질병은 예방될 수 있다'는 논리는 더욱 역학적 연구의 중요성을 제고시킨다 하겠다.

암은 한국인 사망원인 1위이다. 한국의 암 통계는 세계적으로 인정받고 있으며 신뢰도가 높다. 1983년부터 암은 이미 사망원인 1위로 급부상해 오고 있었고, 2008년 최근 자료에서 사망자의 28%가 암으로 생명을 잃는다. 문상을 가면 4분의 1이 암으로 돌아가신 분이고 서울 같은 대도시에서는 더욱 심하다. 암뿐만 아니라 뇌혈관 질환이나 심장질환, 간질환 등 주요 사망원인 질환에 대한 내용을 파악하는 것도 중요하다. 암에 대해서는 현황과 전망에 대한 통계가 상당히 잘 정비되어 있는데, 우리나라 국민이 평균수명까지 살 경우 최소 한 가지 암에 걸릴 누적확률이 37, 38%로 되어 있다. 역으로 63%의 국민은 암에 안 걸리고 건강하게 살 수도 있다는 현상으로 본다면 암이란 질병에 대해 어떻게 예방법을 확산시키고 유지하느냐를 우리가 고민해야 할 사항이다.

우리나라 현황을 보면 걱정되는 부분들이 몇 있다. 우리나라의 암 통계를 보면, 돛단배에 암 환자가 꽉 차 있는 상황인데, 암 치료 후 승선하려는 숫자는 점점 늘어나지만, 승선하지 못하는 확률이 점점 떨어지고 있다. 암 발생은 증가하고, 치료율은 높아지고, 사망률은 감소하지도 증가하지도 않고 머물다가 약간 감소하는 형태이기 때문에 암 환자 100만 명 시대, 얼마 전 뉴스에도 보셨겠지만 예전부터 예견되던 일인 것이다. 이런 시대에 우리가 이 질병에 걸리지 않기 위해 어떤 내용을 생각하고 고민할지가 중요하다. 암에 대해서는 사회경제적으로 얼마나 큰 손실이 나올 것인가가 각 저널에 실렸는데 연간 약 14조 정도의 손실이 질병 부담 측면으로 계산된다. 현대차를 700만대 팔아야 하는 액수인데, 현재 1년에 500만대 정도 팔린다. 이보다 더 많은 부담을 한국이 암으로 인한 경제적 손실을 보고 있으므로 현시점에서 해결해야 할 부분이다. 이런 부분을 어떻게 감당할지 논의해야 한다.

이미 암에 대해서는 이런 논의가 적극적으로 있었고, 결국 누구의 책임인지에 대한 논의도 있었다. 1996년부터 우리나라는 국가에서 제1기 암 정복 10개년 계획을 세워 국가가 책임지고 있다. 암이 국민 전체에 미치는 영향이 크기 때문에 천연자원이라고는 하나도 없는 대한민국에서 휴먼 테크놀로지에 큰 영향을 줄 수 있기 때문에 국가가 이 부분을 적극적으로 대처하지 않을 수 없다. 그래서 정부에서 2006년 제2기 암 정복 10개년 계획을 하면서 정부가 관심을 두어 왔다. 제1기에는 조기검진 사업을 시작하였고, 그 결과 이후에 제2기 암 정복 사업이 필요하게 되었다. 그 이유는 제1기 암검진 사업으로 암 환자 생존자가 늘어나면서 부담이 늘어나면서 제2기에 삶의 질, 암 환자 관리가 필요해지면서이다. 이것이 전문가 포럼에서 생각해야 할 문제이다. 전체 암 환자의 95% 이상을 중앙에 등록할 수 있는 시스템이 이루어져 있으나 다른 질환에 대해서도 이런 접근이 더 적극적으로 이루어져야 한다. 그래야만 사망원인의 동태를 파악하고 예산과 집행방법을 수립하고 전략을 세울 수 있기 때문에 이 부분의 노력이 중요하다.

우리나라의 건강보험제도와 암등록사업, 전 국민을 커버할 수 있는 이러한 건강관련 프로그램, 암조기검진 사업, 보험사업, 조기검진을 1995년부터 많은 노력을 해 왔다. 그 성과를 구체적 데이터로 보면, 우리나라 주요 암의 5년 생존율 엄청나게 좋아진 것을 알 수 있다. 지금은 연말 발표된 바로 전체 암 생존율이 65%, 암종에 따라 다르지만 위암이 56%이다. 미국의 2배에 가까운 격차를 보일 정도로 대한민국의 암 진단 및 치료수준이 세계 최고수준에 올라가 있고 암 환자의 5년 생존율을 획기적으로 올리는 변화를 이루고 있다. 일본과 비슷한 수준, 어떤 암에 따라서는 미국, 유럽보다 생존율이 높은 것을 보이는 반면, 현재 우리나라 현황을 보시면 사망률은 감소되기 시작했다.

1999년 우리나라 조기검진 사업을 정부에서 책임지고 시작한 후 2002년 이후부터는 서서히 감소하기 시작하였다. 암 사망률이 이런 식으로 감소하는 것은 좋은 소식이다. 더 급격히 감소한 것으로 기대하고 있다. 또 하나 중요한 것은 발생률이 떨어져야 하는 것인데 불행히도 연간 1.6% 정도의 속도로, 이것은 남자에서의 통계이지만, 발생률이 증가하고 있다. 암이라는 단일 질병의 생존율은 급격히 증가하는 반면 발생률은 안 떨어지고 사망률은 떨어지기 때문에 암 환자의 스테그플레이션이 일어나는 상황이다. 소위 암 환자 100만 명 시대가 도래한 것이다.

일본의 1955년부터의 사망률을 보면 2007년까지 암이 급격히 증가하고 있다. 일본은 우리보다 30년 전에 이미 조기검진을 시작했고 1차 예방, 즉 백신, 금연 등이 이루어졌음에도 이런 현상이 발생한 것을 보면은 깜짝 놀랄 일이지만, 이것은 소위 조사망률crude rate이다. 아무 조작을 안 한 실제 통계를 쓰면 일본뿐 아니라 한국도 마찬가지로 암 환자가 급증하는 것이 사실이다. 그러나 이를 연령표준화를 시켜보면 감소하는 경향을 관찰할 수 있다. 과연 암과의 전쟁에서 일본은 승리하고 있는가? 일본은 암과의 전쟁에서 승리한 듯 보인다. 왜냐하면 연령별 사망률이 감소했기 때문이다. 그러나 연령, 즉 인구의 고령화라는 현상은 막지 못했고, 고령화를 제외하고 보면 암의 사망이 감소하기 시작했다는 뜻이다. 아마 이런 형태의 결과들이 우리나라에도 그대로 적용될 것이고 우리나라도 이 문제를 해결해야 할 것이다.

1971년도에 미국 닉슨이 백악관에서 암과의 전쟁을 선포하고 서명하였다. 그 이후 미국은 암과의 전쟁에서 승리하기 위해 엄청난 양의 연구비를 투자했다. 주로 암 치료법 개발, 새로운 세포치료법, 방사선치료법, 케모테라피, MRI, CT 등 엄청난 의학 기술의 발전이 이루어졌으나 30년 후의 평가는 실로 참담하다. 천문학적 숫자의 연구비를 투자했음에도 암과의 전쟁에서 승리하지 못했다. 발생률이 증가하는 것을 막지는 못했다는 뜻이다. 치료나 진단에서는 발전했지만, 이는 현재 우리나라에 지금 닥치는 생존율의 증가, 사망률의 감소에도 불구하고 암 발생의 증가는 막지 못하는 것과 같은 상황에 대해 미국이 자성론을 들고 나온 것이다. 그런 관점에서 암을 바라봐야 하고, 암을 막는 데 필요한 여러 조치를 보다 조직적으로, 합목적적으로, 보다 포괄적으로 관리해 나가야 한다.

참고문헌

대한예방의학회. 예방의학과 공중보건학. 계축문화사. 2010.

보건복지부. 국립암센터. 2010년 국가암등록통계. 2012.

유근영. 암 올바로 알고 제대로 예방하기. 서울대학교출판문화원. 2011.

통계청. 한국인 사망원인. 2011.

제2장

의학연구의 분류

유근영 서울대학교 의과대학

의학연구를 분류하는 기준은 여러 가지가 있으나 일반적으로 다음과 같이 구분할 수 있다.

1. 연구목적에 따른 분류

의학연구를 구분하는 첫째 기준은 연구목적에 따라서 분류하는 것이다. 연구목적은 여러 가지가 있지만, 이는 크게 기술, 인과관계 분석, 과정 분석 등으로 나눌 수 있다.

기술연구descriptive study는 연구의 대상이 되는 현상을 있는 그대로 기술하는 것을 목적으로 한다. 따라서 이 연구에서는 인과관계를 추론하기 위하여 비교를 하는 과정 등은 포함되지 않는다. 기술연구는 의학 분야에서 적지 않게 행하여지는 연구 형태이다. 임상의학 분야에서 흔히 보는 기술연구의 예로는 특정 질병을 가진 환자들을 대상으로 연령, 증상이나 임상 검사치 등 여러 특성의 분포를 제시하는 연구를 들 수 있다. 환자에 대한 증례보고라든지, 또는 임상병리 검사치를 조사하여 정상 범위를 결정하고자 하는 연구 등이 기술연구에 포함된다. 이들 예에서처럼 기술연구의 연구결과들은 의학연구에 필요한 참고치를 제시하곤 한다. 정책적인 목적을 위하여 행하는 연구도 기술연구에 포함되는 경우가 많다. 한 지역의 의료이용 양상이나 의료비용의 분포에 관한 연구와 같은 보건의료체계 연구도 기술적 연구에 포함할 수 있다.

기술연구에서 얻어지는 결과들은 향후 분석 연구를 시행하는 데 길잡이 역할을 한다. 예를 들어서 미지의 질병의 인구학적 분포에 관한 기술연구의 결과는 향후 연구자들이 이 질병에 대해 보다 정교한 분석 연구를 수행할 수 있는 기초자료를 제공해 주곤 한다. 기술연구가 향후 연구에 보다 더 구체적인 도움을 줄 수도 있다. 한 연구자가 특정 질병을 갖고 있는 환자들에게 A라는 치료 약제를 투여한 후 환자의 예후에 관한 결과를 발표하였다면, 다른 연구자는 같은 질병의 환자들에게 B라는 약물을 투여한 결과와 비교하여 두 약제의 효과를 비교해 볼 수도 있는 것이다.

분석 연구analytic study는 인과관계cause-effect relationship를 파악하고자 시행하는 연구이다. 이 연구에서는 특정 요인이 어떤 변화를 초래하는 효과가 있는지를 보기 위하여 비교 검증하는 과정을 거친다. 예를 들어 이 물질은 그 질병의 발병 원인인가? 이 물질은 질병의 예방에 효과가 있는가? 또는 이 약물은 그 질환의 치료에 효과가 있는가? 등처럼 인과관계에 관한 질문에 대해 답하고자 하는 연구들이 이에 속한다. 의학연구의 흔한 과제는 질병의 예방, 치료, 원인이나 발병기전 등과 관련된 많은 연구가 이 범주에 속한다.

인과관계를 추론할 수 있는 연구설계나 평가 방법은 연구의 구체적인 목적과 대상에 따라 다양한 종류가 존재하고 있다. 연구자들은 자신이 원하는 인과관계를 파악하기 위해서는 그에 적합한 연구설계와 자료 처리 방법론을 선택하고 익숙하게 운용할 수 있어야 한다. 인과관계 연구cause-effect research나 영향 연구impact research란 용어가 분석 연구와 같은 의미로 쓰이기도 한다.

목적에 따른 의학연구의 분류 중 또 하나의 영역으로 취급할 수 있는 것은 과정 연구process research이다. 과정 연구에서는 인과관계에 관한 것을 연구의 관심사로 하지 않는다. 여기서 관심을 두는 것은 어떤 과정을 통하여 생산된 산출물의 질적인 측면이나 업무수행 정도이다.

과정 연구 중 산출물의 예로는 임상 검사실의 정도 관리, 방사선과 또는 임상 병리 의사 간의 의견일치도, 매독 검사의 VDRL 검사법과 같은 진단방법의 효능, 임상분야 설문서의 평가 방법 등이 이에 해당된다. 의료의 질적인 측면에 관한 다양한 연구들, 예를 들어 의사의 업무 수행 능력에 대한 평가들도 이에 속한다.

2. 실험 유무에 따른 분류

의학연구를 분류하는 또 하나의 기준은 실험 유무에 따라 실험적 연구experimental study와 비실험적 혹은 관찰에 의한 연구non-experimental or observational study로 분류하는 것이다.

실험이란 인과관계를 추론하기 위하여 연구자가 연구대상에 대하여 독립변인을 조작하고 통제하며 개입intervention을 한 후 그에 따른 인과관계를 추론하는 것이다. 여기서 말하는 '실험적 연구'란 단지 실험실에서 시험관을 만지는 연구만을 의미하는 것이 아니라 인과론적 견지에서 증명하고자 하는 선행인자와 예측되는 결과, 두 사상 이외의 가능한 여러 제3의 간섭변수 모두를 통제하여 보고자 하는 사실만을 관찰하는 방법을 말한다. 임상연구에서 대표적인 실험적 연구는 무작위 임상시험randomized clinical trial이다.

반면에 비실험적 연구는 관찰대상을 있는 현상 그대로 놓고 증명하고자 하는 가설과 관련될 것으로 예상되는 제3의 변수를 통제하지 않는 상태에서(대개의 경우 인간에 관련된 근본적 속성인 성별, 인종, 나이 등은 근원적으로 통제가 불가능함) 인과적 관련성에 관한 논거를 찾아내는 방법을 말한다. 병원을 찾은 환자를 대상으로 하는 임상적 연구 혹은 일반 인구집단에서의 질병발생 관련 요인을 찾아들어 가는 역학적 연구들은 바로 이 범주에 속하는 방법들이다. 간암의 발생에 음주와 흡연이 서로 독립적인 영향을 주고 있음을 무수히 반복된 관찰을 통해서 알고 있으면서도 'B형 간염이 간암 발생에 미치는 인과적 관련성'을 증명하기 위하여 담배만 피우는 사람 혹은 담배는 안 피우고 음주만 하는 사람을 선택적으로 구분하여 관찰하기에는 현실적으로 어려움이 있다는 뜻이다. 의학연구가 가지는 한계점의 하나로 '인체에 대한 실험은 불가능하다'라는 관점을 고려할 때, 의학연구분야에서는 비실험적 연구가 차지하는 비중이 타 분야에 비해 높은 편이다.

일반적으로 실험적 연구가 가지는 장점은 다음과 같다.

① 아주 단순화한 가설들을 차례로 증명함으로써 복잡하게 얽혀 있는 인과론적 기전을 한 단계씩 풀어 나갈 수 있다.

② 변수를 연구자의 마음대로 조작할 수가 있다. 예를 들어, 백신의 양, 접종 방법, 주입 방법 등을 연구자 임의로 정할 수 있다.

③ 원하지 않는 변수의 영향을 사전에 제거시킬 수 있다. 즉, 유전적 다양성을 사전에 통제할 수 있으며, 표준화된 식단을 줌으로써 식이요인의 차이에 의한 변화를 제거시킬 수 있다. 또는 임상시험의 경우처럼 연구결과에 영향을 줄 수는 있으나 인위적 조절이 힘든 경우 혹은 영향을 주는 변수의 존재 여부를 잘 모를 때는 소위 '무작위할당법randomization'을 사용하여 원하지 않는 변수의 영향을 계획 단계에서 분산시킬 수 있는 장점이 있다.

반면에 단점으로는,

① 여러 가지 이유로 실험적 연구가 불가능한 경우가 있는데 인간을 대상으로는 윤리적인 문제 때문에 실험을 할 수 없는 경우라든지 알코올에 대한 간암 발생 실험의 경우처럼 적절한 실험동물모델이 없는 경우, '저농도 방사선 조사의 영향에 관한 연구'에서처럼 실험동물이 대단히 많이 소요되는 경우 등이 이에 해당된다.

② 연구에 소요되는 기간이 너무 길어 실험적 연구방법이 부적절한 경우도 있다.

③ 실험군에 투여하는 노출(치료법)은 '인간에게 유용한 것이어야지 어떠한 이유에서든지 해가 되면 안 된다'는 윤리적 측면의 어려움이 있다.

④ 실제의 상황을 반영하여 주지 못하기 때문에 동물실험의 결과를 인간에게 혹은 전체 인구집단에까지 일반화하는 데 항상 큰 약점을 가진다.

3. 시간 순서에 따른 분류

의학연구의 분류 중 또 하나의 기준은 연구가 진행되는 시간에 따른 분류이다. 대상에 대한 측정을 1회에 시행하는 경우를 단면연구cross sectional study라고 한다. 연구에 따라서는 각 대상으로부터 자료를 수집하는 시간이 각기 달라서 연구가 장기간에 걸쳐 시행되는 경우가 있는데, 이때도 자료수집을 한 번만 하였다면 이는 단면연구에 해당된다.

이에 반하여 대상으로부터 자료수집을 2회 이상 하는 경우에는 일정 시간에 걸쳐 연구대상을 추적하여야 하는데, 이런 연구를 추적연구longitudinal study라고 한다. 추적연구에서는 먼저 1회의 측정을 하여 단면연구에서 필요로 하는 자료를 수집한 후 대상자를 추적하여 자료를 수집하여야 하므로 단면연구에 비하여 시간과 노력이 많이 소요되는 경우가 대부분이다. 많은 형태의 기술적 연구는 단면연구이지만 질병의 자연사나 임상적 경과에 대한 기술적 연구는 추적연구에 포함된다.

단면연구가 수행하기 쉽기 때문에 질병의 원인을 파악하기 위한 목적으로 수행되기도 한다. 그러나 1회의 단면연구로는 인과관계를 추론하는 데에는 많은 제약점을 지니기 때문에 자료의 해석에 있어서 이점이 충분히 참작되어야 한다.

추적연구longituidinal study 중에서 시간 경과에 따라서 자료수집 시점 혹은 과거에 발생하였던 것만을 다루는 경우를 후향적 연구retrospective study라고 하며, 이에 반하여 연구대상을 확정한 후 사건이 발생하기까지 추적한 후 이를 기록하는 것을 전향적 연구prospective syudy라고 한다.

4. 의학연구 분류의 예시
(A. Feinstein의 Goal-oriented 분류법에 따라)

1) 생리학적 기전

[예제 1]

생쥐 비장에서 T 및 B 세포계의 임신기간에 따른 변화에 관한 면역조직화학적 연구

임신기간에 따른 생쥐의 비장에서의 면역반응 변화를 위해 ICR계의 생쥐를 이용하여 다음과 같은 실험을 수행하였다. 실험 동물은 처녀군, 임신 제2일군, 임신 제5일군, 임신 제8일군, 임신 제14일군, 임신 제19일군 등 6개의 군으로 나누었다.

관찰대상은 비장에 존재하는 T세포계와 B세포계의 시기별 변화에 대한 것으로서 B세포계통의 변화를 관찰하기 위해서는 활성 B세포, IgM 및 IgG 양성형질세포, 표면 IgM 및 IgG 양성세포들의 시기별 출현수와 분포양상을 관찰하였고, T세포계통의 변화를 관찰하기 위해서는 L3T4 양성세포, Lyt-2 양성세포들의 수적 및 분포 변화를 관찰하였다.

실험방법으로는 활성 B세포의 경우는 membrane alkaline phosphatase(이하 MAP로 약함) 활성도를 측정하는 조직화학염색방법을, 나머지 새포들은 각각의 항체를 이용한 avidin-biotin-peroxidase complex, alkaline phosphatase anti-alkaline phosphatase 등의 면역소시화학염색법을 이용하였다. 이 실험을 통해서 얻은 결과들로부터 다음과 같은 결론을 얻었다.

첫째 착상 이후 모체는 계속해서 태아 항원에 의한 자극을 받는 것으로 생각되며, 둘째 임신 초기에는 Lyt-2 양성세포들의 분포에 변화가 일어나고 임신 중기 이후에는 B세포계의 형질세포들이 증가하는 것으로 보아 전자의 세포는 임신 초기에 그리고 후자는 임신 후기에 각기 중요한 역할을 하는 것임을 암시하고 있다.

[예제 2]

토끼 심방근세포에서 pH가 Na-Ca 교환기전에 미치는 영향

pH가 Na-Ca 교환기전 중 reverse mode에 미치는 영향을 연구하기 위해 토끼 심방 trabeculae에서 Na-제거 경축의 변화를 관찰하고, forward mode에 미치는 영향을 연구하기 위해 단일 심방근세포에서 Na-Ca 교환기전에 의한 내향 전류의 변화를 관찰하여 분석하였다.

심방 trabeculae를 적출하여 35℃에서 Na-제거 용액에 의해 유발된 Na-제거 경축을 기록 분석하였고, 단일 심방근세포는 collagenase/Langendorff 관류법을 이용하여 얻어서 whole-cell voltage clamp 방법으로 +40mV, 2ms 자극 기간의 펄스 후 -70mV에서 활성화되는 Na-Ca 교환기전에 의한 일과성 내향전류를 기록 분석하여 다음과 같은 결과를 얻었다.

① 심방 trabeculae에서 세포외 pH를 낮추거나(수소이온농도의 증가) 높이거나(수소이온농도의 감소) Na-제거 경축의 크기는 줄어들었다.
② 심방 trabeculae에서 세포내 pH를 낮추거나 높이거나 Na-제거 경축의 크기는 증가하였다.
③ 단일 심방근세포에서 세포내외의 pH가 높아짐에 따라 Na-Ca 교환전류의 크기가 증가하였다.
④ 단일 심방근세포에서 Na-H 교환기전을 억제하여 세포내 산성화를 유발하는 Na-Ca 교환기전이 억제되었다.

이상의 결과로 보아 Na-Ca 교환기전에 미치는 pH의 영향은 reverse mode냐 forward mode냐에 따라 다른 것으로 사료된다.

2) 병태생리학적 기전

[예제 3]
호르텐스극구흡충의 실험실 내 생활사에 대한 연구

실험실 내에서 호르텐스극구흡충Echinostoma hortense의 생활사를 유지하면서 여러 가지 생물학적 현상을 관찰하였다. 충란은 29~30℃ 항온기에서 배양 약 13일에 miracidium으로 발육하였고, miracidium은 평균 93.8×53.6μm의 크기였으며 체표에 7~11μm 길이의 섬모가 덮혀 있었다. Miracidium을 패류 Lymnaea pervia에 접촉 감염시켰던 바, 접촉 후 14일에 평균 1.19×0.27mm 크기의 제1기 redia로, 30일에는 평균 1.40×0.26mm 크기의 성숙한 제2기 redia로 발육하였다. Cercaria는 평균 295.5×145.0μm의 크기였으며, 두관의 발육이 미약하였고 두극이 관찰되지 않았다. 올챙이에 이 cercaria를 접촉시킨 결과, 모든 올챙이가 감염되었으며 피낭유충 회수율도 평균 88.5%로 높았다. 올챙이로부터 회수한 피낭유충은 타원형이었으며 평균 167.7×129.9μm의 크기였다. Cercaria 감염 후 올챙이 체내에 약 12시간 동안 머문 피낭유충은 마우스에 대한 감염력이 5.0%였으나 점차 증가하여 9일간 머문 것은 90.0%로 최대치를 보였고 이후 감소하여 50일 머문 것은 55.0%의 감염력을 보였다. 피낭유충이 마우스 체내에서 성충이 되기까지는 약 11~12일이 소요되었다. 이상과 같이 실험실 내에서 E. hortense의 전 생활사를 완료시키는 데에 최소한 55~58일이 소요되었다.

[예제 4]
주타액선 종양의 임상적 고찰

타액선 종양은 두경부 종양의 3~6%를 차지하는 드문 질환으로서, 발생학적으로 내배엽 및 외배엽이 동시에 함입되어 타액선이 발생되므로 종양은 다양한 병리학적 소견을 보이며, 또 종양은 특이한 증상 없이 서서히 증대됨으로서 다른 질환보다 발병 기간이 긴 것이 특징이다. 타액선은 다양한 해부학적 위치 및 복잡한 주위 기관과의 관계로 인해 타액선 종양의 유일한 근치적 방법인 수술에 있어서, 불완전한 절제로 인한 재발이나 안면신경 손상으로 인한 안면기형 등의 합병증으로 외과의가 곤경에 처하게 된다. 따라서 외과의는 타액선에 대한 정확한 해부학적 지식과 함께 가능한 한 종양의 정확한 진단, 종양조직의 완전한 절제, 안면신경 보존 여부 그리고 수술 후 적절한 보조적 치료를 병행함으로서, 타액선 종양의 완치 및 안면기형과 재발 등의 합병증을 줄여서 환자에게 양질의 삶과 생존율을 높이도록 해야 한다.

이에 저자들은 1979년 1월 1일부터 1989년 12월 31일까지 만 10년간 계명대학교 의과대학 외과학교실에서 치험한 113예의 타액선 종양을 대상으로 임상분석을 실시하여 문헌고찰과 함께 보고하는 바이다.

3) 위험요인 분석 연구

[예제 5]
B형 간염 감염의 위험요인에 관한 연구

1984년도 공무원 및 시립학교 교직원 의료보험 피보험자 건강진단에서 B형 간염 표면항원 및 항체검사에서 모두 음성으로 판정되었고 간질환에 걸리지 않았으며 그 후 B형 간염 예방주사를 맞지 않았던 341명을 대상으로 1986년 7월부터 12월까지 설문지를 이용한 직접면접, 과거기록탐색, 혈청검사 등을 시행하여 얻어진 각종 추정 관련 요인들과, B형 간염 바이러스 감염과의 관련성을 분석하여 다음과 같은 결론을 얻었다.

① B형 간염 바이러스 표식자의 분포에서 보면 2년 동안의 HBsAg 양전율이 남자에서 8.5%, 여자에서 3.5%로 나타났고, HBV 감염률은 남자 75.3%, 여자 53.5%로 나타났다.
② 우리나라 성인에서의 B형 간염 감염이 일부 경구적 경로를 통하여 일어나고는 있으나, 밀접한 대인접촉 및 음식물을 통한 경구적 경로가 더 중요한 감염경로일 것으로 판단된다.

따라서 성인의 B형 간염 관리에 있어 경구적 경로의 차단에 더욱 적극적인 관심과 대책이 수립되어야 할 것으로 사료된다.

[예제 6]

흡연과 파킨슨병과의 관계

파킨슨증은 운동완서, 근경직, 진전과 보행장애 등을 주요 증상으로 하며 서서히 진행하는 퇴행성질환으로 우리나라에서는 발생률이 3/10,000/year로 보고된 바 있으며, 원인이 밝혀진 경우에는 이차적 파킨슨증으로 분류되며 우리나라에서는 일산화탄소 중독증에 의한 후유증도 중요한 원인 중의 하나로 알려져 있다.

그러나 뚜렷한 원인이 없는 파킨슨병에 대해선 잘 알려지지 않았으나 유전적 요인보다는 환경적 요인이 크게 작용한다는 보고들이 있어 왔다.

여러 가지 만성질환에 기여하는 많은 환경적 요인 중 흡연은 폐질환 및 심혈관계 질환과 악성질환에 중요한 원인으로 알려져 있는 반면, 파킨슨병과는 상호 역관계가 있다는 보고들이 있었다. 이에 저자 등은 파킨슨병과 흡연과의 관계를 알아보고 파킨슨병 환자에서 흡연 습관이 파킨슨병원 경과에 어떠한 영향을 주는지를 알아보기 위해 본 연구를 시행하였다.

4) 정상치 연구

[예제 7]

양광자 감마선 측정법을 이용한 한국인의 정상 골밀도

2000년대의 고령화 사회가 도래하면 더욱 중요한 문제로 대두될 것으로, 이에 대한 대책을 마련하기 위하여 우선 한국인의 정상 골밀도치를 정확하게 측정하여야 할 필요가 있다. 골절의 위험도를 예견하거나 각종 내분비질환에서의 골밀도 변화의 평가에 이용되고 있는 골밀도치의 정량적 측정법으로 초기에 사용되었던 X선 측정법은 정밀도가 낮고 골조직의 30% 이상의 소실이 있어야 관찰이 가능하여 골무기질의 미세한 변화를 측정하기에는 어려움이 많았다. 이러한 단점을 해결할 수 있는 방사성 동위원소를 사용한 골무기질 측정 방법에는 단광자 감마선 측정법single photon absorptiometry과 양광자 감마선 측정법dual photon absorptiometry이 있다. Cemeron 등에 의하여 고안된 I-125를 사용하는 단광자 감마선 측정법은 주위 연부조직의 골밀도치에 대한 영향을 극소화하기 위하여 요골, 종골 등의 치밀골의 검사에 주로 사용되어 왔는데, 감마선의 감쇠에서 얻어지는 정보가 단일 에너지 밴드에 국한되어 있어 해면골이 많은 척추 등에서는 골밀도 측정이 부적합하였다. 이 문제를 보완하기 위해 2개의 주 에너지를 방출하는 가돌리니움Gd-153과 같은 방사성동위원소를 사용하여 각 에너지에 대한 감마선 방출량을 동시에 측정하여 중축골axial skeleton의 골밀도 측정에 맞게 개발되었다.

저자들은 1988년 1월부터 1989년 1월까지, 서울대학교병원에서 양광자 감마선 측정법을 이용하여 골무기질 함량을 측정함으로써 아직 정확한 정상치가 확립되지 않은 이 분야에 기초자료를 제공하고자 한다.

5) 스크리닝 연구

[예제 8]

항정자 항체의 검출을 위한 간접 ELISA법의 고안

항정자 항체를 검출하기 위한 간접 효소면역측정법Indirect enzyme-linked immunosorbent assay을 고안하였다. 본 방법은 기존 생물학적 제 방법에 비하여 간편하며 자동화가 가능하여 통상적 임상병리검사나 집단 선별검사에 적합하다고 생각된다. 검사 예민도는 젤라친 응집법GAT과 평판 응집TAT에 비하여 희석배수 이상으로 높았으며 검사 중 재현성Intra-assay precision은 95% 이상, 검사 간 재현성Inter-assay precision은 90% 이상으로 우수하였다. 본 방법에 의한 항정자 항체의 양성판정은 피검 혈청 1:64의 희석배수에서 정상 대조군의 최대 흡광도(0.258)보다 30% 이상인 경우(0.335)로 정하였다. 본 방법으로 측정한 항정자 항체의 발현율은 정관절제술을 받은 군(85명)에서 25%였다. ELISA법에 양성이었던 군에서의 정자응집의 양상은 꼬리대 꼬리 Tail-to-tail의 응집이 많았다(73%).

[예제 9]

B형 간염 바이러스 감염의 판정에 사용되는 검사법의 예측도

인구집단을 대상으로 B형 간염 바이러스HBV의 감염 수준을 측정하는 경우나, 개개인을 대상으로하여 예방접종 대상을 선정하는 경우, 헌혈혈액을 검색하는 경우, 위험요인 규명을 위한 감염자 선별의 경우, 그 결과를 해석함에 있어 주의하여야 할 사항은 '적용검사법이 진정한 의미의 양성(혹은 음성)을 얼마나 반영하여 주는가?'의 예측도를 측정하는 것이다. 왜냐하면 검사법의 민감도와 특이도로 대변되는 정확도는 인구집단의 유병률에 의해 변동되지 않는 반면에, 예측도는 민감도 및 특이도와 더불어 대상집단의 유병률에 의해 크게 영향을 받기 때문이다.

본 연구는 HBV 감염 여부를 판정하는 데 흔히 이용되고 있는 몇 가지 유형의 검사법(RPHA 단독, RPHA-PHA, RPHA-PHA-CORAB)의 예측도를 일정 유병 수준을 지닌 일반 인구집단에서 평가하고자 성인 일반 인구 123명으로부터 혈청을 수집하여 다섯 가지의 검사법, 즉 RPHA(Reversed Passive Hemaggluti-nation for HBsAg); PHA(Passive hemagglutination for anti-HBs); AUSRIA(Radioimmunoassay for HBsAg); CORAB(Radioimmunoassay for anto-HBc); AUSAB(Radioimmunoassay for anti-HBs)을 동일 시료에 대해 동시에 적용한 후, 그 결과를 상기한 세 가지의 가상적 유형에 따라 분석하였다. 그 결과, RPHA 단독 적용은 낮은 음성 예측도 때문에 만성 보균상태의 추적조사 등 특수한 경우 이외에는 감염 측정법으로서의 가치가 없다고 평가되었다. 반면에 인구집단의 HBV 감염 수준을 평가하는 경우에는 RPHA-PHA-CORAB 뿐만 아니라 RPHA-PHA 방법의 적용도 진정한 모수를 매우 근접적으로 추정할 수 있는 검사법이라 판단되었으나, RPHA-PHA 경우는 비교적 낮은 음성 예측도를 가지고 있기 때문에 개개인의 감염상태를 보다 정확히 판정하기 위하여는 RPHA 및 PHA법과 더불어 이들 모두에 음성인 경우에 한하여 DORAB을 추가하는 검사법이 권장된다.

6) 진단법 평가 연구

[예제 10]

B형 간염 바이러스 표면 항체검출을 위한 Passive Hemagglutination(PHA) 방법의 정확도에 관한 연구

최근 국내에서 RPHA법 및 PHA법의 정확도에 관한 보고가 활발히 수행되어 김 등(1984)은 RPHA법과 RIA법을 비교하여 무증상인 B형 간염 바이러스 만성 보균자의 screening이나 B형 간염 예방접종 대상자의 선택에는 RPHA법을 이용하는 것이 현실적으로 더 타당하다고 주장하였다. 윤 등(1985)과 김 등(1985)은 RPHA법은 RIA법과 유사한 민감도와 특이도를 나타냈으나, PHA법은 RIA법에 비해 민감도가 낮게 나타났다고 보고하였으며, 박 등(1985)은 RPHA법과 PHA법의 정확도를 높이기 위한 개선된 혈구응집검사법을 제시한 바 있다.

그러나 간염 예방접종 대상자의 선정, 간염 예방접종의 효과판정 및 B형 간염 바이러스의 표식자에 관한 역학적 연구에 필수적인 HBsAb 측정 시 PHA법을 적용하였을 때 이 PHA법의 정확도가 여러 요인에 의하여 어떻게 변동되는지에 관한 연구보고는 없다. 이에 저자는 PHA법의 정확도가 각종 변수, 즉 성, 연령, 과거 간염 예방접종 여부 등에 의한 영향의 정도, PHA법의 양성판정 기준 변동에 따른 정확도의 변화 및 RIA Ratio Unit(sample cpm/cutoff value)와 PHA법 검사결과를 비교 검토하여 지견을 얻었기에 이를 보고하는 바이다.

[예제 11]

발기부전 진단에 있어서 Rigiscan의 진단적 신뢰도

수면 중 음경발기검사는 발기부전의 원인이 심인성인지 기질성인지를 감별하는데 유용한 진단방법으로 알려져 있다. 종래에는 야간음경발기를 야간음경팽창 nocturnal penile tumescence: NPT만으로 조사하였으나 정상적 성행위 여부를 알기 위하여는 NPT와 함께 음경강직도를 동시에 측정하는 것이 바람직하다. 최근 개발된

Rigiscan(Dacomed, USA)은 야간음경팽창과 강직도를 동시에 지속적으로 측정, 컴퓨터로 분석하여 시간축에 따른 정보를 도표와 수치로 나타낼 수 있어 가장 정확한 야간음경발기 검사 방법으로 평가되고 있다.

저자들은 지난 15개월 동안의 Rigiscan을 이용한 야간음경발기 검사 80예의 성적을 분석 검토함으로써 심인성 발기부전과 기질성 발기부전의 감별진단에 있어 Rigiscan이 어느 정도의 정확도와 유용성을 가지고 있는지에 대해 검증해 보고자 한다.

7) 예후 인자 연구

[예제 12]

대장 및 직장암의 예후 인자에 관한 임상적 연구

대장 및 직장암은 서구에서는 폐암에 이어 2위의 발생 빈도를 보이고 있으며 최근 한국에서도 식생활의 서구화로 점차 증가추세를 보이고 있어 남녀 모두 4위의 발생 빈도를 보이고 있다. 그러나 한국인의 대장 및 직장암 환자들에 대한 생존율에 영향을 미치는 인자에 대해서는 아직 연구가 많지 않은 실정이다. 이에 저자들은 대장 및 직장암으로 원자력병원 일반외과에서 1984년 1월부터 1988년 12월까지 입원 치료를 받았던 228명의 환자 중 추적조사가 가능했던 201명을 대상으로 임상적인 분석을 하여 예후에 영향을 미치는 인자 및 생존율을 알아보고자 하였다.

1984년 1월부터 1988년 12월까지 만 5년간 원자력병원 일반외과에서 대장 및 직장암으로 입원 치료받았던 228명의 환자 중 추적조사가 가능했던 201명을 대상으로 5년 생존율을 구했고, 연령, 원발병소의 위치, 직장암에서 수술술식, 수혈 여부, 수술전 혈중 CEA치 및 CA 19-9치, 전이된 임파절수, Astler-Coller Stage, 수술 후 방사선 치료 여부에 따른 5년 생존율을 비교 분석하였다. 의무기록의 열람, 거주지에 전화 및 서신연락, 본적지 및 거주지 관공서에 우편조회함으로 생존 여부 및 사망일자를 확인하였고, 생명표방법life table method을 이용해서 생존율actuarial survival rate을 구했으며 생존곡선을 서로 비교하는 데는 X^2-test을 이용하였다.

8) 약동학

[예제 13]

Enalapril Maleate 정제의 동등성에 관한 연구: 약동학적 성상 및 혈장 ACE 활성도 억제효과

국내생산 enalapril maleate 10mg 제제Beartec의 생물학적 동등성을 검토키 위해, 원제조원인 Merck사의 Vasotec을 기준제제로하여 12명의 건강한 남성 지원자를 대상으로 10mg 1회 경구투여 교차시험 후 약동학적 성상, ACE 활성억제의 경시적 변화 및 혈압 변동을 검토한 결과는 다음과 같다.

① 혈장 enalapril 및 활성형 대사물인 enalaprilat의 생체이용률 지표들(AUC, Tmax 및 Cmax)의 평균치는 시험제제에서 enalapril의 최고 혈장농도 도달시간Tmax이 약 27%(0.21시간) 지연되었을 뿐 타 지표는 대조제제에 대한 백분율 차이에 있어 ±20% 내외였다.
② 혈장 enalapril 및 enalaprilat의 생체이용률 지표들은 분산분석에 의해 두 제제 간에 차이를 인지할 수 없었다.
③ 시험제제의 생체이용률 지표들은, 대조제제에 대한 백분율을 95% 신뢰구간 검정 시, enalapril의 AUC 및 Tmax를 제외한 enalapril 및 enalap-rilat의 모든 지표는 ±20% 내외의 결과를 보였다.
④ 두 제제 투여 후 ACE 활성도는 enalaprilat 혈장농도 5~6mg/ml에서 50%의 억제를 보였으며, 투약 23시간까지의 활성억제 AUC는 차이가 없었다.
⑤ 두 제제 투여 후 수축기 및 이완기 혈압은 투약 2시간 이후 유의한 감소를 보였으며 혈압 변동은 두 제제 간에 차이를 인지할 수 없었다.

9) 치료법의 유효성과 안전성

[예제 14]

진행췌장암 환자에서의 FEP 복합화학요법의 치료효과

췌장암에 대한 유일한 근치방법은 수술적 절제임에는 이론의 여지가 없으나 진단 당시 근치적 수술이 가능한 환자는 10~15%에 지나지 않으며 수술 후 5년 생존율은 약 10%에 불과하다. 방사선요법은 수술에 대한 보조요법으로 혹은 고식적인 치료로써의 효과는 인정되고 있으나 종양에 대한 근치효과는 기대하기 어렵고 환자의 약 반수는 원격전이가 된 상태로 발견되는 점을 고려할 때, 효과적 화학요법의 개발이 시급한 과제라 할 수 있다.

현재까지 췌장암에 있어서 만족할 만한 효과를 가진 항암제는 없으나 5-fluorouracil(5-FU), mitomycin-C, doxorubicin, cisplatin, nitrosourea 등이 많이 쓰여 왔으며 이 중 5-FU만이 지속적으로 20% 내외의 관해율을 보여왔다. 항암제의 효과를 높히기 위하여 5-FU에 기초한 여러 가지의 복합화학요법이 시도되었으나 5-FU 단독요법보다 월등한 결과를 얻지는 못하였다. 최근 Wagener 등은 췌장암에 대해서 5-FU, adriamycin, cisplatin(FAP) 복합화학요법과 방사선요법을 병용하여 47%의 높은 관해율을 보고하였는바, 저자 등은 여기에 adriamycin 대신, 췌장암에 대해 효과가 보고된 epirubicin을 추가한 FEP 복합화학요법과 진행위암에서 큰 효과를 보인 5-FU, cisplatin(FP) 복합화학요법을 각각 Phase II Study로 시행하여 그 결과를 보고하는 바이다.

[예제 15]

제조공정이 다른 두 가지 B형 간염백신의 면역가 및 기본접종 3년 후 항체역가

Krugman 등이 B형 간염백신을 개발한 이래 그 안전성, 면역가 그리고 효능에 관한 많은 연구결과 백신의 유용성은 입증되었다. 그러나 아직도 백신의 면역가 및 효능에 관해 논란이 있으며 백신의 면역가에 영향을 미치는 요인으로 연령, 성별, 백신의 항체생성능력immunocompetence, 접종 부위, 접종량, 접종 방법, 백신의 보관 상태, 피접종자의 면역상태 등이 알려져 있다.

기본접종 후 항체의 지속기간 및 효능에 관한 연구결과를 보면 항체역가의 감소 때문에 기본접종 2년 후에 추가접종을 받아야 된다는 견해와 3~5년 후에 받아야 된다는 견해가 있다. 그리고 항체역가는 감소되더라도 기본접종 후 항체의 역가가 높았던 사람은 면역기억반응이 있으므로 더욱 늦게 추가접종을 받거나 추가접종을 받지 않아도 될 것이라는 견해가 있다. 한국에서는 1982년 백신이 시판되기 시작한 이래 많은 사람이 여러 종류의 B형 간염 예방접종을 받았지만 항체가 생기지 않는 경우도 종종 있고 백신 종류별 항체역가의 지속성에 대한 자료가 부족하여 기본접종 후 언제 추가접종을 받아야 하는지에 대한 지침이 확립되지 않았다.

본 연구는 제조공정이 다른 두 종류의 백신을 사용하여 백신의 면역가를 알아보고 이들을 기본접종 3년 후에 항체역가를 추적조사하여 추가접종의 시기 및 필요성에 대한 자료를 얻기 위하여 시도되었다.

〈보론〉 의학연구의 분류

(A. Feinstein: Clinical Epidemiology — The Architecture of Clinical Research, W.B. Saundero Co., 1985)

- General purpose-oriented

  descriptive

  cause-effect(impact) research: etiologic, pathogenetic, prophylactic, therapeutic, etc.

  process research: quality control, diagnostic efficacy, observer variability

- Goal-oriented

  physiologic mechanisms

  pathophysiologic mechanisms

  risk factor analysis

  range of normal determinations

  screening procedures

  diagnostic evaluations

  prognostic estimations

  pharmacokinetics

  therapeutic safety and efficacy

  quality control in data

  quality assurance in health care

- Group-oriented

  randomized clinical trials

  surveys of therapy

  longitudinal cohort studies

  cross-sectional population surveys

  retrospective case-control studies

  other types of case-control studies

  hybrid of cases and controls

참고문헌

Friedman LM. Furberg CD. DeMets DL. Fundamentals of Clinical Trials. Boston, John wright. 1985. pp.18-27.

Hennekens CH. Buring JB. Epidemiology in Medicine. Boston/Toronto, Little, Brown and Company. 1987.

Hulley SB. Commings SR. Designing Clinical Research. Williams & Wilkins. 1988.

Kleinbaum DG. Kupper LL. Morgenstern H. Epidemiologic Research: Principles and Quantitative Methods. Belmont CA, Lifetime Learning Publications. 1982.

Schlesselman JJ. Case-Control Studies: Design, Conduct, Analysis. New York; Oxford University Press. 1982.

Sackett DL. Brian Haynes R. Tugwell P. Clinical Epidemiology: A Basic Science for Clinical Medicine. Boston/Toronto, Little, Brown and Company. 1985.

Stephen HG. Interpreting the medical literature, Practical epidemiology for clinicians, 2nd ed. Macmillan Publishing Company. 1988.

Richard KR. Robert PH. Studying a study and testing a test, 3rd ed. Little Brown. 1996.

제3장

의학연구의 과정

유근영 서울대학교 의과대학

과학적인 의학연구를 수행하기 위하여서는 연구에 대한 질문을 제기하는 시작부터 그에 대한 답을 획득하는 종료까지 논리적인 과정을 거쳐야 한다. 이 과정은 표 3-1에 제시된 것처럼 5개의 단계로 나눌 수 있다. 연구에 따라서는 이 순서가 바

표 3-1 의학연구의 과정

1. 연구과제의 정립 단계	1) 연구문제의 형성
	2) 가설의 설정
	3) 변수의 조작화
2. 연구설계와 기획 단계	1) 연구설계의 선택
	2) 모집단의 확정과 표본추출
	3) 측정 방법의 선정
	4) 예비조사
3. 자료수집 단계	
4. 자료의 분석 단계	1) 자료의 처리
	2) 자료의 분석
	3) 결과의 해석
5. 연구결과의 공표 단계	

뀔 수도 있고, 필요 없는 단계가 있을 수도 있지만, 대부분의 연구는 이러한 단계를 밟아가게 되는 것이 일반적이다. 연구의 각 과정은 복잡하고 서로 얽혀 있기 때문에 연구자는 연구과정을 전체로서 이해하고 있어야 성공적인 연구를 수행할 수 있게 된다.

1. 연구과제의 정립

연구를 시작하게 되는 근본적인 이유는 연구를 통하여 연구자가 지닌 의문에 대한 해답을 얻고자 하기 때문이다. 또 어떤 연구의 가치는 연구과제가 얼마나 바람직한 것이었나에 의하여 절대적인 영향을 받게 된다. 이처럼 연구과제는 연구를 시작하는 동기가 되고 연구의 가치에 결정적인 역할을 하기에 연구자들은 바람직한 연구과제를 찾는 데 많은 노력을 기울여야 한다.

적지 않은 연구자들, 특히 연구를 처음 시작한 초심자의 경우 연구과제를 찾는 데 어려움을 겪곤 한다. 그러나 연구할 과제가 부족한 적은 없었다. 오히려 이 세계에는 연구를 통하여 해답을 주어야 할 문제가 너무 많아 선택의 고민이 있을 뿐이다. 어떤 문제에 대하여 연구를 통하여 적절한 해답을 얻었다 하여도, 곧이어 다른 문제가 기다리고 있기 때문이다. 연구를 통하여 답을 주어야 할 연구과제를 찾는 일은, 해결하여야 할 문제가 부족하기 때문이 아니고, 실행 가능하고 타당한 연구계획을 통하여 해결할 수 있는 중요한 연구문제를 찾지 못하는 것일 뿐이다.

문제정립에 관하여 두 가지 과제를 고려하여야 한다. 첫째 과제는 어떠한 문제가 연구할 만한 가치가 있는 문제인가이며, 둘째 과제는 연구대상의 문제를 어디서 얻을 수 있을 것인가이다.

2. 연구과제의 출처

1) 연구 경험

연구수행의 경험이 많은 연구자에게 새로운 연구과제 생성의 가장 큰 출처는 바로 자신이 수행한 연구 경험이나 같은 분야의 동료 연구자들이 쌓아온 연구 경험이다. 연구를 새롭게 시작한 초심자들은 경험이 부족하여 연구과제 선정에 어려움을 겪게 마련이다. 비록 초심자들의 새로운 아이디어로 기존 연구자들이 놓치기 쉬웠을 창의력이나 새로운 접근 방법을 고안할 수도 있지만, 경험의 부족은 약점일 수밖에 없다.

연구결과들이 기록된 기존의 문헌을 섭렵하는 것도 시작 방법으로 바람직할 수 있다. 하지만 의학연구에서는 책을 읽어서만은 얻을 수 없는 오랜 경험에서 우러나오는 판단력이 훨씬 더 요긴한 경우가 많이 있다. 따라서 신참 연구자들은 훌륭한 지도자 밑에서 실제로 연구에 참여하며 배우는 것이 가장 효과적인 방법이라고 할 수 있다. 연구자들의 훈련에 아직도 도제제도가 중요한 것은 바로 이러한 이유 때문이다.

2) 문헌고찰

기존의 지식이 기록된 문헌도 연구과제에 대한 아이디어를 얻을 수 있는 주요한 정보원이다. 연구자들은 정기적으로 관련 분야의 잡지를 검토하여 연구분야의 흐름을 파악하는 것이 필요하다. 특히 초심자들의 경우 문헌고찰을 통하여 연구과제와 연구수행 방법에 관한 유용한 지식을 얻을 수 있다. 문헌고찰을 통하여 기존 문헌으로부터 직접적인 정보를 얻는 것 이외에도 연구자들은 관련 분야에 대한 상상력과 흥미를 자극받을 수 있다.

문헌고찰을 하면서는 특히 다음 사항을 눈여겨보도록 한다.

첫째, 연구 간에 서로 상치되는 결과가 나타날 때,

둘째, 분야와 분야 사이에 지식의 간격이 있는 곳, 즉 기존에 연구되지 않은 분야를 발견할 때,

셋째, 어떤 연구결과에 대하여 다른 장소나 사람을 대상으로 하여 연구를 시행할 필요가 있을 때, 즉 기존 지식의 타당성과 재현성을 점검할 필요성이 있을 때 새로운 연구과제를 도출할 가능성이 높다.

3) 새로운 아이디어를 얻기 위한 노력

연구자는 자신의 주위에서 일어나는 다양한 활동을 통하여 새로운 아이디어를 얻

을 수 있다. 연구과제는 자신이 근무하는 기관에서 열리는 논문 강독회나 동료 간의 토론을 통해서도 도출되기도 하고, 국내·외에서 개최되는 학회장의 공식 발표나 연구자와의 사적인 토론을 통하여 많은 정보를 획득할 수 있다. 또한 연구자들은 기존 지식체계에 대해서 항상 의심하는 태도 또는 비판적인 사고를 함으로써 훌륭한 연구과제를 이끌어 낼 수 있다.

환자들에게 새로운 의학 기술을 적용하면서 여태껏 흔히 부딪친 임상문제에 대한 새로운 연구과제를 발견하게 되는 경우도 흔히 있다. 역사적으로 중요한 연구과제는 환자를 자세히 관찰하는 과정에서 생성된 예가 많았고, 이는 여전히 연구과제의 중요한 출처이기도 하다. 또 교육 자체도 좋은 연구과제의 출처가 될 수 있는데, 교육과제를 준비할 때나 학생들과 토론을 하면서 새로운 연구과제를 발견할 수가 있다.

4) 상상력

새로운 연구과제를 생성하거나 기존 질문에 대한 새로운 해답을 찾는 데에는 연구자의 창의력이 중요하다. 아울러 어렵고 복잡한 문제에 대한 해답을 얻는 데에는 끈기와 고집 또한 필요하다. 간혹 창조적인 아이디어나 문제에 해답은 자유토론 중에, 또는 친구와의 일상적 대화 중에, 혹은 전혀 엉뚱한 경우, 즉 아침에 목욕을 하다가, 또는 강의를 하는 중간에도 생길 수 있다. 연구자들은 항상 연구를 위한 상상력의 스위치를 켜 놓은 상태를 유지하도록 노력하여야 한다.

3. 연구과제의 평가기준

의학과 관련된 모든 문제가 연구의 대상이 될 수는 없다. 의학연구자들은 크고 작은 문제 중에서 연구할 가치가 있다고 판단되는 문제만을 선택하게 된다. 제시된 여러 문제 중에서 연구과제를 선정하는 기준은 무엇일까? 어떤 정해진 법칙이 있는 것은 아니지만, 일반적으로 연구할 가치가 있다고 평가하는 기준으로는 다음을 들 수 있다.

1) 연구과제의 중요성

연구과제를 선정하는 데 첫째 평가 기준은 그 연구과제가 학술적으로나 실제적으로 얼마나 중요한가 하는 점이다. 즉 선정된 연구과제가 해당 의학 분야의 기존 지식체계에 새로운 지식을 더하느냐, 또는 환자 진료수준의 향상에 얼마나 기여하느냐에 따라 정해진다. 또는 새로운 연구방법론을 창출할 수 있느냐는 것도 이에 해당된다.

따라서 연구자는 항상 다음과 같은 질문을 할 필요가 있다.

- 이 문제는 과연 중요한 것인가?
- 이에 관한 지식이 밝혀질 경우 환자나 사회에 도움을 줄 수 있을 것인가?
- 이 결과는 실제에 적용할 수 있는가?
- 연구결과는 검증되지 않았던 이론의 타당성을 평가할 수 있는가?
- 이 연구결과에 따라 의료행위의 내용에 영향을 미칠 수 있을 것인가?
- 이 문제에 사람들은 관심을 갖게 될까?

이러한 질문에 대해 긍정적인 답을 얻지 못할 연구과제라면 폐기되어야 한다. 모든 연구과제가 노벨상감일 정도로 중요할 수는 없겠지만, 실질적인 중요성이 없는 연구, 이른바 '연구를 위한 연구과제'는 실행하지 않는 것이 합당하다고 하겠다.

2) 수행 가능성

연구자는 연구대상을 확인하고, 변수를 측정하며, 수집된 자료를 관리하고 분석하는 일련의 연구과정을 수행할 수 있는 충분한 기술, 기기 및 경험적 지식을 갖추고 있어야 한다. 아무리 우수한 연구과제가 있다 하더라도 의미 있는 결과를 얻기 위한 충분한 숫자의 연구대상을 확보하기 어렵거나, 또는 변수를 측정할 수 있는 기술이나 기기가 없다거나, 그러한 연구를 수행할 수 있는 시간과 돈을 보유하고 있지 못하다면 그 연구는 수행될 수 없다.

많은 연구과제가 기본 착상이 훌륭함에도 불구하고 연구대상의 부족, 시간과 돈의 부족 또는 기술의 부족으로 연구의 목적이 충족되지 못하는 경우가 있다. 연구자들은 현실을 충분히 감안하여 주어진 여건 내에서 연구의 범위를 어느 정도

제한하거나 측정의 종류를 한정함으로써 그리고 세부 분야 전문가의 자문을 얻음으로써 연구를 실현할 수 있도록 하여야 한다.

3) 윤리성

인간을 직접 또는 간접적 대상으로 삼고 있는 의학연구는 윤리적인 문제를 야기하는 경우가 많다. 특히 최근 들어 의학 기술이 급격히 발전하고 또 그에 대한 사회의 관심이 높아지면서 의료윤리는 매우 중요한 과제로 대두되고 있다. 비윤리적인 연구는 아무리 의학적으로 중요한 것이라도 중단되어야 한다. 많은 의학과제 — 예를 들어 시험관 아기, 뇌사, 장기이식, 유전자 치료 — 의 경우에 의학적인 흥미만으로 연구를 진행할 수 없으며, 그 윤리적인 문제에 대하여 검증이 필요한 상태이다. 연구자는 윤리적인 문제에 대한 확고한 자신이 없다면 다른 사람들 또는 기관의 윤리위원회 등과 상의하는 것이 좋다. 연구를 시행하면서 닥치게 되는 윤리적인 문제는 내용상 윤리문제 이외에도 연구과정 중 사실을 획득한 자료원에 대한 보호나 발표의 문제처럼 과정상의 문제도 있다.

4) 연구수행의 흥미도

또 하나의 기준은 연구과제에 대한 연구를 담당한 연구자의 흥미도이다. 아무리 다른 연구과제 선정 기준들이 충족된다 하더라도 연구자가 흥미가 없으면 그 과제의 연구는 수행될 수 없기 때문이다. 연구수행자는 연구과제 수행에 여러 가지 동기가 있을 수 있다. 연구수행을 통하여 그의 경력 발전에 도움이 될 수도 있고, 동료 간에 명성을 얻을 수도 있고, 또한 재정적 지원을 획득할 수도 있다. 그러나 아마도 많은 연구자의 궁극적 연구수행 동기는 그 학문 분야에서 아직도 해결하지 못한 의문 자체를 해결함으로써 새로운 과학적 지식을 획득하는 학문적인 성취도일 것이다.

5) 창의성

연구를 통하여 기존에 이미 알려져 있는 지식체계를 다시 한번 반복한다면 이는 가치가 없다. 연구과제는 지금까지의 의학적 지식체계에서 만족스러운 해답이나 설명이 제시되지 않은 문제여야 한다. 이미 알려져 있는 지식체계를 이해하고 확인하고 전파하는 것은 연구의 과제가 아니라 교수하고 전달하는 과제에 속한다. 우리나라에서 흔히 볼 수 있는 것처럼 외국학자의 이론이나 기술을 우리나라에 도입하여 적용하는 것도 창조성의 측면에서 보자면 높게 평가하기가 어렵다.

4. 연구과제의 구체화

외부로부터 연구과제가 주어진다든지 하는 경우를 제외하고는 연구과제가 처음부터 명확히 형성되는 경우는 없다. 처음 떠오른 아이디어를 구체적인 과제로 개발해 나가는 과정은 평탄하게 진행되는 경우는 거의 없고 많은 시행착오를 겪으면서 연구과제가 형성되기 마련이다.

연구과제를 개발할 때에는 처음에는 보통 광범위한 주제에서 시작하여 점차 그 범위를 좁혀 나가는 것이 일반적이다. 처음에는 떠오른 연구문제에 대하여 1~2쪽 정도로 정리해 보는 것이 좋은데, 이 과정을 통해 자신의 아이디어를 좀 더 명

표 3-2 연구주제와 구체적 연구계획(문제점 및 해결책)

발생될 수 있는 문제점들	해결방안
1. 막연하거나 부적절하다	• 초기의 연구주제를 기록한다. • 연구대상 표본추출 방안 및 각 변수들의 측정 방법에 관하여 1~2쪽 분량의 구체적인 연구계획을 수립한다. • 다음의 방안을 강구한다. • 그 인구집단을 보다 잘 대표하는 표본의 추출 방안 • 연구하고자 하는 현상을 보다 잘 대표할 수 있는 측정치
2. 실행가능성이 없다 너무 광범하다.	• 일련의 더 작은 변수들로 구체화한다. • 연구주제의 범위를 축소한다.
유용한 연구대상이 충분치 않다.	• 연구대상에 포함시키는 기준은 확대하고 배제기준은 삭제한다. • 다른 source의 연구대상을 포함시킨다. • 연구기간을 늘린다. • 보다 효율적인 변수와 연구디자인을 이용한다.
연구방법이 부적절하거나 연구자의 수행능력(기술)을 벗어난다.	• 전문가에 의뢰하고 문헌을 고찰하여 다른 방법을 찾아본다. • 기술을 익힌다. • 기술을 지닌 동료와 공동연구를 진행한다.
비용이 비싸다.	• 비용이 적게 드는 연구 디자인이나 측정 방법을 고려한다. • 추가적인 재정지원을 찾아 본다.
3. 타당성이 없거나 새롭지 않다.	• 연구주제를 수정한다.
4. 윤리적으로 적절한지 분명치 않다.	• 윤리위원회 등에 자문을 요청한다. • 비윤리적일 수 있는 요소를 배제하도록 연구주제를 수정한다.

확하게 할 수 있고 동료들과의 토론자료로 쓸 수도 있다. 될 수 있으면 동료들과 자주 상의하는 것이 연구문제를 구체화하는 데 큰 도움을 준다. 이를 위해서는 연구팀의 주요 구성원들 간의 토론 모임을 정례화하는 것이 좋다. 연구팀 내의 동료만이 아니라 다른 전문가로부터의 도움도 큰 도움을 줄 수 있다. 동료들 간의 토론을 통해 수정된 연구계획은 현실 적용성을 검증한 후 또다시 수정되는 과정을 거친다. 표 3-2에는 연구문제의 형성 과정에서 흔히 부딪히는 문제점들과 그에 대한 해결책이 정리되어 있다.

어떤 실험을 진행할 때 하나의 개입을 하고 몇 개의 결과변수를 파악하는 것처럼 하나의 연구에서 2개 이상의 연구과제를 다루는 경우가 종종 있다. 이러한 연구는 효율성의 측면에서는 도움을 주지만 연구설계, 실행과정 및 결과 분석 등이 복잡해질 수 있다. 현실적인 대안으로는 주 연구과제를 하나 삼고 몇 개의 부가적인 과제를 삼을 수 있다.

1) 가설의 정의

가설은 둘 이상의 변수 간의 관계를 예측한 서술이다. 연구문제는 의문의 형태인데 반하여, 가설에서는 연구문제를 예상되는 결과로 표현한다. 예를 들어 '혈당강하제는 당뇨병의 합병증을 예방하는 효과가 있는가?' 하는 연구과제는 '혈당강하제를 복용하는 당뇨병 환자는 그렇지 않은 환자들에 비하여 합병증 발생률이 적을 것이다'라는 가설로 표현될 수 있다.

가설은 연구문제에 비하여 보다 구체적인 형태로 연구의 내용을 표현한 것이다. 가설은 연구설계와 자료수집 등 연구진행의 대체적인 길잡이 역할을 할 수 있어야 한다. 즉 가설은 연구문제를 경험적으로 검증할 수 있도록 변환한 것이라고 할 수 있다.

2) 가설에서 변수 간의 관계

가설에서는 변수 간의 관계를 다룬다. 가설에서 취급되는 변수의 종류에는 크게 독립변수와 종속변수가 있다. 예를 들어 'X는 Y의 원인이다'라는 가설에서 X처럼 원인, 선행요인 또는 영향을 나타내는 변수를 '독립변수independent variable'라고 하며, 반면 Y처럼 결과 또는 독립변수에 따라 변화가 결정되는 변수를 '종속변수dependent variable'라고 한다.

가설에서 가장 핵심적인 요소는 변수들 간의 관계를 어떻게 설정하는가 하는 점이다. 따라서 연구자들은 가설에서 취급하는 변수들의 관계를 될 수 있으면 명확히 규정한다. 가장 간단한 형태의 가설은 'X는 Y의 원인이다'(예: 'AIDS의 원인균은 HIV 바이러스이다')의 구조이다. 혹은 2개의 변수 간에 인과관계가 명확하지 않은 경우에는 'X는 Y와 관련이 되어 있다'(예: '임신 중의 흡연은 선천성 기형의 발생과 관련성이 있다')와 같은 형태로도 진술할 수 있다. 두 가지 종류의 가설 모두 독립변수와 종속변수를 각각 하나씩 사용하고 있으면 이를 단순가설simple hypothesis라고 한다. 이를 그림으로 나타내면 다음과 같다.

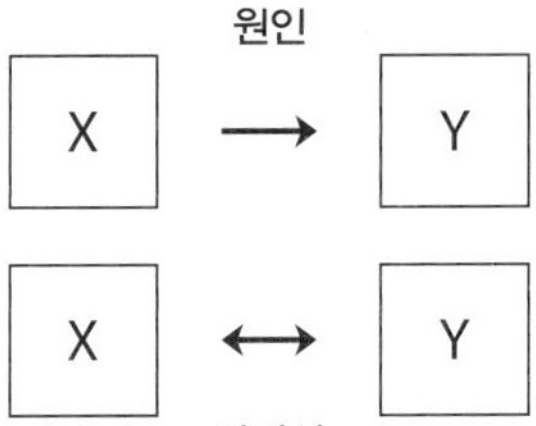

그러나 실제적으로 어떤 건강 현상의 원인이 단일변수인 경우는 드물다. 예를 들어 사람의 체중을 결정하는 요소는 키뿐만 아니라, 식이습관, 골격구조나 대사 등 다양한 요인에 의하여 결정된다. 따라서 체중의 결정요인에 대하여 연구하는 경우에는 종속변수를 키(Y)로 하고 독립변수를 섭취 칼로리(X) 하나만으로 하여서는 개인의 체중 변이를 만족스럽게 설명하기 어려우며, 다른 변수들을 독립변수로 하였을 때보다 정확히 설명할 수 있을 것이다. 즉 독립변수가 여러 개이고 종속변수가 하나인 경우로서 앞의 예를 든다면 '키가 크고(X1) 칼로리 섭취(X2)가 많을수록 체중이 증가할 것이다'라는 가설을 설정할 수 있을 것이다. 이처럼 독립변수나 종속변수의 수가 2개 이상일 경우를 복잡한 형태의 가설을 복합가설complex hypothesis로 칭한다. '커피를 많이 섭취하고 흡연을 많이 하는 것과 췌장암의 발생 증가와 관련이 있다'는 가설도 복합가설의 예라고 할 수 있다. 이외에도 '흡연(X)을 많이 하는 것은 폐암(Y1)과 관상동맥질환(Y2)의 발생을 증가시킬 것이다'라는 예에서처럼 독립변수는 하나지만 종속변수가 2개인 경우도 복합가설에 속한다. 이와 같은 각각의 예가 그림으로 표시되어 있다.

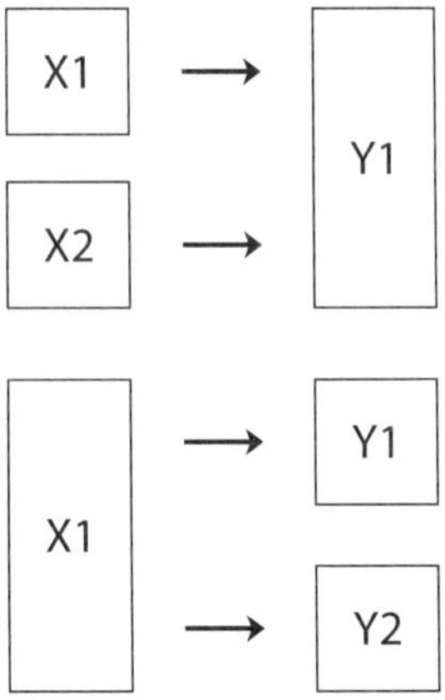

또 하나 고려하여야 할 것은 그림에서처럼 변수들 간의 연결관계가 있는 경우이다. 예를 들어 '고지질 식품(X1)을 많이 섭취한 성인 남자들은 그렇지 않은 사람에 비하여 혈중 콜레스테롤(X2)치가 상승할 것이고, 이는 관상동맥질환(Y)의 발생률의 증가와 관련이 있을 것이다'라는 가설은 'X1은 X2를 초래할 것이고 이는 결과적으로 이는 Y1의 원인이 된다'라는 구조를 갖는다. 여기서 X2처럼 독립변수와 종속변수의 관계를 설명하여 주는 변수를 '매개변수intervening variable'라고 한다. 즉 매개변수는 독립변수로부터 영향을 받아서 종속변수의 결과를 초래하는 변수를 이르며, 독립변수에 비하여 종속변수에 대해 보다 직접적인 원인이 되고, 또 독립변수가 설명하지 못하는 종속변수의 변화의 이유를 나타내 주는 역할을 한다.

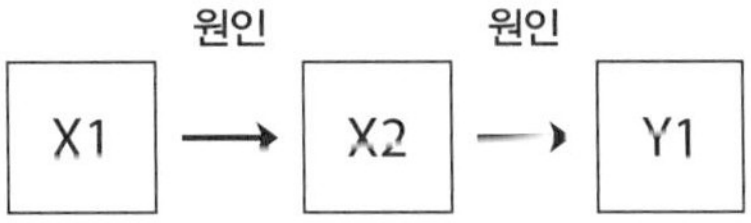

언급했던 것처럼 실제 세계에서는 원인과 결과가 1:1의 관계를 갖는 경우는 거의 없기 때문에 복합가설이 사실을 보다 정확히 반영해 준다고 할 수 있다. 그러나 복합가설을 증명할 수 있도록 연구를 수행하는 것이 항상 가능하지는 않다. 한 연구에서 사용할 수 있는 자원이나 시간 또는 기술적인 능력은 제한되어 있기 때문이다. 따라서 대부분의 연구에서는 전체의 인과관계 중 일부만을 다루게 되고, 연구자는 현실적인 여건을 감안하여 연구에서 취급하는 변수들의 수와 그 관계를 결정하게 된다. 특히 가설의 구조가 복잡할수록 실제 연구를 통하여 이를 입증하기

는 더 어렵다. 그러나 적어도 개념적인 수준에서는 종속변수에 영향을 줄 수 있는 여러 가지 변수들을 가능한 한 포괄하고 그 관계를 추정해 보는 것이 연구의 진행에 도움을 줄 수 있다. 이를 통해 전체적인 맥락에서 해당 연구의 위치를 파악하고 다른 연구들과의 관련성을 파악하는 데 도움을 줄 수 있기 때문이다. 또 종속변수에 영향을 주는 요인을 가능한 많이 포괄하는 것이 되는 만큼, 여건이 허락한다면 여러 변수를 취급하는 것이 바람직하다고 할 것이다.

3) 바람직한 가설의 조건

일반적으로 바람직한 가설은 다음의 조건을 갖는다.

첫째, 가설은 명확하고 구체적으로 표현하여야 한다. 즉 가설에서 기술되는 연구대상의 특성, 변수의 측정 방법, 변수들 간의 관계 등은 누구나 혼란 없이 이해할 수 있도록 명확하게 표현하여야 한다. 일례로 '병원에 입원한 췌장염 환자들의 10년간 커피 섭취량은 다른 진단명으로 입원한 환자들의 연령 짝짓기를 한 환자들의 그것에 비하여 높다'처럼 가설에는 대상의 선정방법, 변수의 정의와 측정, 비교대상 등을 명확히 규정하도록 한다. 또 연구에서 시행하려고 하는 검증방법이나 비교대상도 가설에 포함시키는 것이 바람직하다고 할 수 있다. 즉 '혈당 강하제를 복용한 당뇨병 환자는 합병증의 발생률이 적을 것이다'라고 가설을 기술하는 것보다는 '혈당강하제를 복용하는 당뇨병 환자는 그렇지 않은 환자들에 비하여 합병증 발생률이 적을 것이다'라는 문장이 가설로 더 합당하달 수 있다.

둘째, 가설은 경험적으로 검증할 수 있어야 한다. 즉 가설에서 표현된 변수는 모두 측정 가능하여야 하는 것이다. 가설에서 사용하는 변수가 곧바로 측정이 가능할 필요는 없고 개념적인 수준의 것도 가능하다. 그러나 후술하는 조작화operationalization의 과정을 거쳐 실제로 측정할 수 있도록 변환이 가능하여야 한다.

셋째, 가설은 자료를 수집하기 전인 연구의 기획 단계에서부터 미리 정해지는 사전가설in advance hypothesis이어야 한다. 미리 가설을 설정하여야만 연구의 주요 목적을 달성할 수 있도록 초점을 맞출 수 있고, 연구결과를 제대로 해석할 수 있는 기초가 될 수 있다. 다음의 커피와 췌장암 발생과의 관련성에 관한 역학연구의 한 예는 사후가설after the fact hypothesis의 위험성을 보여주고 있다.

사전가설과 사후가설의 실례: 커피 섭취는 췌장암 발생과 관련이 있는가?

1981년 유명한 역학자인 MacMahon 등은 NEJM에 환자-대조군 연구를 통하여 커피가 췌장암의 발생과 관련성이 있다는 결과를 발표하였다. 이전까지는 커피나 차가 췌장암의 위험요인으로 생각한 학자는 많지 않았다. 양자의 관계에 대한 연구도 적었고, 있다 하여도 관련성이 입증되지 않았다. 단지 그때까지 양자 간의 관련성을 보인 연구로는 췌장암의 발생률과 커피 소비량과의 양의 상관성을 보고한 연구와 커피를 안 마시는 몰몬교와 제7안식일교도들에서 췌장암 발생률이 낮은 것 등이 보고된 정도였다. MacMahon의 환자-대조군 연구에서는 하루 2잔 이하를 마시는 경우 비교위험도가 1.8, 3잔 이상의 경우 2.7로 나타나서 커피가 췌장암을 일으킬 수 있는 요인으로 나타났다.

권위 있는 학자에 의한 이 연구의 결과는 미국의 언론에서 크게 다루어져 커피를 즐기는 사람이 많은 미국에서 사회적인 관심을 받게 되었다. 이 연구의 발표 후 여러 학자들이 연구의 방법론에 대한 문제점을 제기하였다. 이 중에서 가장 주요한 비판은 연구기획 단계에서부터 커피 섭취를 췌장암의 원인으로 가설을 설정한 후 연구를 통하여 검정된 것이 아니고, 원인으로서 조사 가능한 변수를 모두 포함한 후 자료 분석 과정에서 유의한 관련성을 보인 변수를 찾아내는 사후가설을 설정하였기 때문에 그 관련성에 대하여서는 조심스러운 해석이 필요하다는 주장이었다. 이외에도 대조군이 위장 관계 환자들이어서 커피 섭취를 제한하였을 것 등 대조군 선정의 오류 등이 지적되었다. 이 연구의 발표 이후 이에 대한 10여 편의 반론이 제기되었다.

이에 대해 몇몇 항목에 대하여서는 MacMahon은 재반론을 폈다. 예를 들어 대조군으로 위장질환이 없는 사람에 대하여 다시 자료를 분석하여도 같은 결과를 나타냈다는 등 다른 학자의 지적을 오류라고 반박하였다. 그러나 저자 자신도 사후가설의 설정에 대하여서는 약점을 인정하였다.

이후 다른 학자가 수행한 몇 편의 연구에서 커피 섭취와 췌장암과의 관련성은 입증되지 못하였다. 처음 결과를 발표한 후 5년 후에 MacMahon은 기존의 연구에 대조군을 더 확대한 연구를 수행하였다. 이 연구에서는 커피와의 관련성에 대한 질문을 더욱 자세하게 추가하였다. 즉 사전가설로써 평가한 것이었다. 이 연구에서는 커피와 췌장암의 관련성은 없다는 결과가 나왔다. 이 예는 연구수행에서 지켜야 할 여러 교훈을 주지만, 특히 연구전에 가설을 설정하는 것이 중요한 사항임을 보여준 예라고 하겠다.

4) 연구가설과 통계가설

많은 의학연구에서는 통계적인 방법을 통하여 연구의 가설을 입증한다. 그러나 지금까지 논의한 가설을 사용하여 바로 통계적인 검증을 할 수는 없다. 즉 앞서 기술한 가설들은 예를 들어 '혈당강하제를 복용하는 당뇨병 환자는 그렇지 않은 환자들에 비하여 합병증 발생률이 적을 것이다'에서 볼 수 있듯이 '합병증'과 같은 추상적인 변수들 간의 관련성을 기술하고 있으며, 연구자가 연구의 종료 후에 얻어지는 결과를 예측한 형태로 기술되어 있다. 이러한 형태의 가설을 연구가설research hypothesis라고 한다.

연구가설을 통계적으로 검증하기 위하여서는 통계적인 검증에 적합한 구조로 바꾸고 또한 보다 조작적인 용어로 변환하는 절차를 거쳐야 하는데, 이때 사용되는 가설을 통계가설statistical hypothesis이라고 한다. 따라서 통계가설은 통계적 추론을 통하여 관련성을 검증하기 위한 구조로 진술되어야 한다. 통계적 추론 과정에 사용되는 가설은 영가설null hypothesis과 대립가설alternative hypothesis이 있다.

영가설에서는 독립변수와 종속변수 간에 관련성이 없는 것으로 표현된다. 예를 들어 '췌장암 환자의 커피 섭취 습관은 같은 병원에 입원한 연령 짝짓기 대조군 환자와 비교하여 차이가 없을 것이다'라는 형태로 기술된다. 영가설은 통계적인 유의성을 검증하는 기초로 사용된다. 영가설에 대응하는 대립가설은 두 변수 간의 관련성이 있다는 진술이다. 즉 위에서 진술한 '커피 섭취 습관이 차이가 있을 것이다'라는 형태로 기술된다. 대립가설은 직접적으로 통계적 검증을 통해 하는 것이 아니고 영가설을 반박한 경우 받아들이는 가설이다.

통계적인 검증 과정은 변수들 간에 관련성이 없다는 영가설을 설정한 후 그 영가설을 부정하는 결과를 통해 영가설을 반박하면 영가설의 대립가설을 받아들이게 되고, 만일 영가설을 반박하지 못하면 영가설을 기각하지 않기로 결정하는 것이다. 마치 이러한 통계적인 검증 절차는 사법체계와 비슷하다. 범죄자로 의심되는 사람이 체포되었다 하더라도 확정판정이 있기 전까지는 이 사람은 '무죄'로 추정된다. 그리고 검찰 측으로 하여금 무죄가 아님을 입증하도록 한다. 만일 검찰 측에서 무죄가 아니라는 것을 입증하면 피고인은 유죄가 되지만, 무죄가 아니라는 증거를 제시하지 못하면 그 피고인은 무죄가 되는 것이다.

5) 가설은 항상 필요한가: 연구목적

모든 연구에서 가설이 필요한 것은 아니다. 변수들 간의 관계를 명확히 할 필요가 있는 분석적인 연구에서는 가설이 필요하겠지만, 현상을 그리고자 하는 기술적 연구에서는 가설을 설정할 필요성이 없다. 예를 들어 선천성 심장질환의 발생률을 보고자 하는 연구에서는 어떤 인과관계를 보고자 하는 것이 아니기 때문에 가설을 설정하기 어렵다. 이런 경우에는 연구목적을 설정하여 연구를 진행할 수도 있다. 즉,

- 연구목적: 1996년 1월 1일부터 1년간 서울 지역의 선천성 심장질환의 발생률을 월별, 행정구별로 파악하는 것
- 연구목적: 지난 10년간 모 대학병원에서 조기 위암으로 수술을 받고 퇴원한 환자의 위투시 방사선 검사 및 조직병리학적 특성을 기술하고자 함의 형태로 기술할 수 있는 것이다. 이들 연구에서는 어떤 건강 현상에 대해 기술을 하는 것이 주목적이지 변수 간의 관련성을 설명하는 것이 목적은 아니나. 이러한 기술연구를 통하여 평가된 사실을 기초로 하여, 변수 간의 인과관계에 관한 분석적인 연구를 수행할 때에는 가설이 필요한 것이다.

6) 개념과 변수

많은 의학연구에서는 다루는 사항들, 예컨대 '발육 상태', '통증', '수술 후 회복률', '환자처치', '통증' 등은 추상적인 것이다. 이들은 예컨대 '김OO의 신장' 또는 '아스피린 복용량' 등과는 달리 만지거나 느낄 수 있는 것이 아니고 측정할 수 없다. 많은 연구에서는 이처럼 추상적인 것을 다루는데, 이를 개념concepts이라고 한다. 즉 개념은 어떤 현상이나 사실이 갖는 특징을 일반화시켜서 추상적으로 표현한 것이다. 어떤 사물을 추상화하고 분류하기 위하여서는 개념으로 변환할 필요가 있는데 이를 개념화conceptualization라고 한다.

표 3-3 개념과 변수의 예

개념	변수
신체발육	신장
	체중
	사지길이
발열	체온

이론의 차원에서는 개념을 다루는 것이 적절하지만, 실제 연구에서는 이를 보다 구체화할 필요가 있는데 이에 해당하는 것이 변수이다. 변수는 현실 세계에서 개념을 대표하는 것으로서 어떤 값을 갖는 것을 이른다. '신장', '체중', '체온', '혈압' 등은 변수에 속한다. 변수는 말 그대로 대상에 따라 변화하는 값을 갖는 것이다.

변수를 구분하는 방법에는 여러 가지가 있으나 가장 대표적인 것은 앞서 언급한 바 있는 독립변수와 종속변수의 구분이다. 많은 연구에서는 인과관계를 다룬다. 예를 들어 '이 약물은 고혈압 환자의 혈압강하에 효과가 있는가?' 또는 '임신 중의 알콜 섭취는 선천성 기형의 발생을 증가시키는가?'와 같이 'X는 Y의 원인일 것이다'라는 문제를 다룬다. 이처럼 원인으로 생각하는 변수를 독립변수(약물, 알코올 섭취)라고 하며, 영향 또는 결과를 종속변수(혈압강하, 선천성 기형)라고 한다. 즉 독립변수는 그것이 변화할 때 다른 변수의 변화를 초래하는 변수를 이르고 종속변수는 독립변수의 변화에 따라 변하게 되는 변수를 이른다.

독립변수와 종속변수는 명확한 인과관계가 있을 때만 사용하는 것은 아니고 변수 간의 영향이 있을 때에도 사용할 수 있다. 예를 들어 폐암의 발생 요인에 관한 연구에서 연령에 따라 폐암 발생률이 증가하는 것으로 밝혀졌다고 하자. 이때 연령이 폐암의 직접적인 원인이라고 할 수는 없지만 연령과 폐암과는 일정한 관련성이 있으리라는 것은 짐작할 수 있다. 또 관련성의 방향이 폐암이 연령에 대하여 영향을 주리라 생각하는 것은 합리적이지 못하다. 따라서 연령을 독립변수로 폐암을 종속변수로 취급하는 것이 합리적이다. 일반적으로 연구의 주된 관심은 종속변수에 있다. 예를 들어 폐암에 관한 연구에서 주된 관심은 폐암에 있지 흡연 습관 자체는 아닌 경우가 많다.

어떤 변수의 성격이 종속변수나 독립변수로 고정적인 것은 아니다. 한 연구에서 종속변수로 사용되었다 하여도 다른 연구에서 독립변수로 사용될 수도 있다.

폐암에 관한 연구에서 흡연 시작 연령이 독립변수로 사용되지만, 다른 연구에서는 흡연 시작 연령을 종속변수로 하고 이에 영향을 주는 요인을 찾는 것을 연구목적으로 할 수도 있다. 이외에도 변수의 종류는 측정 수준에 따라 연속변수와 범주변수로 나눌 수 있으며 이는 척도의 구분에서 언급하기로 한다.

7) 조작적 정의

앞서 언급했듯이 실증적인 연구를 위하여서는 측정이 필요하며 이를 통하여 현실 세계에서 가설을 검증할 수 있다. 측정에 앞서 밝혀야 할 것은 변수에 대해 개념적 정의가 먼저 필요한데, 이는 변수의 의미를 명확히 규정한다는 측면에서 필요한 과정이라고 하겠다. 개념에 대한 명확한 정의가 이루어지지 않으면 연구결과의 해석상 혼란이 야기될 가능성이 있다. 변수에 관심을 갖는 것은 측정이 가능하다는 데 있다.

변수는 그 자체로서 측정이 가능한 것도 있으나 그렇지 않은 경우도 많다. 현실 세계에서의 측정을 위하여서는 변수를 보다 구체적인 형태로 표현하여 관찰과 측정이 가능하도록 변화시켜야 할 필요가 있는데, 이것을 변수의 조작적 정의operational definition라고 한다. 즉 조작적 정의는 자료를 수집하기 위하여 전제되는 측정을 위한 정의라고 할 수 있다. 개념적 세계와 현실 세계를 연결시키기 위한 검증 작업이 필수적으로 요구되는데 조작적 정의는 바로 이 연결고리라고 할 수 있다. 또 이처럼 변수를 현실 세계에서 측정과 관찰이 가능하도록 변화하는 것을 조작화operationalization라고 한다.

변수의 종류에 따라 조작화 과정이 다르다. 체중이라는 변수는 쉽게 정의를 내릴 수 있고 측정할 수 있다. 즉 체중은 '킬로그램으로 표시되는 대상의 무거운 정도'라는 조작적 정의를 내릴 수 있다. 정확한 체중을 재기 위하여 10시간 동안의 공복 이후 눈금이 가리키는 가장 가까운 킬로그램을 체중으로 잴 수 있다. 그러나 모든 변수를 이처럼 쉽게 조작화할 수 있는 것은 아니다. 예를 들어 '수술 후 회복 정도'와 같은 개념은 조작적인 정의가 매우 어렵다. 이것은 신체적인 특성을 나타낼 수도 있고 정신적인 것을 나타낼 수도 있다.

연구자의 조작적 정의가 다른 사람들의 동의를 받기는 쉽지 않다. 그러나 변수의 조작적인 정의를 명확히 표현하여야만 용어가 의미하는 바가 무엇인지를 알릴

표 3-4 조작적 정의의 예

개념 혹은 변수	조작적 정의
퇴원 후 유병	퇴원후 12주 내에 같은 질병명으로 재입원 한 경우
고혈압	수축기 혈압이 140㎜Hg 이상이거나 이완기 혈압이 90㎜Hg 이상
원발성 간암	조직학적으로 간세포에서 간암세포를 확인함

수 있다. 용어를 명확히 정의하지 못한다면 독자들에게 혼란을 초래할 것이기 때문이다.

5. 연구설계와 기획

다음 단계인 연구설계와 기획 단계에서 연구자는 연구과제에 대한 답과 가설을 검정하는 구체적인 방법을 결정하여야 한다. 연구자료를 수집하고 분석하는 방법론이 잘못되었다면 그 결과 역시 믿을 수 없기 때문에, 이 단계에서 선택한 방법론에 따라 연구결과의 타당도와 신뢰도는 결정적인 영향을 받게 된다. 따라서 이 분야는 연구방법론에서 일반적으로 가장 관심을 많이 받는 부분이라고도 할 수 있다. 연구설계와 기획 단계는 다음과 같이 몇 개의 세부 단계로 구성된다.

1) 연구설계의 선택

먼저 연구자는 연구의 구조를 결정하는 연구설계research design를 선택하여야 한다. 연구설계는 연구 전체를 수행하고 연구목적을 달성하기 위한 청사진이다. 연구설계에서는 연구과제에 대한 답을 얻기 위한 다양한 형태의 접근 방법 중 어떤 방법을 선택할 것인지와 결과의 신뢰도를 높이기 위하여 사용하는 통제방법 등을 결정한다. 어떠한 연구설계를 사용하는가에 따라서 연구결과를 소요되는 시간 및 비용 그리고 결과의 신뢰도에 대해 결정적인 영향을 미치게 된다.

의학연구에는 의학연구의 분류에서 기술하였듯이 다양한 종류의 연구설계가 존재한다. 일례로 연구자는 이 중 주요한 기준의 하나인 실험 유무의 여부를 결정하여야 한다. 임상의학 분야의 실험적 연구 중 대표적인 형태라고 할 수 있는 임상시험은 인과관계를 추론하는 데 있어서 가장 적절한 연구설계라고 할 수 있다. 그러나 상황에 따라서는 다른 형태의 연구설계가 더 적합한 경우도 있다. 예를 들어 단면적인 연구만으로 충분한 해답이 가능한 연구문제라면 구태여 많은 비용과 시간을 들여서 복잡한 형태의 연구를 수행할 필요는 없는 것이다. 또 연구설계 선택에 있어서는 윤리적인 문제도 고려하여야 한다. 예를 들어 흡연과 심장병의 관계를 파악하고자 하는 연구과제에 대한 답을 얻기 위하여 대상인구에 대하여 흡연을 하도록 하는 연구설계를 기획할 수는 없는 것이다. 이처럼 인체에 위해를 끼치는 물질과 건강에 관한 연구에서는 관찰연구가 더 적합한 경우가 많이 있다.

2) 모집단의 확정과 표본추출

다음 단계에서 결정하여야 할 것은 누구를 대상으로 연구를 수행할 것인가 하는 것이다. 연구대상이 되는 특성을 지닌 인구집단을 모집단population이라고 한다. 모집단을 규정하는 특성으로는 임상적 특성, 인구학적 특성, 지리적 및 시간적 특성을 들 수 있다. 일반적으로 임상 및 인구학적 특성 — 예를 들어 '10대의 천식환자' 처럼 — 은 연구의 결과를 일반화할 수 있는 모집단을 규정하는 데 유용하다. 또 지리 및 시간적 특성 — 예를 들어 '1997년 현재 서울시에 거주하는 10대의 천식환자'처럼 — 은 연구의 조사대상을 확정하는 데 유용하다.

모집단 선정시 집단의 특성은 가능한 한 명확하게 규정하는 것이 좋다. 예를 들어 '한국인 성인 간암 환자'보다는 '1997년 3월 1일 현재 대한민국에 거주하는 18~70세 사이의 원발성 간암으로 확진 받은 환자'이라고 규정하는 것이 연구대상을 정하거나 연구결과를 일반화하는 데 있어서 유리하다.

모집단이 적은 숫자라면 전체를 대상으로 할 수 있겠지만, 대부분의 연구에서 전체 모집단을 대상으로 조사를 수행할 수 경우는 거의 없다. 설혹 전수 조사가 가능하다 하여도 모집단 중 일부만을 조사하여서도 연구목적을 달성할 수 있다면 일부를 조사하는 것이 시간적으로나 경제적으로 유리할 것이다. 따라서 대부분의 연구에서는 표본추출을 하게 된다. 그러나 표본추출이 모집단의 특성을 제대로 반영하지 못한 경우에는 연구결과를 왜곡시킬 수 있기 때문에 방법의 선정에 있어서 세밀한 주의를 요구한다.

표본추출 방법에는 소요되는 시간, 비용 또는 기술적인 난이도 등에서 여러 가지의 종류가 있다. 이 중에서 표본추출방법을 구분하는 가장 중요한 기준은 모집단을 대표하는 정도에 따라 나누는 것인데, 이에 따라 확률표본추출과 비확률표본추출로 크게 대별할 수 있다. 확률포본추출 방법은 비확률표본추출 방법에 비하여 두 가지 뚜렷한 특징을 지니는데, 하나는 모집단을 이루는 각 구성원은 표본으로 선정될 일정한 확률을 지닌다는 점이고, 또 하나는 표본추출을 무작위 방법으로 시행한다는 점이다. 확률표본추출은 따라서 연구자의 주관이 개입할 소지가 많은 비확률표본추출에 비하여 모집단을 보다 정확히 대표할 수 있는 장점을 지닌다. 그러나 시간과 비용이 많이 들고 수행과정이 복잡하다는 단점을 지니기 때문에 확률표본추출이 항상 바람직한 것은 아니다. 특히 많은 임상적인 연구에서는 현실적인 제약으로 인하여 확률표본 방법을 사용할 수 없는 경우가 많다. 이 경우 연구자는 표본추출 방법의 약점을 충분히 파악하여 결과의 해석에 주의를 기울여야 한다.

표본추출을 통하여 연구대상을 삼기 위하여서는 표본추출 방법을 결정하는 것과 함께 적절한 표본수와 연구대상을 접촉하기 위한 모집방법 등을 정하여야 한다.

3) 측정 방법의 선정

연구에서 대상으로 하는 변수가 확정되었다면 가능한 한 정확하게 변수를 측정할 수 있는 방법을 개발하여야 한다. 대부분의 경우 연구자는 연구의 변수가 무엇을 뜻하는지를 명확하게 규정한 후 이 변수들을 측정할 수 있는 방법을 선택한다. 의학연구와 관련된 변수를 측정하는 방법은 여러 가지가 존재한다. 일반적으로 많이 쓰이는 방법은 생의학적인 측정 방법biomedical measure이다. 혈액이나 체액 등을 이용한 검사소견이나 병리학적 방법 등 다양한 측정 방법이 이에 속한다. 특히 의학의 발전에 따라 각종검사 방법이 다양해지면서 많은 의학연구에서 이 방법이 쓰여지고 있다. 이 방법은 객관적일 뿐만 아니고 정확하게 현상을 반영할 수 있기 때문에 매력적인 측정 방법으로 통한다. 그러나 상대적으로 비용이 많이 들고 기술적으로 난점이 있는 경우가 있다.

모든 의학연구의 자료를 생의학적인 측정 방법을 통하여 얻을 수 있는 것도 아니고 또 항상 바람직한 것은 아니다. 생의학적 측정 이외에 흔히 쓰이는 방법으로는 설문서 방법이 있는데, 어떤 문제에 대한 태도나 습관 등에 대한 측정을 하는 경우에 많이 사용되며 그 특성상 정신의학이나 역학 등의 연구에서 많이 쓰이곤 한다. 일단 설문서를 작성하여 조사가 시작된 이후에는 돌이킬 수 없기 때문에 설문서 작성은 신중을 기하여 얻고자 하는 정보의 종류와 측정 방법, 분석방법까지 다 고려하여 작성하도록 한다. 설문서를 통한 자료수집은 자신이 응답자가 되어 설문서를 읽고 직접 기입하는 자기 기입식 설문지와 면접 조사원이 질문을 하게 하고 대답을 적도록 하는 방법이 있다. 일부에서는 응답자 자신이 직접 기입하는 것을 설문서questionnaire라고 하고 조사원이 응답자의 답변을 기록하도록 만든 설문서를 조사표interview schedule로 명칭을 구분하기도 한다.

또 하나의 측정 방법으로는 관찰을 들 수 있다. 관찰은 다리의 부종이나 피부의 변화처럼 눈으로 직접 확인하여야 하는 신체적인 특성이나 병변을 보고자 할 때 사용되는 방법이다. 이외에도 설문서나 생의학적인 측정 방법으로는 적절하지 않은 인간의 행태나 활동에 대해서도 관찰을 사용한다. 관찰 방법은 설문서에 비하여 응답자의 심리상태가 개입할 여지가 적기 때문에 응답과정에서 생길 수 있는 오류가 많이 줄어들게 된다. 그러나 응답자가 관찰을 당하고 있다는 것을 알고 있는 경우에는 평소에 하던 것과 다른 행동양식을 보일 수 있고 관찰을 통하여 밝힐 수 없는 사적인 행동 등에는 적용할 수 없다는 단점이 있다.

이상 한 연구에 하나의 측정 방법이 있는 것은 아니다. 연구에서 선정한 변수에 따라 적합한 측성 방법이 다를 수 있기 때문에 한 연구에서 여러 가지의 측정 방법을 쓰는 경우가 적지 않다.

4) 예비연구(Pilot study)

연구를 수행하다 보면 예기치 못한 문제에 부딪히는 경우가 자주 있다. 이 중에는 무시할 수 있는 것도 있지만 때에 따라서는 연구수행에 심각한 장애를 주는 문제가 발견되기도 한다. 따라서 소규모의 예비연구를 시행하여 연구수행 시 발생할 수 있는 문제점을 발견하고 교정할 기회를 갖는 것이 필요하다. 예비연구를 통하여 연구자는 본 연구의 실행가능성을 평가하고, 연구의 질을 향상시킬 수 있다.

예비연구를 수행할 때에는 연구의 전 영역에 걸쳐 나타날 수 있는 제반 문제점을 파악하도록 하여야 한다. 여기에는 변수의 조작화나 가설의 적절성 등과 같은 개념적인 측면에서부터 연구수행 시 소요되는 비용이나 관련 기관의 협조 등 제반 문제가 포함된다. 이 중에서도 흔히 예비연구를 통하여 점검하는 주요한 사항은 자료수집계획이 적정한지를 평가하는 일이다. 예를 들어 사용하고자 하는 시약이나 측정기계는 확보가 가능하며 그 기능은 괜찮은지, 설문서를 사용하는 경우라면 응답자들이 설문의 의도를 제대로 파악하고 있는지 등을 평가하는 것이다.

예비연구를 수행할 때에는 가능한 한 본 조사를 시행할 때와 같은 마음가짐으로 비슷한 상황하에서 시행을 하여야 문제점을 효과적으로 발견해 낼 수 있다. 예비연구의 연구대상을 정하는 데 있어서도 되도록이면 본 조사의 모집단에서 추출하는 것이 바람직하다.

예비연구를 통하여 나타난 자료를 분석하여 본 연구수행 시 예상되는 문제점을 최소화할 수 있도록 연구계획을 교정한다. 교정한 양이 많은 경우 필요하다면 또 한 번의 예비조사를 시행할 수 있다.

6. 자료수집

이상의 준비가 끝나면 실제 자료를 수집하는 단계에 이르게 된다. 연구에 따라 다르긴 하지만 대부분의 연구에서 가장 시간과 비용이 많이 소요되는 부분이다. 연구의 기획은 주로 책상 위에서 이루어지는 개념적인 작업이지만, 이 단계는 현실과 부딪히는 과정이기도 하다.

자료수집 과정과 관련된 업무는 되도록이면 자세히 계획을 세워 수행하는 것이 예기치 않은 혼란과 지연을 방지할 수 있다. 이 계획 안에는 자료수집과 관련되어 발생하는 각종 업무들을 포함한다. 예를 들어 실제적인 자료수집의 방법, 연구 참여자들에 대한 설명, 참여자의 동의서 등을 포함한다.

자료수집 과정에서는 수집을 담당할 별도의 인력을 활용하여야 하는 경우가 많이 있다. 조사원에 대한 교육과 조사원의 업무수행 내용 등도 연구계획에 포함되어야 할 주요 사항의 하나이다.

자료수집 과정 중에는 상당한 행정적, 사무적인 업무에 부딪히게 되며 연구자는 이에 대하여 충분한 대비를 하여야 한다. 연구수행에 소요되는 물품이나 경비는 부족하지 않은지, 또 연구 참여자들에 대한 안내는 되고 있는지, 연구관계자들의 업무 연락이 제대로 되는지, 일정은 겹치지 않는지 등에 대하여 점검해 나가야 한다.

연구에 필요한 자료수집이 이루어지는 장소는 다양하다. 그 장소는 실험실일 수도 있고 병원이기도 하고 현지조사를 하는 지역사회일 수도 있다. 장소에 따라 수집되는 자료의 질에 영향을 줄 수 있다는 것도 고려하여야 한다.

7. 자료의 분석, 해석 및 이용

1) 자료의 처리

대상으로부터 자료가 수집된 후 구체적인 분석에 들어가기 위하여서는 자료를 분석에 적합한 형태로 정리하여야 한다. 이를 위하여 먼저 수집된 자료의 완성도를 검토한다. 얻어진 연구자료가 분석에 사용될 수 있을 정도로 충실한지를 검토하고, 각 항목별로 고르게 응답이 되어 있는지 또는 많이 누락된 항목은 없는지 등을 검토한다. 이 검토에서 부실한 것으로 판단된 자료는 분석에서 제외하던지 혹은 재조사를 통하여 보완할 것인지 등을 결정한다.

근래에는 대부분 컴퓨터를 이용하여 자료를 분석하므로, 이에 적합하도록 각 변수를 부호화coding하는 작업이 필요하다. 부호화는 각 변수에 대한 응답을 숫자 혹은 기호로 변환하여 컴퓨터를 이용한 분석을 편리하게 하는 것이다. 예를 들어 흡연 습관에 관하여 물었을 때 현재 흡연을 한다면 1, 아니라면 2, 응답이 없다면 9로 처리하는 것이다. 응답자가 자유롭게 답하는 개방형 질문에서는 응답 내용이 다양하게 나오지만 이를 몇 개의 범주로 나누어 부호화하여야 컴퓨터에서의 분석이 가능하다. 부호화의 방식은 자료수집 전에 정하도록 하며, 이에 따라 부호화 지침서를 작성하는 것이 바람직하다. 자료를 부호화한 후에는 자료를 입력하여 컴퓨터의 파일로 변환한다.

이와 함께 자료를 분석할 컴퓨터의 기종, 사용할 프로그램 등도 결정한다. 최근에는 개인용 컴퓨터의 발전으로 많은 자료를 처리할 수 있지만, 자료의 양이 방대한 경우에는 대형컴퓨터를 이용하여야 할 경우도 있다.

2) 자료의 분석

분석이 가능한 형태로 자료가 변환되었다면 적절한 통계기법을 이용하여 자료를 분석하여 연구의 결과를 얻어야 한다. 자료의 성격에 적합하지 않은 통계기법을 사용한 예는 연구논문에서 흔히 발견되는 오류이다. 특히 최근에는 개인용 컴퓨터에서 사용하는 통계 프로그램에 쉽게 접하게 되면서 통계적 방법의 기본 가정을 무시하거나 자료의 성격에 대한 점검이 없이 프로그램을 적용하여 잘못된 결과를 제시하는 경우가 발견되곤 한다. 적용하고자 하는 통계 방법에 대한 지식을 쌓고 자료의 성격을 정확히 파악하여 바른 통계기법을 적용하여야 한다. 분석방법은 연구의 기획 단계부터 고려하고 있어야 연구목적에 맞는 자료를 수집하고 분석이 가능하다는 것을 염두에 두어야 한다.

자료 분석의 순서는 기술통계량을 산출한 후 분석 통계로 옮아가도록 한다. 즉 처음에는 각 변수의 평균, 표준편차, 빈도 분포와 같은 기초 통계량을 산출하도록 하는데, 이는 열외군(예를 들어 연령 난에 100이 넘는 숫자가 있는 것) 등을 찾아냄으로써 자료 처리 과정이 제대로 되었는지를 검토하고, 답변의 기본 분포를 파악하고자 하는 것이다. 다음에는 두 변수 간의 단순상관계수를 구하거나 분포도를 그림으로서 변수들 간의 관련성을 파악한다. 여기서 나타난 변수의 상관성을 기초로 하여 층화분석이나 다변량분석 등을 시행하여 혼란변수를 파악하고 주요한 독립변수를 선정한다. 최종적으로 연구가설을 검정할 수 있는 통계분석방법을 사용하여 연구과제에 대한 해답을 이끌어 내는 순서를 밟는다.

자료에 맞는 분석방법을 선택하는 데에는 다음과 같은 기준, 즉 분석하고자 하는 변수의 수(1개, 2개 이상) 척도의 수준(명목척도, 등간척도), 모집단의 수(1개, 2개 이상) 표본의 독립성(독립적, 종속적) 분석의 성격(종속관계, 상호관계) 등에 따라 결정된다.

3) 결과의 해석

연구자는 통계분석을 통하여 산출된 연구결과를 적절히 해석하여야 한다. 해석은 연구자 자신이 연구의 결과를 이해하고 보다 넓은 맥락에서의 연구결과의 의미를 찾는 과정이라고 할 수 있다. 해석은 연구에서 발견된 사항을 설명하는 데에서 시작한다.

연구결과가 예측한 대로, 즉 설정된 가설을 입증하는 쪽으로 나왔다면, 결과

해석에 난점이 적을 것이다. 그러나 결과가 예상한 것과 다르다면 연구자는 이에 대한 설명을 찾아야 한다. 기존의 다른 연구들과 차이가 나타난 원인은 무엇인지, 또는 결과의 의미는 무엇인지 등에 대해 답하여야 하는 것이다. 특히 관심을 쏟아야 할 사항은 연구방법론에 관해서이다. 자신의 연구방법론의 약점을 정확히 파악하고 이것이 연구결과에 미치는 영향에 대하여 충분히 고려하여야 한다. 연구자는 결과의 해석과정에서 자신의 연구결과에 대하여 비판적인 안목을 잊지 말아야 한다.

8. 연구결과의 공표

연구의 마지막 단계는 연구의 결과를 타인에게 알리는 일이다. 연구결과를 전달하는 방식에는 보고서, 학술잡지 게재, 책, 학회 발표 등 여러 가지 형태가 있다. 일반적으로 논문의 형태로 학술잡지에 발표하는 것이 가장 많은 독자를 확보하는 것이라고 할 수 있다. 이에 반하여 연구비를 수여한 기관에 대하여서는 보고서의 형태를 사용한다. 결과 발표 형식은 내용기술 방법에 있어서 차이가 있기 때문에 연구자들은 논문이나 보고서 작성 양식에 대하여 익숙하여야 한다.

참고문헌

이만갑. 사회조사방법론. 학현사. 1988.

이홍탁. 사회조사방법론. 법문사. 1994.

채서일. 사회과학 조사방법론, 2판. 학현사. 1995.

Bouma GD. The Research Process, Rev. ed. New York; Oxford University Press. 1993.

Friedman LM. Furberg CD. DeMets DL. Fundamentals of Clinical Trials, Boston, John wright. 1985. pp.18-27.

Hennekens CH. Buring JB. Epidemiology in Medicine. Boston/Toronto, Little, Brown and Company. 1987.

Hulley SB. Commings SR. Designing Clinical Research. Williams & Wilkins. 1988.

Meinert CL. Clinical Trials: Design, Conduct, and Analysis. New York; Oxford University Press. 1986.

Polit D. Hungler B. Nursing Research: Principles and Methods, 2nd ed. philadelphia, JB Lippincott Co. 1983.

Sackett DL. Brian Haynes R. Tugwell P. Clinical Epidemiology: A Basic Science for Clinical Medicine. Boston/Toronto, Little, Brown and Company. 1985.

|제2부|

질병 위험요인 연구방법론

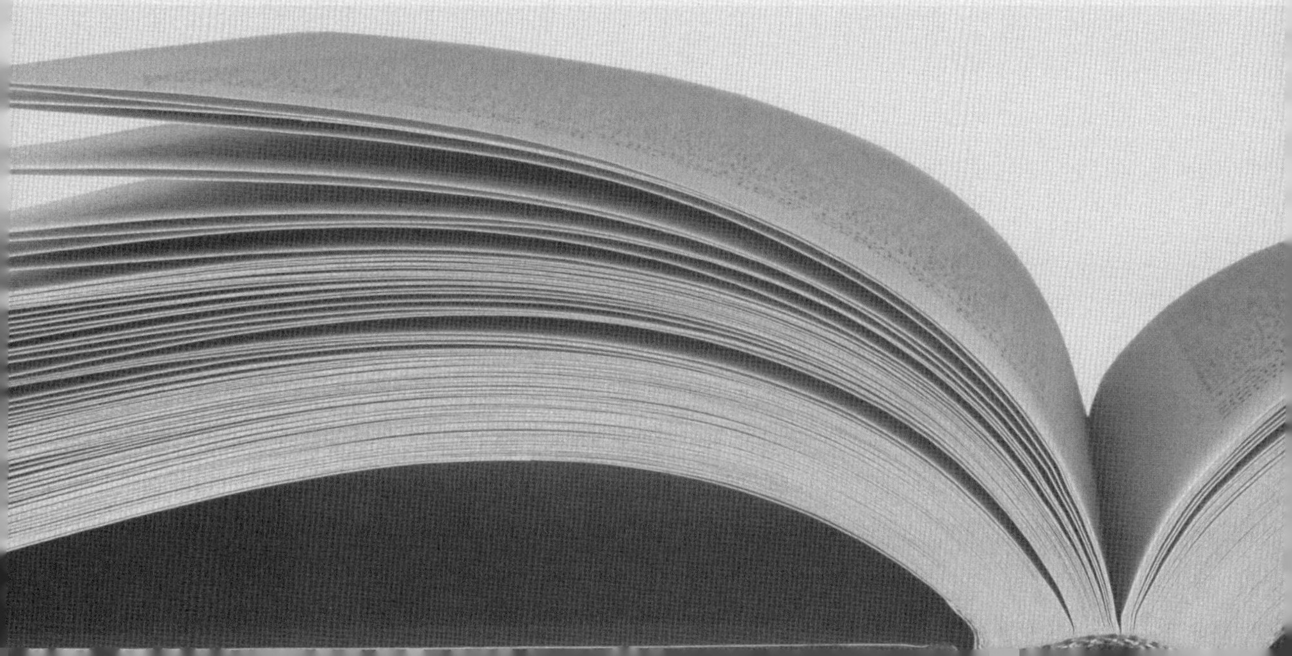

제4장

기술연구

유근영 서울대학교 의과대학 / **전재관** 국립암센터

1. 서론

기술연구記述硏究, descriptive research란 질병발생의 양상을 사람person, 장소place, 시간time 변수와 관련지어서 파악하는 연구방법이다. 경우에 따라서는 가족family 변수를 별도로 구분하기도 한다. 이들 범주에 포함되는 주요 변수들은 다음과 같다(World Health Organization Regional Office for the Western Pacific, 1992).

- 사람: 연령, 성, 인종, 종교, 사회계층, 교육, 직업, 소득, 결혼상태, 건강상태, 성격
- 장소: 국제, 국가 지역(예: 서태평양 지역), 국가, 지방, 기관, 도시/농촌
- 시간: 유행성 발생epidemic occurrence, 추세 변동time trends
- 가족: 출생 순서, 출산 수, 가족 수, 어머니의 나이, 출생 간격, 가족형태

기술연구를 통하여 질병의 기술적 특성을 파악하는 것은 의학자에게는 질병발생과 관련된 결정요인determinants 혹은 위험요인risk factor을 규명하는 첫 단계가 된다. 연구의 범위를 정하고 가설을 설정하는 데에 기술연구는 필수적인 과정이다.

기술연구에서는 임상기록뿐 아니라 각종 조사자료, 생정통계 등을 자료원으로서 활용한다. 이들 자료는 대부분 일상적으로 계속 수집되고 있는 것이어서 분석연구에 비하면 시간이나 연구비가 절감되는 경우가 많다. 기술연구만으로는 분석연구에서와 같이 질병발생의 인과관계를 규명할 수는 없지만, 질병발생의 양상을 파악하고 연구과제를 수립하는 데에 기술연구가 활용될 수 있다.

기술연구에서는 특히 정확한 측정measurement의 중요성이 강조된다. 또한 반응의 신뢰성과 선별검사screening test의 정확성도 매우 중요하다.

2. 기술연구의 종류

기술연구의 분류는 학자에 따라 다르나 의학연구에 있어서는 흔히 사례연구case study와 단면조사cross-sectional survey를 기술연구의 대표적인 방법으로 사용한다. 때에 따라서는 상관관계 연구correlational study를 기술연구에 포함시키는 경우도 있다. 이러한 연구방법들이 인적, 지리적, 시간적 변수에 따른 특성을 대상으로 한다는 점에서 동일하다.

3. 증례보고(사례연구)

증례보고(사례연구)는 집단을 대상으로 하는 것이 아니라 하나의 증례 혹은 진단이 같은 몇 개의 사례를 대상으로 하는 것이다. 여기에서는 종래에 알려지지 않은 임상상clinical feature이나 병력을 찾아 내어 보고하는 형태가 많으며, 이것이 새로운 가설을 수립하는 데에 기여할 수도 있다. 이러한 점에서 증례보고는 임상의학과 역학적 연구의 중간에 위치한다.

1979년 Fletcher 등이 NEJM에 보고한 바에 따르면 증례보고는 전체 의학논문의 3분의 1 이상을 차지할 정도로 가장 흔한 형태의 연구방법이다. 일반적으로 증례보고는 희귀한 질환 혹은 처음 관찰하는 질환에 대한 경험을 보고하는 것으로만 이해되고 있는 경우가 많으나, 증례보고의 활용 범위는 이에 그치지 않는다. 증례보고는 형태와 목적에 따라 새로운 질병발생을 확인하는 데에도 활용될 수 있다.

1) 희귀 질환 혹은 새로운 질환에 대한 경험의 보고

가장 많은 형태의 증례보고이다. 우리나라에서는 이미 알려진 질환 중 국내에서 처음 발견되는 질환 혹은 드문 질환을 경험하였을 때, 이를 보고하는 경우가 많다. 원칙적으로는 새로운 질환의 발견이나 새로운 위험요인에 대한 보고가 주를 이룬다. 예를 들어 전에 없던 새로운 오락, 체육 활동의 증가로 생긴 'jogger's whiplash', 'Space-Invaders wrist', 'break-dancing neck' 등이 여기에 속하는 증례보고이다(각각 1978년부터 1985년 사이에 JAMA와 NEJM에 보고된 증례의 예이다).

2) 새로운 질병발생(epidemic)의 확인

이러한 역할을 할 수 있는 증례보고는 하나의 증례만으로 이루어지는 경우는 거의 없고, 일련의 증례군case series에 대한 조사의 형태를 가진다. 일반적으로 증례군에 대한 세밀한 조사를 통하여 분석 연구에 필요한 가설을 만들게 된다. 이때 분석 연구는 환자-대조군 연구의 방법이 주로 쓰인다.

[예제 1]

1974년 Creech와 Johnson은 염화비닐vinyl chloride 공장에 근무하는 근로자들에게 간에 발생한 3례의 혈관육종angiosarcoma을 보고하였다. 비교적 드문 질환인 간의 혈관육종이 연구기간 내에 한 공장에서 발생하였다는 것은 예측 범위를 벗어난 것이었고, 이에 따라 간의 혈관육종이 환자들의 염화비닐 노출과 관련이 있을 것이라는 가설이 만들어졌다. 후에 이러한 가설은 분석 연구에 의하여 사실로 증명되었다.

이 연구에서 만약 하나의 증례만 보고되었다면 새로운 가설은 만들어지지 못하였을 것이다. 간의 혈관육종이 드문 질환이긴 해도 하나의 증례만으로 기대 환자수보다 많은 환자가 발생한 것인지 확인할 수는 없기 때문이다.

비교적 최근에 있었던 또 하나의 증례보고를 살펴보자.

[예제 2]

1979년 7월부터 1981년 4월 사이에 뉴욕의 감염내과 전문의들은 몇 례의 *Pneumocystis carini* pneumonia에 대한 자문을 받았다. 이들 환자는 이전에 면역학적 이상을 의심할 만한 병력을 가지고 있지 않은 남성들이었다. 환자는 9개의 병원에서 13명이 발견되었으나 11명의 환자에 대해서만 필요한 정보를 전부 수집할 수 있었다. 이들의 임상적 양상은 다음 표와 같았다.

No.	Age (yr)	Race	Occupation	Sexual preference	Drugs abused	Outcome of PCP	Current Status
1	27	Black	Hosp. guard	homosexual	none	survived	dead
2	37	White	Drug dealer	heterosexual	Heroin	survived	dead
3	39	Black	Hosp. clerk	heterosexual	Alcohol	survived	dead
4	40	Black	Mover	heterosexual	Heroin	survived	alive
5	34	White	Teacher	homosexual	none	survived	dead
6	31	Black	Carpenter	heterosexual	Cocaine	survived	alive
7	27	White	Waiter	homosexual	none	survived	dead
8	34	Hispanic	Clerk	heterosexual	Methadone	died	dead
9	31	Hispanic	none	homosexual	Heroin	died	dead
10	35	White	Horticult.	homosexual	none	survived	alive
11	27	White	none	homosexual	Heroin	died	dead

검사결과 이들 11명의 환자들은 cell-mediated immune response가 심하게 떨어져 있었고, 2명에서는 이와 동반된 악성종양이 발견되었으며 이 중 하나는 Kaposi 육종이었다. 증례보고를 한 연구자들은 이들에게 발생한 *Pneumocystis carini* pneumonia가 새로운 균주의 출현에 의한 것이라기보다는 세포면역이상을 초래하는 알려지지 않은 어떤 과정이 진행되었기 때문으로 추정하였다. 면역체계이상의 원인으로는 선행 연구에 의하여 주로 약물남용과 동성애가 의심되었다.

증례보고는 분석 연구의 앞 단계로 가설이 만들어지는 데에 기초가 될 수 있지만 통계적 연관성의 검증에는 사용되기 힘들다. 하나의 증례에 대한 증례보고는 물론이고, 증례군의 경우에도 증례의 수와 무관하게 적절한 비교군이 없다는 점에서 인과관계의 연관성을 해석하는 데에는 결정적인 한계를 가진다.

[예제 3]

경구피임제와 간암과의 연관성을 알아보기 위하여 1970년과 1975년 사이에 간암이 발병한 여자 환자 126명에 대한 자료를 수집하였다. 간암 환자를 경구피임약 사용 여부로 나누어 본 결과, 다음 표와 같은 결과를 얻었다.

	All cases		Age (years)					
			16-25		26-35		36-45	
	No.	%	No.	%	No.	%	No.	%
OC users	39	31	11	28.2	17	43.6	11	28.2
OC non-users	26	20.6	7	26.9	4	15.4	15	57.7
Unknown	61	48.4	17	27.9	19	31.1	25	41
Total	126		35		40		51	

OC: oral contraceptive

이 표에 의하면 전체 간암 발생 환자 126명 중 31%는 경구피임제 사용자이고, 연령이 26~35세 군은 그 비율이 43.6%에 이른다. 그러나 비교군이 없으므로 간암 환자가 아닌 사람에서는 경구피임제 사용률이 이와 다른지 알 수 없다. 실제로는 1970년대 중반의 경구피임제 사용률은 전국적으로 평균 25~37% 범위에 있어, 위의 조사결과에서 나타난 사용률과 차이가 없었다. 결과적으로 증례보고에서는 증례의 수가 많더라도 이처럼 비교군이 없는 경우에는 인과관계의 추정이 불가능하다.

4. 상관관계 연구

인구집단 전체의 특성과 특정변수와 상관관계를 분석하는 연구이다. 개인보다는 집단을 분석단위로 하므로 생태적 연구ecological study라고도 한다. 흔히 상관관계의 관심 대상이 되는 변수는 연령, 시간변동, 보건의료 이용, 식품소비, 약품사용 등이다.

예를 들어 다음 그림 4-1은 맥주 소비량과 직장암 발생률 사이의 상관관계를 분석한 연구이다.

상관관계 연구에서 상관관계의 정도를 나타내는 것은 상관계수(Y)이다. 이 계수는 어떤 특정 요인에 대한 노출과 질병발생 사이의 직선적 관계linear relationship의 정도를 표현한다.

상관관계 연구는 다른 기술분석과 마찬가지로 흔히 노출-질병발생의 관계를 분석하는 첫 번째 단계로 활용되며, 비교적 싼 비용으로 신속하게 연구를 수행할 수 있다는 장점이 있다. 특히 기존의 자료만으로도 연구가 가능하다는 점에서 활용의 폭이 넓다.

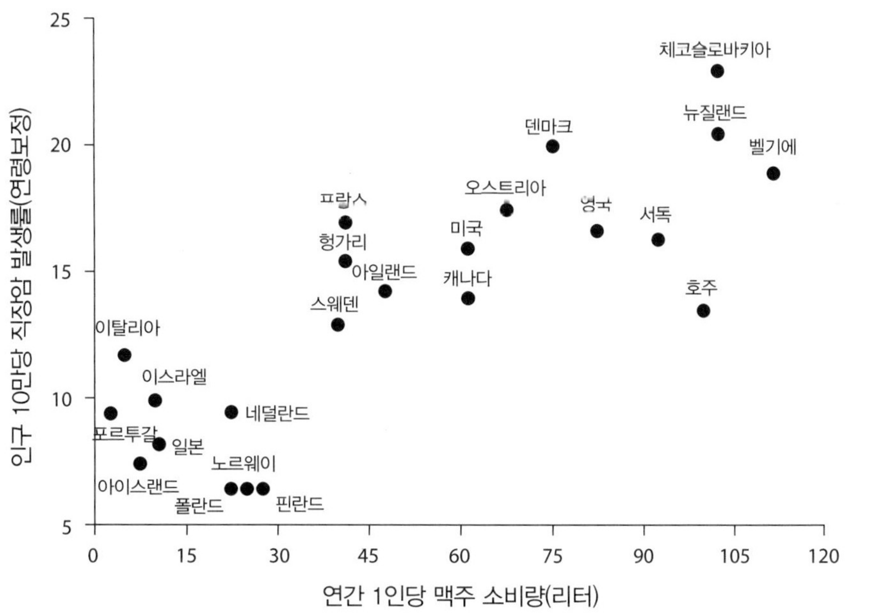

그림 4-1 상관관계 연구의 예 (Kelsey et al, 1986)

이 연구의 단점은 특정 개인에서 노출과 질병발생을 연관시킬 수 없다는 것이다. 동시에 교란변수의 효과를 통제하기 어려운 것도 중요한 문제점이다.

5. 단면연구

단면연구는 일정한 인구집단에 대하여 질병의 이환 여부와 위험요인을 동시에 평가한다. 단면연구는 일정한 시기 동안(예: 1993년 8월 1일부터 8월 31일까지) 혹은 개인별로 일정한 시점(예: 채용 전 신체검사)에 이루어지기 때문에, 일정한 인구집단이 일정한 시점에서 가지는 질병이나 건강상태의 빈도와 특성에 대해 '단면적'인 자료를 제공한다.

[예제 4]

지역사회에서의 뇌혈관 질환(cerebrovascular diseases)의 유병률을 알아보기 위하여 1979년과 1980년에 걸쳐 서울시의 표본인구 3,603명과 경기도 강화군의 3개면 17,281명에 대해 가구 단위 면접조사를 실시하였다. 지역별 연령별 유병률은 다음 표와 같다.

연령	서울			강화		
	조사대상 수	환자수	유병률	조사대상 수	환자수	유병률
0-29	39,113	0	–	9,780	0	–
30-39	10,513	0	–	2,013	2	99.4
40-49	7,482	4	53.4	2,048	2	97.7
50-59	3,764	23	611.1	1,481	6	405.1
60+	2,731	69	2526.5	1,959	37	1888.7
계	63,603	97	152.5	17,281	47	272
연령표준화 유병률			193.7			159.7

그러나 대부분의 단면연구에서는 위험요인에 대한 노출 여부와 질환의 이환 여부를 동시에 조사하기 때문에 위험요인에 대한 노출과 질환 발생의 선후관계를

알기 힘들다는 결정적인 한계가 있다.

[예제 5]

운동량과 관상동맥질환 발병의 관련성을 보기 위하여 한 지역 주민 중 40세 이상은 전수, 15~39세는 인구의 반을 무작위 추출하여 병력, 직업력, 인구학적 특성 등을 조사하고 아울러 전반적인 의학적 검사를 시행하였다. 그 결과는 다음 표와 같다.

	조사대상 수	관상동맥질환 환자수	유병률	연령표준화 유병률
Not physically active	89	14	157.2/1,000	126/1,000
Physically active	90	3	33.3/1,000	36/1,000
Total	179	17	95.0/1,000	87/1,000

표에 의하면 신체활동이 활발한 집단이 그렇지 않은 집단에 비하여 관상동맥질환의 유병률이 훨씬 낮다. 그러나 이 자료만으로는 신체활동이 관상동맥질환의 발병을 억제하는 요인으로 작용하는지, 아니면 관상동맥질환의 발병으로 말미암아 신체활동이 감소하였는지 판단하는 것은 가능하지 않다.

6. 단면연구의 단계

단면연구에 절대적인 순서가 있는 것은 아니지만 표본을 대상으로 조사하는 경우에는 일반적으로 다음과 같은 순서를 따른다.

1) 조사대상의 선정

조사대상을 잘 선택해야 결과가 모집단에서도 유효하다는 중요한 연구목적을 이룰 수 있다. 단면연구를 계획할 때에는 시간과 비용 면에서 연구하기에 적합하면서도, 연구결과를 모집단에 일반화시킬 때 무작위 오차를 통제할 수 있을 만큼 크고, 계통적 오차를 통제할 수 있을 만큼 대표성이 있는 대상자들로 구성된 표본을 선정해야 한다.

(1) 모집단과 표본

모집단source population은 일정한 특성들을 갖는 사람들의 전체이고, 표본sample은 그 모집단의 일부분이다. 연구에서 규정되는 모집단의 특성에는 지리적인 요소 외에도 임상적, 인구학적 그리고 시간적인 요소가 포함되어 있다. 그러나 실제적으로는 이러한 요소를 모두 고려한 모집단의 개념은 이론적으로만 가능하다. 따라서 편의상 모집단을 개념적으로 두 가지로 나누는 경우가 있는데, 하나는 임상적 특성과 인구학적 특성을 고려한 연구대상 모집단target population이고(예: B형 간염을 앓고 있는 전 세계의 20대 전부), 다른 하나는 연구대상 모집단 중 조사가 가능한 부분 인구로서의 연구 가능한 모집단accessible population이다(예: 1993년에 서울에 사는 20대의 B형 간염 환자들).

[예제 6]

고혈압과 관상동맥질환의 유병률을 보기 위하여 일군의 연구자들이 현재 살고 있는 도시를 대상으로 연구를 계획하였다. 연구자들은 도시의 모든 주민의 명단을 순서대로 배열한 다음 한 명 건너씩 조사에 참여해 줄 것을 요청하였다. 선정된 주민 중 약 3분의 1이 조사에 참여하는 것을 거부하였고, 이에 따라 연구자들은 우연히 조사가 시행된다는 것을 듣고 자청한 주민들 일부를 조사대상에 포함시켰다.

성인 인구가 대상이라면 예제의 연구에서 대상 모집단은 전 세계 모든 성인 인구가 될 것이고, 연구 가능한 모집단은 연구자들이 현재 살고 있는 도시에 거주하는 전체 성인 인구가 될 것이다. 그러나 대부분의 경우 연구 가능한 모집단 전체를 조사하는 것도 불가능하므로 표본을 추출하게 된다. 물론 표본을 추출해서 조사대상을 선정한다고 하더라도 선정된 대상자 전체를 조사할 수 있는 것은 아니다. 이상과 같은 단계는 다음 그림 4-2와 같이 나타낼 수 있다.

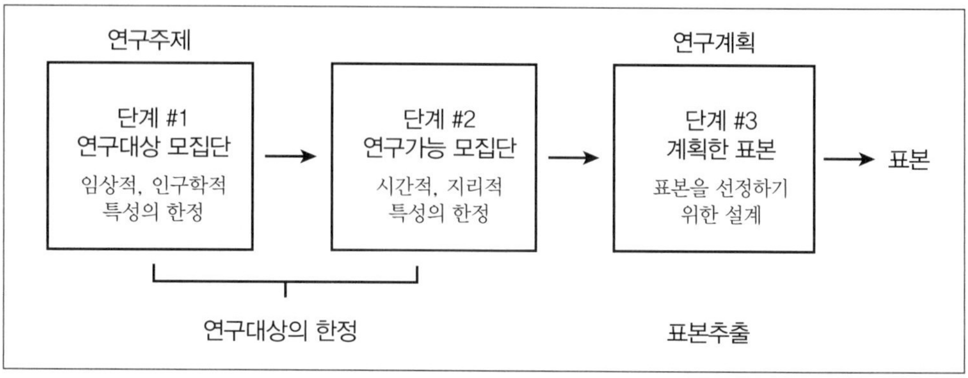

그림 4-2 모집단과 표본

(2) 연구대상 모집단의 선정

조사대상을 선정한다는 것은 대상 모집단과 연구 가능한 모집단의 특성들을 규정하는 것을 의미한다. 여기에는 임상적, 인구학적, 시간적, 지리적 특성들이 포함된다.

가. 임상적 특성

여기에는 연구과제에 어떤 요소들이 중요하고 그 요소들을 어떻게 규정할 것인가에 대한 어려운 판단들이 포함되어 있다.

나. 인구학적 특성

연령, 성별, 종교 등의 인구학적 특성을 정하는 일은 더욱 어려운데, 흔히 효율성과 일반화 가능성 사이에서 절충함으로써 균형을 이루어야 한다. 예를 들어 골다공증 연구에 남자들을 포함시키는 것은(이들 인구집단에서는 골다공증이 상대적으로 천천히 일어나므로) 연구의 규모와 기간이 늘어나는 것을 감수하면서 일반화 가능성을 크게 하는 것이다.

다. 지리적, 시간적 특성

이러한 종류의 기준에는 과학적 목표와 실질적 목표 사이의 절충이 포함되어 있다. 연구자는 병원에 있는 환자들이 가장 이용하기 쉽고 비용도 많이 들지 않는 연구대상이 될 수 있다는 것을 안다. 그러나 이러한 종류의 지역적, 환경적 특수성이 조사결과를 일반화시킬 때 방해가 될 것인가 하는 것은 그 연구주제의 성격에 달려 있다. 예를 들어 알코올 중독의 연구에서는 보훈병원 환자들이 다른 병원이나 지역의 환자들과는 다소 다른 특성을 갖고 있는 것으로 나타날지 모르지만, 건선에 대한 연구에서는 차이가 별로 없을 것이다.

(3) 제외 기준의 설정

제외 기준exclusion criteria은 연구에 적합하기는 하지만 자료의 질이나 결과의 해석에 방해를 줄 수 있는 개인을 찾아 내는 기준이다. 제외 기준은 연구의 편리성을 증대시킬 수 있으나 일반화 가능성은 감소시키므로 삼가해 사용해야 한다.

어떤 경우에는 윤리적 면에서 또는 환자가 참여하지 않기 때문에 어쩔 수 없이 제외해야 하는 경우가 있다. 여기서 문제는 이러한 이유들로 인해 제외된 대상들이 외적 타당도를 감소시키지 않을까를 고려하는 것이다. 그렇게 제외되는 숫자나 종류가 많아진다면 그 연구의 일반화 가능성은 떨어질 수 있다.

이상과 같은 연구대상의 선정과 제외 기준을 요약하면 다음 표 4-1과 같다.

표 4-1 선정 기준과 제외 기준의 설계

	고려사항	보기
선정 기준	연구과제에 적합하고 연구에 효율적인 집단을 규정하는 특성들의 지정	골다공증의 유병률
연구대상 집단	인구학적 특성	45세 이상의 여성
집단	임상적 특성	좋은 건강상태: • 생명에 위험한 질병이 없고 • 양하지 마비가 없으며 • 장기간의 스테로이드 복용이 없을 것
연구가능 집단	지리적 특성 시간적 특성	조사자의 병원에서 진료를 받고 있는 일반 환자들 1993년 1월 1일부터 12월 31일까지
제외 기준	연구에서 제외되는 집단: • 추적이 매우 어려운 경우 • 좋은 자료를 제공할 수 없는 경우 • 윤리적 장애 • 대상자의 참여 거부	알코올 중독자, 이사 예정자 지남력 장애자, 언어 장애자 병원방문 이외의 다른 조사가 필요할 수도 있다는 것을 받아들이지 않는 사람

(4) 연구 가능한 모집단의 선정

연구 가능한 모집단의 선정에는 크게 두 가지 방법이 있다.

가. 병원에서 얻는 표본

비용이 적게 들고 대상자들을 모집하기도 쉽지만, 어떤 사람이 병원에 오느냐 하는 선택 요소들이 중요한 영향을 끼칠 수 있다. 이 문제의 흔한 예는 3차 의료기관의 전문과목 진료로써, 여기에서는 중하고 어려운 질병을 가진 환자들이 축적되어 흔한 질병양상과 예후에 대해서 잘못된 판단을 할 수 있다. 예를 들어 열성 경련을 앓았던 적이 있는 어린이들에서의 경련성 질환의 발생 빈도를 보면, 일반 인구집단에서 1.5%였으나 전문진료 병원에서는 58%로 40배의 차이가 있다.

그러나 병원에서 얻는 표본으로도 연구를 할 수 있는 경우가 있다. 한 예로 2개인두종craniopharyngioma과 같이 위중하고 특이한 질병의 자연사 연구를 들 수 있다. 이 병을 가지는 환자들의 거의 대부분은 언젠가는 전문병원에 의뢰되어 오기 때문에 연구대상 모집단을 대표할 가능성이 크다고 할 수 있다.

나. 모집단에 대한 표본population based sample

연구 가능한 모집단을 선택하는 다른 한 가지 방법은 주민들을 선택하는 것으로, 이는 특정 지역을 대표하는 표본이 된다. 이러한 표본은 전체 지역사회의 공중보건과 진료의 방향을 정해 주는 데에 도움이 된다. 우리나라의 경우 5년마다 이루어지는 전국 결핵 유병률 조사에서의 표본을 대표적인 것으로 꼽을 수 있고, 미국에서는 National Health and Nutrition Examination Survey(NHANES)가 전체 미국 국민을 대상으로 한 대표적인 확률표본이다. 이러한 표본을 선정하여 조사하는 것의 주된 단점은 표본선정이 어렵고 경비가 많이 든다는 것이며, 희귀한 질병일수록 이러한 단점은 더 커진다.

편지나 전화로 자료를 수집할 수 있다면 — 비록 이 방식이 정확도에 영향을 주겠지만 — 연구 가능한 모집단이 지리적으로 꼭 가까이 있을 필요는 없다. 다른 병원이나 지역의 연구자들과 협력함으로써 연구 가능한 모집단의 크기와 다양성을 확대할 수 있다.

2) 표본추출

어떤 연구에서는 연구 가능한 모집단 전체를 연구함으로써 표본추출sampling과 그에 따르는 오차를 피하는 것이 가능하다. 예를 들면, 1984년 서울의 모병원에서 발생하였던 비非폐렴성 레지오넬라병을 대상자 전체(26명)를 조사하여 밝힌 적이 있다. 이와 같이 인구집단 전체를 연구하는 것이 가능하다면 이것이 가장 좋은 접근 방식이다.

그러나 대개는 연구 가능한 모집단이 너무 크거나 분산되어 있어서, 연구를 위해서 보다 적은 수로 된 집단을 선택할 필요가 있다. 표본추출의 문제는 고도의 기술적인 수준에서 논의될 수 있으나 여기서는 보다 간단한 접근 방법에 한해서 논하도록 한다. 표본추출 방법에는 크게 확률표본추출과 비확률표본추출의 두 가지가 있다. 대부분의 연구계획에서 연구자는 이와 같은 분류 방식으로 할 때 표본추출이 어디에 속한 것인지를 알고 있어야 하고, 실제적이면서도 과학적인 방법을 선택하여야 한다.

(1) 확률표본추출

확률표본추출probability sampling은 모집단의 각 구성원들이 모두 똑같이 선정될 기회를 보장하기 위하여 무작위로 표본을 뽑는 것이다. 이 방법은 표본에서 관찰된 현상들이 얼마나 신빙성을 갖고 모집단을 대표하는지 평가하고, 통계적 유의성과 신뢰구간을 평가하는 데 좋은 기초가 된다. 확률표본추출 방법은 다시 몇 가지로 나눌 수 있다.

가. 단순 무작위 표본추출simple random sampling

모집단의 구성원 모두에게 번호를 매겨서 무작위로 표본을 뽑는 과정이다. 예를 들면, 자신의 병원에서 담낭수술을 받은 환자의 단순 무작위 표본을 얻기 위해 연구자는 연구기간 동안 수술장의 수술일정표에 기록된 환자들의 전체 목록을 만들어서 난수표를 이용하여 표본을 뽑는다. 마지막의 표본을 뽑는 단계는 쉽지만, 모집단의 정확한 목록을 구하고 선정된 사람들을 찾아보고 연구에 참여시키는 일은 어려울 수도 있다.

나. 계통 표본추출systematic sampling

모든 주민들의 명단에서 한 명 건너씩 뽑아낸 예제 6에서와 같이 주기성을 갖고 표본을 선정하는 것을 말한다. 첫 번 사람을 무작위로 뽑으면 무작위 표본추출의 일종이 되고, 계통적 접근 방법은 단순 무작위 표본추출보다 조금 더 정확한 설계 방법을 쓸 수 있다. 또한 표본추출에 드는 비용과 시간을 절감하고, 표본단위에 대한 현지조사를 시행할 경우에는 조사원의 주관적 선택을 배제할 수 있는 방법이다. 그러나 이 방식은 그 집단에 내재하는 주기성에 의한 오차가 흔히 일어날 수 있으며, 조사자가 표본을 예측하고 원한다면 조작할 수도 있다. 이 방식은 단순 무작위 추출보다 논리적으로는 나을 것이 없어서 임상연구에서는 더 좋은 방법이라 할 수 없다.

다. 층화層化 무작위 추출stratified random sampling

이는 대상집단을 성, 종교 같은 특성들에 의해 여러 그룹으로 나누어서 각 '층strata' 별로 무작위 추출하는 것이다. 층화추출을 하는 이유는 대략 다음과 같다.

ㄱ. 추정치의 정도(精度)를 높이기 위하여 층화를 시도한다. 소득의 예에서 연령별 소득이 다르다는 보조정보를 사용하여 연령별로 층화를 하는 경우, 각 층마다 표본에 의한 추정치의 분산의 정도는 단순 무작위 추출의 경우보다 적어지고 전체 표본의 분산도 적어지므로 추정치의 신뢰구간은 그만큼 좁아지며 결과적으로 필요한 표본의 크기도 감소시킬 수 있다.

ㄴ. 보십단 전체에 대한 결과뿐만 아니라 부분 집단에 대한 결과도 함께 보기 위하여 층화를 시행한다. 예를 들면 전국 단위의 평균 소득은 물론 지역별 결과를 별도로 추정할 필요가 있는 경우가 여기에 속한다.

ㄷ. 조사대상 변수와 관련된 변수를 통제하기 위하여 층화를 시도할 수 있다. 예를 들면, 인종 간에 소득의 격차가 현저한 차이가 있는 경우에는 인종별 인구수에 비례하여 표본을 추출한 후 모집단에 대한 특성치를 추정한다.

ㄹ. 자료수집의 편의상 층화를 시도하게 되는 경우도 있다. 예를 들어 조사를 행하는 기관이 행정구역을 단위로 조직되어 있는 경우 행정구역을 기준으로 층화하기도 한다.

층화표출 시 층화의 효과를 충분히 살리자면, 각 층별 표본의 크기를 적합하게 할당하여야 한다. 특히 정도를 높이기 위한 층화를 시도하는 경우 층별 표본수의 할당은 중요하다. 조사목적과 알려진 정보의 정도에 따라서 다음과 같은 배분 방법이 있다(Kalton, 1983).

ㄱ. 등배분법equal allocation: 각 층별로 동일한 크기의 표본을 할당하는 방법이다. 가장 간편한 방법으로서 모집단에 대한 특성치보다 층간 비교가 필요한 분석조사를 할 경우 많이 사용된다. 이 경우 층별 분산은 대략 동일하다고 가정하는 것이 일반적이다.

ㄴ. 비례배분법proportionate allocation: 각 층의 표본수를 층의 크기(표출단위의 수)에 비례하여 할당한다. 이 방법은 층별로 자체 가중을 고려하므로 표본의 결과치만으로 모수의 추정이 가능하다.

ㄷ. 최적배분법optimal allocation: 조사비용과 표본오차를 동시에 고려하여 최적의 배분을 시도하는 방법이다. 즉 비례배분법으로 Neyman법을 사용함과 동시에 비용함수를 고려한다. Neyman법이란 각 층의 표준편차값에 비례하여 표본의 크기를 결정하는 것을 말한다. 이 경우 정도를 높일 수 있다는 이점은 있으나 층별 표준편차를 미리 알아야 한다는 단점이 있다.

라. 집락集落표본추출cluster sampling

연구대상 모집단 속에 부분집합으로 존재하는 인간의 자연집단들 중에서 무작위로 표본을 추출하는 것으로, 대상인구가 넓게 분산되어 있어서 전체를 대상으로 목록을 만들고 표본을 추출하는 것이 비실용적이거나 경비가 많이 들 때 매우 유용하다. 예를 들어 전국의 병원 퇴원환자 진단명 목록으로부터 무작위 추출로 폐암 환자들의 병원 기록들을 조사한다고 하자. 이때 병원들 중에 무작위로 몇 개의 병원을 선정하고 그 병원 대상환자 전부를 연구대상으로 선정하면 적은 비용으로 많은 수의 환자들을 연구할 수 있다. 지역사회 연구는 흔히 2단계 집락표본을 사용한다. 즉, 지도 상에 도시의 구역(동)을 번호를 매겨 무작위 표본추출을 하고, 선정된 곳을 찾아가 그곳의 모든 주소 목록을 만든 다음 2차 무작위 추출에 의해 연구할 하부표본subsample을 선정하는 것이다.

집락표본추출의 상점은 이미 전국 규모의 NHANES 조사나 우리나라의 결핵 유병률 조사에서 잘 밝혀져 있으나, 이 방법에서는 자료분석의 복잡성이 가중되는 것을 감수해야 한다. 또 다른 단점은 자연적으로 형성된 집단들에서는 연구하고자 하는 변수들이 비교적 동질적인 경우가 흔하다는 점이다. 예를 들어 각 도시 구역은 지역별로 사회경제적 상태가 비슷한 경향이 있다. 따라서 이 형태의 표본추출에서는 연구하고자 하는 변수들이 서로 이질적인 집락들을 찾아야 하고, 그들의 영향을 줄이기 위해 상대적으로 많은 수의 집락들을 뽑거나 모집단에서 대한 보조적 정보를 사용하여 층화집락표본추출법을 쓰는 것이 바람직하다.

(2) 비확률표본추출

비확률표본추출 방법은 많은 경우에서 확률표본추출보다 실용적이다. 통계적 유의성 조사는 확률적으로 표본추출이 되었다는 가정하에 이루어지므로, 비확률표본추출의 목적은 가능하면 확률표본과 유사하게 조사대상을 뽑고자 하는 것이다. 비확률표본추출 방법에는 다음과 같이 크게 세 가지가 있다.

가. 연속표본추출consecutive sampling

특정한 시간 간격이나 환자들 중에서 선정 기준을 만족시키는 모든 대상자를 뽑는 방법이다. 이것은 일정한 기간 동안 연구 가능한 모집단을 전부 조사할 수 있으므로 비확률 추출 중에 가장 우수한 방법이고 확률표본 못지않게 좋은 표본을 얻을 수도 있다. 이 방법의 단점은 기간이 너무 짧은 경우 조사결과에 영향을 미치는 중요한 세절적 요소들이나 시간에 따른 변화들('추세변화')을 제대로 반영하지 못할 수도 있다는 것이다. 예를 들어 8월부터 2개월 동안 관찰한 렙토스피라증에 관한 연구는 1년 전체의 유병상태에 관한 것이 되지는 못할 것이다.

나. 편의표본추출convenience sampling

이것은 쉽게 이용 가능한 집단의 구성원들을 뽑는 것으로, 비용과 논리적인 면에서의 두드러진 장점 때문에 임상연구에서 폭넓게 이용되고 있다. 이것은 몇몇 연구에는 적합한 방법이 될 수 있다. 예를 들어 건강한 성인 남자에 있어서 혈중 콜레스테롤치의 범위를 정한다고 할 때에는 건강한 어른들의 거의 대부분의 표본에서 동일한 결과가 나타날 것이다.

그러나 연구 참가자들이 모집단을 제대로 반영하지 못하는 경우에는 비용과 논리적인 면에서의 편의표본추출의 장점들이 없어진다. 예를 들어 지역사회 조사에서 무료로 선별검사를 해 준다고 선전하면 고위험군의 남성들이 주로 조사대상이 됨으로써 정확한 결과를 얻을 수 없다.

다. 판단표본추출judgmental sampling

조사 가능한 집단에서 그 연구에 가장 적합하다고 판단되는 사람들을 뽑는 것으로, 편의표본추출과 유사하며 결점도 비슷하다.

비확률표본추출이 별 무리 없이 임상연구에서 이용되는 경우는 조사대상에 대하여 개체 외적으로 영향을 주는 변수보다도 개체 내의 생물학적인 관계가 더욱 중시되는 경우이다. 즉 표본의 모집단에 대한 대표성이 개체 간의 차이에 의하여 크게 좌우되지 않는 종류의 연구과제일 경우가 그러하다.

(3) 표본추출 방법의 선택

조사결과를 왜곡시킬 주기성과 추세변화를 피할 수 있을 만큼 조사기간이 길어서, 모든 가능한 대상들을 참여시키는 것이 가능하다면 연속표본추출이 가장 좋은 방법이다. 연속표본의 유일한 문제가 너무 큰 규모라면 연속표본에서 무작위로 작은 표본subsample을 뽑는 것도 좋은 방법이다. 만약 대상집단의 하나 혹은 그 이상의 작은 표본집단을 연구하고자 할 때에는 각 층에서 서로 다른 수의 대상을 뽑는 층화표본을 생각해 볼 수 있다. 만약 대상집단의 크기와 범위 때문에 모든 구성원들에게 접근하는 것이 어렵다면 집락표본추출을 고려해 볼 수 있다.

편의추출 혹은 판단표본추출이 더 경제적이고 실용적인 경우가 흔하다. 이런 방법들을 사용할 것인가에 대한 결정은 계획된 표본이 연구 가능한 모집단에 대한 무작위 표본과 똑 같은 역할을 할 것인가 하는 판단에 따라 달라진다.

이상과 같은 표본추출 방법의 선택을 그림으로 나타내면 그림 4-3과 같다.

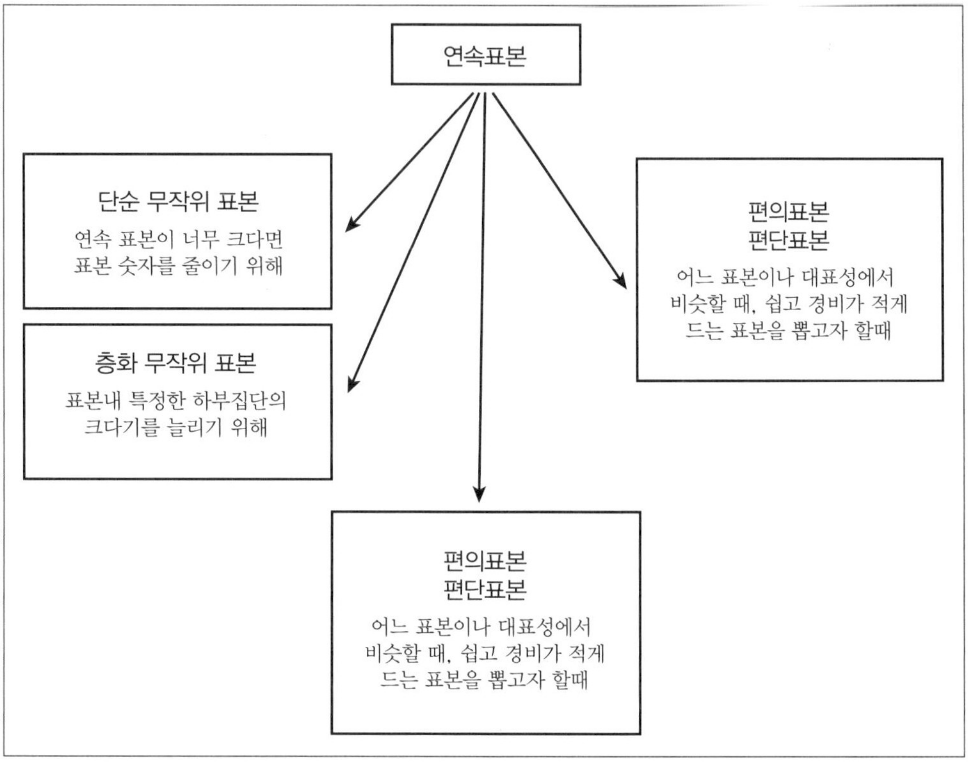

그림 4-3 표본추출 설계의 선택

참고문헌

Centers for Disease Control. Pneumocystis pneumonia-Los Angeles. MMWR. 1981;30:250.

Esteve J, Benhamou E, Raymond L. Descriptive Epidemiology. Lyon, IARC. 1994. pp.1-47.

Feinstein AR. Clinical Epidemiology: The Architecture of Clinical Research. Philadelphia, W.B. Saunders Company. 1985.

Hennekens CH, Buring JE. Epidemiology in Medicine. Boston, Little, Brown and Company. 1987. pp.101-131.

Hulley SB, Cummings SR. Designing Clinical Research: An Epidemiologic Approach. Baltimore, Williams & Wilkins. 1988.

Kalton G. Introduction to Survey Sampling. Beverly Hills, Sage. 1983.

Kelsey JL, Thompson WD, Evans AS. Methods in Observational Epidemiology. New York; Oxford University Press. 1986. pp.204-208.

World Health Organization Regional Office for the Western Pacific(WPRO). Health Research Methodology. Manila, WPRO. 1992.

제5장

발생률 추적연구

신해림 세계보건기구 / **신애선** 서울대학교 의과대학

발생추정연구란 질병감시체계, 질병등록사업 등을 통하여 새로이 발생하는 환자를 확인하고, 그 외 유병자료와 실험실 자료, 사망자료 외 기존의 자료를 이용하여 통계학적인 방법을 이용하여 질병발생을 확인하여, 발생률을 추정하는 연구를 말한다. 한 지역사회에서 특정 질병이 얼마나 많이 발생하는가를 추정하고, 시간에 따라 변화하는지, 지역사회마다 질병발생률이 얼마나 다른지를 비교하여, 주로 질병의 원인을 알고자 하는 연구이다. 또 추적조사를 통하여 생존율을 알아봄으로써 치료의 효과를 판정할 수 있다.

1. 발생률의 개념

1) 시간과 발생의 개념

발생이란 일정 기간 동안 위험에 처한 사람들the denominator 중에서 연구대상 질병event이 발생한 사람the numerator을 의미하며, 분모를 어떤 것으로 선택하느냐에 따라 발생률이 달라지기도 한다.

일반적인 원칙

- 분모를 계산할 때는 연구의 관찰기간에 해당하는 년수number of years를 고려하여야 한다. 연구기간 동안에 질병이 발생할 가능성이 있는 사람들population at risk을 고려해야 한다. 위의 정의에 의하면 연구대상 질병이 발생하거나 censoring time 이후에는 더 이상 'at risk'가 되지 않는다.
- 발생률은 person-year당 얼마나 많은 연구대상 질병이 발생하였는가로 계산한다. 즉, 분석하고자 할 때는 population at risk와 연도year를 같이 고려하여야 한다.

역학에서 시간time이란 인구학에서와 마찬가지로 날짜date와 연령age이라는 2개의 index로 표현될 수 있다. 질병발생에서는 시간을 측정할 때 날짜와 연령을 모두 고려하여야만 적절하게 기술할 수 있다. 그림 5-1에서 보는 바와 같이 이 그래프에서 사선은 관심이 있는 사건(예: 암 발생, 당뇨합병증 발생, 혈청학적으로 HIV 양성인 사람에서 AIDS 환자의 발생 등)이 일어날 수 있는 동안의 시간과 연령의 간격을 말하는 것

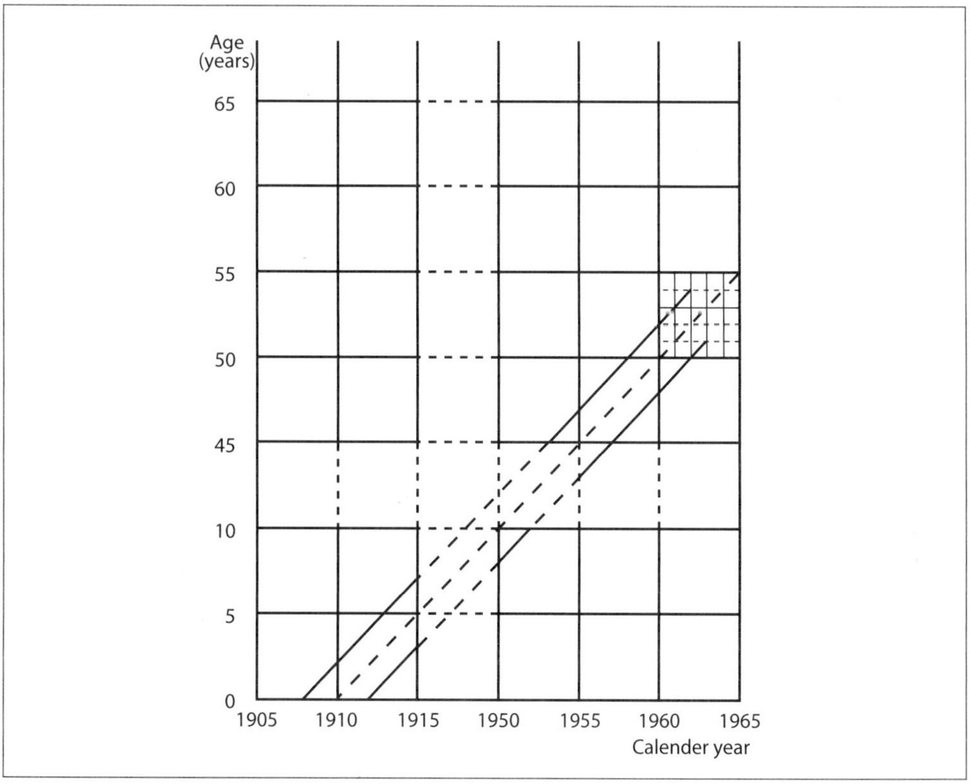

그림 5-1 The Lexis diagram

으로 각 개인의 일생에서 관찰할 수 있는 부분을 의미한다.

그림 5-1에서 왼쪽은 관찰의 시작을 의미한다. 예를 들어, 질병발생의 기술역학에서는 출생 연월일이고, 사업장에서는 위험요인에 노출되기 시작한 시점이 된다. 치명적인 질병발생 후 생존의 기회 또는 질병의 재발에 대한 위험을 측정하기 위한 연구에서는 치료 시작일이 되기도 한다. 오른쪽 끝은 관찰의 끝으로, 관찰하고자 하는 사건이 발생한 시간 또는 연령이거나, 개인적으로 관찰을 끝낸 시간이다. 개인적으로 관찰을 끝낸다는 것으로는 사망, 추적조사에서 탈락(follow-up loss)되거나, 연구가 끝나는 것이다. 관찰기간이 다 될 때까지도 사건이 발생하지 않는 경우는 censored되었다고 한다. 이는 각 개인에게 발생하는 사건에 필요한 시간이 관찰기간보다 더 클 때에만 생기는 것이다.

(1) 누적 발생률Cumulative Incidence(CI)

질병이 없는 사람이 일정 기간 동안에 질병을 얻게 될 위험도를 말한다. 일종의 분율proportion이다. 누적 발생률을 제시할 때에는 해당하는 기간을 명확히 표현하는 것이 중요하다.

$$\frac{\text{특정한 기간 내에 새롭게 질병이 발생한 환자 수}}{\text{동일한 기간 내 질병이 발생할 가능성을 지닌 인구 수}} \times 10^{\chi} \times \text{기간}$$

[예제 1]

연구 기간: 2000년 1월 1일 ~ 2000년 6월 30일

새로이 발생한 환자 수: 2

전체 인구수: 300

질병이 발생할 가능성을 지닌 인구수population at risk = 296

누적 발생률 = 2/296

(2) 평균 발생률Incidence Density(ID)

인구집단에서 한 개인의 질병 위험도를 표시하는 것은 아니고, 그 집단 내에서 질병발생의 순간속도를 말한다. 실질적인 율rate이다.

$$\frac{\text{특정한 기간 내 새롭게 질병이 발생한 환자 수}}{\text{총 관찰인년}}$$

누적 발생률과 평균 발생률의 관계

- 평균 발생률이 시간이 흐름에 따라 변하지 않을 때, 즉 관찰기간이 짧으면서, 발생률이 낮을 때에는 다음과 같은 관계가 성립한다.

$$CI = 1 - Exp[-(ID) \times (\Delta t)]$$

- 평균 발생률이 시간 혹은 연령에 따라 변화할 때는 다음과 같다.

$$CI = 1 - Exp[-\Sigma(ID) \times (t_i - t_i - 1)]$$

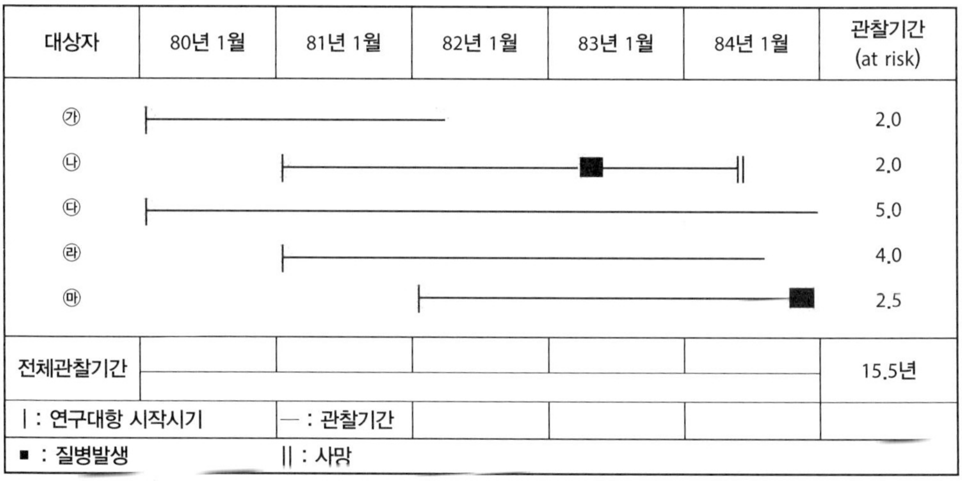

그림 5-2 평균 발생률과 누적 발생률의 계산

5명의 환자들을 5년 동안 관찰한 내용이다. ㉯ ㉲ 2명에서 대상 질병이 발생하였고 ㉮는 2년간 추적관찰한 후 탈락하였다. ㉰는 연구 종료까지 질병발생 없이 추적관찰 된 경우이다. ㉱는 4년간 추적관찰한 후 탈락하였다. ㉯는 2년간 추적관찰한 후 질병이 발생하였고, 이후 1년 후 사망한 경우이다.

누적 발생률(CI)

= 2 cases / 5 subjects for 5 years = 2/25, 또는 100명당 8명 발생

평균 발생률(ID)

= 2 cases / 15.5 person-years = 12.9/100 person-years of observation

2. 표준화(Standardization of Rates)

1) 율의 종류

일정 기간 동안 정해진 인구집단 내에서 질병이 발생할 확률을 알고자 할 때는 질병발생률이 기본 지표이다. 질병발생 대신 사망을 측정할 때는 사망률이라고 할 수 있다. 조사망률은 조사집단의 인구 구성이 서로 다른 경우 비교의 목적으로 사용하기에는 적절하지 않다. 반면 성별, 연령별 특수사망률은 측정 대상을 제한하므로 집단 간의 비교가 가능하나, 전체적인 질병발생 현황을 보는 데에는 적절하지 않을 수 있다. 질병의 율에 영향을 미치는 인구학적 특성이 다른 집단을 대상으로 사망률, 발생률을 비교할 때는 율을 보정해 주어야 한다. 이를 표준화라고 하며, 방법으로는 직접법direct method과 간접법indirect method이 있다.

- 두 집단 간 조사망(발생)률 간에 비교를 시행할 때 인구구조 혹은 특성상의 차이로 인해 직접 비교를 할 수 없는 경우 표준화를 시행한다.

- 직접표준화를 통해 나온 율은 보정률adjusted rate이라고도 한다. 예로는 연령보정발생률age adjusted incidence rate, 연령보정사망률age adjusted mortality rate 등이 있다.

표 5-1 조율과 보정률의 장단점

	장 점	단 점
Crude Rates	• Actual summary rates • Easy calculation for international comparisons	• Since populations vary in composition (e.g.,age), differences in crude rates difficult to interpret
Specific Rates	• Homogenous subgroups • Detailed rates useful for public health and epidemiological aims	• Cumbersome to compare subgroups of two or more populations
Adjusted Rates	• Summary statements • Differences in group composition "removed" allows unbiased comparison	• Fictional rates • Absolute magnitude dependent on standard population chosen • Opposing trends in subgroups masked

2) 직접 표준화법(연령표준화율 산출)

[단계 1] 표준인구를 선정한다. 연령별 인구 분포를 알아야 한다.

표준인구는 비교하고자 하는 두 인구집단을 합해서 만들 수도 있고, 제3의 인구집단(예를 들어 세계표준인구, 대한민국 주민등록 연앙인구, 유럽 표준인구 등)을 선정하여 사용할 수도 있다. 어떤 인구집단을 표준인구로 쓰느냐는 연구자의 결정에 달려 있다. 대표적으로 사용되는 표준인구의 분포는 다음과 같다.

표 5-2 표준인구 분포

Age Group	WHO (Segi 1960) Standard	World (WHO 2000-2025) Standard	Korea 2000 mid-year population	Korea 2005 mid-year population
0-4	12,000	88,569	3,262,302	2,531,165
5-9	10,000	86,870	3,546,106	3,297,888
10-14	9,000	85,970	3,156,497	3,532,630
15-19	9,000	84,670	3,826,940	3,137,403
20-24	8,000	82,171	3,923,161	3,802,951
25-29	8,000	79,272	4,491,340	3,894,504
30-34	6,000	76,073	4,479,771	4,440,950
35-39	6,000	71,475	4,411,157	4,418,296
40-44	6,000	65,877	4,067,761	4,338,463
45-49	6,000	60,379	2,897,028	3,986,582
50-54	5,000	53,681	2,318,703	2,829,604

Age Group	WHO (Segi 1960) Standard	World (WHO 2000-2025) Standard	Korea 2000 mid-year population	Korea 2005 mid-year population
55-59	4,000	45,484	2,088,513	2,249,970
60-64	4,000	37,187	1,796,705	1,997,903
65-69	3,000	29,590	1,301,094	1,676,881
70-74	2,000	22,092	883,475	1,162,612
75-79	1,000	15,195	587,065	727,179
80-84	500	9,097	309,500	416,340
85+	500	6,297	186,926	241,724
90-94				
95-99				
100+				
Total	100,000	999,949	47,534,124	48,683,045

[단계 2] 비교하고자 하는 두 집단의 연령별 사망률(발생률)을 표준인구에 적용 → 표준인구에서의 연령별 기대 사망자(발생자)수 산출

[단계 3] 연령별 기대 사망자(발생자)수를 합하여 표준인구의 총수로 나누어준다.

[예제 2]

아래 표는 A지역과 B지역의 사망률을 비교하고자 하는 자료이다.

http://www.pitt.edu/~super1/lecture/lec0491/001.htm(Standardization of rates)

두 지역 모두 전체 사망자수는 비슷하나, A지역은 조사망률이 10만 명당 35.6명으로 B지역의 조사망률 17.4명에 비해 2배가량 높다. 그러나 연령군별 사망률을 비교해 보면 비슷하다. 그래서 overall death rate도 비슷할 것으로 기대를 하게 된다. 실제로 조사망률의 차이는 사망률 자체의 차이라기보다 두 인구집단 간의 연령구조의 차이 때문에 발생한 것이다. 즉 B지역의 인구가 A지역보다 더 젊어 보인다.

	Community A			Community B		
Age	Population	Deaths	DR/1000	Population	Deaths	DR/1000
〈1	1,000	15	15.0	5,000	100	20.0
1-14	3,000	3	1.0	20,000	35	1.75
15-34	6,000	6	1.0	35,000	35	1.0
35-54	13,000	52	4.0	17,000	85	5.0
55-64	7,000	105	15.0	8,000	160	20.0
64〈	20,000	1,600	80.0	15,000	1350	90.0
All	50,000	1,781	35.6	100,000	1740	17.4

표준인구를 두 집단의 인구의 합산으로 잡은 후 각 집단의 연령별 사망률을 적용하여 기대 사망자수를 구한다.

Age	Standard Population	Death Rates in A	Expected Deaths at A's Rates	Death Rates in B	Expected Deaths at B's Rates
〈1	6,000	15.0	90	20.0	120
1-14	23,000	1.0	23	1.75	40.25
15-34	41,000	1.0	41	1.0	41
35-54	30,000	4.0	120	5.0	150
55-64	15,000	15.0	225	20.0	300
64〈	35,000	80.0	2,800	90.0	3,150
All	150,000	35.6	3,299	17.4	3,801.3
Age Adjusted Death Rate/1000		22.0		25.3	

연령표준화 사망률은 기대 사망자수의 총합을 표준인구의 총수로 나눈 값이다.

A지역: 3,299/150,000 = 22.0/1,000

B지역: 3,801.3/150,000 = 25.3/1,000

3) 간접 표준화법(Indirect Standardization Method):

SMR(Standardized Mortality Ratio) SIR(Standardized Incidence Ratio)

- Used if age-specific rates cannot be estimated
- Mirror image of the direct method

특정 인구집단에서의 사망률이 전체 인구집단(표준인구)의 사망률보다 높은지를 비교하는 것으로, 이 방법의 장점은 비교하고자 하는 집단에서 발생한 사망건수의 연령별 분포를 알 필요가 없다는 것이다. 따라서 산업장에서의 사망통계와 같이 사망자의 총수만 알 뿐, 그 구체적 연령분포를 모르는 상황에서 많이 활용된다. 또는 특정 집단에서의 사망 건수가 적어 연령별로 사망률을 산출할 경우, 그 값이 매우 불안정하여 직접법에 의한 접근이 곤란할 경우에 적합하다. 이 방법의 사용 시 주의할 점은 기준이 되는 인구구조가 표준인구가 아니라 비교되는 특정 집단의 구조이므로, 서로 인구구조를 달리하는 두 집단 간의 SMR의 비교는 가능하지 않다는 점이다.

[단계 1] 표준인구의 연령별 사망률을 알아야 한다.

[단계 2] 표준집단의 연령별 사망률을 비교하고자 하는 집단의 인구구조에 적용
→ 비교집단에서 기대 사망자수(expected deaths) 산출

[단계 3] 위에서 구한 기대 사망자(expected deaths, E)를 실제 관찰된 사망자수(observed Deaths, O)로 나누어 준다(E/O=SMR).

$$\text{SMR (SIR)} = \frac{\text{Total observed deaths (new cases) in a population}}{\text{Total expected deaths (new cases) in a population}} \times 100$$

[예제 3]

위의 예제 2에서 B지역의 사망률을 표준으로 정하고, A지역의 기대 사망자를 구하면 아래 표와 같다. 즉, A지역 인구집단도 B지역 인구집단과 동일한 사망률을 가지고 있다면 사망자수가 얼마나 될지를 구한다.

A지역 인구집단이 B지역 인구집단과 동일한 사망률을 가지고 있다면 사망자

수가 얼마나 될지를 구한 결과 2,036.3명이 나왔다. 이를 실제 A집단에서 발생한(관찰된) 사망자수 1,781명과 비교한다.

SMR(A) = 1,781/2,036.3=0.875

SMR(B) = 1.0

Age	Population in A	Observed Death Rate/1000 (from B)	Expected Deaths in A at Standard Death Rate
〈1	1,000	15	20
1-14	3,000	3	5.3
15-34	6,000	6	6
35-54	13,000	52	65
55-64	7,000	105	140
64〈	20,000	1,600	1,800
All	50,000	1,781	2,036.3

- If the SMR is greater than 1, more deaths have occurred than anticipated.
- If the SMR is less than 1, fewer deaths have occurred than anticipated.

3. 실효도 지표(Measures of potential impacts)

요인을 제거/부가하였을 때 기대되는 효과의 크기를 나타내는 지표들이다.

1) 기여 위험도(절대 위험도, 귀속 위험도)

Attributable Risk(AR), Risk Difference(RD)

노출군의 발생 수준 중 순전히 노출에 의해 기인된 발생부분을 나타낸다. 질병발생 위험도를 구해야 하기 때문에 원칙적으로 코호트 연구에서만 산출이 가능하다.

$$AR(RD) = p_1 - p_2 = I_{\varepsilon} - I_c$$

2) Attributable Risk Percent: AR%

노출이군 중에서 노출요인을 없앴을 경우 예방될 수 있는 질병발생의 분율

$$AR\% = \frac{AR}{I_{\varepsilon}} \times 100$$

$$= \frac{(I_{\varepsilon} - I_{o})}{I_{\varepsilon}} \times 100 = \frac{(RR-1)}{RR} \times 100$$

3) Population Attributable Risk: PAR

전체 인구집단에서 노출에 의하여 발생이 된 부분으로 지역사회 건강에 영향을 미치는 노출요인이 무엇인지를 판단하는 데 사용된다.

$PAR = I_{\tau} - I_{o} = AR \times P_{\varepsilon}$ (P_{ε}: proportion of exposed individuals in the population)

4) Population Attributable Risk Percent: PAR%

전체 인구집단에서의 발생률 중 노출요인에 의해 증가된 발생률의 분율로써 일반 인구집단에서 폭료요인을 없앴을 때 예방될 수 있는 질병발생의 분율을 의미한다.

$$PAR\% = \frac{PAR}{T_{\tau}} \times 100 = \frac{P_{\varepsilon}(RR-1)}{P_{\varepsilon}(RR-1)+1} \times 100$$

참고문헌

Esteve J. Benhamou E, Raymond L. Descriptive epidemiology. IARC scientific publications, No. 128, IARC, Lyon. 1994.

Hennekens CH, and Buring JE. Epidemiology in Medicine. Boston, Little Brown and Company. 1987.

http://www.pitt.edu/~super1/lecture/lec0491/001.htm (Standardization of rates)

http://www.pitt.edu/~super1/lecture/lec0501/001.htm in the supercourse

http://www.pitt.edu/~yuc2/cr/example.htm

제6장

환자-대조군 연구

신애선 / 유근영 서울대학교 의과대학

질병의 원인 혹은 위험요인을 규명함에 있어 결과를 먼저 관찰한 후 이런 결과를 야기시켰던 가능한 원인 혹은 요인을 탐구해 들어가는 방법을 환자-대조군 연구라 한다. 이 연구는 이미 질병이 발생된 상태에서 환자군과 대조군을 선정한 후, 이들이 과거에 경험했던 위험요인의 노출 여부를 조사하는 형태로 설계되기 때문에 후향적retrospective 연구로도 불린다.

1. 연구설계

환자-대조군 연구는 질병이 이미 발생된 상태에서 환자군과 대조군을 선정한 후, 이들이 과거에 경험했던 위험요인의 노출 여부를 조사하는 형태로 연구가 설계되는데 이를 도식화하면 다음과 같다.

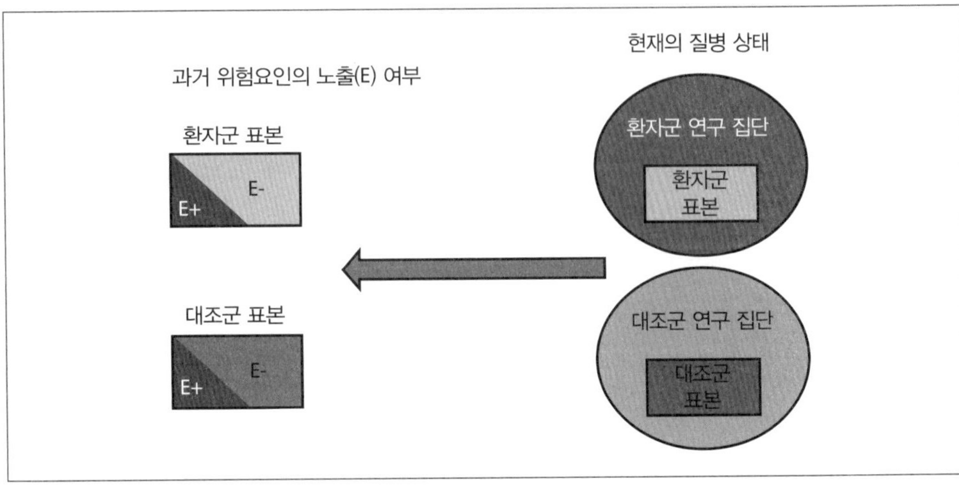

그림 6-1 환자-대조군 연구의 대상자 선정

2. 환자군 선정의 원칙

① 환자군은 정의에 입각하여 명백히 환자이어야 한다. 환자군을 선정하기 위하여 대개는 연구설계 단계에서 환자군에 대한 정의inclusion or exclusion criteria를 내리게 되는데, 이 정의에 입각하여 환자군을 선정하는 과정에서 연구대상이 잘못 분류되어 환자가 아닌 대상을 환자로 분류하게 되면 정보의 오분류 바이어스missclassification bias가 일어나기 때문이다. 질병의 위중도가 심한 질병을 연구하는 경우에는 환자가 아닌 경우를 환자로 잘못 분류하는 일은 별로 발생하지 않지만, 만넌에 질병이 너무 심해서 사망해 버렸거나 혹은 적절한 치료로 완치되어 버린 환자는 연구대상 선정에서 빠지게 되는 결함이 있다. 반면에 경증의 증상을 보이는 질환을 연구하는 경우에는 환자가 아닌 경우를 환자로 잘못 분류하는 일이 잘 발생하게 된다.

[예제 1]

Adenocarcinoma of the Vagina: Association of Maternal Stilbestrol Therapy with Tumor Appearance in Young Women **(NEJM 1971)**

① 환자군: 1966년부터 1969년까지 보스턴 Vincent Memorial 병원에서 진단된 질 선암 환자 8명
② 대조군: 동 기간 동안 동 병원에 입원한 여성 중 환자와 생일이 5일 이내로 같은 환자 32예 (1-to-4 matching)
③ 정보수집: 설문조사 / 의무기록지 검색

② 환자-대조군 연구에서 환자군을 선정하는 데는 새로이 발생된 환자를 선정하는 방법newly diagnosed incident cases과 이미 발생되어 존재하고 있는 환자prevalent cases를 선정하는 방법이 있는데, 후자의 경우에는 그 지역을 떠나버렸거나 사망 혹은 이미 회복된 환자들을 놓치게 되는 단점이 있기 때문에 환자군은 반드시 새로이 발생된 환자incident cases이어야 한다.

[예제 2]

Reproductive Factors Related to the Risk of Colorectal Cancer by Subsite: A Case-Control Study (Br J Cancer 1999)

① 환자군: 1988년부터 1992년까지 나고야 愛知 암센터에서 새로이 진단된 여성 대장-직장암 환자 372명 (newly diagnosed incident cases)
② 대조군: 동 기간 동안 동 병원에서 정상이라고 확인된 여성 중 설문조사에 응한 모든 여성 31,061명 (whole available controls)
③ 정보수집: 설문조사(routinely collected, prior to diagnosis) / 의무기록지 검색

③ 환자군은 잠정적 연구대상을 대표할 수 있어야 하는데 그렇지 못하게 되면 내적 타당도와 외적 타당도 모두를 잃게 되는 치명적인 결과를 야기하게 되기 때문이다. 참가율participation rate이나 반응률response rate을 이용하여 연구결과 적용대상에 대한 대표성을 점검해야 한다. 병원에 찾아와 진단을 받은 환자를 대상으로 하게 되는 환자-대조군 연구의 경우에는 연구대상 질병의 종류에 따라 지역사회로부터 환자가 입원하게 되는 율이 질병마다 다르다는 사실에 유

념해야 하는데, 이와 같이 질병마다 입원율이 다름으로써 야기되는 문제를 'Berkson's bias'라 한다.

④ 환자군은 필요한 정보의 수집과정이 대조군의 경우와 동일해야 한다. 특정 요인에 따라서는 연구대상이 되는 그 요인(예: 에스트로젠 복용 여부) 때문에 환자(예: 자궁내막암)를 발견하게 되는 기회가 달라질 수 있는데 이런 경우 'detection bias'가 발생하였다고 한다.

3. 대조군 선정의 원칙

환자-대조군 연구는 대조군을 선정하는 데 특별한 어려움이 있기 때문에 세심한 주의가 필요하다. 왜냐하면 코호트 연구와는 달리 환자-대조군 연구에서는 비교가 되는 집단인 대조군을 연구자가 별개의 집단에서 임의로 선정하기 때문이다. 이론적으로 대조군은 ① 관심의 대상이 되는 질병을 최소한 연구시점에는 안 가지고 있어야 한다(물론 대조집단에 속한 개개인도 언젠가는 그 질병을 가질 수 있음). 동시에 ② 그 질병의 위험인자라 예상되는 요인에 관한 노출정보의 측정(제공상태)이 환자군의 경우와 동일한 조건에서 이루어져야 힌다. ③ 대조군은 잠정적 연구대상으로 질병을 가지지 않은 대상을 대표할 수 있어야 한다.

[예제 3]

「선천성 심장기형의 환경성 발병요인에 관한 연구」 (순환기 1993)

① **환자군:** 1987년부터 1989년까지 서울대학교병원 소아과에서 선천성 심장기형으로 확진된 생후 1년 이내 환아의 모성 320명

② **대조군:** 동 기간 동안 동 병원 well-baby clinic에 내원한 생후 1년 이내의 정상아 모성 413명 (동 병원 성형외과에서 구개기형으로 진단된 생후 1년 이내 정상아)

③ 정보수집: 설문조사 / 의무기록지 검색

환자-대조군 연구에서는 대조군도 연구의 가설에 따라 대상선정 기준inclusioor exclusion criteria을 만들어 뽑게 되는데, 대조군의 종류에 따라서 환자군과 동일한 병원에 입원한 환자를 대상으로 하는 hospital-based case-control study와 환자군이 속한 지역사회 일반주민에서 연구대상을 추가로 선정하여 hospital control과 community control 2개의 대조군을 대상으로 하는 hospital-based case-control study with community control 연구가 있다. 근자에는 후자의 경우를 선호하는 경향이 있는데 이는 환자-대조군 연구가 가지는 selection bias의 영향을 평가하려는 목적에서 사용된다. 병원이 아닌 일정 지역주민 전체를 대상으로 하여 환자군과 대조군 모두를 지역주민으로부터 선정하는 연구를 community-based case-control study라 한다. 이외에 환자의 형제자매, 친구, 친척, 직장동료 그리고 환자와 이웃에 살고 있는 사람 등이 대조군으로 사용될 수 있다.

[예제 4]

「폐경에 따른 비만과 유암과의 관련성」 (외과학회지 1994)

① 환자군: 1989년부터 1992년까지 서울대학교병원 외과에서 유방암으로 진단 받은 환자 162명

② 대조군: (1) 동 기간 동 병원 산부인과에 내원하여 암 및 전신질환 없는 여성 150명

(2) 환자의 친구 및 동일지역 거주자 152명 (community control)

③ 정보수집: 설문조사 / 의무기록지 검색

환자-대조군 연구에서는 병원 대조군을 가장 많이 이용하게 되는데, 그 이유는 ① 병원환자 중에서 대조군을 선정함으로써 병원으로 찾아오는 양상이나 특성이 비교하고자 하는 환자군과 유사하다는 보장을 할 수 있기 때문이며, ② 위험요인에 관한 정보의 수집과정도 환자군과 비슷하여 비교성을 유지할 수 있고, ③ 연

구대상을 선정하는 데 편리하기 때문에 병원 대조군을 선호한다.

대조군 선정의 대상이 결정되면 이들 중에서 실제 연구에 포함되어 위험요인에의 노출에 관한 정보를 수집하게 될 대상 개개인을 선정해야 하는데 이 과정에서는 다음과 같은 두 가지 방법이 이용된다. 즉, 어떤 교란변수(연구가설상의 노출요인과 질병발생의 관계를 이 변수가 교란시킴으로써 실제의 관련성을 과장 혹은 과소평가하게 만드는 변수)가 존재할 때 ① 환자군에서의 교란변수의 분포가 대조군에도 동일하게 분포하도록 미리 계획적으로 대조군을 뽑는 방법과 ② 환자군에서의 교란변수의 분포와는 무관하게 대조군을 선정하는 방법이 있다. 전자의 경우를 짝짓기matching라 하여 역학연구(특히 환자-대조군 연구)에서 많이 애용되고 있는데, ① 환자군 개개인마다 짝짓기 변수(대개는 교란변수로 성별, 연령 5세 간격 등)의 특성이 완전히 동일하도록 대조군을 하나 혹은 둘 이상씩을 골라 서로 짝지어 놓는pair 개별 짝짓기individual matching와 ② 개별적으로 짝짓는 것이 아니라 환자군 전체에서의 교란변수의 분포가 대조군 전체에서의 교란변수의 분포와 동일하도록 하는 빈도 짝짓기frequency matching의 두 가지가 있다.

짝짓기의 주된 목적은 교란변수의 영향을 자료수집 단계에서 효과적으로 통제하기 위함과 동시에 자료수집의 용이성을 위해서이다. 환자-대조군 연구는 의심되는 가설을 설정한 상태에서 그 가설을 증명하기 위하여 수행되는 경우analytic purpose도 있지만, 어떤 질병의 원인을 전혀 모를 때 소위 '투망을 하는 식fishing expedition'의 탐구적 목적exploratory purpose으로 수행되기도 한다. 후자의 경우에는 원인에 대한 사항도 전혀 모르는 상태이므로 교란변수로서의 역할을 할 것이 예상되는 변수를 예측하는 것도 물론 힘들다. 따라서 교란변수의 통제를 목적으로 행하는 짝짓기는 주로 전자의 연구 형태에서 응용된다. 짝짓기 변수의 수가 너무 많으면 교란변수의 영향은 효과적으로 통제되지만, 짝짓기의 조건을 만족하는 대조군을 고르기 위해선 보다 많은 수의 대상이 필요로 하게 되며 따라서 효과적인 짝짓기가 불가능해지는 단점이 있다. 짝짓기 변수는 보통 2~3개로 한정하는 것이 일반적이다.

[예제 5]

Independent Protective Effect of Lactation against Breast Cancer: A Case-Control Study (Am J Epidemiol 1992)

① 환자군: 1988년부터 1989년까지 나고야 愛知 암센터에서 새로이 진단된 유방암 환자 521명

② 대조군: 동 기간 동안 동 병원에서 정상이라고 확인된 여성을 대상으로 빈도 짝짓기 521예 (frequency matching)

③ 정보수집: 설문조사 (routinely collected, prior to diagnosis) / 의무기록지 검색

4. 연구자료수집

연구의 대상이 결정되면 이들 대상 각각으로부터 연구의 가설을 증명하기 위해 가설상의 위험요인(예: 모유 수유)에 관한 정보를 수집하여야 한다. 환자-대조군 연구에서는 연구결과의 내적 타당도를 보장하기 위해서는 환자군과 대조군의 비교 가능성comparability에 문제가 없어야 한다. 따라서 연구자료수집 과정의 대원칙은 위험요인에 관한 정보수집방법이 환자군과 대조군 사이에 동일해야 한다는 것이다. 즉, 설문조사나 면접조사의 방법이나 과정도 환자군과 대조군 사이에 동일해야 하며, 면접조사원에 의한 설문의 경우에는 면접조사자가 설문대상이 환자군에 속하는지 대조군에 속하는지 모르게 하는 것이 중요하다. 이는 측정의 오류에 있어 중대한 문제를 야기시킬 수 있다. 뿐만 아니라 이러한 정보의 수집은 대개 대상자의 기억에 의존해야 하는 경우가 많으므로 기억을 보다 정확히 하고 동시에 환자군과 대조군 사이에 기억의 정도가 서로 다르지 않게 함으로써 보다 타당성 있는 정보를 얻기 위해서는 가능한 한 확진이 내려지기 이전에 노출에 관한 정보를 입수하는 것이 권장된다. 앞 절에서 예로 들은 연구에서는 병원을 찾는 모든 내원객에게 외래에서 진찰을 기다리며 대기하는 상태에서 설문조사를 실시하였으므로 진단이 내려지기 이전에 본인이 환자인지 대조군인지 모르는 상태에서 정보를 입수한 경우가 되어 이러한 기억상의 오류가 적은 연구방법이 된다.

일반적으로 위험요인의 노출 여부에 관한 자료를 수집하는 방법은 ① 기존의 자료나 병록지 같은 기록이 있는 있는 경우에는 기존 기록에서 연구자료를 수집하며, ② 기존의 자료가 없거나 불완전한 경우에는 면접조사나 설문조사를 통해 연구자료를 수집하게 된다. 그러나 병록지 같은 기존의 자료는 연구자가 원하는 위험요인에 관한 모든 정보를 가지고 있지 못한 것이 일반적이므로 후자의 면접설문조사방법을 이용하게 된다.

설문조사에서는 연구가설상의 두 가지 변수는 물론 이외에도 이들 변수 간의 관련성을 비뚤게 할 수 있는 교란변수로서의 가능성이 있는 변수도 모두 포함하여 조사되어야 한다. 뿐만 아니라 환자군과 대조군 간의 비교 가능성comparability을 확인하기 위해서 연구의 가설과는 전혀 무관한 위장변수를 설문 문항에 넣어 그 문항에의 반응 정도를 환자군과 대조군 간에 비교하는 방법을 사용하기도 한다. 더불어서 환자군-대조군 모두에서 일부씩을 선정하여 일부 항목에 대하여 재조사하기도 하며, 면접설문의 상황이나 조건 등을 비교하는 것도 이러한 비교성을 평가하기 위한 목적으로 시도된다.

5. 자료 분석 및 해석

환자-대조군 연구는 코호트 연구와는 연구설계가 다르기 때문에 연구결과도 다르게 요약된다. 즉, 환자-대조군 연구의 결과는 아래에서 보는 바와 같이 교차비 odd rate, OR의 형태로 계량화되는데 이는 '환자군에서의 위험요인 노출/비노출 비보다 대조군에서의 노출/비노출 비로 정의된다.

표 6-1 교차비 계산

		질병 여부	
		질병(+)	질병(−)
위험요인	있음	A	B
	없음	C	D

질병 여부에 따른 교차비 = (A/C) / (B/D) = AD / BC
노출 여부에 따른 교차비 = (A/B) / (C/D) = AD / BC

만약 해당 질병의 빈도가 희귀한 경우에는 교차비가 비교위험도와 거의 같아지기 때문에 교차비를 비교위험도처럼 해석할 수 있다.

[예제 6]

Estrogen receptor alpha Polymorphism and Breast Cancer: A Case-Control Study (Breast Cancer Res Treat 2003)

다음은 '에스트로겐 수용체 알파의 유전자 다형성과 유방암 발생 위험도가 관련이 있는가?'에 대한 환자-대조군 연구이다.

1) 환자군 선정

1994년부터 2000년까지 서울 지역 3개 병원에 입원한 여성 중 임상적 그리고 병리-조직학적으로 유방암으로 확진된 환자로 과거 어떠한 종류의 암에도 이환된 적이 없는 사람 205명

2) 대조군 선정

환자군과 동일한 기간에 동일한 병원에 유방암이 아닌 다른 질환으로 입원한 여성 환자 중 과거 어떠한 종류의 암에도 이환된 적이 없으며 연구 참여에 동의한 대상 중 환자군과 연령 분포를 동일하게 짝지은 205명.

이 연구는 대조군을 교란변수 연령을 짝짓기 변수로 하여 환자군의 연령분포와 대조군의 연령분포가 동일하게 되도록 함으로써 연령에 의해 야기될 수도 있는 교란변수의 영향을 빈도 짝짓기 방법으로 사전에 통제한 것이 된다. 이 연구는 환자군과 대조군 모두를 병원을 찾은 대상에서 선정하였으므로 병원기반 환자-대조군 연구이다.

3) 결과의 해석

XbaI 유전자형	환자군	대조군
XX / Xx	71	109
xx	130	86

위의 표에서 xx 유전자형(위험요인 없음)을 기준으로 하여 XX / Xx 유전자형(위험요인 있음)에 대한 교차비를 계산하면(71×86)/(109×130)=0.43으로 계산된다. 이에 대한 해석은 '대조군에서의 유전자형 분포의 비는 환자군에서의 유전자형 분포의 비에 비해 0.43배이다. 이 해석은 그 현실적인 의미에서 어려움이 따른다. 그러나 유방암처럼 빈도가 비교적 희귀한 질환일 경우에는 코호트 연구결과를 해석할 때 사용되는 비교위험도처럼 해석이 가능하다. 따라서 'xx 유전자형에 비해 XX / Xx 유전자형인 경우 유방암 발생위험은 0.43배 낮다'라는 해석이 가능하다.

참고문헌

박수경, 강대희, 유근영, 이승준, 김영철, 강한성, 서준석, 안세현, 노동영, 최국진. 한국인 유방암에서 GST M1, T1 유전자 다형성의 역할에 관한 환자-대조군 연구(preliminary report). 대한암학회지. 1999;31:653-662.

윤용수, 신호철, 신희철, 유근영, 박병주, 안윤옥. 선천성 심장기형의 환경성 발병요인에 관한 연구. 순환기. 1993;23:510-521.

주재식, 유근영, 신명희, 노동영, 최국진. 폐경에 따른 비만과 유암과의 관련성. 대한외과학회지. 1994;46:937-948.

Breslow NE, Day NE. Statistical methods in cancer research. Vol 1. The analysis of case-control studies. (IARC scientific publication no. 32). Lyon: International Agency for Research on Cancer. 1980.

Elwood JM. Causal relationships in medicine. A practical sustem for causal appraisal. New York, Melbourne, Oxford University Press. 1992.

Herbst AI, Ulfelder H, Poskanzer DC. Adenocarcinoma of the vagina. Association of maternal stilbestrol therapy with tumor appearance in young women. New Eng J Med. 1971; 284:878-891.

Schlesselman JJ. Case-control studies: design, conduct, analysis. New York; Oxford University Press. 1982.

Shin A, Kang D, Nishio H, Lee MJ, Park SK, Kim SU, et al. Estrogen receptor alpha gene polymorphism and breast cancer risk. Breast Cancer Res Treat. 2003;80:27-131.

Yoo KY, Tajima K, Inoue M, Takezaki T, Hirose K, Hamajima N, Park SK, Kang DH, Kato T, Hirai T. Reproductive factors related to the risk of colorectal cancer by subsite: a case-control analysis. Br J Cancer. 1999;79:1901-1906.

Yoo KY, Tajima K, Kuroishi T, Hirose K, Yoshida M, Miura S, Murai H. Independent protective effect of lactation against breast cancer: a case-control study in Japan. Am J Epidemiol. 1992;135:726-733.

제7장

코호트 연구

박수경 / 유근영 서울대학교 의과대학

코호트 연구란 특정 인구집단(코호트)을 선정하고 그 대상으로부터 특정 질병의 발생에 관여하리라 의심되는 특성(예: 혈액형) 혹은 흡연과 같이 질병의 원인이라 생각되는 인자 노출에 대한 정보를 수집한 후, 특정 질병(사망) 발생을 시간경과에 따라 전향적prospective으로 추적관찰함으로써 특정 요인에 노출되지 않은 집단에 비해 노출된 집단에서의 질병발생률incidence을 비교하는 역학적 연구방법이다.

이는 관찰적 연구설계에 해당하는 것으로써, 관찰적 연구설계 중 인과성 피라미드에서 가장 높은 위치에 부여되고 있는데, 그 의미는 관찰적 연구 중 가장 인과성을 구명하는 데 있어 가장 타당한 연구임을 시사하는 것이다. 관찰적 연구에서 인과성 구명에 가장 문제가 되는 것은 요인노출 이후 결과(질병 혹은 사망)의 발생이란 시간적 순서에 따라 조사가 이루어지고 관련성 분석이 이루어져야 한다는 것이다. 코호트 연구는 질병에 관련됨이 의심되는 요인을 먼저 관찰한 다음 추적관찰을 통해 새로운 질병발생을 보는 설계이므로 요인-결과와의 시간적 선후관계에 합당하다. 또한 환자-대조군 연구나 단면연구에서 관찰되는 여러 바이어스들이 이러한 시간적 선후관계에 맞물려 그다지 큰 영향을 끼치지 못한다. 따라서 관찰적 연구 중 인과성에 대한 명확한 결론을 산출하고자 한다면 코호트 연구설계를 먼저 고려해야 할 것이다.

코호트 연구에서는 요인노출을 확인한 다음 질병발생을 관찰할 때까지 그 질병의 발생률에 따라 다르긴 하지만 많은 시간이 소요된다. 예를 들어, 질병발생률이 1%인 당뇨병 발생을 관찰하기 위해서는 적어도 100명의 대상자에 대한 기저연구 이후 1년이 지나면 한 명의 발생을 확인할 수 있다. 그러나 요인 간의 관련성을 확인하기 위해서는 요인 있음, 없음 두 군일지라도 통계적 검정력을 고려하여 최소한 한 군당 30명 이상의 발생자를 가질 수 있어야 하고, 요인이 있고 없음이 아니라 5 범주로 나뉘어진 경우는 최소한 대략 150명의 발생자를 확인하여야 한다. 150명의 발생자를 확인하기 위해서는 100명의 인구집단을 150년 동안 관찰해야 하며, 1,000명의 기저집단의 경우는 15년 동안, 5,000명의 인구집단은 3년을 관찰하면 된다. 그러나 한 요인에 대한 질병 관련성을 관찰하는 것이 목표가 아니라 여러 요인을 통제한 상황에서 어떤 요인의 질병 관련성을 관찰하는 것이 그 목표이기 때문에 2개의 급간을 가진 변수가 5개가 있을 때 32개의 cell(2^5)이 관찰될 수 있어 발생자 수 150명만으로는 한 cell 당 평균 4~5명의 대상자가 배정될 수 있다. 보통 코호트 연구에서 통계분석은 콕스 회귀분석을 이용하는데, 콕스 회귀분석의 경우 cell 당 대상자 수가 적을수록 통계적 모델 fitting에 문제가 생겨 정확성에 문제가 발생하므로 경험적으로 한 cell 당 5명 미만의 대상이 있을 때는 콕스 회귀분석 대신 포아송 회귀분석을 권장하기도 한다.

따라서 코호트 연구는 대규모 인구집단을 장기간 추적하는 것이 바람직하며, 이를 위해서는 막대한 시간과 경비가 소요된다.

1. 연구가설

코호트 연구의 특성상 대규모 인구집단을 장기간 추적함으로써, 경비와 시간, 노력이 많이 들기 때문에 가급적 연구가설은 사전에 단면연구나 환자-대조군 연구 등을 통해 어느 정도 확인되어 있는 가설을 이용하는 것이 좋다. 새로운 가설을 설정하여 연구하는 것이 좋긴 하지만 그를 위해서는 최소한 연구대상자들의 발생률,

유병률, 질병 위험도에 대한 가정이 필요하기 때문에 사전 연구에서의 기반 결과가 필요하다. 동물실험이나 세포실험에서의 결과들은 인간에 대해 projection을 하기 어렵기 때문에 가급적 사용하지 않는 것이 좋다. 환자-대조군 연구나 단면연구 등의 관찰연구가 없다면 생태학적 연구나 환자 연구에서 가져올 수도 있다. 하지만 생태학적 오류 문제와 비교군 없는 환자 연구에서의 위험도를 예측해야 하는 점이 있어 uncertainty의 문제를 극복하기는 어려울 것으로 생각된다.

2. 연구대상

코호트 연구는 대상의 특성상 일반 인구집단 코호트 연구와 특정 집단 코호트 연구 그리고 특정노출 코호트 연구로 구분해 볼 수 있다.

일반 인구집단 코호트 연구는 프래밍험 코호트 연구Framingham cohort, 한국인다기관암 코호트Korea Multicenter Cancer Cohort study와 같이 일반 인구집단을 대상으로 인구비례로 무작위추출을 통해 대상자를 수집하거나 혹은 volunteer를 대상으로 대상자를 수집하고 이들에 대한 단면연구(기저연구)를 통해 질병 유병률과 요인노출률들을 파악한다. 그런 다음 이들을 장기간 추적관찰하여 프래밍험 코호트 연구와 같이 심혈관계 질환 발생을 관찰하거나 한국인 다기관 암 코호트 연구에서와 같이 암 발생을 추적관찰하여 기저연구에서 확인된 요인의 노출과 질병발생 간의 관련성을 분석하여 요인에 대한 질병 위험도를 산출한다.

아래의 예제는 인도에서 시행한 지역사회 인구집단 코호트의 연구대상과 간략한 방법에 대한 예이다.

[예제 1]

인도 Kerala의 Ernakulam 지역 주민 10,287명을 대상으로 씹는 담배 및 흡연 습관과 일반 사망과의 관련성을 10년간 추적조사하는 코호트를 구축하였다. 이를 위해 해당 지역 내 마을을 임의(randomly)로 선정한 후 15세 이상 인구로 호구방문을 통한 기반조사에 참여하여 개인의 흡연 습관 설문조사에 응한 사람을 코호

트 대상으로 하였다. 참여 거부율은 극히 적었다. (Gupta et al., 1984)

코호트 연구는 특정 인구집단을 대상으로 연구를 시행할 수도 있다. 주로 이 대상들은 주로 대상자 확인이 쉬우면서 교육 정도가 높고, 향후 추적조사가 어렵지 않은 집단으로써, 특정 직업군을 중심으로 한 의사/간호사, 공무원, 일본 국철 근로자 등을 이용할 수도 있고, 하버드 alumni 연구와 같이 동창과 같은 특정 관계를 이용하여 코호트 연구를 시행할 수도 있다.

아래 예제는 전문직 종사자 코호트로, 이 코호트에서는 전문직 종사자들이기 때문에 매년 건강검진을 받거나 질병을 진단하는 일을 하고 있어 건강-질병-사망에 대한 정확한 정보를 얻을 수 있고, 연구에 협조적이며, 추적이 용이하다는 장점이 있다.

[예제 2]

대만인 22,707명으로 구성된 코호트는 원발성 간암과 B형 간염 표면항원(HBsAg)과의 관련성을 증명할 목적으로 구축되었다. 연구대상은 정기적 신체검사에 응한 남자 공무원으로 구성되었으며, 모든 대상은 건강 관련 설문에 응했고 일정량의 혈액 시료를 연구 개시 단계에 연구진에 제공하였다. 이들 코호트를 대상으로 한 평균 추적관찰 기간은 3.3년이었다. (Beasley et al., 1981)

[예제 3]

1951년 영국에 거주하는 주민 중 의사회에 등록(British Medical Register)한 모든 남녀에게 우편설문을 보냈다. 그 내용에는 이름, 성별, 주소는 물론 흡연 습관에 관한 간단한 설문이 포함되어 있었다. 그 결과로 남자 의사 34,439명과 여자 의사 6,194명이 회신을 보내 왔으며, 이후 이들 코호트는 추적조사에 들어갔다. (Doll & Hill, 1954; Doll & Peto, 1976; Doll et al., 1980, 1994a,b)

노출률이 높은 특수 집단을 연구대상으로 하여 코호트를 구축할 수도 있다. 주로 이를 특정노출 코호트라고 하는데, 염료 산업체 근로자, 일본 원폭 피해자 등 다양한 직업적, 환경적 노출이 명확한 집단을 그 대상으로 하여 코호트 연구를 할 수 있다.

[예제 4]

원자폭탄 피해자 중 생존자에 대한 장기간 건강영향을 평가하기 위해 1950년 일본의 히로시마와 나가사키 지역 주민 120,128명을 대상으로 한 코호트 연구(Life Span Study)**는 지금도 계속되고 있다.** (Shimizu et al., 1990)

위에서 전통적인 개념인 코호트 연구의 대상 측면에서 분류에 대해 기술하였다. 최근 특정 환자집단을 중심으로 한 환자 코호트 연구와 다른 목적을 위해 구축한 이차자료원을 추출하여 표본을 만들고 이를 이용하여 암등록 자료원을 머지하거나 혹은 자체의 사망확인 자료를 머지하여 코호트 설계를 이용하여 분석하는 연구도 있다. 전자의 경우는 특정 환자를 등록하여 환자의 예후, 사망을 최종 결과물로 예후에 미치는 요인을 평가하고자 하는 목적으로 시행된다. 환자사례 연구가 단면연구의 형태라면 환자 코호트 연구는 시간이란 개념이 포함되어 있는 코호트 연구로 볼 수 있다. 이를 특정 집단 코호트 연구의 한 부류로 볼 수도 있겠다.

후자는 건강보험 가입자를 그 대상으로 하는데, 건강보험 자료원의 경우 보험청구를 위한 자료이긴 하지만 질병의 상태와 일부 요인, 약물, 수술 등 상태를 알 수 있는 자료로써 한국인 전체가 등록되어 있기 때문에 대표성이 어느 정도 확보된 자료로 중요하다. 그러나 다양한 요인이 없고 가설하에서 설정된 것이 아니기 때문에 그리고 질병명의 타당성 문제가 아직 남아 있어 질병발생 간의 관련성을 보는 연구는 제한이 된다. 그러나 사망 측면에서는 사인과 사망 여부가 같이 존재하기 때문에 다른 코호트 연구의 record linkage를 통한 사망자 확인에 도움이 되거나 혹은 위험요인에 대한 제한된 변수이긴 하지만 표본건강보험공단 자료를 이용한 코호트 연구가 어느 정도는 가능하리라 생각된다.

그러나 건강보험가입자에 대한 표본건강보험공단 코호트는 전통적 코호트 설계의 개념과는 일부 맞지 않는다. 그 이유는 코호트 연구는 '코호트'란 연구대상자를 특정 특성을 가진 한 집단으로 정의할 수 있어야 하는데, 건강보험가입자는 특정 특성을 가진 집단으로 볼 수 있는가에 대한 문제가 걸린다. 일반 인구집단 코호트의 경우 어떤 시점부터 연구를 시작하게 되면 연구 시작시점에 어떤 지역, 어떤 조건하에서 eligible criteria에 의해 코호트에 소속된다. 건강보험가입자의 경우는 연구를 시작하는 시점에 건강보험가입을 시도한 것이 아니라 연구와는 관계 없이 건강보험 가입 이후 보험혜택을 받는 동안 특정 연도의 자료가 baseline이 된다는 결정하에서 특정 연도부터 추적을 시작하여 질병발생 혹은 사망을 관찰한다. 앞서 언급한 바와 같이 질병발생을 보는 연구에는 건강보험공단 자료가 적합하지 않다고 하였으므로 여기에서는 사망에 대해서만 언급하기로 한다. 예를 들어 대상자는 1970년에 건강보험에 가입하였고 보험혜택을 받아 왔는데, 2001년 수진을 받은 대상자(2001년 수진청구자료)를 기반으로 인구집단 코호트를 형성하여 2010년까지 사망을 추적관찰한다고 하자. 이때 그 전년도에 질병 수진 상태를 파악하고자 2002년 대상자를 연구자들을 기반인구집단으로 둔다. 그럴 경우 2001년에 다행히 과거 질병이 있어 수진을 받은 사람은 exclusion criteria로 제외하여 operational definition 상에서 '일반 인구집단'을 형성한다. 그러나 2001년 이전에 질병이 있었던 사람은 자료상에서 파악이 되지 않기 때문에 실제 operational definition하에서 정상인으로 두고 있는 '일반 인구집단'은 이미 질병이 발생된 사람을 다수 포함하게 된다. 어떤 요인과 사망 간의 관련성을 보는 데 있어서 이 요인이 질병과 사망에 관련되어 있다면, 자료상에서 파악되지 못한 이미 질병이 발생된 사람은 해당 요인을 가지고 있을 가능성이 더 크다. 이는 differential bias로 작용하여 요인과 사망 간 관련성에 있어서 해당 요인의 사망 위험이 매우 크게 관찰될 수 있다. 건강보험 코호트는 질병발생이 아닌 사망을 결과물로 할 경우 결과의 정확성이 높기 때문에 연구에 이용될 수 있다. 그러나 위에서 설명한 바와 같이 연구방법상 연구대상 입적, 요인변수의 제한, 요인변수의 타당성 및 신뢰성 문제 등 연구수행과 overestimation 문제로 인해 전형적 코호트 연구로 볼 수는 없다. 그러나 한국인을 대표하는 추적관찰 연구, 대규모 자료원으로 충분한 통계적 검정력 등의 가치가 있어 본 자료원에서 가지고 있는 간단한 요인변수를 이용한 사망 연구, 다른 연구 결과의 replication study로서 이용가치가 매우 크다고 본다.

3. 코호트 연구에서의 비교군

코호트 연구에서의 비교군은 내부 비교군과 외부 비교군으로 나눌 수 있다.

일반 인구집단이나 환자 코호트를 포함한 특정 집단 코호트 연구에서는 비교군의 선정 문제를 그다지 신경 쓰지 않아도 된다. 왜냐하면 코호트 집단에서 요인노출 상태를 파악하여 요인노출이 되지 않는 집단을 요인-결과 분석에 비교군으로 사용하면 되기 때문이다. 이러한 코호트는 노출요인의 종류뿐 아니라 측정 방법도 광범위하여 여러 수준의 요인을 측정할 수 있다. 이렇게 코호트 집단 내부에서 요인노출 상태에 따라 가장 낮은 위험도를 가지는 요인, 즉 코호트 구성원 중 노출이 전혀 없든지 아니면 노출 정도가 낮은 집단을 reference로 하여 비교군으로 쓰게 되는데 이를 '내부 비교군internal comparison group'이라 한다. 예를 들어, 흡연과 사망과의 관련성을 본 영국 의사 코호트에서는 비흡연자를 비교군으로, 여성 호르몬 제재와 질병발생 간의 관련성을 본 Nurses' Health Study에서는 경구 피임제 비사용군을 비교군으로 하였다.

그러나 특정노출 코호트에서의 비교군은 좀 더 복잡한 개념과 선정과정을 요구한다. 석면노출산업장 근로자에 대한 코호트 연구를 예로 들어보자. 이때 내부 비교군은 개인별 석면노출 기록을 이용하여 석면노출이 되지 않은 사람이 되어야 한다. 그러나 석면노출 산업장의 경우 노출이 되지 않았던 사람은 석면광산에서 일하는 근로자가 아니라 타 부서 근로자, 즉 행정, 사무계통의 근로자가 그에 해당된다. 석면광산 근로자가 남성이 주로 일하는 데 반해, 타 부서 근로자는 남성과 여성이 섞여 있을 가능성이 있다. 타 부서 근로자 중 남성을 비교군으로 할 때에도 행정, 사무 근로자는 석면광산 근로자에 비해 교육 정도에도 차이가 있다. 석면광산 근로자들은 노출의 적고 많은 차이가 있을 뿐 석면노출이 되지 않은 사람은 거의 없을 것이며, 따라서 이 산업장의 경우는 노출이 적은 사람에 비해 많은 사람들의 건강 위험을 보는 것이 적절할 것이다. 미국의 농약 노출과 암 간의 관련성을 관찰한 Agricultural cohort study에서는 코호트로서 농부와 농부의 배우자 그리고 농약을 취근하는 근로자를 대상으로 코호트를 형성하였고 비노출자와 저농도노출자를 각각 내부 비교군으로 하여 분석을 하고 있다.

따라서 특정노출 코호트에서는 코호트 내에서 두 군의 내부 비교군을 선정해야 한다. 첫 번째 군은 특정 요인에 노출되지 않은 집단이고, 두 번째 군은 적게 노출된 집단이다. 비노출군unexposed은 노출군에 비해 가설상의 원인에 노출되지 않았다는 사실 이외에는 모든 다른 조건이 같아야 한다가 전제조건이다. 하지만 실제 그러한 집단은 거의 없을 것이다. 주요 요인노출 이외에 다른 요인, 즉 교란요인의 차이가 많을수록 결과에 비뚤림이 발생하게 된다. 따라서 전자의 비교군은 어떠한 인구학적 변수가 차이가 나는지, 어떤 교란요인의 차이가 있는지를 고려하여야 하고 이를 해석할 때도 주의를 요한다.

아래의 예제는 영국 원전 코호트의 예제로서 내부 비교군을 어떻게 선정하였는지를 관찰할 수 있다.

[예제 5]

영국 핵연료 업체의 Sellafield 근무 종사자 14,282명 코호트는 1947년 개설 당시부터 1975년 12월까지 회사의 인사기록자료를 이용하여 후향적으로 구축되었다. 원자력 발전에 종사하는 근로자는 외부 방사선에 피폭될 가능성이 높아 film badge dosimetry와 개인별 선량기록 자료가 회사에 보관되어 있다. 이들 대상을 원전 종사자와 비원전 종사자로 구분하여 노출/비노출군을 정하였다. 원래 계획은 1975년까지 추적조사하기로 되어 있었으나, 일부 수정하여 1988년까지 노출/비노출 집단의 사망양상을 비교하였다. (Smith & Douglas, 1986; Douglas et al., 1994)

외부 비교군external comparison group은 한 집단(코호트) 내에서 비교군을 가져오는 것이 아니라 코호트가 아닌 외부 집단을 비교군으로 하는 것이다. 특히 산업장 코호트의 경우 노출되지 않은 사람이 없을 수도 있으며, 노출자의 노출 정도가 균질homogenous하여 내부 비교군으로 사용하기 어려운 경우가 많아서 외부 비교군을 사용해야 할 수도 있다. 외부 비교군의 candidate로서는 ① 지리적으로 동일 지역에서 위험요인에 노출되지 않은 직종 노동자, ② 노출 개인이 사는 지역의 일반 인구집단, ③ 다른 특정 집단(여러 비교군)을 이용할 수 있다.

외부 비교군은 코호트와 같이 동일한 조사를 시행하여 코호트의 노출 대상자와 직접 비교 분석을 하는 방법이 있고, 혹은 조사를 시행하지 않고 단순히 인구집단의 특성(성, 연령 등)과 율(사망률, 질병발생률 등)만을 확인하여 표준화standardization를 통해 표준화사망률 혹은 표준화발생률을 비교하는 방법도 있다. 전자는 직접 조사를 해야 하는 부담이 있지만 동일한 조사방법과 여러 교란요인들을 통제할 수 있어 훨씬 좋은 방법이다. 후자는 조사에 대한 부담감은 없지만 전체 집단을 비교하는 것만 가능할 뿐 교란요인을 통제할 수는 없어 해석을 할 때 주의를 요한다.

아래 예제는 한 노출 코호트에 대해 다른 특성의 여러 집단을 외부 비교군으로 사용하여 표준화 사망률을 비교한 것이다.

[예제 6]

미국 오하이오주 Akron에 위치한 커다란 타이어 공장 근로자들의 코호트는 전체 사망률과 원인별 사망률을 조사할 목적으로 구축되었다. 1964년 1월 1일 현재 연령이 40세에서 84세인 남성 고무제조 근로자 총 6,678명이 연금, 급여명세, 사망자료, 다른 회사의 기록을 통해 후향적으로 확인되었다. 근로자들은 1964년부터 1972년까지 추적관찰되었으며, 이 코호트의 연령별 사망률을 3개의 비교군, ① 철강 근로자 코호트, ② 공장이 위치한 오하이오주 주민 그리고 ③ 미국 전체 인구의 사망률과 비교하였다. (McMichael et al.,1974)

특정노출 코호트에서는 '건강근로자효과healthy worker effect'가 결과에 게재하였는지를 평가하는 것이 필요하다. 건강근로자효과란, 건강한 사람이 주로 현장에서

Male age-specific mortality rates from all causes in the rubber worker cohort and in three other comparison groups: steel workers, Ohio state population and USA national population

Age-group (years)	Age-specific mortality rate(per 100,000pyrs)			
	Rubber worker cohort (1964-72)	Steel worker cohort (1953-61)	Ohio state (1972)	USA (1968)
45-54	852	907	940	980
55-64	2,317	2,166	2,365	2,370

일하게 되고 건강하지 않은 사람은 근로 현장에서 퇴출되거나 쉬게 되는데 연구에서는 현재 근로 현장에서 만날 수 있는 사람이 연구대상이 되어 조사에 참여하다 보니 요인노출이 건강에 위해를 줄 것임에도 불구하고 비노출자에 비해 노출자의 질병(혹은 사망) 위험이 훨씬 낮게 관찰된다는 것이다. 특히 건강근로자효과는 교란요인에 대해 조사를 하지 않는, 외부 비교군을 사용할 때 흔히 발생하며, 질병발생을 보는 연구보다 사망 위험을 보는 연구에서 더 흔하게 관찰되며, 특정 요인노출 코호트에서 더 흔히 발생된다. 일반 인구집단 코호트나 특정 집단 코호트 연구에서도 건강근로자효과가 관찰되는데, 이는 무응답자와 주로 관련된다. 영국의사 코호트의 경우 설문에 대한 무응답자(연구에 참여하지 않은 대상자)가 추적 첫해에 훨씬 더 낮은 사망률이 관찰되었는데 영국의사 코호트는 의사리스트가 있기 때문에 무응답자일지라도 사망에 대해 추적관찰이 가능하였다. 일반 인구집단 코호트의 경우는 연구에 참여하지 않은 대상자를 확인할 가능성은 별로 없다. 그렇지만 코호트에 입적된 사람에 대해 반복측정을 시행할 경우는 반복측정에 대한 무응답자가 응답자에 비교한 결과 차이를 비교할 수도 있다.

특정노출 코호트에서 뿐 아니라 환자 코호트에서도 외부 비교군을 이용하여 연구를 하기도 한다. 예를 들어 갑상선암 환자에서 유방암 발생률이 높아짐이 예측됨에 따라 기존의 갑상선암 환자 후향적 코호트에서의 유방암 발생률을 표준화를 통해 일반 인구집단의 유방암 발생률과 비교 분석할 수도 있다.

4. 노출 여부 측정

요인노출은 노출 여부만 측정할 것이 아니라 노출의 정도를 파악할 수 있도록 설문을 구성해야 한다. 노출의 정도를 파악하기 위해서 ① 처음 노출된 연령, ② 노출이 시작되고 끝난 날짜, ③ 노출량과 형태(간헐적 혹은 지속적), ④ 시간 경과에 따른 변화를 반드시 포함하도록 한다. 이러한 요인노출에 대한 정보원으로서는 ① 개인 면접을 통한 설문조사, ② 코호트 구성원의 환경에 대한 측정, ③ 의학적 검진, 검사 등, ④ 생체 시료에서의 측정 등을 통해 직접 요인노출 정도를 파악할 수 있다. 혹은 직접 조사를 시행하지 않고서도 각종 기록(의무기록, 고용기록, 노조기록 등)

이나 기존의 생체 표본, 병록지 등을 통해 간접 자료를 확보할 수도 있다.

코호트 연구 시작 시점과 코호트 집단을 구축하는 시점에 따라 코호트 연구는 전향적 코호트 연구prospective cohort study와 후향적 코호트 연구retrospective cohort study로 구분할 수 있다. 전향적 코호트 연구는 현재 시점, 즉 연구 시작하는 시점에 코호트를 정의하여 코호트에 대해 그 시점부터 노출에 대한 자료를 수집하는 것이다. 전향적 코호트 연구는 노출 여부 분류의 비뚤림misclassification bias을 최소화할 수 있으나, 노출로부터 질병발생까지의 기간이 긴 경우, 예를 들어 암과 같은 경우는 질병발생을 확인하거나 코호트 대상자가 추적관찰되지 않을 가능성이 있어 제한점으로 작용된다.

후향적 코호트 연구historical/retrospective/reconstructed cohort study는 연구 시작 시점보다 훨씬 이전에 이미 요인에 대한 노출을 확인할 수 있기 때문에 연구 시작 시점보다 이전에 코호트 집단이 정의될 수 있어야 하고 연구 시작 시점에서는 어느 정도의 질병(혹은 사망) 발생을 확인할 수 있어야 한다. 후향적 코호트 연구는 특정 요인 노출이 명확한 사건이 있고 해당 요인노출 여부(혹은 정도)에 대한 기록이 있는 경우 시행할 수 있다. 이는 특정 의무기록, 고용기록, 개인기록, 노출 등록자료 등에서 확인할 수 있다. 후향적 코호트 연구는 잠복 기간이 긴 경우 유용하게 이용될 수 있다.

아래의 예제는 후향적 코호트 연구와 전향적 코호트 연구의 예이다.

[예제 7]

1950년대 초반 연구자들은 염료산업에 종사하는 사람들에서 방광암의 위험이 증가하는지를 평가하기 위한 코호트 연구를 계획하였다. 그들은 영국에서 1920년 이후 적어도 6개월 이상 화학산업에 종사한 적이 있는 모든 사람의 명단을 작성하여 연구를 시작했다. 염료에 대한 노출이 일어난 연령과 날짜를 수집하였으며, 1921년 이후 1952년 1월 1일까지 이들 코호트에서 방광암 환자의 발생을 전향적으로 확인하였다. 이들 방광암 발생 수를 영국 일반 인구와 비교했다. (Case et al., 1954; Case & Pearson, 1954)

[예제 8]

호지킨씨병 환자에서 EBV capsid 항원에 대한 IgG 항체의 역가상승과 초기항원에 대한 항체가 높다는 보고가 있어 왔다. 그러나 이 혈액은 호지킨씨병의 진단과 치료 후에 수집된 것이었다. EBV 활성도가 호지킨병의 발생에 선행하는지 밝히기 위해 미국, 노르웨이, 스웨덴의 5개 혈청은행에서 공동으로 보유하고 있는 240,000명 이상의 표본을 이용하여 연구가 수행되었다. 이후 병원기록 및 암등록 자료와 연계하여 암으로 43명의 환자를 확인하였고, 이들의 저장된 혈청으로 EBV 감염 여부를 검사하였다. (Mueller et al., 1989)

코호트 연구에서 요인노출을 확인할 경우 측정 비뚤림measurement bias에 대해 주의를 요한다. 후향적 코호트 연구에서는 이미 요인노출이 되었고 이를 확인할 수 있는 기록들에 의거하다보니 요인노출 수준뿐 아니라 노출 여부도 명확하지 않을 수가 있다. 전향적 코호트 연구에서는 요인노출 수준을 측정할 때 정확하고도 신뢰성이 있는 방법을 사용해야 한다. 설문으로 이를 분류할 경우 측정 비뚤림이 발생할 수 있기 때문에 노출의 양을 평가할 수 있게 설문을 구성해야 한다. 코호트 연구에서 저장해 놓은 생체시료biological specimens를 이용하여 노출 정도를 측정할 때 더 부가적인 정보를 얻을 수 있다. 후향적 코호트 연구에서는 대부분 불가능하나, 전향적 코호트 연구에서는 미래에 새로운 기술로 인해 더욱 정확하고 더욱 혁신적으로 노출의 정도를 파악할 수 있도록 시료를 보관하는 것이 좋다. 미래에 최신의 실험적인 방법을 이용하여 과거의 노출을 측정하여 과거의 노출 정도와 질병(혹은 사망) 발생 간의 관련성을 파악하기 위해서이다. 이러한 혈청은행serum bank을 이용하는 방법은 과거 노출 측정의 부정확성을 최소화할 수 있어 장점이 되나, 생체시료 은행의 경우 이를 유지하는 데 고가의 maintenance 비용(전기료, 보관 장소, 보관에 대한 인력 등)이 발생한다는 점을 기억해야 한다. 또한 장기간 보관을 하는 동안 동일한 온도 등 동일한 환경이 제공되어야 하는데 그렇지 못할 경우 생체지표들의 안정성이 불분명할 수도 있다.

코호트 연구에서 더 고려되어야 하는 것은 개인의 요인노출 상황은 변화하고 있다는 것이다. 특정 요인노출 수준은 추적관찰 기간에 따라 변화되고 있는데, 직업이 바뀌거나 흡연과 음주를 하던 사람이 금연과 금주을 할 수도 있고, 육식 선호도가 채식 선호로 변화할 수도 있다. 따라서 주기적으로 요인노출을 반복하여 측정하는 것이 중요하다. 때로는 노출 여부를 측정하는 방법이 연구 도중 개발될 수도 있어 새로운 방법으로 측정하는 것이 필요할 수도 있으며 질병에 대한 새로운 지식으로 인해 새 변수의 측정이 필요할 수도 있다.

5. 연구결과의 측정과 추적관찰

코호트 연구는 요인노출을 측정한 다음 추적관찰을 통해 질병발생을 확인하는 방법으로 연구가 진행되다 보니 단일 노출요인에 대해서 여러 결과multiple outcomes를 검증할 수 있다.

코호트 연구는 연구 시작 전에 어떠한 사람을 코호트로 볼 것인지에 대해 코호트를 정의하여야 하고, 그를 위해 코호트 대상자의 입적 기준criteria for entry을 명확하게 정의해야 한다. 입적 기준에 맞는 코호트 대상자를 추적관찰하여 결과(질병 혹은 사망) 발생을 확인하는데, 결과(질병 혹은 사망)를 확인case ascertainment하는 방법은 암등록 자료, 사망자료 등 기존의 질병감시체계surveillance system를 이용하거나 정기적 설문조사, 전화 설문, 가정 방문 등을 통한 직접 면접, 정기적 건강검진 등 독자적 질병 조사를 시행할 수도 있다. 전자를 수동적 추적관찰이라 하고 후자를 능동적 추적관찰이라 한다. 특정 집단 코호트 연구일 경우(전문직종, 연금 대상자, 노동조합, 의료보험, 대학 동창 등)은 비교적 추적관찰이 용이하다. 전자의 경우이든 후자이든 결과 발생을 잘못 분류할 수 있는데information bias 특히 잠복기가 긴 질환일 경우 더욱 그러하다. 요인노출 이후 긴 잠재기를 거쳐 질병이 발생하는 경우(예를 들어 암)의 코호트 연구에서는 민감도 분석을 통해 전체 대상에 대한 결과를 산출하고 나서 연구 시작 이후 처음 1, 2, 3년 등 짧은 기간 이내에 생긴 환자를 제외하고 분석하는 방법을 채택한다.

코호트 연구에서는 종료 기준(criteria for exit, 추적을 종료하여 코호트에서 제외되는 기준)을 정의하여야 한다. 특정 질병발생을 보는 연구에서는 특정 질병이 발생한 날이 추적관찰 종료시점에 해당하며, 사망을 보는 연구에서는 사망시점이 추적관찰 종료시점이다. 따라서 추적 종료일을 명확하게 확인할 수 있어야 한다. 사망을 관찰하는 연구에서 뿐 아니라 질병발생을 보는 연구에서도 모든 구성원의 생사 여부를 확인해야 한다. 즉, 사망을 목적으로 하는 연구는 추적관찰 종료 기준은 사망일이 되고 사망일까지의 관찰기간은 인년person-time으로 계산되어 이용된다. 질병발생을 목적으로 하는 코호트 연구에서는 특정 질병이 발생이나 질병이 발생하지 않은 대상자에 대해서는 사망까지가 관찰기간으로 기록된다. 코호트 연구에서는 하나의 질병만을 관찰하는 것이 아니라 여러 가지의 결과를 관찰할 가능성이 있기 때문에 최종 추적관찰 종료 기준은 사망이 된다. 예를 들어 암 코호트 연구에서 위암이 발생되었을지라도 다른 암이 발생될 수 있어 추적관찰을 할 수 있으며, 주로 코호트 대상자는 사망할 때까지 추적관찰된다. 생사 여부를 확인할 수 없는 대상자는 추적 누락loss to follow-up으로 기록되며 입적 시점부터 생사 여부를 확인할 수 있었던 마지막 날짜까지가 추적관찰 기간이 된다. 결과 발생을 평가한 시점에서 결과 발생이 없는 대상자는 결과 평가를 시행한 시점까지가 추적관찰 기간이 된다. 추적누락과 같은 불완전한 추적관찰은 선택 비뚤림selection bias을 유발하기 때문에 가급적 대상자 전체를 확인할 수 있는 방법을 채택하여야 하고, 그것이 어려울 경우 직접(능동적) 추적관찰과 간접(수동적) 추적관찰을 병행하는 것이 좋다.

6. 결과 분석(Analysis)

코호트 연구에서는 질병발생률을 산출할 수 있다. 질병발생률은 fixed cohort를 가정하는 상태에서 누적 발생률cumulative incidence rate와 dynamic cohort 상태의 발생 밀도incidence density로 측정할 수 있다. 누적 발생률은 입적된 전체 인구에 대해 어떤 시점까지의 질병발생을 율로 표기하는 방법인데, 이는 실제 율proportion의 개념으로 시간이 고려되지 않는다. 발생 밀도는 각 대상자의 추적관찰 시간을 더하여 인년person-time의 개념으로 분모를 계산하고 분자는 누적 발생률과 같이 새로이 발생된 사람의 수이다. 즉 발생 밀도는 인년 당 발생자 수로써 시간이 분모에 고려되어 비율rate의 개념이다.

요인 비노출 집단에 비교하여 노출집단의 누적 발생률의 비ratio를 비교위험도

표 7-1 Analysis of a cohort study (a) by risks; (b) by rates

(a)		Exposure	
		Yes	No
Outcome	Yes	a	b
	No	c	d

Risk in exposed group (p_1) = a / (a + c)
Risk in unexposed group (p_0) = b / (b + d)
Risk ratio = p_1 / p_0
Risk difference = p_1 − p_0

(b)	Exposure	
	Yes	No
Cases Yes	a	b
Person–time at risk No	y_1	y_0

Rate in exposed group (r_1) = a / y_1
Rate in unexposed group (r_0) = b / y_0
Rate ratio = r_1 / r_0
Rate difference = r_1 − r_0

relative risk라고 하고, 발생 밀도의 비를 위험비hazard ratio, HR이라 한다. 그러나 역학자에 따라 비교위험도와 위험비를 구분하여 용어를 사용하는 사람이 있지만 두 용어를 동일하게 비교위험도로 사용하는 저자도 있다.

코호트 연구의 특성상 장기간 반복측정을 통해 요인노출 변화를 측정할 수 있다. 그러한 경우 자료 분석은 아래의 예제에서와 같이 총 노출 기간과 수준에 따라 혹은 분석 시점에 따라 요인노출을 달리 분류하여 분석할 수 있다. 최근에는 노출 변화를 고려하여 요인변수를 time-varying variable로 만들어 분석을 시행할 수도 있다.

[예제 9]

Nurses' Health Study는 1976년 중반 당시 나이가 30~55세이었던 미국 여성 간호사 121,700명을 대상으로 한 코호트 연구이다. 1976년 중반부터 1986년 중반까지 10년의 추적관찰 기간 동안 총 1,799명의 새로 진단된 유방암 환자가 확인되었다. 그 후 경구피임약 사용과 유방암 위험 간의 인과적 관련성을 연구하기 위한 분석이 시행되었다.

1976년 중반 기반조사 당시의 설문지에는 "현재 경구피임약을 복용하고 있거나 이전에 복용했던 적이 있다면 처음 복용한 시점부터 현재까지의 복용 기간을 적어 주십시오. 괜찮으시다면 경구피임약을 중단한 이유를 적어 주십시오."라는 질문이 있었으며, 같은 질문을 매 2년마다 반복하여 설문하였다. 그 결과, 1976년 설문에서는 7,133명이 경구피임약을 사용한다고 응답했으며, 1978, 1980, 1982년의 설문에서는 각각 2,399, 1,168, 302명이 여전히 경구피임약을 사용하고 있다고 응답하였다. 그러나 1984년에 이르러서는 현재도 복용하고 있다는 여성은 아무도 없었다.

1976년 설문에서 수집한 경구피임약 사용 정보를 '비사용자', '과거 사용자', '현재 사용자'로 구분하여 분석하였으며, 따라서 모든 대상자들은 해당 범주에서 유방암 발생의 위험에 인·년으로 기여하게 되었다. 비슷한 방법으로 2년 간격을 두고 조사한 경구피임약 사용 정보도 추적관찰의 인·년 계산에 사용되었다. 유방암이 발생한 여성은 진단 시점에 추적관찰을 종료하였다.

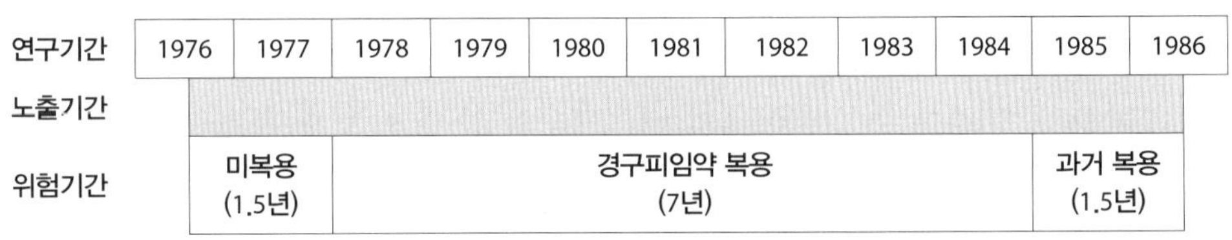

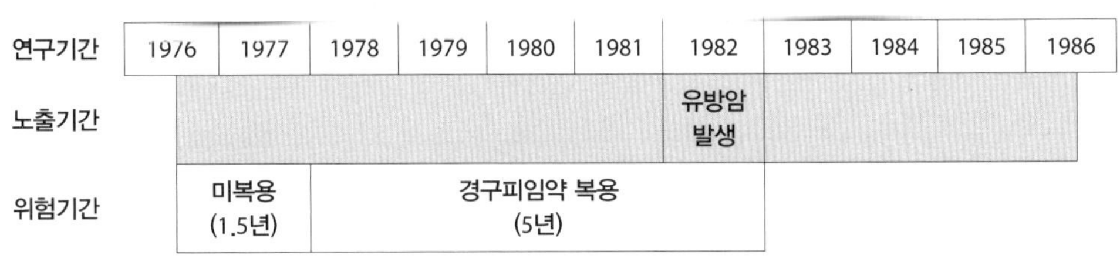

코호트 연구에서 요인노출 여부가 아니라 노출 수준이 여러 범주로 구분되는 경우 요인의 증가에 따라 질병발생이 지속적으로 증가(혹은 감소)되는지를 보는 경향성 분석을 시행하여야 한다. 이는 요인-결과발생 간 양-반응관계dose-response relationship를 평가할 수 있다. 경향성 분석은 선형을 가정으로 하여 직선적 경향성

표 7-2 Distribution of breast cancer cases and person–years at risk among US female nurses aged 45–49 years at the time of their entry into the cohort according to oral contraceptive use

	Oral contraceptive use		Total
	Ever (current or past use)	Never	
Cases	204	240	444
Person-years at risk	94,029	128,528	222,557
Rate per 100,000 pyrs	217	187	199

Rate ratio = 217 per 100,000 pyrs / 187 per 100,000 pyrs = 1.16
95% confidence for the rate ratio = 0.96 to 1.40 per 100,000 pyrs
Rate difference = 217 − 187 = 30 per 100,000 pyrs
95% confidence for the rate difference = -8 to 68 per 100,000 pyrs
χ^2 = 2.48; 1 df; P = 0.12

표 7-3 Incidence of breast cancer among nurses aged 45-49 years at the time of their entry into the cohort by timing and duration of oral contraceptive use

Timing Duration of use	Cases	Person-years	Rate (per 100,000)	Rate ratio (95% CI)
Non-users	240	128,528	187	1.00
Current users				
≤48 months	4	328	1,220	6.52 (2.43–17.53)
〉48 months	4	2,263	177	0.95 (0.35–2.55)
				χ^2_{trend} = 0.46; P=0.50
Past users				
≤48 months	106	54,080	196	1.05 (0.84–1.32)
〉48 months	86	36,039	239	1.28 (1.00–1.64)
				χ^2_{trend} = 3.33; P=0.07

을 보는 선형 모델과 선형 가정을 두지 않는 비직선적 경향을 보는 비선형 모델을 사용하여 경향성 분석을 할 수 있다.

아래의 예제에서 분석한 카이제곱 경향성 분석에서는 경향성 여부를 검증한 것이지만 비노출군에 비해 각 범주의 위험도를 분석한 결과 선형적 증가 가능성은 없어 보인다.

코호트 연구에서 교란변수의 영향을 통제adjustment of confounders하는 것은 결과의 비뚤림을 막기 위해 매우 중요하다. 잠재적 교란 효과를 최소화하기 위해 대상을 한정restriction하거나(예를 들어, 입적 당시 연령 45~49세로 제한하는 등), 직접 및 간접 표준화standardization를 이용하여 age-adjusted rate ratio를 산출하는 방법, 층화분석

stratified analysis을 시행하는 방법 및 다변수 통계 모델링을 통해 분석하는 방법을 사용한다. 환자-대조군 연구에서 사용하는 짝짓기는 코호트 분석에서는 거의 사용되지 않는다. 표준화 방법은 직접 정보를 조사하지 못한 상태에서 외부 비교군과 비교 분석을 할 경우 사용되는 방법으로, 코호트 대상에서 직접 조사를 시행한 경우에는 거의 사용되지 않는다. 코호트 대상을 한정하여 분석하는 방법 또한 일반적인 코호트 연구에서는 코호트 전체를 사용하지 않아 생길 수 있는 선택 비뚤림 때문에 흔히 사용하지 않는다.

코호트 연구에서 특정한 요인 수준을 측정하기 위해 생체시료를 분석하거나 기구를 이용한 측정을 통해 정확한 정보를 얻고자 할 때가 있다. 생체시료를 분석하기 위해서는 막대한 비용이 들 수 있고 기구를 이용한 측정이 모든 대상에게 접근하기 어려운 방법이거나 측정 동안 대상자가 불편함을 겪을 수도 있다. 코호트 대상자 중 최종 결과가 관찰된 대상자는 결과가 관찰되지 않은 대상자보다 훨씬 많다. 이러한 경우 코호트 대상자 중에서 어떤 시점까지 결과가 발생된 대상자를 우선 측정하고 결과가 관찰되지 않은 대상자 중 일부를 뽑아 두 집단을 비교할 수 있다.

최종 결과를 질병발생이라고 할 때, 어떤 시점에서 질병이 발생된 대상자(환자)를 전부 추출하고, 질병이 발생되지 않은 코호트 대상자를 환자의 연령, 성 등에 짝짓기하여 비발생자를 비교대상으로 하는 경우 이를 코호트 내 환자-대조군 연구cohort studies with nested case-control studies라 하고, 확정된 고정 코호트 내에서 둥지를 튼 환자-대조군 연구nested case-control study with in the cohort라고도 명명한다. 코호트 연구로 연구를 시작하였지만 어떤 시점까지 발생한 환자와 비환자의 과거 요인노출 상태를 서로 비교하기 때문에 환자-대조군 설계와 유사하다. 환자-대조군 연구와 달리 코호트 대상자이기 때문에 질병발생 이전에 이미 설문에서 주 요인과 교란요인을 측정하였기 때문에 요인-결과 간 시간적 관련성time relevance 대해 이 연구설계는 안정적이다. 또 다른 형태는 코호트에서 무작위추출을 통해 서브코호트subcohort를 구성하는데 서브코호트 내에서는 일부가 질병이 발생한 사람일 것이다. 그 외 질병이 발생된 대상자(환자)를 전부 추출하여 이 대상자를 중심으로 생체시료를 분석하는 방법이다. 이 설계를 환자-코호트 연구case-cohort study라고 한다. 환자-코호트 연구에서는 어떤 시점까지 발생된 환자에 대해 서브코호트를 비교군으로 분석하기 때문에 둥지를 튼 환자-대조군 연구와 혼동된다. 그러나 둥지를 튼 환자-대조군 연구에서는 또 다른 환자-대조군 설계로 로짓 회귀분석을 통해 환자-대조군에 대한 비교를 시행하지만 환자-코호트 연구에서는 코호트 분석과 같이 콕스 회귀분석이나 포아송 회귀분석을 사용한다. 대신 전형적 코호트 연구분석과 다른 점은 환자-코호트 연구에서는 모든 환자가 포함되어 있어 환자가 연구대상자로 선정될 확률이 높기 때문에 반대로 서브코호트에서의 비환자가 선정될 확률을 높여주는 방법을 이용하여 weighted 콕스(혹은 포아송) 회귀분석을 이용한다.

코호트 연구에서 환자를 연구대상자로 우선 선정하는 방법은 앞서 언급한 바와 같이, 위험요인 노출 여부 검사과정이 복잡하거나 고가일 때 유용하다. 이를 위해서 코호트 모든 구성원의 혈액 표본을 코호트 입적 당시에 수집해서 냉동 보관해야 하며, 질병이 발생한 환자군과 비교 대조군의 혈액 표본만 종료시점에 분석한다.

아래의 예제는 코호트 내 환자-대조군 연구에 대한 예제이다.

[예제 10]

Burkitt's lymphoma와 Ebstein-Barr virus(EBV)의 인과적 관련성을 밝히기 위한 42,000명의 어린이 코호트가 1972년 서부 나일강 지역 우간다에서 구축되었다. 연구에 들어올 당시 모든 어린이로부터 혈액표본을 채취하여 냉동·보관하였다. 1979년 추적이 끝났을 때 16명의 새로운 환자가 발견되었다. 코호트에 들어올 당시 모아둔 혈청 표본을 이용하여 EBV 항체 역가를 환자와 같은 시기에 표본을 모았고 이웃에 살고 있으며 연령과 성별이 같지만 질병이 발생하지 않은 대조군 4~5명의 항체 수준과 비교하였다. (Geser et al.,1982)

7. 요약

코호트 연구는 대상자를 노출 상태에 따라 선정한 후 시간 경과에 따라 추적관찰하는 연구이다.

주요 장점은 ① 위험요인에 노출 여부를 질병이 생기기 이전에 측정하므로 질병발생에 있어서 비뚤림을 방지하고, ② 노출 정도가 희귀한 경우에도 코호트를 적절히 선택하여 연구할 수 있다. 또한 ③ 하나의 노출요인에 대해 다수의 결과(질병)를 동시에 연구할 수 있으며, ④ 질병의 발생을 노출군과 비노출군에서 직접 측정할 수 있다.

그러나 주요 단점은 ① 전향적으로 수행되므로 비용과 시간이 많이 들며, ② 시간이 흐름에 따라 노출 상태와 진단기준이 변하게 되어 대상자 분류에 영향을 미칠 수 있어 최종 결과에 비뚤림을 가져올 수 있으며, ③ 대상자의 노출 상태를 미리 알고 있는 경우에는 결과의 확인에 영향을 줄 수 있다(정보 비뚤림). 또한 ④ 추적관찰 누락으로 선택 비뚤림이 개입될 수 있다.

암 코호트 연구는 일반적으로 오랜 기간 많은 수의 대상자를 추적관찰하게 된다. 연구소요 비용을 줄이기 위한 다양한 방법이 강구되어야 하는데, 아래와 같은 방법을 고려할 수 있다.

① 후향적으로 적절한 연구대상을 선정하고 노출에 대한 정보를 얻되 기존의 자료나 생체시료를 이용한다(후향적 코호트 연구).
② 사망자료나 암등록 자료와 같이 이용 가능한 조사체계를 추적관찰하는 데 이용한다.
③ 국가나 지역 인구의 질병 비율을 비노출 군으로 삼아 비교한다.
④ 코호트 내 환자-대조군 연구를 수행한다.

참고문헌

Beasley RP, Hwang L-Y, Lin CC, Chien CS. Hepatocellular carcinoma and hepatitis B virus. A prospective study of 22 707 men in Taiwan. Lancet. 1981;2:1129-1133.

Case RAM, Hosker ME, McDonald DB, Pearson JT. Tumours of the urinary bladder in workmen engaged in the manufacture and use of certain dyestuff intermediates in the British chemical industry. Part I. The role of aniline, benzidine, alpha-naphthylamine, and beta-naphthylamine. Br J Ind Med. 1954;11:75-104.

Case RAM, Pearson JT. Tumours of the urinary bladder in workmen engaged in the manufacture and use of certain dyestuff intermediates in the British chemical industry. Part II. Further consideration of the role of aniline and of the manufacture of auramine and magenta (fuchsine) as possible causative agents. Br J Ind Med. 1954;11:213-216.

Doll R, Bray R, Hafner B, Peto R. Mortality in relation to smoking: 22 years' observations on female British doctors. Br Med J. 1980;280:967-971.

Doll R, Hill AB. The mortality of doctors in relation to their smoking habits. A preliminary report. Br Med J. 1954;1:1451-1455.

Doll R, Peto R, Hall E, Wheatley K, Gray R. Mortality in relation to consumption of alcohol: 13 years' observations on male British doctors. Br. 1994b;309:911-918.

Doll R, Peto R, Wheatley K, Gray R, Sutherland I. Mortality in relation to smoking: 40 years' observations on male British doctors. Br. 1994a;309:901-911.

Doll R, Peto R. Mortality in relation to smoking: 20 years' observations on male British doctors. Br Med J. 1976;2:1525-1536.

Dos Santos Silva IM. Cancer Epidemiology: Principles and Methods. World Health Organization International Agency for Research on Cancer (IARC). Lyon, France. 1999.

Geser A, de Thé G, Lenoir G, Day NE, Williams EH. Final case reporting from the Ugandan prospective study of the relationship between EBV and Burkitt's lymphoma. Int J Cancer. 1982;29:397-400.

Gupta PC, Bhonsle RB, Mehta FS, Pindborg JJ. Mortality experience in relation to tobacco chewing and smoking habits from a 10-year follow-up study in Ernakulam District, Kerala. Int J Epidemiol. 1984;13:184-187.

McMichael AJ, Spirtas R, Kupper LL. An epidemiologic study of mortality within a cohort of rubber workers, 1964-72. J Occup Med. 1974;16:458-464.

Mueller N, Evans A, Harris NL, Comstock GW, Jellum E, Magnus K, Orentreich N, Polk BF, Vogelman J. Hodgkin's disease and Epstein-Barr virus. Altered antibody pattern before diagnosis. New Eng J Med. 1989;320:689-695.

Shimizu Y, Schull WJ, Kato H. Cancer risk among atomic bomb survivors. The RERF Life Span Study. J Am Med Assoc. 1990;264:601-604.

Smith PG, Douglas AJ. Mortality of workers at the Sellafield plant of British Nuclear Fuels. Br Med J. 1986;293:845-854.

Yoo KY, Shin HR, Chang SH, Choi BY, Hong YC, Kim DH, Kang D, Cho NH, Shin YW for the Korean Genomic

Epidemiology Cohorts in Korea: Present and the Future. Asian Pac J Cancer Prev. 2005;6(3):238-243.
Yoo KY, Shin HR, Chang SH, Lee KS, Park S, Kang D, Lee DH for the KMCC Study Group. Korean Multi-center Cancer Cohort Study including a Biological Materials Bank(KMCC-I). Asian Pac J Cancer Prev. 2002;3(1):85-92.

제8장

환경역학연구방법론

홍윤철 서울대학교 의과대학

1. 개요

환경역학은 환경노출이 인구집단의 질병과 건강상태에 미치는 영향을 연구하는 학문으로 정의된다.

환경노출이란 유해한 환경요인에의 노출로, 물리적 및 화학적 유해요인을 들 수 있으며, 식품 또는 식품 첨가물, 물(염소소독 부산물 등), 간접흡연, 방사선 및 전자파, 중금속, 플라스틱, 농약, 소음, 대기오염, 월경성 오염물과 지구적 변화(오존층 파괴, 지구온난화)까지 노출의 종류가 다양하다. 환경역학의 노출평가 측면으로, 노출물질의 낮은 농도, 장기간의 노출, 동시 노출이 빈번하다는 점과, 같은 오염물질 발생원 노출이라도 노출 시간 및 노출 조건에 따라 성분과 발생량이 달라진다는 점과 노출의 차이로 인해 개인과 집단 차원의 노출을 구별해서 고려해야 할 필요가 있다는 점이 있다. 노출평가 방법으로는 설문조사나 노출일지, 대기오염물질 모니터링 등의 환경 측정, 실내공기 오염물질 측정 등의 개인환경측정, 혈중 납 등과 같은 인체 내 농도 측정, DNA 부가물 측정 등 생리학적 변화 측정 등이 있다.

건강영향 평가 측면에서는, 건강영향의 결과가 미세한 생리·생화학적 변화에서부터 임상증상, 질병 및 사망까지 그 범위가 다양하다는 점, 동일 유해물질의 노출이라도 노출 시점, 강도 및 방식 따라 건강영향이 다양하게 나타난다는 점, 노출 유해물질뿐만이 아니라 개인적 생활습관, 유전적 감수성, 동시 노출된 다른 환경요인 등의 기타 요인에 의해서도 건강영향의 결과가 다양하게 나타날 수 있다는 점을 들 수 있다. 또한, 작업장 등 특수 환경을 제외한 경우, 환경노출에 따른 건강영향은 간접적이고 장기적이며, 이를 측정한 상대위험도는 낮게 산출된다.

환경역학의 연구방법으로서, 생태학적 연구, 단면연구, 환자-대조군 연구, 코호트 연구, 개입연구 등 모든 표준적 역학연구방법이 가능하지만, 이 장에서는 환경역학에 많이 활용되거나 특징적으로 발달된 연구방법을 소개하고자 한다.

2. 시계열 연구 및 사례-교차 연구

1) 시계열 연구(time-series study)

고르게 분포된 특정 기간 동안 시간의 흐름에 따라 순서대로 관측되는 자료를 시계열time series 자료라고 하며, 이러한 자료를 다양한 통계적 방법을 이용하여 분석하는 것을 시계열 분석 또는 시계열 연구라고 한다. 시계열 연구의 목적은 크게 두 가지로, 시계열의 생성 과정을 확률적으로 모형화하여 동 시계열이 생성되는 과정을 체계적으로 이해하는 것과, 시계열의 과거 양상이 앞으로도 계속 유지된다고 가정하고 현재까지 수집된 시계열을 바탕으로 미래를 예측하는 것이다.

환경역학에서 시계열 연구는 대기오염 역학의 대표적인 연구방법으로, 주로 사망자료 또는 질병이환 자료, 대기오염 및 기상자료를 이용하여 일일 사망률과 일일 대기오염 및 기상지표의 농도의 자료를 통합하고 이를 이용하여 시계열 분석을 수행하게 된다.

균일한 시간 간격으로 나뉘어진 시기 내에서 잇따라 측정되는 건강영향(질병 또는 사망)의 연속적인 발생을 관찰하게 되는데, 이러한 방법의 분석을 위해 포아송 회귀를 사용하여 상대위험도relative risk, RR를 산출하는 것이 가능하다. 포아송 분포는 특정 기간 동안 일정한 평균 발생률을 가지고 무작위로 발생하는 희귀사건의 계수에 관한 확률분포로, 동일한 설명변수(예: 나이, 성별) 값을 가지는 사람들의 사건 발

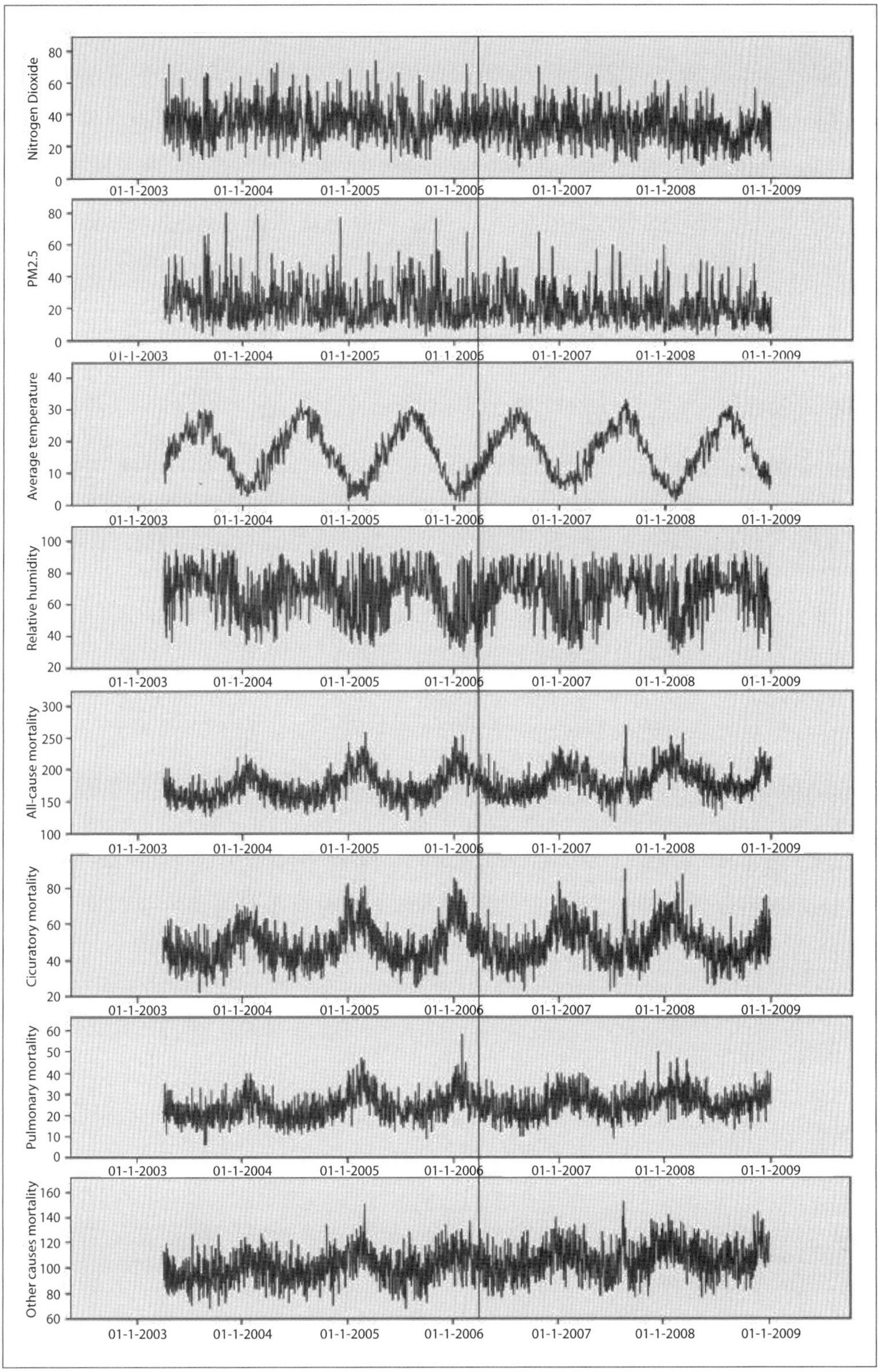

그림 8-1 2003~2008년 동안 도쿄의 대기오염, 기상조건, 조사망의 경향 (Yorifuji T et al., 2011)

생률이 전체 연구기간 동안 일정하게 유지된다는 가정을 전제로 한다.

그림 8-1의 예는 일본에서 2003년부터 2008년까지 도쿄의 23개 구에서 측정한 대기 중 일일 이산화질소, 미세먼지 농도와 일일 사망자수 간 관련성을 조사한 연구를 나타낸 전형적인 시계열 연구의 시계열 도표time-series plot로, 계절에 따라 대기오염물질의 농도와 사망률의 변화 추이를 나타내고 있다. 포아송 회귀모형을 이용한 이 연구에서는 대기오염 물질 중 미세먼지(PM2.5)가 10μg/m^3 증가할수록 심혈관계 사망률이 1.3%(95% 신뢰구간: .02-2.4) 증가하는 것을 보고하였다.

시계열 연구의 초기에는 대기오염에 따른 건강영향을 선형관계로 가정하여 일반화 선형모형generalized linear model, GLM을 사용하였지만, 최근 십여 년 동안 대기오염과 건강영향의 관계가 비선형적인 것으로 알려져, 이에 대해 시간에 따른 변이와 계절성 변동 등의 교란요인을 보정할 수 있는 일반화 가법모형generalized additive model, GAM을 주 분석방법으로 사용하게 되었다.

일반화 가법모형은 분포 및 분포의 기대값과 관련된 연결함수link function g를 명시하고, 다음을 만족시키는 함수 $f_i(x_i)$를 적합시킨다.

$$g(E(Y)) = \beta_0 + f_1(x_1) + f_2(x_2) + \ldots + f_m(x_m)$$

다음의 그림 8-2는 5년의 관찰기간 동안 서울시에서 측정한 일일 대기오염물질 농도와 뇌졸중 사망률 간 관련성을 일반화 가법모형을 이용하여 분석한 것 중

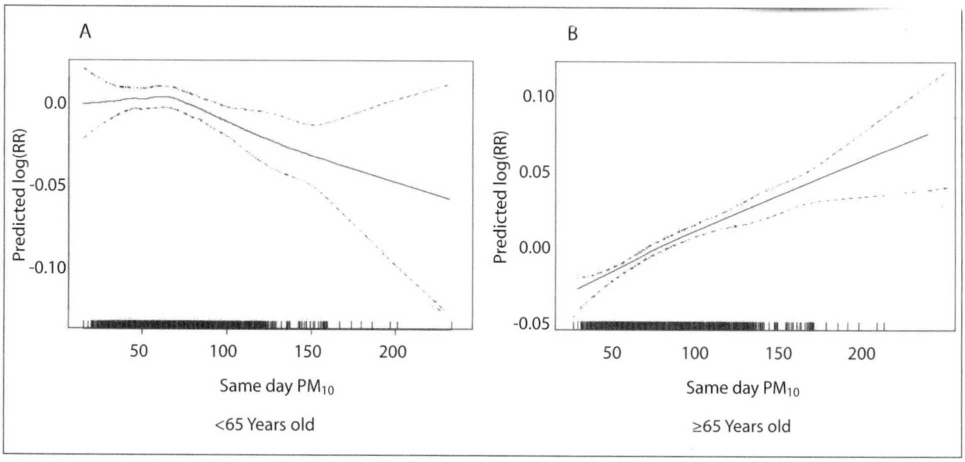

그림 8-2 65세를 기준으로 한 2개 연령군에서 미세먼지(PM10) — 뇌졸중 관계의 차이 (Hong YC et al., 2002)

일부 결과를 나타낸 도표로서, 미세먼지(PM10) 노출과 뇌졸중 사망 간 관련성이 65세 이상의 노인 군에서 경계 선상 유의성의 양의 관계를 확인할 수 있었다.

2) 사례-교차 연구(case-crossover study)

개별 교란요인을 통제할 수 있는 사례-교차 연구case-crossover study는 시계열 연구방법의 보완 또는 대체 가능한 연구방법으로 활용되고 있다. 사례-교차 연구는 위험요인노출이 일시적으로 발생하고 노출의 영향이 간헐적으로 짧게 지속되는 상황에서 발생하는 급성 질환의 병인 연구를 위해 고안된 연구방법으로, 동일 대상자에 대해 질병 또는 사망 발생 시점을 사례case로, 시간상으로 근접한 동일 노출조건의 시기를 대조군control으로 정하게 된다. 즉, 사건 발생 전 짧은 시간hazard period 동안의 환경적 노출 수준과 사건 발생 이전 일정 시간대control period의 노출 수준을 비교한다.

대기오염 역학에서는 발생 이후의 노출이 발생과 독립적이라고 가정할 수 있기 때문에, 발생 이전retrospective뿐만이 아니라 이후prospective의 시간대 및 두 가지 시간대 모두bi-directional 대조군 또는 짝지은 기간으로 정할 수 있다. 짝지은 기간은 사건 발생일을 포함하여 대부분 4주 또는 1달 이내로 설정하며, 요일, 온도 및 습도 등을 보정한다. 조건부 로지스틱 회귀분석을 통해 교차비odds ratio, OR를 산출한 결과해석이 가능하다.

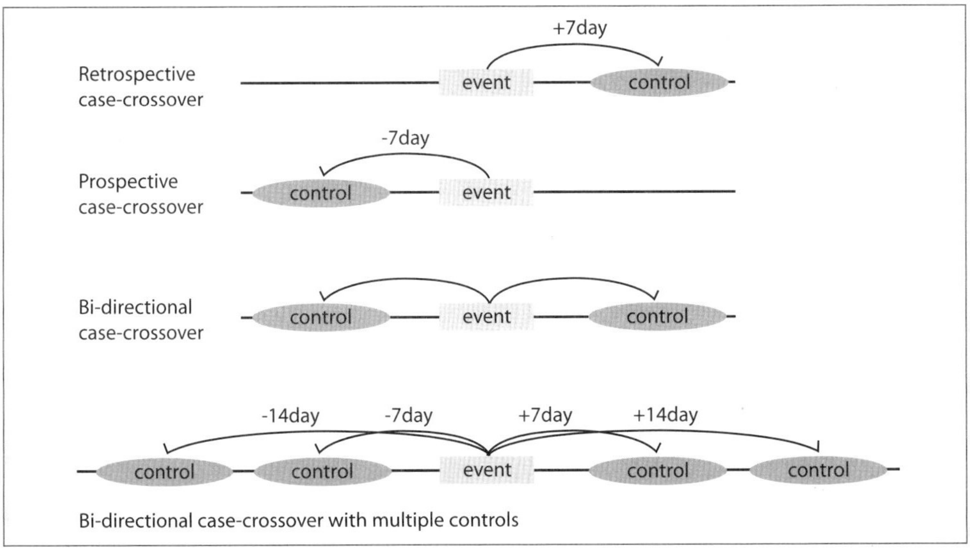

그림 8-3 사례-교차 연구에서 대조 기간(control period) 짝짓기 방법

사례-교차 연구는 시계열 연구에 비해 연구기간이 짧고, 자료의 규모 측면에서 효율적이며, 동일 대상자를 대조군으로 정하여 다양한 교란요인을 조절할 수 있다는 장점이 있으나, 선택 바이어스 및 시간-의존적 교란요인의 영향을 받을 수 있다는 점도 고려해야 한다.

3) 대기오염 역학의 기타 개념

대기오염 노출에 따른 건강영향은 반드시 노출 즉시 나타나지 않을 수 있다. 노출기간이 어느 정도 경과 후, 축적된 노출 정도에 따라 측정이 가능한 정도의 건강영향이 발생되기도 한다. 이러한 지연효과lag time effect의 예로, 미세먼지 중 PM10의 노출에 따른 전체 및 심혈관계 사망의 영향은 노출 하루가 지난 후에 측정된 일일 PM10 농도와 가장 큰 유의한 관련성을 나타내는 것으로 보고되고 있다.

대기오염 역학에서 고려해야 할 다른 사항으로는 공선성collinearity인데, 대기오염의 노출은 동시다발적이기 때문에 노출평가 또한 단일 오염물질뿐만이 아니라 공통적으로 영향을 줄 수 있는 오염물질을 함께 보정하기도 하며, 이를 상호오염원 영향co-pollutant or multi-pollutant effect라고 한다. 다수의 연구에서 대표적인 대기오염물질인 미세먼지와 이산화질소는 높은 상관계수를 보고하였으며, 이 경우 상호보정 시 지나친 보정이 이루어져서 영향이 과소평가될 수 있다. 또한, 대기오염에 의한 건강영향에 대해 온도, 습도 등의 기상요인의 상호작용interaction도 고려해야 한다. 예를 들어 오존의 노출과 호흡기 사망과의 관련성을 조사할 때, 일일 평균온도 및 최고온도가 높은 여름에 오존에 의한 호흡기 사망의 연관성이 더 크게 나타나며, 이때 오존 농도와 온도의 상호작용을 고려하는 것은 필수적이다.

3. 패널연구(panel study)

패널연구panel study 또는 반복측정연구repeated measure study는 단면연구와 코호트 연구의 혼합 형태로서, 단면적인 노출과 건강영향을 조사한다는 점에서 단면연구와 가까우며, 시간에 따라 반복적으로 추적한다는 점에서 코호트 연구와 유사하다. 환경역학에서 패널연구는 동일 대상을 장기적으로 추적관찰하여 시간에 따른 환경

노출과 단기간 건강영향 간 관련성을 조사하게 되며, 질병이환 여부와 관계 없이 초기에 선정된 패널연구대상자를 지속적으로 관찰하여 시간에 따른 대상자의 특성 변화를 관찰하는 것을 목표로 한다. 따라서 기저상태에서 노출의 유무에 따라 구분하고, 질병이나 사망의 발생을 결과 지표로 삼으며, 결과의 원인구명을 목표로 하는 코호트 연구와는 다르다. 또한, 반복적인 단면연구를 수행한다는 점에서 경향연구trend study와도 유사하나, 동일한 모집단이기는 하나 매번 표본추출을 반복하는 경향연구에서는 동일대상이 다시 추출될 가능성이 매우 낮기 때문에 동일 대상자를 반복 측정하는 패널연구와 구별이 된다.

패널연구의 분석방법은 혼합모형mixed model을 사용하는데, 이러한 분석방법은 개체간 변이inter-individual variation뿐만이 아니라 개체내 변이intra-individual variation도 고려하는 것이 가능해지는데, 이는 다음의 식으로 표현할 수 있다.

$$Y = X\beta + Zv + \varepsilon$$

$X\beta$: 대상자 간(between-subject) / 고정 효과(fixed effect)

Zv : 대상자 내(within-subject) / 임의 효과(random effect)

ε : 반복측정 효과

혼합모형 분석 시 공분산 구조covariance structure에 따라 상관행렬correlation matrix를 지정하게 되는데, 이는 기간 등 반복측정의 양상에 따라 선택할 수 있다. 연속변수 또는 범주형 변수의 이용에 따라 결과 값을 beta 추정치 또는 교차비로 산출할 수 있다.

패널연구는 환경역학에서 노출과 건강영향의 측정 및 평가의 특성을 고려할 수 있어 선호되는 연구방법 중 하나이며, 현재 국내에서 활발히 진행 중인 패널연구 중 하나인 Korean Elderly's Environmental Panel(KEEP) Study에서는 서울시 노인 인구집단을 대상으로 환경오염물질에의 노출 정도와 다양한 생체지표 및 건강영향지표를 3년의 기간 동안 5회에 걸쳐 측정하고, 혼합모형분석을 통해 이들 간 관련성을 조사하고 있다. 현재까지 보고된 연구결과로는 대기오염에의 노출과 인슐린저항성 및 산화손상 지표의 관련성, 비스페놀 A의 노출과 혈압 간 관련성 및 비타민 D 농도와 대사증후군 지표 간 관련성 등이 있다.

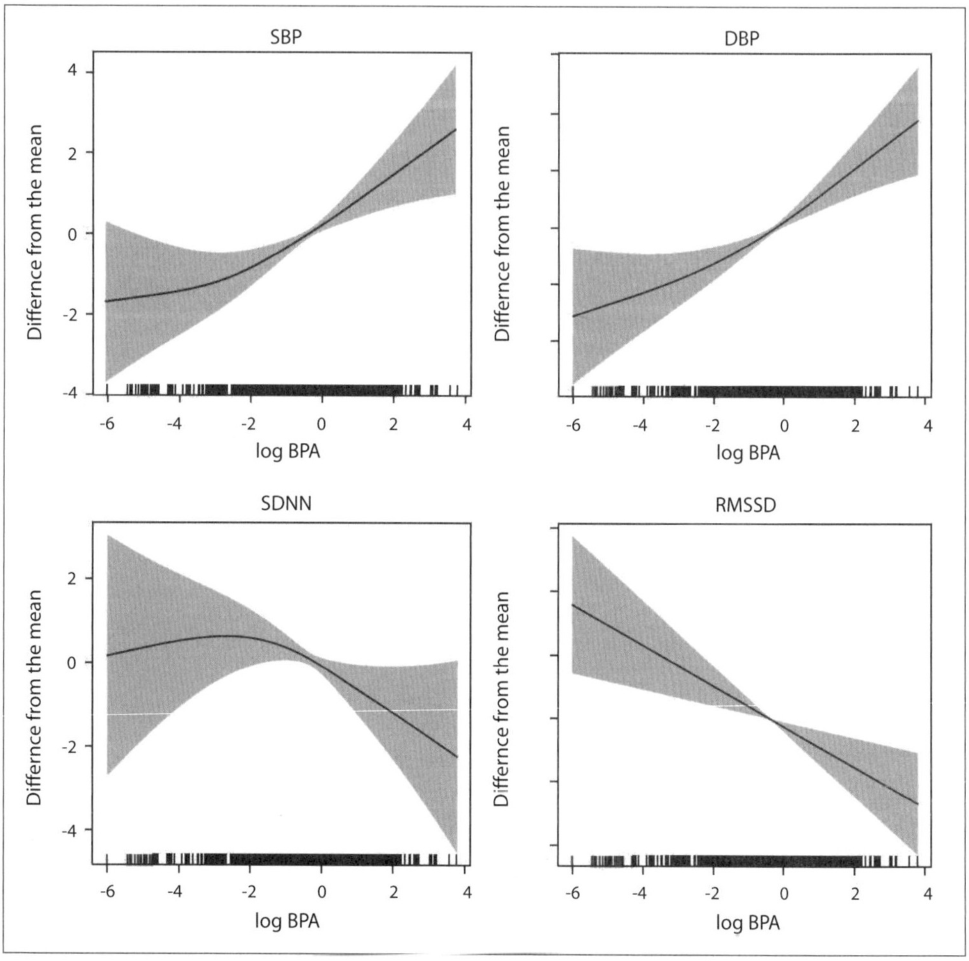

그림 8-4 혼합모형 분석을 통한 요중 비스페놀 A 농도와 혈압 및 심박 변동의 관련성 (Bae S et al., 2012)

4. 공간분석(spatial analysis)

공간분석spatial analysis은 공간역학spatial epidemiology의 상위 개념으로도 표현하며, 정의된 인구집단에 대한 노출의 발생원과 가능한 경로를 확인하거나, 표적 인구집단에서 환경노출의 수준을 추정하는 데에 이용한다. 공간분석의 시초는 1853년 영국의 John Snow가 점지도spot map를 이 용하여 콜레라의 감염경로를 규명한 것으로, 특정 물 펌프를 이용하는 지역에서 콜레라에 의한 사망자수가 높은 것을 표시한 그의 점지도는 역사적 유물로 보존되어 있다.

현대에는 지리학적 자료를 다루기 위해 고안된 GISgeographic information system를 이용한 공간분석방법이 환경역학에서 활용되고 있으며, 행정구역 또는 지정된 기준선망 구역 내 환경노출의 정도나 표준사망비standardized mortality ratios, SMRs 또는 표준발생비의 비교조사를 예를 들 수 있다.

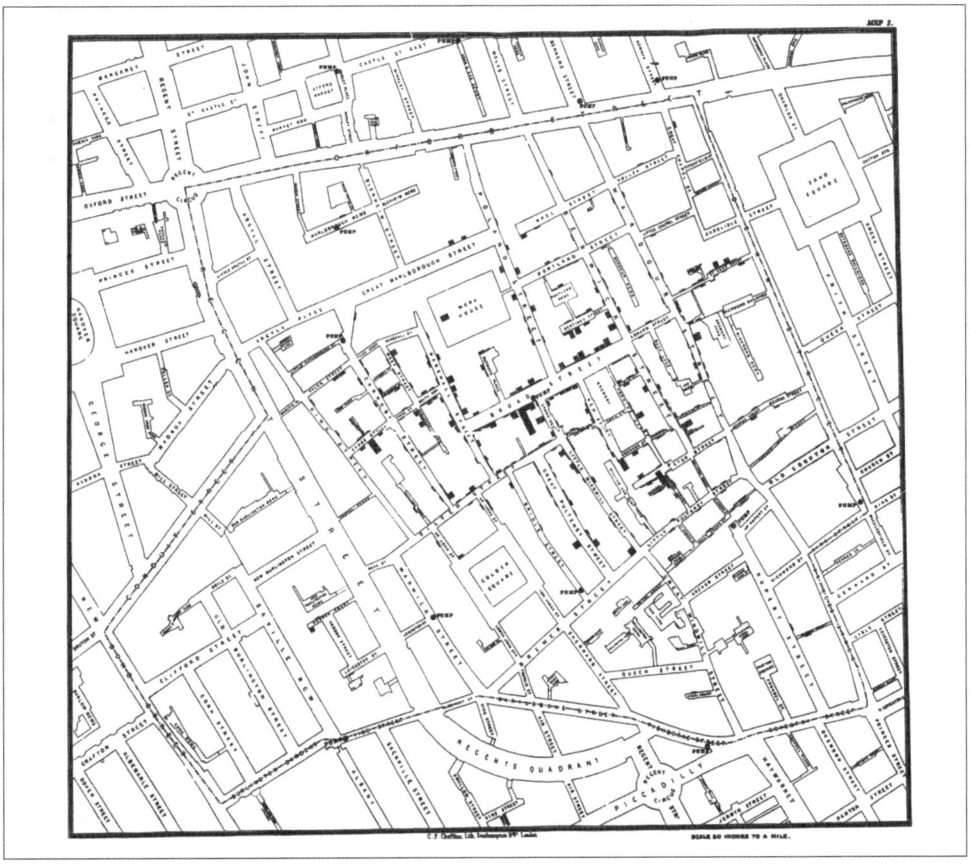

그림 8-5 John Snow의 콜레라 사망 점지도

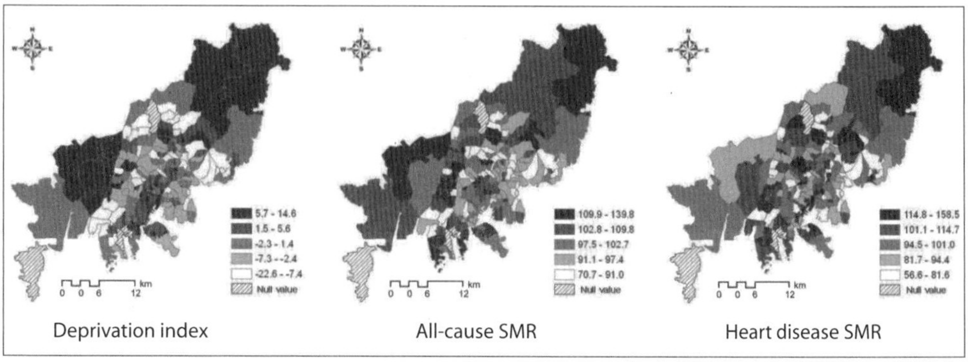

그림 8-6 부산시 동별 사회적 박탈지수와 표준사망비의 공간적 분포 (Choi MH et al., 2011)

환경역학에서 공간의 개념은 노출평가에 있어서 중요하기 때문에, GIS를 이용하지 않은 통계분석 수준에서도 충분히 고려 가능하다. 예를 들어, 4차선 이상의 주요 도로와 집과의 거리를 연속변수 또는 범주형 변수로 설정하여, 거리와 소아천식 유병률 등의 건강영향 간 관련성을 조사할 수 있다.

5. 유전-환경 상호작용 연구(gene-environmental interaction study)

질병의 발생이 개인의 유전적 소인과 더불어 환경적 인자에 의해 결정된다는 개념의 유전-환경 상호작용gene-environment interaction은 환경역학에서도 통용되는 개념으로, 특히 인간유전체에서 기능을 하는 유전자로 발견된 유전자에 대해 유전자다형성에 따른 건강영향의 차이를 조사하는 유전적 감수성genetic susceptibility 연구 또한 나날이 발전하고 있다.

그림 8-7의 예는 서울시 거주 노인 인구집단을 대상으로 수행한 패널연구에서 대기오염물질의 노출과 인슐린저항성 간 관련성이 GSTM1, GSTT1, GSTM1 유전자형 조합에 따라 영향을 받는 것을 조사한 연구결과로, 세 가지 유전자다형성의 조합을 두 군으로 나뉘었을 때(0-1 risky genotypes vs. 2-3 risky genotypes) 더 '위험한' 유전자형의 조합을 가진 군에서 유의한 대기오염-인슐린저항성 관계를 나타내는 것을 규명할 수 있었다. 이때 GST 유전자다형성은 환경노출(대기오염)과 건강영향(인슐린저항성)의 관련성에 대해 상호작용을 나타내는 것으로 결론을 지을 수 있다.

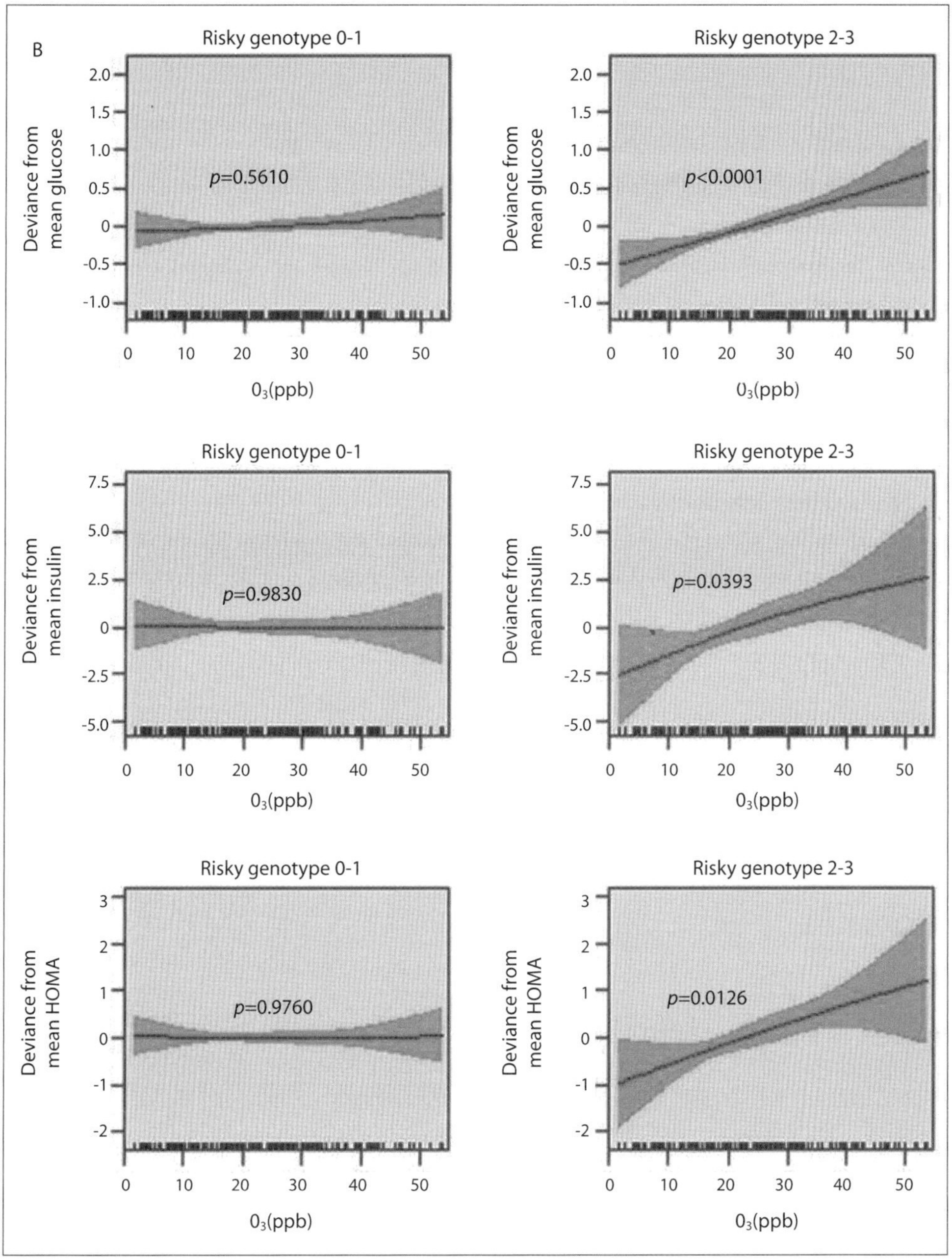

그림 8-7 대기 중 오존의 노출과 인슐린저항성 지표 간 관련성에 대한 GST 유전자다형성의 영향 (Kim JH et al., 2012)

참고문헌

대한예방의학회. 예방의학과 공중보건학(수정판). 계축문화사. 2011. pp.382-386.

Bae S, Kim JH, Lim YH, Park HY, Hong YC. Associations of bisphenol A exposure with heart rate variability and blood pressure. Hypertension. 2012 Sep;60(3):786-793.

Baker D, Nieuwenhuijsen MJ. Environmental Epidemiology: Study Methods and Application. New York; Oxford University Press. 2008. pp.171-226.

Choi MH, Cheong KS, Cho BM, Hwang IK, Kim CH, Kim MH, Hwang SS, Lim JH, Yoon TH. Deprivation and mortality at the town level in Busan, Korea: an ecological study. J Prev Med Public Health. 2011 Nov;44(6):242-348.

Hong YC, Lee JT, Kim H, Ha EH, Schwartz J, Christiani DC. Effects of air pollutants on acute stroke mortality. Environ Health Perspect. 2002; 110(2): 187-191.

Kim JH, Hong YC. GSTM1, GSTT1, and GSTP1 polymorphisms and associations between air pollutants and markers of insulin resistance in elderly Koreans. Environ Health Perspect. 2012;120(10):1378-1384.

Yorifuji T, Kawachi I, Kaneda M, Takao S, Kashima S, Doi H. Diesel vehicle emission and death rates in Tokyo, Japan: a natural experiment. Sci Total Environ. 2011;409(19):3620-3627.

제9장

감염질환 유행 연구방법론

곽 진 질병관리청

1. 유행의 발생과 역학조사

감염질환 유행 발생 시의 역학조사는 역학epidemiology이라는 학문 영역의 근간이 되는 부분이며, 이를 기반으로 하여 역학적 연구방법의 발전이 이루어져 왔다. 특히 1849~1854년의 런던 콜레라 유행에 대한 스노우John Snow의 역학적 조사연구는 감염질환 유행 역학조사의 고전적 모델이 되고 있다. 사회가 발전함에 따라 질병의 발생 양상이 감염병 중심에서 점차 만성질환으로 확대되고 있으나, 역학적 연구방법으로서의 감염병 역학조사는 역학적 개념을 이해하고 적용하기 위한 기초로서 여전히 학문적 중요성을 갖고 있다.

유행epidemic, outbreak이란 일반적으로 어떤 한정된 지역에서 특정한 질병 또는 건강과 관련된 사건의 발생이 통상적인 상황에서 예상되는 것보다 명확히 증가한 것을 말한다. 유행이 인지되면 유행의 대상 및 규모를 파악하고 그 원인을 밝혀 필요한 조치를 수행하여 유행을 종식시키고, 유행의 재발 예방을 위한 대책 수립에 활용하기 위해 즉각적인 역학조사의 수행이 필요하다.

이렇듯 역학조사는 질병의 유행 발생 시 수행하게 되며, 이러한 유행의 정의로는 다음과 같은 미국보건협회의 정의가 많이 이용된다.

① 주어진 인구집단(지역사회)에서
② 비교적 짧은 기간에(상대적인 개념으로)
③ 임상적 특성이 비슷한 증후군이(원인이 동일하리라는 가정)
④ 통상적으로 기대했던 수(토착성 발생 수준) 이상으로 발생하는 것

2. 감염질환 유행 연구방법

유행 발생 시 수행되는 역학조사는 유행 원인을 밝히고 방역대책을 수립하기 위한 목적으로 수행되며, 감염질환의 경우 역학조사를 통해 원인병원체, 감염원 및 전파과정을 파악하는 것이 필요하다.

이러한 유행조사는 일반적으로 다섯 단계로 구분될 수 있으며, 첫 번째 단계는 유행의 존재 여부를 판단하고 유행의 크기를 측정하는 유행확인 단계이며, 두 번째 단계는 시간, 장소 사람 등 기술역학의 주요 변수를 중심으로 유행의 특성을 분석하는 단계이고, 세 번째 단계는 수집된 정보를 주의 깊게 관찰하여 유행의 원인에 대한 가설을 설정하는 단계이다. 네 번째 단계는 분석역학적 방법론을 적용하여 제시된 가설에 대한 인과관계 평가 및 검증 그리고 다섯 번째 단계는 조사 결과에 근거한 유행 관리 및 방역조치를 수행하는 단계이다.

3. 감염질환 유행 연구의 단계

1) 유행의 확인

유행조사에 착수하기 위해서는 우선 유행의 존재를 확인하여야 한다. 인지된 상황이 유행에 해당하는지 판단하기 위해서는 환자(의심사례) 발생 현황을 파악하여 각 사례를 사례정의case definition에 따라 분류하고 이에 해당하는 사례를 추려 내어 그 발생 수준을 통상적으로 기대되는 평상시의 발생 수준과 비교하는 과정을 거친다.

조사 초기에는 현재 유행하는 질병이 어떤 질병인지 확신하기 어렵고 병원체가 검출되는 사례가 많지 않을 수 있기 때문에 유행의 확인을 위해 환자 발생 현황

을 파악할 때에는 확진되지 않은 의심사례까지 포함하여 전체 발생 현황을 파악하도록 한다. 또한 사례정의를 적용할 때에도 초기 환자들의 면담을 통해 증상 등의 임상적 특성과 시간적, 공간적, 인적 특성을 포함하는 역학적 특성을 반영하여 설정하도록 한다. 이후 조사의 진행에 따라 실험실적 진단결과 등 정보가 더 모이면 차츰 엄격한 사례정의를 사용할 수 있으며, 이 경우 실험실적으로 확인된 사례는 확진자로, 그렇지 않은 사례는 의증(의사) 환자로 구분하여 분석에 적용할 수 있다.

사례정의에 따라 환자 수가 결정되었으면 유행인지 아닌지를 판단하게 되는데, 과거자료를 기초로 하여 통상 기대되는 발생 수준이 얼마인지를 파악하여 비교하여야 한다. 실제 환자는 증가하지 않았으나 보고 체계의 변화, 진단방법의 변화, 관심도의 변화 등 인위적인 요인에 의해 환자 발생이 늘어난 것으로 보일 가능성에 대한 평가도 필요하다. 그러나 환자 발생 양상이 폭발적으로 증가한 상황이거나 해당 지역에 전혀 나타나지 않았던 질병이 다수 발생하였다는 특별한 비교분석 없이도 유행으로 판단할 수 있다.

2) 유행의 기술역학적 분석

유행의 역학적 특성을 파악하기 위하여 기본적으로 유행곡선을 통해 시간적 특성을 분석하게 된다. 이것은 시간에 따른 환자 발생의 양상 및 분포를 평가하는 것으로 상황에 따라 일별, 주별, 월별 또는 시간대별 유행곡선을 그려 분석할 수 있다. 유행곡선은 시간(날짜)을 X축으로 하고 신환자 수를 Y축으로 표시한 그림을 말하며, 여기서 Y축에 들어가는 환자는 반드시 해당 시간에 새로 발생한 환자(신환자)여야 한다. 유행곡선은 유행에 대한 기술에서 가장 중요한 사항의 하나로, 유행곡선을 통해서 많은 유용한 정보를 얻을 수 있다. 유행곡선을 분석하면 질병발생 또는 원인 노출이 시작된 시기를 유추할 수 있고 전파양식이나 2차, 3차 유행의 여부를 확인하고 향후의 유행 전개양상을 예상할 수 있다.

유행곡선은 모양에 따라 여러 가지 정보를 제공하는데 만약 봉우리가 하나인 단일봉이라면 공동감염원에 모든 사람들이 동시에 노출되었음을 의미한다. 사람에서 사람으로 직접 접촉전파된 경우는 불규칙한 봉우리 모양을 만들지만 유행곡선의 큰 봉우리 사이, 혹은 1차 감염자와 2차 감염자를 구분하여 유행곡선을 그리면 봉우리 사이 간격이 비교적 일정하게 나타날 수 있는데, 이 간격은 해당 질병의

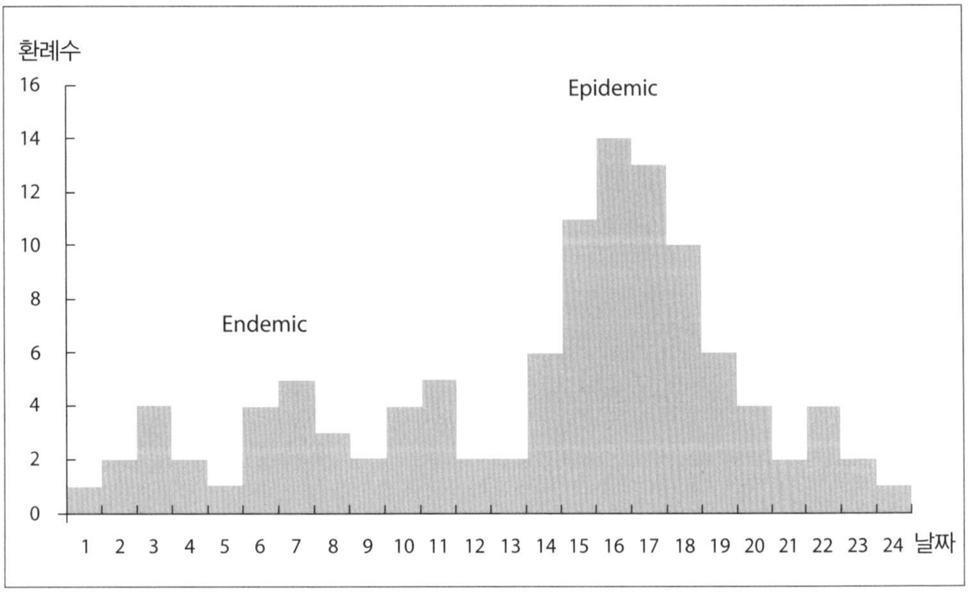

그림 9-1 유행곡선

세대기가 된다.

이러한 시간적 특성을 파악함으로써 유행의 원인병원체 및 감염원을 추정하는데 필요한 단서를 확보할 수 있고, 역학조사 및 방역조치의 적절성을 평가할 수 있다.

한편, 경우에 따라 유행은 공간적 및 인적 특성에 대해서도 기술할 필요가 있다. 특히 지역사회 유행에서는 감염원 및 감염경로에 대한 정보를 얻을 수 있는 점지도spot map 작성이 중요하며, 환자의 연령이나 성별 등의 인구학적 특성 및 발생시기별로 점지도를 여러개 그려보는 것이 좋다. 가능하다면 원인으로 의심되는 요인의 분포도 점지도 상에 함께 나타내 봄으로써 원인 규명에 큰 도움을 얻을 수 있다.

병원의 특정 병동이나 중환자실 등에서 유행이 발생하였을 때 감염이 일어난 병상과 그렇지 않은 병상, 환자나 감염자의 공간적 배치를 파악한다거나, 학교에서 발생한 유행에서 학년 및 학급별 환자 발생 양상을 교실배치도상에서 분석하는 것도 역시 공간적 특성에 대한 분석에 해당하며 이를 통해 감염경로에 대한 중요한 단서를 찾을 수도 있다.

또한 성별, 연령별, 사회경제 상태별, 직업별 발생률과 같은 인적 특성도 연구대상 질환과 목적에 따라 활용할 수 있다. 각 특성별 질병발생에 어떤 차이가 있는지를 평가함으로써 질병의 위험요인이나 고위험군을 찾아낼 수 있으며 감염경로 파악이나 고위험군 관리, 향후 전파예방 등에 중요한 단서를 발견할 수 있다.

3) 가설 설정

기술역학적 분석을 토대로 가능성이 높은 병원체, 병원소, 감염원, 전파 양식 등에 대한 가설을 세운다. 가설을 설정할 때는 대상 인구집단에 대한 규정, 원인적 요인의 특성, 예측되는 결과의 특성, 양-반응 관계, 원인 노출 이후 질병발생까지 소요 기간 등이 포함되도록 한다. 유행의 시간적, 공간적, 인적 특성에 대한 기술역학적 분석을 세밀하게 수행할수록 더욱 타당한 가설을 수립할 수 있다. 가설을 설정하였으나 가설로 설명되지 않는 사례가 존재한다면 유행 질병이 아닌 다른 질병을 잘못 진단한 경우나 가설과 다른 감염원이나 전파경로가 존재하는 경우가 아닌지 확인해 볼 필요가 있다.

4) 분석역학적 분석

수립한 가설을 평가 및 검증하기 위하여 분석역학적 연구방법을 적용하며, 유행조사도 다른 역학적 연구와 마찬가지로 일반적으로 코호트 연구와 환자-대조군 연구를 이용한다. 그러나 유행조사 착수 시 유행의 원인 및 질병발생 시점이 모두 과거이므로 이때의 역학연구는 모두 후향적 연구가 되며, 이에 따라 '후향적 코호트 연구'와 '환자-대조군 연구'가 대표적으로 활용된다.

일반적으로 학교, 직장, 군대 및 수용시설과 같이 대상이 명확한 집단에서 발생하는 유행의 경우 규모가 과도하게 크지 않다면 후향적 코호트 연구가 추천된다. 그러나 위험요인에 노출된 집단이 명확히 규정되기 어렵거나 집단의 규모가 조사인력이 감당하기 어려울 정도로 큰 경우에는 환자-대조군 연구를 택하도록 한다. 각 연구방법에 있어 위험요인과 질병 사이의 연관성은 후향적 코호트 연구에서는 비교위험도(RR, relative risk)로, 환자-대조군 연구에서는 교차비(OR, odds ratio)로 평가한다.

5) 역학조사결과에 근거한 유행관리 및 방역조치

유행조사의 궁극적 목적인 유행의 차단 및 확산방지를 위해 필요한 방역조치는 역학조사 중이라고 하더라도 관련된 정보가 얻어지는 즉시 시행한다. 질환에 대하여 파악되는 정보에 따라 적절한 환자 치료법, 격리방법 및 인구집단에 적용할 수 있는 예방법과 관리방법을 결정하여 적용하고, 실행 후에는 반드시 이의 효과를 평가하여야 한다.

방역조치 질환 발생에 관여하는 요소에 직접 개입하는 것으로서, 오염원 제거 및 소독, 환자격리, 주민 이동 등 원인적 요인을 제거하는 방법과 질병 매개체의 제거 및 소독, 위생 상태 개선과 같이 질병의 전파를 차단하는 방법, 그리고 예방접종 또는 예방적 약물요법의 적용과 같이 사람의 반응을 변화시키는 방법 등이 있다.

유행조사를 통해 병원체, 병원소, 감염원, 전파방식 등의 정보가 확인되었다면 이에 근거한 적절한 방역조치를 수행하게 되고, 역학조사가 제대로 이루어지고 이에 따른 예방 및 관리조치가 적절했다면 유행은 종식될 것이다. 그러나 적절한 관리나 개입 후에도 발생 이전 상황으로 돌아가지 않는다면 가설 설정부터 다시 시작해야 한다.

한편, 방역조치의 효과 확인에 있어 유행의 종료를 판단하기 위해서는 효과적인 환자 발생 감시체계가 지속적으로 가동되고 있어야 하며, 일차적인 유행 역학조사가 이루어진 후에도 신환자의 발생을 신속히 인지할 수 있는 감시체계가 해당 지역사회 또는 인구집단에서 운영되도록 할 필요가 있다.

유행조사가 종료된 후에는 그동안 수집된 자료와 세부적인 조사결과를 종합하여 보고서의 형태로 정리하며 이를 관련기관 및 당사자들과 공유하도록 한다. 또한 이러한 자료들이 일회적으로 사용되고 소멸되지 않도록 체계적으로 보관하거나 학술적으로 정리하여 보고함으로써 추후에도 유사 상황 발생 시 또는 예방적 대책 수립시에 활용이 가능하도록 하는 것이 중요하다.

4. 수인성 · 식품매개질환 유행 조사의 실제

감염질환 중 유행조사를 가장 흔히 시행하는 경우가 수인성·식품매개질환 유행이다. 수인성·식품매개질환의 유행은 2명 이상의 사람이 동일한 음식물(음용수 포함)을 섭취한 것과 관련되어 유사한 질병양상을 나타내는 것으로 정의된다.

학교, 단체급식소, 대중음식점, 각종 행사 등에서 수인성·식품매개질환 유행이 발생하였을 경우 현장역학조사를 중심으로 유행조사에 들어가게 되는데, 현장역학조사는 크게 설문조사와 검체채취로 구성되며, 설문조사는 환자(유증상자), 추정위험요인노출자 및 조리종사자를 대상으로 이루어지며, 검체채취는 환자 및 조리종사자의 인체검체와 보존식, 음용수, 조리도구 등 환경검체에 대하여 이루어진다. 경우에 따라 식자재 유통경로, 물공급 현황, 지리적 특성, 기상요인 등에 대한 추가정보 확인이 필요한 경우도 있다.

1) 설문조사

설문조사는 정해진 역학조사서 양식을 상황에 맞게(일자별 식단 등) 변형하여 사용하며, 기본적으로 인적사항(이름, 나이, 성별, 거주지, 소속, 연락처 등), 임상증상(추정되는 질환별 예상 증상), 추정 공동매개체(식품·음용수 섭취력, 환자접촉력, 여행력 등)에 대한 문항을 포함하도록 한다. 단, 조사대상자의 학력, 보건학적 상식, 참여욕구 등을 고려하여 질문의 난이도와 어투를 조정할 필요가 있으며, 모호하거나 중복되는 질문을 피하도록 한다. 조사대상자로는 환자(유증상자)만이 아닌 위험요인노출자 전체를 포괄하여야 하고, 조리종사자 역시 누락되지 않도록 한다. 식품섭취력 설문을 구성할 때는 최소한 유행발생 3일 전까지의 식단을 확보하여 역학조사서 양식에 반영하여야 한다(잠복기가 긴 병원체가 의심되는 경우 조사대상 기간을 늘여야 한다). 설문방식은 기본적으로 일대일 면접조사를 원칙으로 하나 대규모 인원에서 발생하는 유행의 경우 조사자가 전체 대상자에게 일괄적으로 설문 문항을 설명하고 대상자가 직접 설문지에 기입하는 형태로 진행할 수 있다. 이 경우 조사자가 역학조사서를 최종 확인하여 무응답 및 응답오류의 발생을 최소화할 필요가 있다.

2) 인체검체의 채취

인체검체는 대변 채취를 원칙으로 하나 상황에 따라 대변 채취가 어려울 경우 직장도말 검체를 1인당 2개(세균, 바이러스 검사용)를 채취한다. 여건상 대변검체 대신 직장도말 검체를 채취하더라도, 전체 검사대상자의 일부에 한해서는 대변검체를 확보하도록 하는 것이 원인병원체 검출에 도움이 된다.

3) 환경검체의 채취

환경검체는 보존식, 조리도구, 음용수, 조리용수 등을 대상으로 한다. 보존식은 적정 보관 여부, 보관장소 온도, 보존식 소독처리 여부 등을 조사한 뒤 식품별로 100g 이상 채취하며, 햄버거 등 혼합식품은 가급적 분리된 원재료를 수거고, 조리도구(칼, 도마, 행주, 식품보관용기 등)에 대한 도말검체를 채취한다. 물에 대해서는 유행 발생장소에서 사용하고 있는 음용수, 조리용수, 생활용수별로 물의 종류(상수도, 마을상수도, 지하수 등)를 사전에 파악한 후, 각각에 대하여 멸균된 채수용기(1L 및 4L)에 채취한다. 물이 공급되는 경로 상의 주요지점을 모두 포괄할 수 있도록, 원수, 물탱크, 수도꼭지 및 냉온수기·정수기 등을 대상으로 채수한다. 상수도에 대해서는 휴대용 잔류염소 측정기를 이용하면 현장에서 염소농도 측정을 통해 수도관 결함에 의한 특정지점의 분변오염 가능성 등을 평가할 수 있다.

4) 역학조사 결과보고서 작성

결과보고서는 유행 역학조사를 수행하는 과정 그 자체를 자세히 기술하는 것이며, 이를 통해 과학적이고 합리적인 방법으로 유행의 원인을 규명하는 것을 그 목적으로 한다. 여기에는 사실에 근거하여 핵심 내용만 명확하고 간결하게 제시하며, 원인을 추정 및 분석해 나가는 과정은 자세하고 논리적으로 기술한다. 조사 및 검사 결과 음성으로 나온 사항이라도 원인을 추정하기 위해 시행한 모든 조사 및 검사의 결과는 보고서에 기재하는 것이 원칙이다.

결과보고서의 내용은 발생개요, 역학조사 방법, 결과 및 결론으로 구성되며, 발생 개요에는 유행 인지경과 및 주요 양상 등을 기록하며, 역학조사 방법에는 역학조사반 구성, 환례정의, 조사디자인, 현장역학조사 방법(설문조사, 검체채취 및 의뢰 등) 등을 기술한다. 결과에는 앞서 역학조사 방법에서 기술한 각 항목의 조사, 검사, 분석 결과를 누락되는 사항 없이 모두 나열하며, 유행곡선도 함께 제시한다. 결론에는 지금까지 제시된 결과를 바탕으로 유행의 양상을 규정하고 원인병원체, 감염원, 감염경로 등을 추정하며, 조사과정에서 발생한 문제점 및 조사의 제한점 등도 기술할 수 있다.

참고문헌

대한예방의학회. 예방의학과 공중보건학. 계축문화사. 2010.

안윤옥 등. 역학의 원리와 응용. 서울대학교출판문화원. 2005.

보건복지가족부 질병관리본부, 식품의약품안전청 편. 수인성·식품매개질환 역학조사 지침. 질병관리본부. 2009.

제10장

분자역학연구방법론

강대희 / 최지엽 서울대학교 의과대학

1. 분자역학의 소개

전통적인 역학 개념으로 '노출과 질병 관련성의 정량화'라는 목적을 달성하기는 일반적으로 쉽지 않다. 노출군과 비노출군 또는 질병군과 대조군을 분류하는데 오류가 발생할 가능성이 높고, 그 결과로 비뚤림이 발생한다. 전통적 역학연구의 또 다른 단점은 숙주요인 또는 개개인의 감수성에 대한 평가가 어려웠다는 것이다. 연령, 성별 이외의 유전적 요인이나 환경 유해물질에 대한 개개인의 대사능력 등은 측정할 수 없었다. 예를 들어 같은 양의 발암물질에 노출되더라도 특정 사람들에서만 질병이 발생하고, 고농도의 발암물질에 장기간 노출되어도 질병이 발생되지 않는 사람도 있다. 이러한 맹점을 보완하는 방안으로 분자생물학 또는 유전학적 지표를 이용하여 노출-질병 관련성을 정확히 파악하기 위한 노력이 역학분야에서도 진행되고 있다.

분자역학은 '역학적인 연구에서 생체지표를 이용하는 방법론'이라고 정의할 수 있다. 유해인자의 노출과 질병발생 간의 사이에 벌어지는 일련의 사건에 대한 지식이 쌓여가면서, 1980년대 초부터 등장한 분자역학이라는 새로운 분야가 특히 환경성 발암론에 관한 연구에서 본격적으로 등장하였다. 그림-1은 이러한 분자역

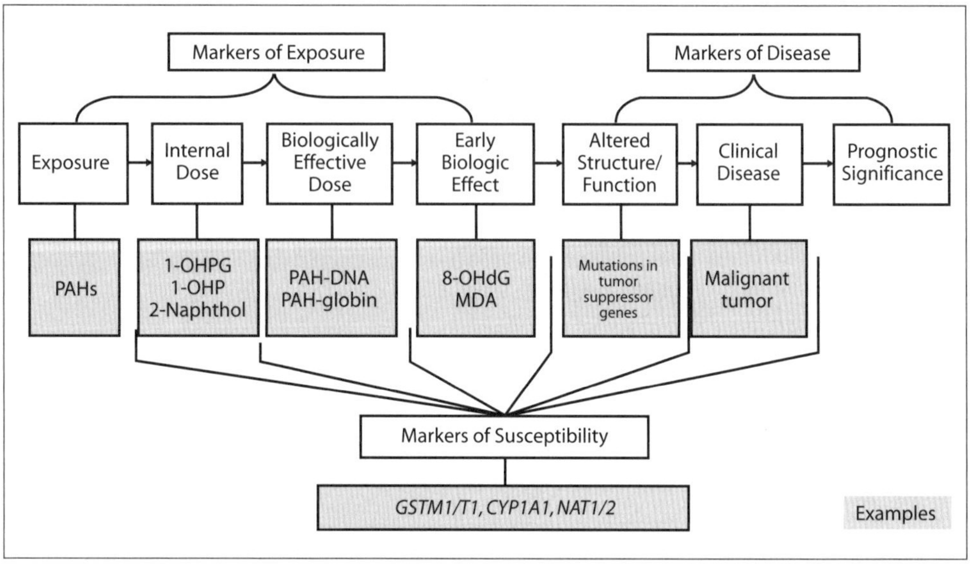

그림 10-1 분자역학연구 연속선의 구성요소 및 예시 (Schulte and Perera, 1993 with copyright permission)

학의 영역을 도식적으로 정리한 것이다.

생체지표biological markers, biomarkers는 인체 내 생리학적, 세포학적 또는 분자수준에서 벌어지는 일을 나타내 주는 지표를 총칭한다. 연구 초기에는 가설에 기반한 생체지표가 사용되었으나(예: 외부 물질대사에 관련된 유전적 변이, 내인성 발암물질의 정량, 등) 생화학적 동정의 기술이 발달하면서 전장 유전체genome-wide scan of common genetic variant, mRNA와 microRNA의 발현, 프로테오믹스, 대사체 등이 이용되고 있다. 동시에 인구집단에서 시료를 사용하여 다양한 정보가 생산되기 때문에 참여대상자의 권리와 사생활 보호와 같은 윤리적 문제도 함께 대두되고 있다.

이번 장에서는 생체지표의 분류 및 특성에 대한 기술과 이를 이용한 분자역학 연구방법론의 장단점 그리고 연구대상자 수에 대하여 설명하고자 한다.

2. 생체지표의 종류

생체지표는 노출지표, 효과지표, 감수성 지표로 분류한다(표-1). 생체지표를 노출-질병의 연속 선상에서 세분해 보면, 노출exposure, 내부용량internal dose, 생물학적 효과용량biologically effective dose, 초기 생물학적 효과preclinical response, 변화된 구조 및 기능altered structure/function, 임상적 질병clinical disease, 감수성 지표susceptibility 등의 요소로 되어 있다(그림 10-1, 표 10-1).

표 10-1 생체지표의 분류

- **노출지표**
  - 외부노출(exogenous exposure): 경로, 빈도, 기간, 강도를 고려
  - 내부 용량(internal dose)
  - 생물학적 효과 용량(biological effective dose)
  - 초기 생물학적 효과 용량(early biological effect)
- **감수성 지표**
- **효과지표**
- **위험 및 진단**(risk and diagnosis): **예방 및 조기 진단 관련**
- **예후 및 예측**(prognosis and prediction): **치료 관련**

내부용량 지표의 예로는 발암물질의 소변 내 대사산물polycyclic aromatic hydrocarbon metabolites, 생물학적 효과용량지표의 예로는 DNA adduct, telomere length가 있으며, 초기 생물학적 효과지표의 예로는 염색체 이상, 유전자 돌연변이, 암유전자 활성화, 종양억제유전자 비활성화 등이 있고, 감수성 지표의 예로는 glutathione-S-transferease(GST), N-acetyltransferase(NAT) 등 외부물질 대사효소의 유전자 다형성이나 DNA 회복능력(DNA repair capacity)의 차이 등이 있다.

3. 생체지표의 사용 시 유용성과 고려사항

생체지표를 이용함으로써 기존 전통역학의 한계점을 극복할 수 있다. 첫째, 노출과 질병발생 사이의 일련의 단계별 관계를 보다 명확히 규명할 수 있다(예: HPV 감염과 자궁암 발생의 과정). 둘째, 소량의 노출량도 측정이 가능하며, 실제 노출량에 근접한 수치를 제공한다(예: 간접흡연에 대한 노출로써 소변 중 nicotine 측정). 셋째, 질환의 자연사 중 임상적으로 발현되기 이전 단계를 사건을 인지한다(예: 고위험군의 경우 선임상 단계에서 DNA methylation의 변이 관찰). 넷째, 노출과 질병발생에 대한 분류 오류를 현저하게 줄일 수 있다(예: 소변 중 담배의 대사체를 정량하여 산모의 간접흡연 노출량과 신생아 저체중에 대한 관련성 보고). 다섯째, 교란변수 및 매개변수의 변이 및 요인 간 상호작용 파악에 도움을 준다(예: 1상과 2상 대사효소의 유전체 다형성과 흡연 시 노출되는 발암물

표 10-2 생체지표 이용한 역학연구의 장점과 단점

장점	단점
설문조사와 비교하여 객 관적이다 정확성이 높다 타당도가 높다 비뚤림이 적다 질병의 자연사 연구가 가능하다	시료의 처리 및 보관이 필요하다 시료 채취의 시점을 고려해야한다 시료 및 생체지표 분석에 비용이 발생한다 실험실적 오류가 생길 수 있다 윤리적인 고려사항이 증가한다

질의 대사가 방광암에 미치는 영향이 다름). 여섯째, 질병발생의 생물학적 기전을 밝히는 데 기여한다(예: 아플라톡신에 의한 albumin adducts 생성 및 간암 위험도 증가). 일곱째, 개인 또는 집단의 위해도 평가에 도움을 준다(예: BRCA1/2 mutation 여부와 유방암/난소암 발병의 위험도). 여덟째, 개인 간 유해물질에 대한 감수성의 차이를 평가할 수 있다(예: GSTs 유전형에 따라 음주에 의한 유방암 위험도의 차이)(modified from Spitz et al, Carcinogenesis, 2010).

그러나 분자역학연구에서 생체지표를 사용하는 데에는 다음과 같은 사항을 고려해야 한다. 첫째, 지표의 생물학적 적절성, 둘째, 지표의 흡수, 분포, 대사 및 배설에 관한 약동학적 이해, 셋째, 노출과 지표 간의 시간적인 관련성, 넷째, 지표의 자연적인 변이, 다섯째, 지표 측정의 타당도 및 재현성(타당도, 특이도, 재현 가능성, 예측도 등), 마지막으로 시료 채취 및 처리, 보관 방법 등에 대한 관리가 필수적이며, 특히 역학연구의 특성상 인체 시료를 이용하므로, 참여자의 동의와 비밀 보장에 대한 사항도 고려하여야 한다.

생체지표를 이용한 연구의 장단점은 표 10-2에 요약하였다.

4. 분자역학연구의 종류

분자역학연구의 종류는 생체지표를 개발하는 이행연구와 개발된 생체지표를 역학연구에 이용하는 질병원인연구 및 실험연구가 있다.

1) 이행연구

생체지표의 주된 목적이 증상이 없는 질병 진단 이전 상태의 변화를 겪는 사람이

표 10-3 분자역학연구의 종류

<table>
<tr><th colspan="2">이행연구</th><th rowspan="2">질병원인연구</th><th rowspan="2">실험연구</th></tr>
<tr><th>생체지표 개발연구</th><th>생체지표 특성화 연구</th></tr>
<tr><td>1. 신뢰도 연구
2. 검체 수집 및 처리에 대한 연구</td><td>1. 단면연구
2. 경시적 연구</td><td>1. 단면연구
2. 환자-대조군 연구
3. 코호트 연구</td><td>중재적 개입연구</td></tr>
</table>

나 암으로의 진행 위험이 높은 개인을 확인하는 것이므로, 생체지표의 표현에 있어서 정상인에서의 변이가 결정되어야 하는데 이는 분자수준에서의 연구가 필요한 일이다. 예를 들어, 성장인자 및 그 수용체(예: EGFR, TGFa,b, fibroblast growth factor family)의 과표현이나, 암유전자(예: erbB2, ras)의 증폭과 돌연변이 등은 정상 조직이나 체액에서 다양한 정도로 일어난다.

이러한 실험실적 연구결과를 인구집단에 적용하기 이전 단계로서, 생체지표의 발현 및 변이에 대한 연구가 이행연구transition study이고, 표 10-3과 같이 두 단계로 수행된다. 첫째, 개발된 생체지표에 대한 반복성과 재현성 및 검체 수집과 처리에 따른 생체지표 결과의 안정성 등을 평가한다. 둘째, 생체지표 특성화 연구는 단면연구 — 경시적 연구를 통하여 생체지표의 결정요인 및 변이를 파악한다. 생체지표의 개체 내 변이는 확률변이와 실제 생물학적 변이로 구분할 수 있는데, 전자는 추출된 표본이 전체 대상(기관이나 조직)을 반영하는 데 있어 발생하는 통계적인 오차를 반영하고, 후자는 시간에 따른 측정오차 및 조직 내 표현도의 다양성 등을 반영한다. 개인 간 변이는 노출 정도, 인종, 성별, 나이, 개체 감수성, 실험실 요인 등에서 기인한다. 또한 항체 민감도 및 특이도, 정상 DNA의 오염, 진단 검사의 위음성, 위양성 등의 실험실적 오류는 연구가 일관되지 못하게 되는 결과를 초래한다.

2) 질병원인연구

(1) 단면연구

효과 변수로서 생체지표와 특정 요인(또는 인구학적 특성)의 관련성을 보고자 하는 단면연구 시, 대개는 건강한 대상자에서 수행된다. 표준적인 디자인은 특정 요인에 노출된 그룹과 이와 같은 인구집단에서 특정 요인에 노출되지 않은 그룹을 추출하여 생체지표의 수준을 비교하는 것이다. 비노출 그룹을 추출할 때 인구학적 특성이나 다른 요인을 고려하여 짝짓기를 하는 경우보다 통계적인 효율성을 높일 수 있다. 만약 생체지표로 대변되는 효과 변수의 반감기가 짧고 특정 요인에 노출되기 전에 연구대상자가 모집된 경우에는, 특정 요인노출 전과 노출 후 적당한 시간이 흐른 뒤 샘플링을 하여 한 명의 대상자에서 노출군과 비노출군으로 평가하는 디자인도 있다.

노출변수로서 생체지표와 중간효과변수intermediate endpoint의 관련성을 확인하고자 하는 단면연구는 일반적으로 연구 집단이 특정 물질에 노출되었는지, 노출된 양은 얼마인지, 노출량의 결정요인은 무엇인지 등을 평가하고 또는 외부요인을 측정하는 다양한 방식에 대한 타당성 검증을 위해서 사용된다.

단면연구에서 중간효과변수로서 초기 생물학적 효과를 나타내는 생체지표는 질병 증상 이전의 생물학적 변화를 반영할 수 있다. 일반적으로 이러한 지표는 상대적으로 비침습적인 방식을 이용한 시료로서, 또한 목표 부위를 대신한다는 가정하에 혈액과 그에 관련된 요소들(예: 적혈구, 백혈구, DNA, RNA, 혈청, 혈장)에서 많은 경우 측정된다. 이외 피부, 자궁내막 또는 대장 조직의 생검, 가래, 요로 상피세포, 대변내 대장세포, 유방 수유관 액 내 상피 세포 등에서 생체지표를 측정한다.

단면연구의 장점은 현재와 과거의 노출요인, 교란요인 및 효과 조정요인effect modifier에 대하여 비교적 자세하고 정확한 정보를 얻을 수 있다는 것이다. 또한 이후 설명한 환자-대조군 연구나 전향적 코호트 연구에 비하여 작은 규모의 연구대상으로 수행이 가능하므로 보다 손쉽게 연구 접근이 가능하고, 특히 시료 수집이나 분석에 비용이 많이 들 경우 시험터test bed로써 적용될 수 있다. 그러나 단면연구이므로 중간효과변수와 질병의 발병 혹은 진단 전후와의 시간적 선후 관계를 알기 어려우므로 결과 해석 시 주의를 요한다.

(2) 환자-대조군 연구

단면연구에서는 생체지표가 주로 효과 변수로 분석되었다면, 환자-대조군 연구 또는 전향적 코호트 연구에서는 질병의 위험도가 효과변수로써 분석된다. 환자-대조군 연구에서는 질병이 있는 환자군과 그렇지 않은 대조군 사이에 설문지, 의무기록 조사, 외부 데이터베이스, 생체지표 등으로 측정되는 위험요인을 비교한다. 이러한 연구설계는 코호트 연구에 비하여 비교적 짧은 시간 내 많은 수의 대상자

(환자군)를 모집할 수 있다는 장점이 있으나, 대조군 선정 시 환자군이 뽑힌 잠정적 연구대상 인구집단으로부터 선정되어야 하는 등 주의 깊게 정의해야 한다. 환자-대조군 연구는 병원 기반 또는 일반 인구집단 기반으로 대상자를 모집할 수 있으나 분자역학연구에서는 시료를 제공하는 연구대상자의 참여 독려 및 수집된 시료 처리의 편리성 때문에 병원 기반의 설계를 주로 하게 된다. 또한 병원 기반의 경우 관심 질병의 진단 확인이 신속하고 이것은 환자군의 치료 전 생체시료 수집을 보다 용이하게 할 수 있다. 환자군은 주어진 기간에 연구 의료기관에서 치료받는 환자의 전체 대상을 대표해야 하고 대조군은 대상질환이 없는 환자로 구성하는 것이 일반적인 대상선정 방법이다.

환자군에서 첫 진단 이후 또는 치료 이후 설문지 정보나 시료 수집을 하는 경우 환자군과 대조군 간 차별적인 분류 비뚤림 혹은 측정 오류가 생길 수 있다. 질병의 자연사에 따라 또는 치료에 따라 생체지표의 체내 대사 등이 바뀔 수 있다. 생체지표 검사 시기와 질병발생 시기와의 시간적 선후 관계를 고려해 볼 때, 기존의 환자군과 향후 진단받는 환자군을 결합해야 한다면 원인보다는 예후와 연관된 효과를 확인하는 것이 될 것이다. 노출지표로서 생체지표를 적용할 경우 지표의 내인적 특성(예: 반감기, 변이성, 특이도)과 노출 유형을 함께 고려해야 한다. 또한 생체지표로서 노출을 평가할 때, 검사 방법의 타당성과 정확성이 확보되었는지, 대상 인구집단에서 검사지표가 검출되었는지, 중요한 교란변수나 효과 조정요인의 확인 여부 그리고 체내 대사 동태 등을 고려해야 한다. 이상적으로는 오랜 시간 안정적이며, 질병 상태에 영향을 받지 않는 생체지표가 환자-대조군 연구에서 유용하지만 대부분의 생체지표는 최근의 노출만을 반영하게 된다. 상대적으로 반감기가 짧은 지표의 경우 조기에 진단받은 환자에게 적용할 때 비뚤림 오류가 적어질 수 있다.

DNA 정보를 기반으로 하는 유전자 감수성 지표는 기술적인 발전, 비용 감소, 데이터베이스에 기반한 주석annotation의 개선 등에 힘입어 여러 생체지표 중 가장 널리 연구되고 그 결과 또한 여러 연구설계에서 일관되게 나타난다. 유전자 감수성 지표는 장시간 안정적이고, 지표 측정시점에 비교적 자유로우며, 연구대상자로 참여 여부에 대한 선택 비뚤림의 가능성도 낮기 때문에 질병 위험에 대한 요인으로서 환자-대조군 연구에서 비교적 적용하기 쉽다. 그러나 만약 유전자 감수성 지표가 질병의 예후와 관련이 있다면, 질병의 진단을 불완전하게 할 경우 생존 비뚤림survival bias이 있을 수 있다. 기능 또는 표현형functional/phenotype과 관련된 감수성 지표(예: DNA 복구 능력DNA repair capacity)도 분자역학연구에서 측정되고 있다. 다만, 질병의 진행 상황이나 단백질 발현에 미치는 분자생물적인 기전을 고려한 결과의 해석, 분석 가능한 시료의 종류 및 실험실에서 신속, 정확한 측정 방법 등을 고려할 때 DNA 기반의 감수성 지표를 이용한 역학연구가 보다 쉽게 적용될 수 있다.

환자-대조군 연구설계에서 모집된 환자군에 대해서 임상 정보(예: 치료 정보, 예후, 사망 등)를 전향적으로 수집하는 경우 질병의 원인뿐 아니라 예후에 대한 생체지표의 영향을 평가할 수 있다. 병원 기반에서 모집된 환자군의 경우 임상 정보를 수집하기가 수월할 것이고, 이동이 적은 인구집단이라면 진단을 받은 병원과 협조를 통하여 임상 정보를 수집할 수 있다. 임상 정보수집 시 연구대상자와 면담 또는 병원의 임상 정보 기록을 수집하는 능동추적과 암등록 자료 혹은 사망 자료 등의 데이터베이스를 이용한 수동추적을 함께 사용하여 서로 보완적인 정보를 얻는 것이 필요하다.

(3) 전향적 코호트 연구

전향적 코호트 연구 설계에서는 노출요인 정보와 생체시료를 건강한 대상자에서 수집하고 이들을 추적하여 질병이 생기는 것을 확인한다. 따라서 질병이 진단된 이후 후향적으로 생체시료를 수집하는 환자-대조군 연구와 달리, 질병 진단 이전의 생체지표를 분석하며, 직, 간접적으로 질병의 진행에 따른 생체지표의 변화연구가 가능하다. 많은 코호트 연구에서 생체지표 분석을 위한 시료수집을 모집 단계baseline와 같이 1회에 그치고 있으나 DNA에 기반한 유전적 생체지표 이외의 다른 생체지표의 경우 변이의 폭이 넓고 측정치에 미치는 요인을 평가하기 위해서는 시료 수집을 반복하는 것이 필요하다.

질병상태에 영향을 받는 표현형 생체지표 측정의 비뚤림 오류가 적다는 것 외에도 전향적 코호트 연구를 통한 생체지표 연구의 장점은 질병발생에 대한 환경요인과 감수성요인의 상호작용을 평가할 수 있다는 것이다. 환자-대조군 연구에서는 차별적인 정보 비뚤림 오류로 인하여 환경-감수성 인자의 상호작용 평가가 제한적인 반면 코호트에서는 환경-유전형 또는 표현형-유전형 인자의 상호작용 평가가 가능할 것이다. 다만, 질병이 생기기 이전의 환경요인 정보이고 추적을 통하여 질병발생을 확인하게 되므로 비차별적인 정보 비뚤림 오류nondifferential misclassification가 생길 가능성이 있다. 이를 방지하기 위해서는 역시 반복적인 정보 수집이 필요하다.

분석 비용과 시료 사용의 효율성을 높이기 위하여 생체지표를 이용한 분석에서는 코호트 기반의 nested case-control 연구설계 또는 case-cohort 연구설계를 자주 이용한다. 두 가지 연구설계 모두 전체 코호트 대상자 대신, 특정(연구대상) 질병이 발생한 대상자의 시료와 임의적으로 선택된 질병이 발생하지 않은 대상자의 시료에서 생체지표를 분석하고 비교한다. Nested case-control 연구의 경우 특정 시점까지 발생한 모든 환자군과 각 환자군이 발생한 시점과 동일한 시점에서 임의로 선택된 대조군으로 구성된다. 이때 대조군은 환자군의 추적관찰 시간 이외에 다른 요인들에 대해서 짝짓기 하여 1:m별로 선택될 수 있다. Case-cohort 연구의 경우 특정 시점까지 발생한 모든 환자군과 연구 시작 시점에서 임의로 선택한 일부 대상자subcohort로 구성된다. Case-cohort 연구의 경우 동일한 비교그룹에 대하여 여러 질병을 결과변수로써 비교할 수 있으나 동일 대상자가 질병군에 따라 환자군이 되기도 하며, subcohort의 시료가 고갈될 위험이 있다. 생체지표의 분석은 환자군과 대조군 혹은 subcohort와의 비교 시 동일한 시간대에, 동일 실험실 및 플랫폼, 시약을 사용하고, 분석자까지도 가능하면 동일한 조건으로 분석하여 환자군과 대조군 간 차별적인 오류가 생기지 않도록 한다.

3) 실험연구

무작위 임상시험 연구는 치료의 효과 또는 예방의 중재 효과를 평가하는 데 있어 황금기준이 될 수 있다. 이러한 실험연구의 가장 큰 장점은 무작위 배정을 통하여 연구대상자에 대한 선택 비뚤림 또는 결과와 연관된 교란변수(예: 치료법, 예후 등)를 피할 수 있다는 것이나 앞서 기술한 관찰연구에 비하여 비용이 높고 윤리적인 문제가 있으며 그 결과를 일반화하기에 제한점이 있을 수 있다. 생체지표 정보를 이용한 실험연구의 예로 항암제의 맞춤형 약물치료의 효용성을 평가하기 위한 무작위 임상시험 연구가 활발히 진행 중이다. 치료법의 효과가 입증된 연구대상자에서 후향적 접근으로 생체지표로 subgroup으로 나누어 약물의 효과를 재평가하거나, 생체지표 정보를 고려하여 전향적 접근으로 임상시험을 디자인할 수 있다. 생체지표를 이용한 전향적 임상시험 연구설계는 enrichment, unselected, hybrid, adaptive analysis 등으로 분류되는데, 이에 대한 자세한 내용은 Mandrekar and Sargent(JCO, 2009)를 참고하기 바란다.

5. 연구대상자 수에 대한 고려

분자역학연구설계에서 가설 검정에 대한 충분한 검정력이 있는지를 평가하는 데 필요한 대상자 수를 확보하였는지에 대한 고려는 중요한 문제이다. 일반적인 역학 연구에서와 같은 기준을 적용하여 분자역학연구에도 연구대상자 수를 정한다. 예를 들어, 환자-대조군 연구에서 대상 인구집단에서 질병의 발생률, 생체지표의 분포, 비교군 간 생체지표의 차이의 정도, 목표하는 검정력, 제1종 오류 등을 고려하여 연구대상자 수를 결정하게 된다.

유전자 감수성 지표 또는 유전-환경 상호작용에 대한 연구에서는 특히 연구대상자 수의 고려가 중요한 문제가 될 수 있다. 이러한 종류의 연구에서 효과가 크지만 빈도가 드문 유전자 감수성 지표를 연구하거나, 흔한 빈도(일반적인 정의는 1% 이상 그러나 실제적으로 5% 이상의 다형성 빈도를 가지는 유전자 지표)로 나타나지만 질병과의 관련성의 정도(보통은 우도비, OR로서 표시된다)가 1.2~1.5 정도로 약하게 나타나는 생체지표의 경우 필요한 대상자 수는 수백~수천으로 계산된다(그림 10-2, 10-3). 수천 명의 대상자에서 유전체 전장 분석을 하는 경우 많은 실험 비용이 들고 있으나, 분석 비용은 점점 낮아지는 추세이고, 여러 단계를 거치는 연구설계를 통해 비용과 검정력을 함께 확보하는 방안이 있다. 유전-환경의 상호작용에 대한 평가 시에는 검정력 확보를 위하여 보다 더 많은 연구대상자가 필요하고, 생체지표 검사결과나 환경요인에 대한 민감도, 특이도의 작은 차이에 따라 오분류가 일어나게 되면 필요한 연구대상자 수는 더 많아지게 된다. 따라서 정확한 환경요인과 생체지표 검사결과를 수집하고 분석하는 것이 중요할 것이다.

필요한 연구대상자 수를 단일 기관에서 수집하기 어렵기 때문에 컨소시엄을 통한 여러 연구자 간 공동연구가 활발히 이루어지는 추세이다. 컨소시엄을 통하여 충분한 연구대상자 수 확보뿐 아니라 다른 인구집단에서 같은 가설에 대한 결과의

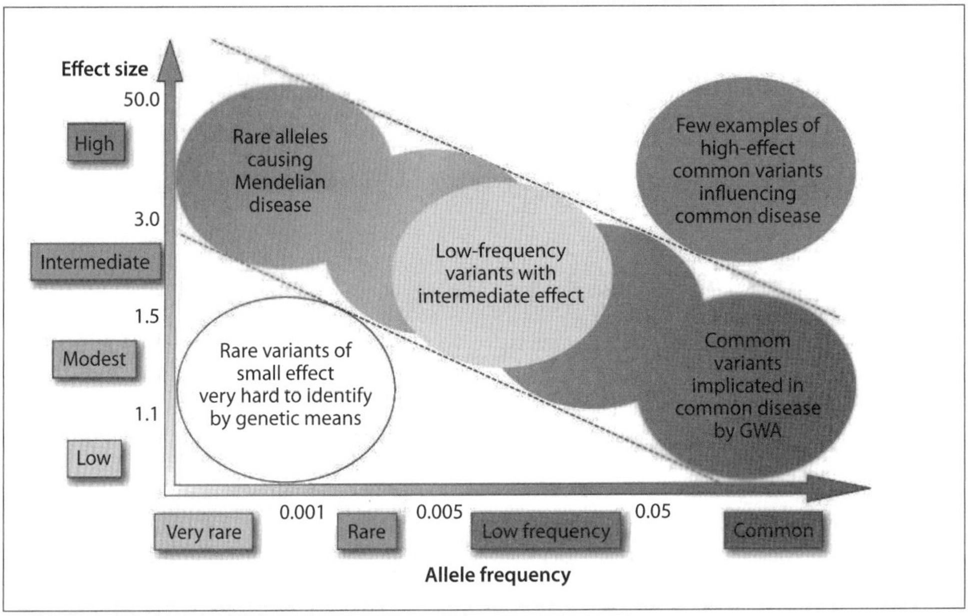

그림 10-2 Feasibility of identifying genetic variants by risk allele frequency and strength of genetic effect (odds ratio) (Manolio et al, 2009, Nature with copyright permission)

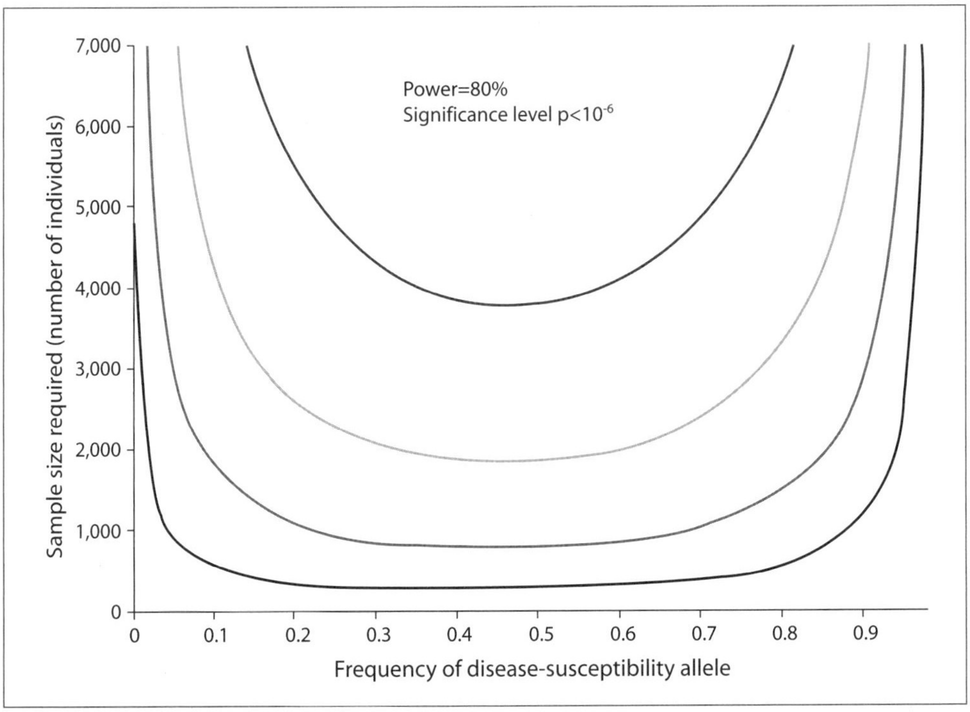

그림 10-3 Effect of allele–frequency on sample–size requirements(Wang et al, 2005, Nat Rev Genet with copyright permission)

재현 여부를 통하여 생체지표의 타당성을 확보하고 비뚤림 요인을 확인할 수 있다.

6. 분자역학연구의 적용 분야

잘 고안된 분자역학연구는 다음과 같은 분야에서 새로운 정보를 제공해 준다. 첫째, 질병발생 기전을 이해하는데 환경적 요인과 유전자 요인과의 상호작용을 평가할 수 있고 또한 유전자와 유전자 간 상호작용을 평가할 수 있다. 둘째, 질병의 경과과정에 미치는 환경적 또는 유전자적 요인의 영향을 파악할 수 있다. 즉, 예후에 영향을 미치는 인자나 치료의 순응도의 개체 간 차이를 개개인의 특성에 따라 파악할 수 있다. 셋째, 신약이나 암 예방 화학물질의 효과를 생체지표를 이용한 분자역학연구를 통하여 파악할 수 있다.

7. 요약

질병발생 기전을 연구하는 데 있어 생체지표의 이용은 발생 기전에서 환경적 요인과 유전자-요인 간 관계gene-environment interaction을 파악하고, 유전자-유전자 간 관계gene-gene interaction을 파악하는데 도움을 주며, 장기적으로는 분자생물학적 생체지표를 이용하여 질병발생의 고위험 집단을 조기에 찾아냄으로써 이러한 집단에 대한 효과적인 예방대책 수립이 가능하도록 도와준다. 이러한 연구는 역학과 여러 다른 분야(분자생물학, 통계학, 식품영양학, 독성학 등)과 통합적인 접근을 통하여 이루어질 수 있으며, 다분야 공동연구를 통하여 인체 질병발생의 원인 및 예후에 대한 요인을 규명하는 데 큰 역할을 할 것으로 생각한다.

참고문헌

Garcia-Closas M, Chanock S. Genetic susceptibility loci for breast cancer by estrogen receptor status. Clin Cancer Res. 2008;14:8000-8009.

Garcia-Closas M, Rothman N, Lubin J. Misclassification in case-control studies of gene-environment interactions: assessment of bias and sample size. Cancer Epidemiol Biomarkers Prev. 1999;8:1043-1050.

Mandrekar SJ, Sargent DJ. Clinical trial designs for predictive biomarker validation: theoretical considerations and practical challenges. J Clin Oncol. 2009;27:4027-4034.

Manolio TA, Collins FS, Cox NJ, Goldstein DB, Hindorff LA, et al. Finding the missing heritability of complex diseases. Nature. 2009;461:747-753.

Schulte PA, Perera FP. Molecular epidemiology: principles and practices: Academic Press, Inc. 1993.

Sparano JA, Paik S. Development of the 21-gene assay and its application in clinical practice and clinical trials. J Clin Oncol. 2008;26:721-728.

Spitz MR, Bondy ML. The evolving discipline of molecular epidemiology of cancer. Carcinogenesis. 2010;31:127-134.

Wang WY, Barratt BJ, Clayton DG, Todd JA. Genome-wide association studies: theoretical and practical concerns. Nat Rev Genet. 2005;6:109-118.

제11장

유전요인의 연구방법론

성주헌 서울대학교 보건대학원

1. 질병 관련 유전요인 규명의 기본 개념

건강-질병 현상의 유전적 요인을 밝히는 과정은 전통적으로 그림 11-1과 같은 단계적인 접근 방법을 취해 왔다. 일반적으로 마지막 단계에 속하는 "질병유전자의 규명"은 유전정보의 분석 비용이 많이 소요되기 때문에, 유전요인이 관여한다는 확실한 증거를 가진 질환만을 대상으로 하는 것이 합리적이라는 것이 이러한 단계적인 접근이 선호된 이유였다. 즉, 첫째, 환경적인 요인의 영향과는 구분되는 유전적 요인이 존재하는가, 존재한다면 어느 정도의 크기로 존재하는가? 둘째, 유전적 요인이 작용하는 근거가 명확하다면, 그 유전적인 요인은 인간의 유전체에서 어떠한 위치에 근접해 있는가?(=국소화, localization) 셋째, 해당 유전자변이 위치가 성공적으로 파악된다면, 정확하게 어떠한 변이가 작용을 일으키는지에 대한 규명 과정, 마지막으로, 유전적인 변이가 성공적으로 규명된 이후에는 다시 이러한 유전적 감수성을 가진 사람들의 질병의 발생 혹은 예방과 관련된 환경요인의 평가(유전-환경의 상호작용 평가) 등이 그것이다. 이 단원에서는 특히 건강-질병 현상에 유전적인 요인이 존재하는지를 평가하는 단계와 유전자의 위치를 국소화하는 단계의 방법론을 중심으로 설명을 하고자 한다.

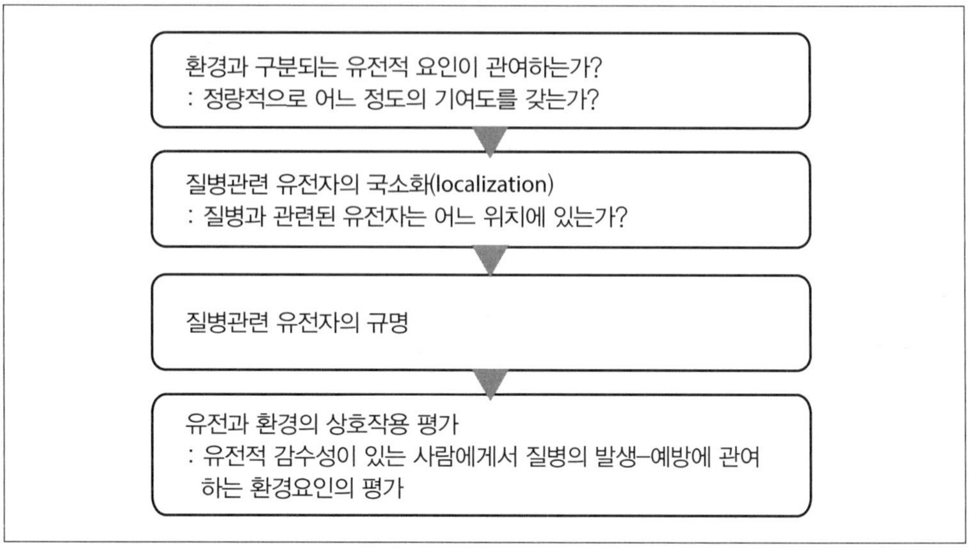

그림 11-1 건강–질병현상의 유전적 요인을 규명하기 위한 유전체 역학의 기본 방법

유전적인 요인이 존재하는지, 또, 존재한다면 어느 정도 영향을 미치는지를 포괄적으로 평가하는 방법은 특히 정량적인 지표인 유전율heritability 등으로 표현할 필요성이 있을 때에는 주로 가족관계를 이용하게 되며, 이 단계에서는 유전자의 분석이 필요하지 않다. 가족관계는 그 자체가 평균적인 유전적인 공유도를 정확하게 반영하고 있기 때문이다. 표 11-1은 가족관계에 따른 평균적인 유전적 공유도를 나타낸 것이다.

표 11-1 가족관계에 따른 평균 유전정보의 공유정도

가족관계	평균 유전정보 공유정도	비고
일란성 쌍둥이	100%	
이란성 쌍둥이	50%	
형제–자매	50%	평균 공유도 50%, 유전자좌에 따라 0%~100%의 변이
부모–자녀	50%	모든 유전자좌 정확히 50% 공유
삼촌관계	25%	
조부모–조손	25%	
이복 형제	25%	
사촌 관계	12.5%	
부부	0%	

즉, 이러한 유전적 공유도가 우리가 관심을 가진 건강-질병 현상의 상관관계와 얼마나 일치하는지의 정도를 표현한 지표가 유전율이다.

2. 유전율 산출을 위한 가족연구의 예: 쌍둥이 연구

고전적 쌍둥이 연구는 질환 혹은 형질들이 유전적인 요인에 기인하는지 혹은 환경적인 요인의 기여가 더 큰지를 평가하는 유력한 방법론으로 제시되었다. 일란성 쌍둥이는 이론상 유전적인 요인을 100% 공유하는 데 반해 이란성 쌍둥이는 평균적으로 정확히 50%의 유전요인을 공유한다(표 11-1). 반면, 쌍둥이들은 모두 환경요인의 공유도가 비슷할 것으로 예상된다. 따라서 일란성 쌍둥이와 이란성 쌍둥이 간의 Intraclass correlation을 각각 구해서 그 값을 비교해 볼 때, 만약 차이가 있다면, 주로 유전적인 기여도의 차이, 즉, 유전율heritability을 반영하게 된다. 행동심리학적인 지표들은 일란성 사이의 환경적인 공유도도 더 높을 수 있다는 논란이 있지만, 대부분의 질병과 관련된 지표들에서는 큰 차이가 없는 것으로 인정되고 있다. 유전율은 유전적인 기여도에 대한 정량적인 지표 중 가장 널리 사용되는 지표이면서, 직관적으로 유전이 몇 %나 기여하는가에 대한 답을 제공할 수 있다. 유전율은 전체 형질의 변이 중 유전, 특히 측정이 가능한 가산적 유전요인additive genetic effects에 의해서 설명되는 변이를 말한다. 즉, 협의의 heritability=Va/Vp(Va= variance due to additive genetics, Vp=total phenotypic variance)라고 할 수 있다.

일란성 쌍둥이monozygotic twins, MZ의 경우는 intraclass correlation이 r(MZ)=(Va+Vc)/Vp(Vc-variance due to shared environments)이며 이란성 쌍둥이dizygotic twins, DZ의 경우는 유전적인 연관성이 형제와 동일하게 절반만 공유되므로 r(DZ)=($\frac{1}{2}$Va+Vc)/Vp이다. 즉, 2(r(MZ)-r(DZ))=Va/Vp가 되어 유전율의 정의와 일치하게 된다. 다시 말해서, 일란성, 이란성 각각의 intraclass correlation을 구할 수 있다면 쉽게 유전율을 산출할 수 있다는 것이다.

이러한 고전적인 쌍둥이 연구는 지금도 응용 범위가 넓지만, 현대적인 의미의 쌍둥이 연구는 유전자의 발굴, 환경요인 및 상유 전체 요인의 평가 등에서 더욱 중요한 의미를 갖는다.

3. 유전자의 변이를 규명하기 위한 연구

유전적인 기여도가 확인되면, 유전체 연구에서는 "국소화localization 혹은 지도작성mapping"이라는 특이한 방법을 거친다. 즉, 직접 유전체의 규명으로 가기 이전에 유전자의 기능이나 개인의 관심을 접어 두고, 우선 대략의 위치를 파악한 후 그 해당 위치에서 연구를 시작한다는 의미이다. 이러한 localization 과정이 필요한 이유는 유전정보량이 30억 개의 염기서열로 이루어지고 있다는 사실에서 출발한다. 통상적인 5% 정도의 1종 오류를 허용할 경우는 약 1억 6천만 개, 1%라고 해도 3천만 개 이상의 1종 오류의 가능성이 이론상 존재하기 때문이다. 즉, 양의 차이가 질적인 방법론의 차이를 요구하는 것이다. 물론, 이 단계에서는 유전형의 분석이 필수적으로 요구되며, 이러한 분석이 가능한 연구대상의 모집이 필수적이다.

이러한 gene mapping의 방법에는 크게 고전적인 linkage 분석과 최근에 널리 사용되는 전장유전체관련성 분석방법genome-wide association study, GWAS이 있다. linkage 분석은 질환가계를 모집하여, 해당 가계 내에서 감수분열을 통해 자손에게 전달되는 염색체 재조합recombination의 빈도를 파악함으로써 질병과 가까이에 있는 위치를 파악하는 것이다. 질환가계의 모집이 매우 어렵고, 환경요인의 영향도 매우 큰 복합질환에서는 linkage 분석이 어려운 경우가 많아서, 가족관계를 활용하지 않고 환자-대조군 연구를 통해서도 수행 가능한 전장유전체 관련성분석방법이 일반적인 방법으로 대두되었다.

가족 내의 유전자 전달transmission을 전제하지 않는 일반 인구에 대한 유전체 연구에서는 몇 가지의 가정이 암묵적으로 전제된다. 즉 ① 즉, 한 가족에서는 동일한 질병을 가진 사람들이 동일한 유전요인에 의한 것일 확률이 높지만, 혈연관계가 없는 사람끼리도 동일한 질환의 유전자가 질병의 발생에 관여하고 있다, ② 유전형의 분석을 할 경우, 분석된 유전형은 실제 질병을 일으키는 감수성 유전자 그 자체이거나 아니면 그 유전자와 매우 가까운 위치에 있어서 질병유전자와 관련성을 가진다는 것이다. 또한, 일반 인구의 연구는 가족관계가 아니기 때문에, 동일한 유전적 특성이 담긴 반수체haplotype 염색체의 구간이 몇 kb 단위로 매우 짧은 구간에 국한되어 있다는 문제가 있다. 적어도 수십만 개 정도의 유전형분석을 수행해야 연구할 수 있는 방법인 것이다. 따라서 과거에 고밀도의 유전형 분석이 기술적으로 어려웠던 시기에는 GWAS 분석이 실현되기 어려웠다. 하지만 최근 유전형 분석의 기술 발전이 급격하게 진보하였고, 일반 인구를 대상으로 한 연구에서는 드문 질환도 쉽게 모을 수 있으므로, 최근들어 유전형 분석은 많은 발전을 하고 있다. 2005년도에 노인성 망막변성증age-related macular degeneration의 원인유전자가 GWAS에서 밝혀진 이래, 수많은 연구가 발표되고 있다. 향후 이러한 GWAS 연구가 실제로 유전자의 규명과 질병 극복에 얼마나 기여할 수 있는지는 큰 관심사라고 할 수 있다.

4. 유전자변이의 규명 연구 이후의 유전과 환경의 상호작용 평가와 맞춤형 예방 전략의 개념

일반적으로 유전과 환경의 상호작용은 중요한 관심사이다. 특히, 유전적인 변이가 규명된 이후에는 해당 유전적 변이와의 상호작용을 통해서 질병의 위험을 바꿀 수 있는 환경요인을 찾는 연구가 보건학적인 중요성을 가지게 된다.

통상적인 역학연구는 유전적인 감수성에 대한 정보를 포함하지 않는 경우 marginal effect를 평가하는 것이 된다. 하지만 유전-환경의 영향을 평가하기 위해서는 해당 유전적 감수성이 있는 사람과 없는 사람 간의 층화분석을 일차적으로 수행하게 되며, 층화분석의 결과가 이질적인 결과를 제시할 경우, 유전-환경의 상호작용이 있음을 시사하는 소견으로 이해될 수 있다.

개인의 유전적 감수성 규명은 궁극적으로는 개인적인 위험도의 평가와 개인별 맞춤건강증진 및 질병예방 전략으로 귀결되는 것이 목표이며, 이를 위해서는 유전자를 바꾸는 것이 아니라genotypic intervention, 질병의 위험도를 바꿀 수 있는 환경요인을 이해하고, 이를 활용하는 것phenotypic intervention이 일차적인 목표라고 할 수 있다.

개인의 유전위험 평가에서 평균 혹은 그 이하의 위험도로 평가된 사람은 일반적인 "근거" 중심 지침을 따르면 되며, 위험도의 증가가 확인되는 사람은 그에 적

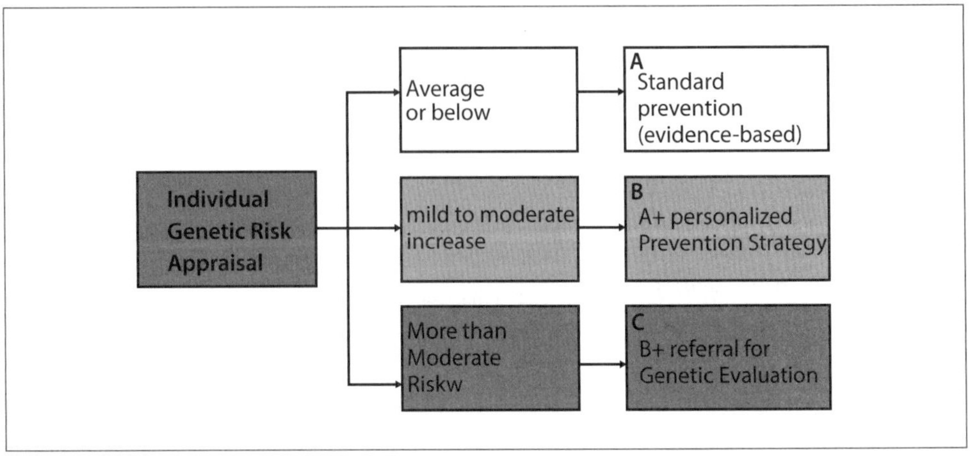

그림 11-2 개인별 위험도 평가에 따른 질병예방/건강증진개념의 모식도

평균 혹은 그 이하의 위험도로 평가된 사람은 일반적인 "근거" 중심 지침을 따르면 되며, 위험도의 증가가 확인되는 사람은 그에 적합한 방법을 별도로 적용한다(예: 암 검진의 주기나 방법 변경). 한편 매우 높은 위험도가 있는 것으로 파악되는 사람들은 가족 전체의 유전상담이 필요하다. (참조: NIH, family history initiative)

합한 방법을 별도로 적용한다(예: 암 검진의 주기나 방법 변경). 한편 매우 높은 위험도가 있는 것으로 파악되는 사람들은 가족 전체의 유전상담이 필요하다(그림 11-2).

참고문헌

The U.S. Surgeon General's Family History Initiative (http://www.genome.gov/17516481)

|제3부|

진단–치료법 평가 연구방법론

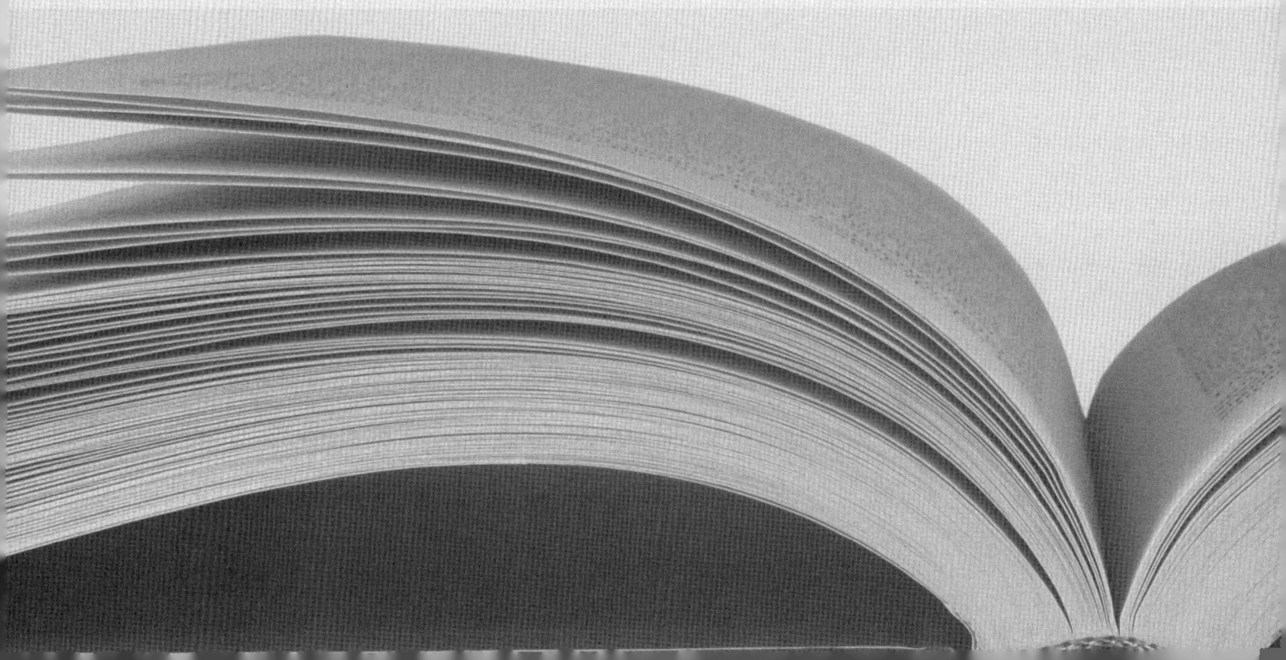

제12장

진단법의 평가

고광필 분당서울대학교병원

환자의 진단에 이용되고 있는 각종 진단법diagnostic tests들의 능력은 환자가 호소하는 임상증상을 유발하는 질병의 정체를 정확하게 확인하고, 이에 근거하여 효과적이고 적절한 치료 방침을 결정할 수 있게 해 주는 수단으로서 매우 중요하다. 따라서 보다 나은 진단법을 끊임없이 개발하여 환자의 예후를 좋게 만드는 것이 임상의학연구자들의 역할이라는 관점에서 볼 때, 기존의 진단법에 대한 재평가는 물론이거니와 새로이 개발된 진단법의 능력을 객관적이고 과학적으로 평가하는 연구의 중요성에 대하여 재삼 거론할 필요가 없다. 의학연구방법론적 혹은 자료분석론적 측면에서 볼 때, 특정 진단법의 진단능력 평가는 대상 환자에 적용된 진단법의 '진단 타당도 및 신뢰도를 평가하는 영역'과 적용된 진단법이 '치료를 받은 환자의 예후에 미치는 영향의 정도를 평가하는 영역'을 포함한다. 따라서 본 장에서는 진단법의 타당도, 신뢰도 및 그 효능을 평가하는 방법에 관하여 기술하고자 한다.

1. 진단법 평가 연구의 구조

진단법 평가 연구diagnostic test study는 '어떤 진단법이 특정 질병을 가진 경우와 가지지 않은 경우를 얼마나 잘 구분해 내는가?'를 평가하기 위해 계획되는 연구를 말한다. 따라서 그 연구의 구조도 타 연구의 경우와 마찬가지로 최소한 두 가지 이상의 변수를 관심의 대상으로 삼게 되는데, 그중 하나는 예측(독립)변수predictor variable가 되고, 다른 하나는 결과(종속)변수outcome variable가 된다.

한편 '진단법 평가 연구'는 연구의 목적에 따른 자료분석론적 측면으로 볼 때, 다음과 같은 두 가지 형태로 구분된다. 첫째는 '뇌종양의 진단에서 CT-scanner법과 뇌혈관 조영술'의 경우와 같이 한 가지 질병(결과변수)에 대한 두 가지 진단법(예측변수)의 유용성을 비교·검토하는 연구 형태로서 주로 민감도와 특이도를 이용한 분석을 근간으로 하는 진단법의 타당도를 평가하는 영역이다. 타당도는 정확성을 얻기 위한 것이다. 측정한 것의 타당도가 높으면 높을수록 측정의 결과는 측정하려는 대상의 진정한 특징을 밝혀낼 수 있다. 타당도는 과학적 측정의 도구로서 가장 중요한 필수조건이다. 만일 측정한 결과 타당성이 낮을 경우 어떠한 방법과 수단에 의해 측정하였다 하더라도 그것은 진정한 기능을 발휘하지 못한 것이다. 그러므로 가장 표준적 측정으로 타당도를 평가해야 한다. 또한 측정의 타당도를 고려할 때에는 측정의 목적과 그 특수한 기능을 이해해야 한다. 그것은 측정의 결과가 측정 목적과 부합되고 정확하여 효과적인 측정 방법에 의해 측정해야 하기 때문이다. 그러나 측정한 것을 어느 실험이나 가설 설계에 응용하려고 할 경우 만일 그 목적과 용도에 부합되지 않는다면 아무런 가치가 없다.

두 번째는 '결핵성 뇌막염과 바이러스성 뇌막염의 감별진단에서 뇌척수액 내 유산 농도 측정의 유용성'의 경우처럼 '한 가지 이상의 검사법 혹은 의학적 소견들이 두 가지 질병의 감별진단에 어느 정도의 판별능력을 가지는가?'를 비교·분석하는 연구 형태로서 주로 판별함수discriminant function를 이용하여 분석하는 경우이며, 진단법의 신뢰도를 평가하는 영역이다. 신뢰도는 믿을 수 있는 것으로 측정한 결과에 따라 나타나는 일치성consistency 혹은 재현성reproducibility을 말한다. 즉, 측정의 신뢰도는 측정과정에서 나타난 문제점이 상호 부합되느냐 그리고 반복 측정한 수치가 전후 일치성을 가지느냐의 여부에 있다. 물론 어떠한 측정이나 때와 대상에 따라 다소의 오차가 있으며 그때그때의 상황에 의해 지배되는 오차가 발생하기도 한다. 즉 오차가 적을수록 신뢰도가 높아지고 오차가 클수록 신뢰도가 낮아지는 경우도 있다. 그러므로 신뢰도에는 측정결과의 상황에 따른 영향력이 크게 작용한다고 할 수 있다.

요약하면, 어떤 진단법의 신뢰도는 같은 대상에게 반복해서 같은 검사를 시행하였을 때, 같은 결과가 나오는 정도를 표시하는 것이며, 타당도는 진정한 참값을 반영하는 정도를 나타내는 지표이다(그림 12-1).

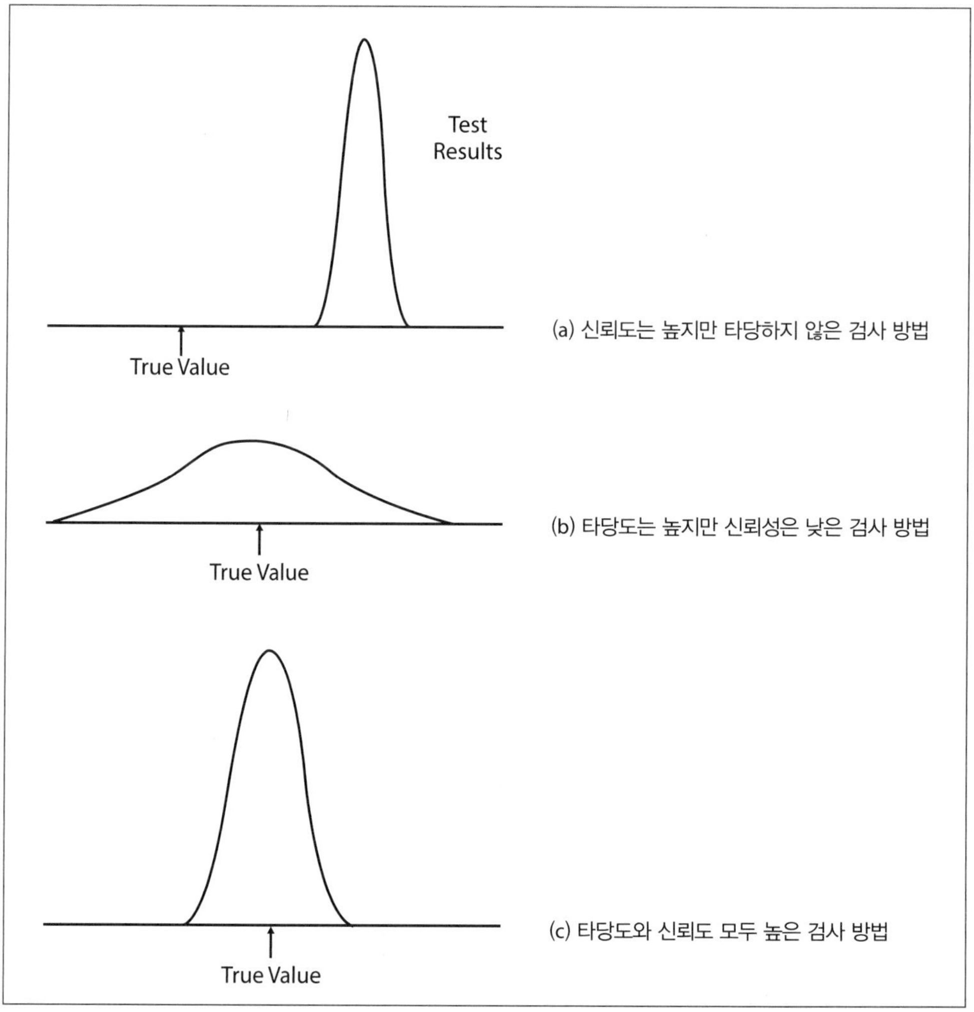

그림 12-1 측정의 타당도와 신뢰도 (Gordis. Epidemiology, 2004)

2. 진단법의 타당도(Validity)

1) 황금기준과 오차

타당도는 질병의 유무를 판별할 수 있는 능력으로 그 측정결과가 진정한 참값을 반영하는 정도를 의미한다. 이때 참값과 측정값 사이의 차를 오차라고 하며, 측정결과 시 나타나는 오차에는 확률오차와 계통적 오차가 있다. 확률오차는 무작위적으로 나타나는 오차로 측정 결과 나타나는 오차가 확률적 분포로 나타나는 것이다. 예를 들어 30kg의 질량을 가진 물체를 저울로 계속 반복측정할 경우 항상 30kg이 측정되는 것이 아니라 29kg, 31kg 등이 나올 수 있으며 이는 무작위로 생기는 오차이다. 계통적 오차는 측정 결과의 오차가 확률오차 때문이 아니라 어떤 이유가 있어서 나타난 경우를 말한다. 예를 들어 저울의 기준눈금이 0으로 되어 있지 않고, 1kg으로 잘못 보정되어 있다면 측정값은 항상 참값보다 항상 1kg이 높게 측정되며 이는 계통적 오차이다.

2) 타당도의 종류

① 체계 타당도: 잘못된 논리적 가설 또는 비뚤어진 목적을 사용하는 경우에 생긴다. 타당하지 못한 목적은 기본적으로 타당하지 못한 이론을 적용하거나 또는 이론은 타당하나 연역이 잘못된 경우에 발생한다.

② 도구 타당도: 부적절하거나 합당하지 못한 조작적 지표들을 사용할 때 생긴다. 주어진 지표가 타당하여도 주제를 잘못 이해하거나 비뚤어진 해석 때문에 타당하지 못한 측정지표를 만들 수 있다.

③ 표본추출 타당도: 연구에 포함된 표본이 전체 집단을 얼마나 잘 대표하는가의 문제이다. 대표성의 문제는 표본추출을 위한 설계 시 전체 모집단을 포함시키지 못하는 경우$_{\text{coverage bias}}$와 표본으로 추출된 사람들의 일부로부터 정보를 수집하지 못하는 경우$_{\text{nonresponse bias}}$에 발생한다.

④ 관찰자 또는 평가자 타당도: 관찰자가 결과에 대해서 선입견을 가지고 있을 때 지속적인 비뚤림이 발생할 수 있다. 관찰자가 연구대상자로부터 면접조사를 통하여 정보를 수집할 때 질문을 일정한 방향으로 유도한다면 결과의 타당도를

떨어뜨리는 비뚤림을 유발시키게 된다.

⑤ 연구대상자 타당도: 연구대상이 되는 개인의 습관이나 표현 방식이 부적절할 때 비뚤림이 발생할 수 있다. 때로 연구대상자가 의도적으로 잘못된 정보를 제공해서 타당도를 떨어지게 만드는 경우도 있다.

⑥ 연구관리 타당도: 연구를 진행하는 상황이 타당도를 떨어뜨리는 원인이 될 수 있다. 자료수집방법이 달라질 경우 다른 결과가 나올 수 있다. 관찰자의 숙련도 차이, 정보수집 시의 계절적 차이 등이 결과에 계통적으로 영향을 미칠 수 있다.

⑦ 분석 타당도: 분석자가 기왕의 의도를 달성하기 위해서 의도적으로 결과를 비뚤어지게 만드는 문제는 차치하고라도, 연구자가 특정 프로젝트에 계약되어 있는 것 자체가 결과에 미묘한 비뚤림을 가져올 수 있다.

3) 타당도의 평가

타당도는 대표적으로 민감도와 특이도라는 요소를 가지는데 민감도는 질병이 있는 사람을 질병이 있다고 정확하게 판정할 수 있는 능력을 의미하며 특이도는 질병이 없는 사람을 질병이 없다고 정확하게 판정할 수 있는 능력을 의미한다. 민감도와 특이도 외에 타당성을 보여주는 지표로 위양성률과 위음성률이 있다. 위음성률은 질병이 있는 사람에서 검사결과 음성으로 나오는 경우이고, 위양성률은 질병이 없지만, 검사결과 양성으로 나오는 경우이다. 진단능력이 완벽하였다면 민감도는 100%가 될 것이며, 이 진단법으로 진정한 환자를 잘못해서 놓치는 일은 없을 것이기 때문에 어떤 진단법의 민감도는 그 진단법의 위음성률false-negative rate에 의해 결정됨을 알 수 있다. 그리고 실제 환자가 아님에도 불구하고 종합임상기준에 의하여 환자로 분류되는 경우는 잘못된 진단에 의한 위양성자가 될 것이기 때문에 어떤 진단법의 특이도는 그 진단법의 위양성률false-positive rate에 의해 결정됨을 알 수 있다.

표 12-1 어떤 검사법의 양성 여부와 실제 질병 유무의 교차표

		질병		계
		있음	없음	
검사결과	양성	TP (80)	FP (90)	170
	음성	FN (20)	TN (810)	830
계		100	900	1,000

TP는 질병이 있고 검사결과에서도 양성반응을 보인 참양성true positive의 수이고,

FP는 질병이 없지만, 검사결과에서 양성반응을 보인 거짓양성false positive의 수이고,

FN는 질병이 있지만, 검사결과에서는 음성반응을 보인 거짓음성false negative의 수이고,

TN는 질병이 없고 검사결과에서도 음성반응을 보인 참음성true negative의 수일 때 이 경우 타당도의 지표는 다음과 같이 산출할 수 있다.

민감도=TP/(TP+FN)　　특이도=TN/(TN+FP)

위음성률=FN/(TP+FN)　　위양성률=FP/(TN+FP)

4) 양성 판정 기준 설정의 문제

(1) 두 가지 판정오류

연속변수나 순위척도의 변수로 관찰된 내용의 분석을 편리하게 수행할 수 있도록 양성·음성의 이분성 변수로 변환하여 민감도 혹은 특이도를 측정하고자 하는 경우에 양·음성 판정 기준cutoff point을 어떻게 결정하여야 옳은 것인가라는 문제가 생긴다. 특히 의학연구에서는 연구대상이 사람에서의 각종 측정치를 대상으로 하기 때문에 그 생물학적 변동의 폭이 매우 커서 판정오류의 발생은 불가피하다. 위양성 및 위음성의 판정 오류의 크기는 환자군과 정상군에서의 측정값들의 분포와 어떤 측정값을 그 진단법의 양성 기준으로 정하는가에 의하여 결정된다.

[예제 1]

RPHA법을 통한 HBsAg 검출법의 정확도를 측정하기 위해 RIA법을 황금기준으로 하여 다음과 같은 결과를 얻었다 어떤 판정 기준으로 RPHA법의 타당도를 평가하겠는가?

RPHA 결과 (titer)	RIA 결과		합
	양성	음성	
20	2	15	17
21	12	94	106
22	6	8	14
23	7	4	11
24	52	5	57
합	79	126	205

위의 예제에서 보는 바와 같이 RPHA의 양성 판정 기준을 21 이상으로 하면 민감도는 0.97(=77/79)로 매우 좋으나, 특이도는 0.12(=15/126)로 극히 저조하다. 반면에 양성 판정 기준을 22 이상으로 하면 민감도는 0.82(=65/79)로 다소 낮아지지만, 특이도는 0.87(=109/126)까지 높아지는 현상을 관찰할 수 있다.

이와 같이 민감도와 특이도는 양성 판정의 기준에 따라 서로 교역trading-off하는 성질을 가지고 있기 때문에, 연구책임자는 이 두 가지 척도의 상대적 중요성을 잘 저울질하면서 판정 기준을 결정해야 한다. 만약 실제는 환자가 아닌데 어떤 진단법으로 잘못 진단되어 중대한 수술 혹은 항암치료를 받게 되는 상황이 벌어질 것이라면 위양성률을 최대한으로 줄이도록 연구자는 노력해야 할 것이며, 따라서 판정 기준은 특이도를 최대로 하는 방향으로 정해야 할 것이다. 반대로 신생아 페닐케톤뇨증을 선별 검사하는 경우처럼 위양성률보다는 위음성률을 가능한 한 줄여야 하는 경우에는, 다소 틀리더라도 의심되는 신생아를 우선 많이 색출해야 하기 때문에 민감도를 높히도록 노력하여야 한다.

(2) Receiver Operator Characteristic(ROC) 도표를 이용한 접근법

'ROC 도표법'은 판정 기준의 변경에 따른 민감도-특이도 사이의 교역현상을 도식

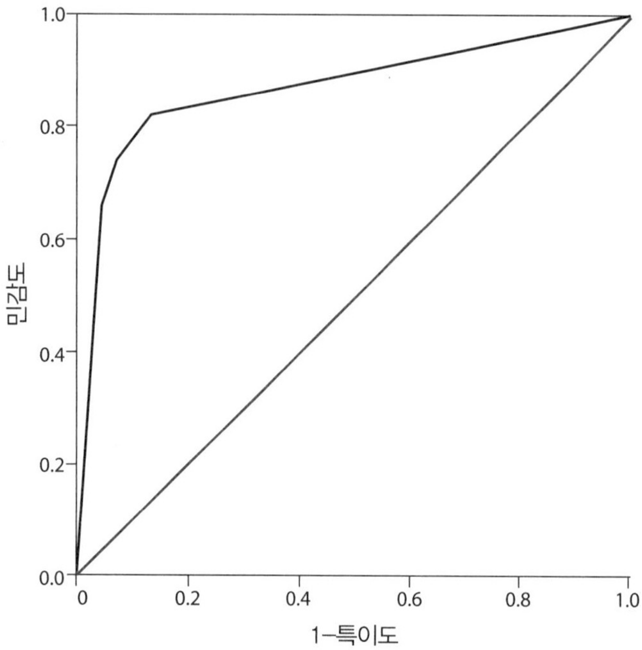

그림 12-2 ROC 도표

화하여 특정 진단법의 양성 판정에 이용하는 방법으로 원래는 공학계열의 연구에서 개발된 방법이다. 위의 예제 1에서처럼 예측변수가 연속변수인 경우 연구자는 몇 가지 판정 기준점을 임의로 선정한 후, 각각의 경우에 따른 민감도와 특이도를 우선 계산한다. 그다음에 X-축을 위양성률(=1-특이도)로 하고, Y-축을 민감도로 하여 그래프를 그리면 다음과 같이 된다.

이와 같은 상황에서 가장 이상적인 판정 기준점은 왼쪽 맨 위에 위치하는 점으로 정하는 것일 것이다. 왜냐하면, 이 경우에는 민감도와 특이도가 모두 100%가 되기 때문이다. 가장 쓸모없는 진단법은 왼쪽 맨 아래에서 오른쪽 맨 위를 잇는 대각선으로 변하는 진단법일 것이다. 왜냐하면 민감도가 1%만큼 좋아지면 특이도는 민감도가 좋아진 만큼 나빠져 교역현상이 가장 심한 경우이기 때문이다. 'ROC 도표'를 이용한 접근법에서 양성 판정 기준은 곡선이 'corner'를 도는 점을 택하는 것이 일반적인 방법이다. 이 'corner'를 도는 점을 정하는 방법은 일반적으로 왼쪽 맨 위에 위치하는 점으로부터 가장 가까운 거리에 있는 점을 택하거나 가장 작은 Youden Index 값을 나타내는 점을 택한다. Youden Index=민감도+특이도-1로 계산할 수 있다.

5) 예측도를 이용한 접근법

(1) 양성 예측도 및 음성 예측도

어떤 진단법이 임상적으로 응용 가치가 있으려면 진정한 질병상태를 양성으로(민감도) 혹은 질병이 아닌 상태를 음성으로(특이도) 구분해 내는 능력이 탁월해야 하나 적용한 진단법이 완전한 것이 되지 못하기 때문에, 검사대상이 되는 개개인에 있어서의 양성 혹은 음성의 결과로부터 진정한 의미에서의 양성 혹은 음성을 반영하는 정도(확률)를 예측함도 또한 관심의 초점이 된다. 병원을 찾아온 환자의 검사결과를 보고 담당 의사는 '당신이 정말로 이 질환에 걸려 있을 확률은 몇 %이다'라는 대답을 그 환자에게 해 주어야 할 때에는 더욱 그러하다. 어떤 집단검진법을 대규모 인구집단에 적용할 때도 같은 상황이 벌어지게 된다. 그러나 이러한 확률을 산출하는 데 있어서 민감도와 특이도만으로는 해결이 안 된다. 왜냐하면 민감도나 특이도는 '어떤 검사법의 질병상태 판정능력'에만 관심이 있지 '진단을 받은 대상의 질병확률'에는 관심이 없기 때문이다. 이때 유용한 지표가 양성 예측도와 음성 예측도인데, 양성 예측도는 검사에서 양성으로 판정되었을 때 실제 그 사람이 질환을 가지고 있을 확률을 의미하며, 음성 예측도는 검사에서 음성으로 판정되었을 때 실제 그 사람이 질환을 가지고 있지 않을 확률을 의미한다.

양성 예측도=TP/(TP+FP)　　　음성 예측도=TN/(FN+TN)

(2) 예측도와 유병률의 관계

어떤 인구집단에서 특정한 질병의 유병률이 낮으면 그 집단에 속한 개인의 검사결과가 양성으로 나왔다 하더라도 위양성일 가능성이 높아 정말로 그 질병을 가지고 있을 확률은 낮아진다. 반대로 매우 흔한 질병의 진단에서 양성으로 판정을 받은 개인이 그 질병을 실제 앓고 있을 가능성(확률)은 그렇지 않은 경우에 비해 높을 것이 예상된다. 이와 같이 예측도는 민감도, 특이도 외에도 대상집단의 유병률과 관련이 있으며, 그 관계식은 다음과 같다. 같은 질병을 같은 검사법으로 양성 판정을 내린다 하더라도 그 인구집단의 유병률에 따라 양성 예측도와 음성 예측도가 달라지며, 특히 유병률이 매우 낮아짐에 따라 양성 예측도는 매우 낮음을 알 수 있다.

$$양성예측도=\frac{민감도\times유병률}{(민감도\times유병률)+(1-특이도)\times(1-유병률)}\times100$$

$$음성예측도=\frac{특이도\times(1-유병률)}{(1-민감도)\times유병률+특이도\times(1-유병률)}\times100$$

6) Likelihood ratio(우도비)를 이용한 접근법

양성 우도비는 질병환자에서 검사 양성이 나올 가능성을 정상 대상자에서 양성이 나올 가능성으로 나눈 값으로 양성의 소견을 받은 후 얻을 수 있는 확실성의 정도를 나타낸다. 예를 들어 양성 결과의 우도비가 8이라면 이것은 어떤 환자를 검사하여 그 결과가 양성인 경우에 질병이 없을 가능성보다 질병이 있을 가능성이 8배 높다는 것을 의미한다. 양성 우도비는 양성 예측도나 음성 예측도와 달리 유병률의 영향을 받지 않으며 값이 클수록 진단법의 정확도가 높은 것이다. 음성 우도비는 질병환자에서 검사 음성이 나올 가능성을 정상 대상자에서 음성이 나올 가능성으로 나눈 값으로 음성의 소견을 받은 후 얻을 수 있는 확실성의 정도를 나타낸다. 만약 음성결과에 대한 우도비가 0.1이라면, 이는 어떤 환자에 대한 검사결과가 음성일 경우에 질병이 없을 가능성보다 질병이 있을 가능성이 10분의 1이라는 것을 의미한다. 음성우도비도 유병률의 영향을 받지 않으며 값이 작을수록 진단의 정확도가 높은 것이다.

양성우도비=민감도/(1-특이도)

음성우도비=(1-민감도)/특이도

우도비는 임상적으로 매우 유용한 특성으로서 환자의 진단 시 가능성 있는 진단명의 목록list of diagnostic hypotheses을 현저히 줄일 수 있는 강력한 도구이다. 만약 어떤 환자를 진단하기 위하여 임상적인 특성으로 검사 전에 특정 질병을 가졌을 가능성pre-test odds을 추정한 다음, 진단적 검사를 시행하여 그 검사치에 해당하는 우도비를 산출하여 검사 전 확률에 곱해 주면 환자가 그 질병을 가졌을 가능성을 나타내 주는 새로운 지표인 post-test odds를 구할 수 있게 된다. 이때 pre-test odds 값은 진단 검사 전 질병에 걸렸을 확률과 정상일 확률의 비로 나타낸다. posttest odds는 확률로 환원함으로써 검사 후 질병 확률을 구할 수 있는데 이를 통해 임상적인 진찰에 의한 불확실한 진단이 좀 더 명확해지게 된다.

검사 전 질병 확률=(TP+FN)/(TP+TN+FP+FN)=유병률

Pre-test odds=유병률/(1-유병률)

post-test odds

양성판정 후 post-test odds = pre-test odds×양성 우도비

음성판정 후 post-test odds = pre-test odds×음성 우도비

검사 후 질병 확률

양성 판정 후 질병 확률=post-test odds/(post-test odds+1)

음성 판정 후 질병 확률=post-test odds/(post-test odds+1)

7) 진단법의 타당도 평가 연구의 특징

(1) 연구 단계

1단계는 exploratory phase로 새로운 진단법의 효용성을 평가하기 위해 수행되는 첫 번째 임상연구에 해당된다. 이 단계의 연구에서 대상 환자 수는 10명~50명으로 규모가 작다. 새로운 진단법을 통해 확인하고자 하는 질환의 증상과 임상소견을 갖고 있는 전형적인 환자들과 건강한 자원자를 대상으로 한다. 이 단계에서 두 집단 간에 차이를 보이지 않는다면 그 진단 도구는 더 이상 연구를 진행할 이유가 없게 된다.

2단계는 challenge phase이다. 진단법 평가를 통해 산출되는 민감도와 특이도는 질병의 진행 정도나 동반질환의 유무에 따라 달라질 수 있기 때문에 이 단계에서는 진단법 평가에 영향을 줄 수 있는 초기 질환자나 동반질환이 있는 환자를 연구대상에 포함시킨다. 여기에서도 진단도구의 정확도가 좋게 나온다면 다음 3단계로 진행하게 된다.

3단계는 advanced phase로 100명 이상의 환자들을 대상으로 하며 종종 다기관

연구로 진행하게 된다. 이 단계에서 추출된 환자들은 목적된 임상인구집단에 대해 대표성을 띠어야 한다. 임상적 인구집단을 대상으로 한 진단법의 정확도 평가에 대한 추정값은 이 단계에서 얻을 수 있다. 1단계에서는 임상적으로 가장 확실한 환자와 가장 건강한 대조군을 연구대상으로 하기 때문에 정확도에 대한 값이 과다추정될 수 있으며, 2단계에서는 환자를 명확히 구분해 내기 어렵기 때문에 정확도에 대한 추정이 너무 낮을 수 있다.

(2) 진단법의 타당도 평가 연구에 요구되는 조건

진단법의 타당도를 평가하기 위한 연구에서는 민감도와 특이도를 추정하기 위해서 질병을 가진 집단과 질병을 가지고 있지 않은 집단을 연구대상으로 하게 된다. 그리고 연구대상자 선정 방법과 상관없이 연구대상자들에 대해 나이, 성별, 동반질환, 질환의 단계 등에 대한 정보가 명확히 정리되어야 하며, 진단검사는 모든 연구대상 집단에 명확히 정의되어 같은 방식으로 적용되어야 한다. 또한 연구대상자 중 실제 질병이 있는 사람은 황금기준을 통해 확실히 질병이 있는 사람으로 확진이 되어야 한다. 만약 진단법을 사용하는 데 있어 숙련된 사용자에 의해 그 결과값이 변할 수 있다고 한다면 2명 이상의 사용자를 가지고 독립적으로 각각 진단법을 수행해야 한다. 그리고 황금기준과 새로운 진단법을 사용하여 각각 결과 값을 얻을 때에는 서로의 결과 값에 대해 눈가림이 되어야 하며 최종적으로 연구결과를 보고할 때에는 진단법의 정확성을 보고하는 가이드라인(STAndards for the Reporting of Diagnostic accuracy studies, STARD)에 따라 기술하는 것이 좋다.

[예제 2]

질병에 대한 진단법의 정확성을 평가하기 위한 지표들을 가상의 예로 계산을 해 보면 다음과 같다.

		질병		계
		있음	없음	
검사결과	양성	80	90	170
	음성	20	810	830
계		100	900	1,000

① 민감도=TP/(TP+FN)=80/100=0.8

② 특이도=N/(TN+FP)=810/900=0.9

③ 양성 예측도=TP/(TP+FP)=80/170=0.47

④ 음성 예측도=TN/(FN+TN)=810/830=0.98

⑤ 일치율=(TP+TN)/(TP+TN+FP+FN)=890/1,000=0.89

⑥ 양성 우도비=민감도/(1－특이도)=0.8/(1－0.9)=8

⑦ 음성 우도비=(1－민감도)/특이도=(1－0.8)/0.9=0.22

⑧ 검사 전 질병 확률=(TP+FN)/(TP+TN+FP+FN)=100/1,000=0.1

⑨ pre-test odds=유병률/(1－유병률)=0.1/(1－0.1)=0.11

⑩ post-test odds

양성 판정 후 post-test odds=pre-test odds×양성 우도비=0.11×8=0.88

음성 판정 후 post-test odds=pre-test odds×음성 우도비=0.11×0.22=0.025

⑪ 검사 후 질병 확률

양성 판정 후 질병 확률=post-test odds/(post-test odds+1)=0.88/(0.88+1)=46.8%

음성 판정 후 질병 확률=post-test odds/(post-test odds+1)=0.025/(0.025+1)=2.4%

3. 진단법의 신뢰도(Reliability)

진단법의 신뢰도는 특정한 진단법에 의한 측정결과가 얼마나 재현 가능한지를 나타내는 지표로서, 이는 특정한 진단법으로 반복측정한 결과들의 변동량 크기에 의하여 결정된다. 진단법에 의한 결과의 변동량은 피검자 및 검사자에 의한 변동량과 진단기기에 의한 변동량에 의하여 결정된다. 신뢰도를 평가하기 위하여는 측정값의 척도가 순위척도인 경우에는 카파kappa값, 스피어맨의 상관계수Spearman's correlation coefficient, 감마Gamma, 켄달계수Kendall's tau-b, 스튜어트계수Stuart's tau-c 등을 사용할 수 있고, 측정값들이 연속변수인 경우에는 피어슨의 상관계수Pearson's correlation coefficient를 이용할 수 있다.

1) 신뢰도(Reliability)의 종류

① 연구대상자의 신뢰도: 연구대상자의 감정상태, 동기부여 정도, 피로도 등이 순간순간 신체적, 정신적 건강 및 보건서비스에 대한 태도 등을 변화시켜서 반응이 비계통적으로 변하게 된다.
② 관찰자의 신뢰도: 앞의 경우와 마찬가지로 관찰자의 개인적 요소가 측정에 영향을 미친다. 관찰자의 요소는 연구대상자의 반응뿐만 아니라 그 반응에 대한 관찰자의 해석에도 영향을 미친다.
③ 상황의 신뢰도: 어떤 상황에서 측정이 이루어지는가에 따라서 연구대상이 되는 집단의 진정한 변화를 반영하지 않는 결과가 나올 수 있다. 만일 평가 상황에서의 변이가 계통적이라면 측정이 평가에 미치는 영향을 타당하게 연역할 수 있을 것이다. 그러나 그 변화가 무작위적이라면 상황적 요소들은 일정한 비뚤림bias을 가져오지 않는 대신에 비계통적인 반응이 나타나서 신뢰성이 떨어지는 결과가 초래될 것이다.
④ 도구의 신뢰도: 앞에서 말한 요소들 모두 신뢰성이 낮은 평가 도구 때문에 발생하는 문제와 겹치는 것이다. 그러나 도구 자체의 문제도 신뢰성에 영향을 미친다. 예를 들어, 면접조사에서 애매모호한 단어나 이중으로 해석될 가능성이 있는 단어를 사용한 질문들은 응답에 무작위 오차를 가져올 것이다.
⑤ 절차의 신뢰도: 자료를 입력하는 과정에서 단순한 코딩의 실수도 무작위적 비계통적으로 일어날 경우 결과의 신뢰도를 떨어뜨리게 된다.

2) 일치도를 이용한 접근법

예측변수가 이분성이 아닌 경우로 변수의 성질을 그대로 유지하면서 그 진단법의 진단능력을 타 진단법과 비교하여 평가하고자 할 때는 앞서 언급한 방법과는 다소 다른 접근법을 사용하여 연구계획을 작성할 수 있다. 물론 비교하고자 하는 진단법 중 한 가지가 앞에서 설명한 황금기준으로 간주될 수 있는 경우에는 일치도를 이용한 진단의 타당도 평가법이 되지만, 황금기준을 정하기 어려운 상황이거나 혹은 병리검사 소견이나 방사선과 의사의 X-ray 판독소견처럼 측정 방법의 변동 정도를 평가하고자 하는 경우에는 일치도 판정을 이용한 측정의 신뢰도(inter-rater reliability 혹은 reproducibility) 평가법이 된다. 이 경우에도 두 가지 진단법으로 측정된 값의 척도가 각각 무엇인지에 따라 일치도 산정에 이용되는 지표가 달라진다.

(1) 순위척도인 경우

두 변수 중에서 최소한 하나가 순위척도로 측정된 경우에는 일치도를 산출할 때 다음과 같은 방법을 사용할 수 있다.

가. 카파값kappa value

측정하고자 하는 변수가 순위척도인 경우, 두 진단법 간의 임상적 유용성을 기존의 진단법을 표준으로 한 일치도의 형태로 계량화할 수 있다. 만약 두 방법 간에 검사결과가 항상 일치한다면, 새로운 진단법의 적용 가치가 충분히 있다고 판단하게 되지만 완전한 일치를 이루는 경우는 극히 드물게 마련이다.

일반적으로 사용되는 일치도는 전체일치도overall percent agreement, OPA가 된다. 그러나 이 값은 우연에 의해 발생할 수 있는 일치의 정도를 반영하지 못하기 때문에 부적절한 것으로 판단된다. 반면에 카파값은 이런 우연에 의한 일치의 정도를 보정한 지표chance-corrected agreement로 비교적 널리 쓰이고 있는데 다음과 같이 계산된다. 여기서 Po는 관찰된 예observed value 중 판정이 일치한 예로 계산된 일치도로 OPA가 되며, Pe는 각각의 경우마다 우연에 의해 일치할 수 있는 기대일치도expected value on the basis of chance alone로 통계학에서 사용하는 chi-square 검정법의 기대치 계산방법과 동일한 방법으로 구할 수 있다.

$$k = \frac{p_0 - p_E}{1 - p_E}$$

나. 다른 방법들

순위척도로 되어 있는 변수들 간의 일치도를 계량화하는 방법에는 감마, 켄달계수, 스튜어트계수 등이 있다. 감마값은 두 변수의 순위가 서로 일치하는 쌍

concordant pairs의 수와 일치하지 않는 쌍discordant pairs의 수의 비로 계산되는데, 1에 가까울수록 높은 일치도를 보인다고 해석한다. 켄달계수는 일치하는 쌍의 수와 일치하지 않는 쌍의 수의 차와 합의 비로서, 두 측정치 간의 일치도를 계량화한 지표인데, 각 변수 간에 동일한 값의 영향을 보정해 준 값이 되고, 역시 -1에서 1까지의 범위를 가진다. 스튜어트계수는 동 순위 뿐만 아니라 분할표의 크기까지를 보정해 준 지표로 역시 같은 목적으로 사용된다. 이들 각각의 지표들은 앞 장에서 설명한 카파값과 더불어 일치도 판정에 자주 사용되는데, 카파값보다는 나중에 개발된 방법들로서 각각의 방법마다 가지는 장-단점이 서로 다르므로 이를 고려하여 일치도 판정에 이용하여야 한다.

(2) 모두 연속변수인 경우

진단법의 신뢰도를 판정함에 있어 측정된 두 변수 모두가 연속변수인 경우에는 두 변수 간의 상호의존성interdependency을 평가하는데, 일반적으로 흔히 이용되는 intra class coefficient를 이용하면 된다.

4. 진단법의 효능(Efficacy)

특정한 진단법에 의하여 진단된 환자들의 예후를 결정짓는 요인들 가운데 가장 중요한 것은 환자가 받은 치료내용이 되겠지만, 진단에 의한 질병 발견 그 자체, 또는 조기발견이 예후와 유의한 관련성을 가실 수 있다. 이와 같이 특정한 진단법이 질병의 예후에 영향을 미치는 정도를 진단법의 효능이라고 정의할 수 있고, 그러한 효능을 평가하는 방법은 두 가지가 있다.

1) 두 단계 접근법(two-step approach)

두 단계 접근법은 먼저 연구대상이 되는 새로운 진단법이 특정 질병을 진단하는데 어느 정도 이상의 높은 예측도를 가지는지를 파악한 다음, 만약 높은 예측도를 가진다면 진단에서 양성으로 나타난 인구집단에서의 예후를 파악함으로써 그 진단법에 의한 치료효능을 평가하는 방법이다. 예를 들어, 고혈압을 진단함으로써 심혈관질환으로 인한 사망률을 낮출 수 있을 것인가를 평가하고자 한다면, 먼저 혈압계에 의하여 측정된 혈압의 정도에 따른 심혈관질환 사망률의 예측도를 코호트 연구를 수행하여 파악한 다음, 고혈압에 대한 치료군과 비치료군에서의 심혈관질환 사망률을 임상시험을 수행하여 비교·평가한다. 만약 첫 번째 단계에서 혈압수준이 질병발생에 대한 예측도가 높고, 두 번째 단계에서 고혈압에 대한 치료가 심혈관질환으로 인한 사망률을 유의하게 감소시키는 것으로 나타난다면, 혈압을 측정하여 고혈압 유무를 진단하는 자체가 환자의 예후에 도움이 되는 유용한 방법이라는 결론을 내릴 수 있다. 이와 같은 두 단계 접근법은 질병의 발생률 수준에 따라 다르기는 하지만 대개 수백 명 내지 수천 명의 연구대상자를 필요로 한다.

2) 한 단계 접근법(one-step approach)

한 단계 접근법은 이미 진단 및 치료를 모두 받은 인구집단에서의 대상 질병에 의한 합병증의 발생률을, 진단을 받지 않은(따라서 치료도 받지 않은) 인구집단에서의 합병증 발생률과 비교하는 방법이다. 예를 들어, 고혈압을 진단받아 치료를 받고 있는 환자들에서의 심혈관질환 사망률을 혈압검사를 아예 받지 않은 인구집단에서의 심혈관질환에 의한 사망률과 비교하여 고혈압진단의 효능을 평가하는 방법으로서, 대개 단면연구의 형태로 수행하게 되는데 암 등의 만성질환에 대한 진단법을 평가하고자 하는 경우에는 수천 명 내지 수십만 명의 연구대상자를 필요로 한다.

실제 연구를 수행하는 측면에서는 연구대상의 규모나 연구결론의 타당도 측면에서 두 단계 접근법이 훨씬 유리하지만, 유방암에 대한 mammography나 자궁경부암에 대한 Pap smear와 같이 조기진단에 의한 치료 효과가 뚜렷한 경우에는 치료받지 않은 대조군을 설정하는 두 번째 단계는 비윤리적이기 때문에 두 단계 접근법은 이용할 수 없게 된다.

참고문헌

박병주. B형 간염 바이러스 표면항체 검출을 위한 Passive Hemagglutination(PHA) 방법의 정확도에 관한 연구. 예방의학회지. 1987;20:114-119.

유근영, 박병주, 김헌, 이무송. 의·약 보건학을 위한 PC-SAS. 한울아카데미. 1996.

Fleiss JL. Statistical methods for rates and proportions. New York; John Wiley & Sons. 1981.

Gordis L. Epidemiology, 4th Edition. Elservier. 2009.

Kelsey JL, Thompson WD, Evans AS. Methods in observational epidemiology. New York; Oxford University Press. 1986.

Sackett DL, Haynes RB, Guyatt GH, Tugwell P. Clinical epidemiology: A basic science for clinical Medicine, 2nd ed. Boston, Little, Brown and Company. 1991.

van Stralen KJ, Stel VS, Reitsma JB, Dekker FW, Zoccali C, Jager KJ. Diagnostic methods I: sensitivity, specificity, and other measures of accuracy. Kidney Int. 2009;75:1257-1263.

Weinstein S, Obuchowski NA, Lieber ML. Clinical evaluation of diagnostic tests. AJR Am J Roentgenol. 2005;184:14-19.

Yoo KY. Predictability of the test methods in the detection for hepatitis B virus infection in a defined population. Seoul J Med. 1988;29:143-148.

제13장

무작위배정 비교임상시험

박병주 서울대학교 의과대학

임상시험은 사람을 직접 연구대상으로 하여 치료법의 효능과 안전성을 평가하는 실험적 연구로 정의할 수 있다. 치료법에는 약물을 포함하여 수술, 방사선 치료 등을 포함한다. 본 장에서는 환자치료 수단의 60% 이상을 차지하고 있는 의약품에 대한 안전성과 유효성 평가를 중심으로 다루고자 한다.

제약회사 연구소나 대학의 연구실에서 새로운 치료제의 후보물질을 발견하여 동물실험을 포함하는 전 임상연구를 통하여 신약으로서의 가능성을 확인하게 되면, 정부 당국으로부터 신약으로 승인받아 환자들에게 직접 사용할 수 있도록 근거자료를 생성하는 과정을 밟는다. 가장 중요한 근거 자료는 연구대상 신약후보물질이 사람에게 안전하면서 환자의 질병을 치료하는 효과가 우수하여야 한다는 것을 입증하는 자료이다. 이러한 자료를 확보하기 위하여 직접 사람을 대상으로 효능과 안전성을 확인하기 위한 연구인 임상시험을 수행하는데, 일반적으로 시판허가를 받기 위하여 수행되는 임상시험은 제1상 임상시험부터 제3상 임상시험까지 세 단계를 거친다. 제1상 임상시험에서는 건강한 자원자를 대상으로 하여 신약후보물질을 사람에게 투여하였을 때 사람의 몸에서 어떻게 흡수, 분포, 대사 및 배설

되는지에 대한 정보와 안전성에 대한 정보를 파악한다. 사람에게 투여하기 전에 수행하였던 동물실험에서는 파악하지 못하였던 부작용이 사람에게 나타나면 즉시 폐기된다. 초기2상 임상시험에서는 신약후보물질의 치료대상 질병을 가진 환자를 대상으로 적정 치료용량을 결정하는 단계이다. 연구대상 환자들에게 약물의 투여 용량을 달리하면서 안전성과 유효성을 평가하여 안전성을 최대한 보장하면서 치료효과를 극대화할 수 있는 치료용량을 결정한다. 후기2상 임상시험, 제3상 임상시험에서는 연구대상이 되는 신약과 기존의 표준치료제의 안전성과 유효성을 비교하는 연구로서 신약후보물질을 투여하는 군과 비교대상인 표준치료제를 투여하는 군을 설정하여 비교임상시험을 수행하게 되는데, 그 전형적인 연구수행과정을 모식화한 것이 그림 13-1이다.

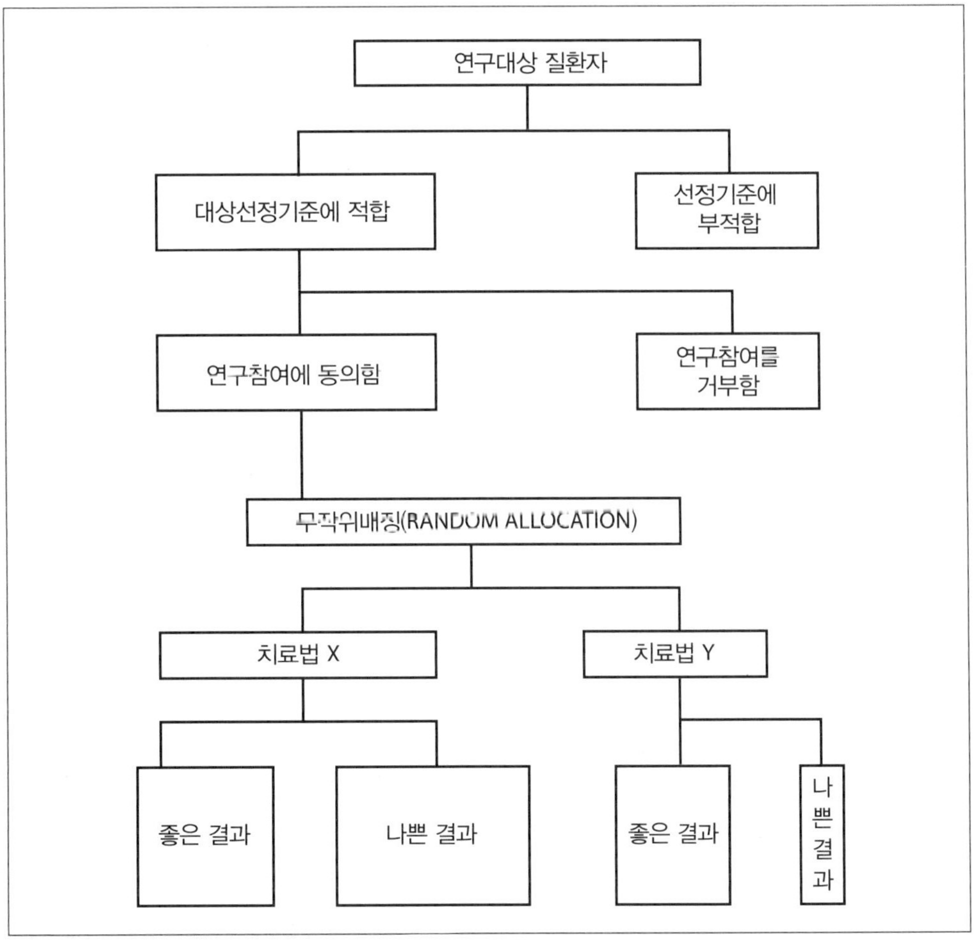

그림 13-1 무작위배정 비교임상시험의 전형적인 연구설계

임상시험은 사람을 직접 연구대상으로 삼는 실험적 연구이기 때문에 실험동물을 대상으로 하는 동물실험에 비하여 연구계획을 수립할 때 윤리적인 측면과 과학적인 측면에서 고려하여야 하는 점들이 많다. 가장 우선적으로 고려하여야 하는 것은 윤리적인 측면이고 두 번째로 과학적인 측면인데 윤리적인 측면은 다른 장에서 다루기 때문에 본 장에서는 과학적인 측면만 다룬다.

1. 과학적 고려사항(Scientific issues)

새로운 신약후보물질은 기존의 표준치료제에 비하여 환자들에게 더 나은 치료효과를 나타내면서 부작용 발생은 더 적어서 실제적인 도움을 줄 수 있어야 한다. 이러한 내용을 임상연구수행을 통하여 객관적이고 믿을 수 있는 정보를 생성하려면 사전에 충실한 연구계획을 수립하여야 하고, 연구수행이 제대로 이루어져야 하며, 연구수행으로 수집된 자료를 정확히 데이터베이스화한 후 적절한 통계분석을 통하여 과학적인 결론을 얻어야 한다. 이와 같이 연구결과의 내적 타당도internal validity를 극대화하여 연구대상 약물의 안전성과 유효성에 대한 타당한 결론을 내릴 수 있도록 만드는 것이 연구계획 시 과학적으로 고려하여야 하는 사항들의 중요성을 강조하는 이유이다.

신약후보물질의 안전성과 유효성을 평가하는 임상시험을 수행하고자 할 때 고려하여야 하는 첫 번째 사항은 비교하고자 하는 치료제들을 투여하는 연구대상의 비교성을 어떻게 확보할 것인가라는 점이다. 예를 들어 새로운 항암제 후보물질을 개발하여 기존의 표준항암제와 비교하고자 할 때, 새로운 항암제를 조기암 환자에게 투여하고, 표준항암제를 말기암 환자에게 투여하여 두 군간의 생존기간을 비교하면 당연히 새로운 항암제 군의 생존기간이 긴 것으로 나타날 것이고 그 결과에 근거하여 새로운 항암제가 기존의 표준항암제보다 치료효과가 뛰어나다는 결론을 내리면 잘못된 결론일 뿐 아니라 사기를 치는 결과가 될 것이고 나아가 암 환자들에게 피해를 줄 수도 있다. 따라서 신약후보물질과 표준치료제 간의 안전성과 유효성을 비교하고자 할 때 각 군에 배정되는 환자들의 임상적 특성이 비슷하여 두 군간 임상결과의 차이는 오로지 투여한 약물에 의한 결과라고 해석할 수 있어야 한다. 즉, 연구대상 환자들의 임상결과에 약물 이외의 요인이 미치는 영향을 배제할 수 있도록 비교성을 극대화하여야 한다. 이를 위하여 환자선정 및 제외 기준을 객관적이고 구체적으로 세분화한 후 아주 좁은 범위에서 정하여야 할 뿐 아니라, 환자를 치료군과 비교군에 무작위배정random allocation하여야 하고, 환자들이 치료에 최대한 순응하도록 권장하고, 치료법의 적용 및 결과 관찰 과정을 환자뿐 아니라 의료진에게도 비밀blinding로 유지함으로써 객관적이고 과학적인 치료효과 평가를 할 수 있도록 최선을 다하여야 한다.

사람을 대상으로 정보를 수집하는 경우에 환자의 가족력과 질병과거력 등 개인신상에 관한 정보뿐 아니라 치료효과에 관한 정보도 정확하게 얻기 어려운 경우가 많다. 예를 들어, 새로운 약의 치료효과를 판정하는 기준이 주관적인 증상의 개선 정도일 경우에, 만약 어떤 환자가 자신이 새로운 약을 투여받는 시험군에 포함된 사실을 알게 되면 자신의 주치의인 연구자를 기쁘게 해 주기 위하여 연구대상 약물에 의한 효과를 별로 느끼지 못하는 경우에도 매우 효과가 좋다고 보고할 수 있어서 실제 약물의 효과보다 과장된 결과를 얻을 수 있다. 또한 자신이 위약군에 배정된 사실을 알게 되면 위약효과placebo effect가 나타나지 않게 된다. 실제 임상에서 진통제의 진통효과나 항우울제의 우울증 개선효과는 주관적인 영향을 많이 받기 때문에 위약효과가 상당히 높게 나타난다. 이런 경우 신약후보물질의 진통효과나 항우울증 효과는 실제 이상으로 과대평가될 수 있다.

일단 임상시험의 내적 타당도가 보장될 수 있으면, 연구결과를 보다 폭넓은 대상들에게 일반화할 수 있도록 외적 타당도external validity를 높일 필요가 있다. 이를 위하여는 같은 질병을 가진 환자들을 대표할 수 있는 연구대상 환자를 선정하고, 치료의 내용을 표준화하여야 한다. 이를 달성하려면 단일 연구기관에서 임상시험을 수행하는 것보다는 전국에서 발생하는 환자들을 모두 포함할 수 있도록 서울과 수도권 뿐 아니라 지방대학까지 포함하는 연구진을 구성하여 공동연구를 수행하는 것이 대표성을 높이는 데 도움이 된다. 이 경우 각 병원 간 진단방법과 판정 기준의 차이, 효과평가의 차이 등 많은 이질성을 극복하기 위한 노력이 필요하다. 다시 말하면, 다기관 공동 임상시험을 수행하기 전에 충분한 기간 동안 연구에 참여할 연구자들의 공동노력으로 그 연구를 과학적으로 수행하기 위하여 필요한 협연센터 등의 조직체계와 표준화를 포함한 구체적인 연구추진계획을 담은 충실한 연구계획서를 개발하는 것이 대단히 중요하다.

임상시험을 성공적으로 수행하려면 두 가지 측면에서 철저히 준비하여야 한다. 첫 째는 임상시험을 계획하는 단계로서 연구설계를 타당하고 완벽하게 수립하여야 하고, 연구계획서에는 연구수행에 필요한 모든 사항이 연구진행 시에 실제로 발생할 상황을 고려하여 구체적으로 기술되어 있어야 한다. 즉, 연구계획서는 연구에 참여하는 연구원 각자가 맡아야 할 역할분담 내용을 구체적으로 기술한 작업매뉴얼로서의 기능을 할 수 있어야 하는데, 그 내용에는 연구대상을 효과적으로 모집하는 방법, 연구대상 선정 기준에 적합한 환자들에게 연구내용을 설명하고 동의를 구하여 실제 연구대상으로 포함시키는 방법, 연구수행에 필요한 연구대상 수 결정방법, 환자를 치료군과 비교군에 무작위배정하는 방법, 눈가림법을 적용하는 방법, 결과관측항목의 선정 및 실제 관측방법, 환자의 순응도를 최대한으로 높이는 방법, 정확하고 완전한 연구자료의 수집 및 데이터베이스 구축방법, 통계분석 계획, 연구수행 중에 발생하는 문제의 해결방법, 및 윤리적인 문제 등에 관한 대책을 최대한 구체적으로 작성하여야 한다. 둘째는 임상시험연구를 모니터하는 측면으로 포괄적인 의미의 모니터는 임상시험의 계획부터 연구계획서의 작성, 임상시험 수행과정의 평가, 연구자료의 관리 및 분석, 결과의 해석에 이르기까지 임상시험의 전 과정이 타당하게 수행될 수 있도록 관리하는 것이나, 협의의 모니터는 일단 임상시험이 시작된 이후의 수행과정이 타당하고 효율적으로 진행되도록 관리하는 의미로 쓰인다.

임상시험을 수행하기 위한 연구계획을 수립할 때 고려하여야 할 사항들은 표 13-1에서 제시한 바와 같다. 임상시험은 직접 사람을 대상으로 하는 실험적 연구이기 때문에 무엇보다도 윤리적인 측면에 대한 고려가 우선되어야 한다. 그다음으로 타당한 연구결론을 내릴 수 있는 과학적인 연구가 되도록 최선을 다하여야 한다. 이를 달성하기 위하여 사전에 치밀한 연구계획서가 작성되어야 하고, 연구수행은 미리 작성된 연구계획서의 내용을 충실히 따라야 한다. 연구자가 이러한 목적을 달성하는 데 도움을 주기 위하여 식품의약품안전처에서는 1995년과 2001년에 임상시험관리 기준을 제정 및 개정하여 배포하였고, 대한연구윤리심의기구협의체가 2002년에 설립되어 연구자들을 위한 연수교육을 주최하고 있다.

표 13-1 임상시험 연구계획 수립 시 고려하여야 할 사항

1. 연구배경(시험약 개발과정)
2. 연구목적
3. 바이어스를 유발할 수 있는 요인들
4. 전체적인 연구설계 형태의 결정
5. 비교군 설정
6. 연구대상 수 산출
7. 무작위배정 방법
8. 스크리닝, 기초검사, 치료기간 및 치료후 추적관찰 기간의 결정
9. 피험자의 선정 기준 및 평가 방법
10. 피험자 모집 방법
11. 치료계획
12. 시험약의 제형 및 투여 용량
13. 시험약 투여방법
14. 눈가림법의 적용
15. 순응도 평가
16. 약동학 및 약물상호작용
17. 치료효과 평가 항목 및 평가 방법
18. 안전성 평가 방법
19. 피해보상에 관한 규약
20. 피험자 동의서 및 설명문
21. 환자증례기록지(CRF; Case record form)

2. 임상시험의 목적

임상시험의 목적은 연구수행 과정에서 비록 모든 비뚤림을 완전히 배제할 수는 없더라도, 가능한 최소화시켜 최대한 과학적인 결론을 얻고자 하는 것으로 규정할 수 있다. 관찰적 연구인 단면연구, 환자-대조군 연구 및 코호트 연구나 비교군이 없는 임상시험의 경우에는 각종 비뚤림이 개입될 가능성이 높지만, 비교군을 둔 무작위배정 비교임상시험은 이러한 비뚤림들을 최소화시킬 수 있는 연구설계가 될 수 있다. 특히 신약 개발과정의 최종 단계인 제3상 임상시험의 설계로 무작위배정 비교임상시험을 선택하는 주요한 목적 중의 하나는 결론을 비뚤어지게 만드는 각종 바이어스들의 개입 가능성을 최소화시키고자 하는 것이다.

임상시험을 수행하는 주된 가설이나 이차적인 가설들에 관하여 가능한 구체적으로 연구계획서에 기술하여야 한다. 다시 말하면, 연구목적을 명확하고, 완전하며, 구체적으로 표현하여야 한다는 것이다. 임상시험의 연구목적이 구체적이고 과학적인 진술이 되려면 다음과 같은 정보들을 포함하여야 한다. 즉, 전체적인 연구

추진방법, 연구대상 질환, 연구대상 환자의 특성, 평가대상 약물, 연구대상 약물용량 및 용량의 범위, 약물투여방법, 일반적 목적; 안전성, 유효성, 약동학적 및 약력학적 성상, 구체적 목적; 용량-반응관계, 위약에 대한 우수성, 평가대상 항목, 자료의 통계적 분석방법 등이다.

3. 연구설계의 형태

1) 평행설계

평행설계는 대부분의 임상시험에 적용할 수 있는 연구 형태로서, 연구대상으로 선정된 환자는 연구시작 단계에 치료군과 비교군 가운데 한 군으로 무작위배정된 후 전체 연구기간 동안 해당 치료법만을 적용받게 된다.

평행설계는 임상시험의 구체적인 목적과 연구내용에 따라 여러 가지 형태로 구성할 수 있는데, 그중 전형적인 설계의 형태를 그림 13-2에 제시하였다. 즉, 스크리닝 기간 동안 위약을 투여하면서 이전에 받고 있던 치료제가 모두 체외로 빠져나가게 한 다음 기저상태를 평가한 뒤 신약투여군과 위약투여군, 표준치료제 투여군 또는 신약의 용량을 달리하여 투여하는 군 등으로 무작위배정하여 치료효과를 비교하는 형태이다.

이 외에도 임상시험을 수행하는 도중에 일정 기간 동안 위약에 대한 효과를 평가하는 기간을 삽입시키거나, 비교하고자 하는 각 치료군의 약물용량을 달리하여 일정 기간 동안 투여하면서 용량-반응관계를 파악할 수 있도록 설계할 수도 있고, 두 가지 약물을 함께 투여하는 경우의 치료효과를 평가하기 위하여 먼저 환자에게 치료내용을 비밀로 하면서 치료효과를 평가한 다음, 환자와 의사에게 비밀로 하는 양측 눈가림법을 적용하고, 치료군을 각각의 약물을 투여하는 군과 두 가지 약물을 동시에 투여하는 군 및 위약을 투여하는 군 등의 넷으로 나누어 임상시험을 수행하여 약물의 상호작용 효과를 평가할 수 있게 설계할 수도 있다.

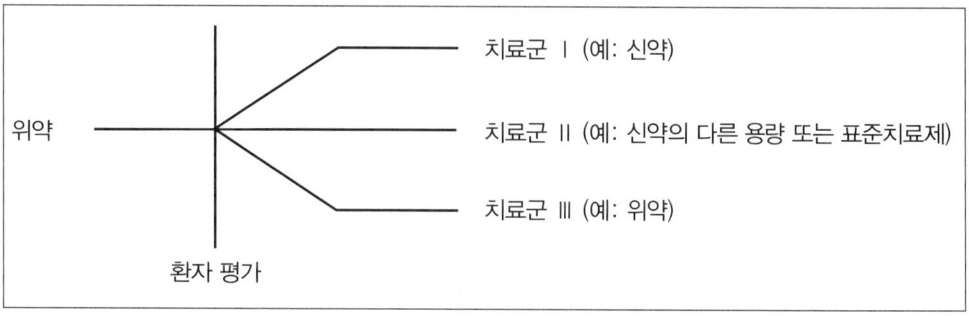

그림 13-2 평행설계의 전형적 형태

2) 교차설계

교차설계는 무작위배정법의 특수한 형태로서, 각 연구대상 환자가 자신의 비교군 역할을 하도록 하는 연구설계이다. 교차설계의 형태는 연구의 구체적인 목적과 연구내용에 따라 다양하게 결정될 수 있지만 전형적인 형태는 그림 13-3에서 보는 바와 같다. 즉, 처음 연구대상 환자들에게 무작위로 치료법을 배정하여 일정한 기간 동안 치료를 시행한 후, 치료방법을 바꾸기 전에 환자의 체내로부터 먼저 투여하였던 약물이 완전히 소실될 때까지 일정한 휴약기간을 경과한 다음, 교차된 약물을 투여하는 형태이다. 약물을 교차하기 전에 이와 같은 기간을 두는 것은 먼저 시행한 치료약물에 의한 잔류효과carryover effect로 인하여 다음에 투여할 약물의 효과에 영향을 미치는 것을 막기 위한 방법으로서 교차설계의 단점이 될 수 있는 약물의 체내 잔류로 인한 상호작용효과의 발생을 막아주는 장치이다. 이러한 기본형태를 응용하여 두 번의 약물군을 교차하는 네 기간 교차설계라든지, 네 기간 교차설계이면서 치료법을 교차하는 시점마다 일정 기간의 휴약기간을 두는 형태를 설계할 수 있고, 두 기간 교차설계의 형태이면서 두 번째 치료기간을 두 배 이상 연장하여 관찰하는 형태를 설계할 수도 있다.

이러한 교차설계는 동일한 환자에서 치료하기 전후의 상태를 비교하기 때문에, 완전히 다른 환자들로부터 관찰한 치료결과를 비교하는 연구설계인 평행설계에 비하여 관찰된 치료효과의 변동폭이 적어지는 효과를 나타낸다. 통계적인 용어로 표현하면, 치료효과를 평가할 때 분산의 크기가 감소하게 되므로 동일한 치료효과의 차이를 규명하기 위한 임상시험을 계획할 때 평행설계에 비하여 연구에 필

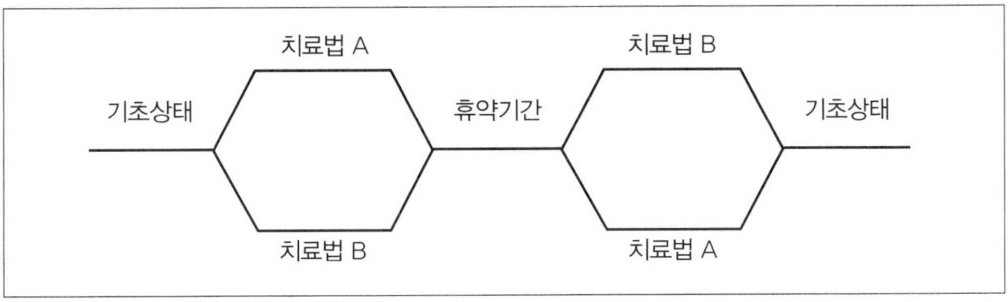

그림 13-3 교차설계의 전형적 형태

요한 연구대상자의 수를 줄여주는 장점이 있다. 그러나 전반부의 치료효과가 후반부에 영향을 미치지 않아야 한다는 상당히 엄격한 가정이 전제되어, 일반적으로 치료법을 교차적용하기 전에 첫 번째 치료약물이 체내에서 완전히 소실될 때까지 일정한 휴약기간이 경과한 후에 두 번째 치료법을 적용하도록 하고 있다. 만약, 처음에 배정하였던 약물에 의한 치료효과가 두 번째 치료기간까지 지속되는 소위 잔류효과를 가지거나, 환자의 상태가 주기적으로 호전되었다가 악화되는 순환상태를 계속하는 질병에 대하여는 이러한 설계를 적용할 수 없다.

4. 연구대상 수 산출

임상시험은 안전성이 완전히 파악되지 않은 미지의 신약 후보물질의 효능과 안전성을 평가하기 위하여 직접 사람을 대상으로 수행하는 실험적 연구이므로 연구목적을 달성하는 데 필요한 최소한의 연구대상 수를 연구계획 수립 시에 통계적으로 결정하는 것이 윤리적이다. 실제 연구를 수행하는 경우에 연구대상 선정 기준에 적합하고, 연구 참여에 동의하는 연구대상을 확보하는 것은 대단히 어렵다. 이런 이유로 연구자들은 적은 수의 연구대상으로 본인이 원하는 연구결론을 얻고자 하는 유혹에 자주 빠지게 된다. 연구대상 수가 너무 적을 경우에는 통계적 검정력이 낮아져 연구가설을 타당하게 검정할 수 없게 된다. 즉, 신약후보물질의 치료효과가 표준치료제에 비하여 임상적으로 의미있는 차이가 관찰되었음에도 불구하고 통계적으로 유의한 수준에 도달하지 못하여 치료효과를 입증하지 못하게 되는 제2종 오류가 발생할 확률이 커지게 된다. 즉, 연구대상 수가 적으면 비교하고자 하는 치료제 간에 실제 치료효과에 차이가 없어서 통계적으로 유의한 차이를 얻지 못하였을 가능성도 생각할 수 있지만 동시에 통계적 검정력이 낮아서 통계적 유의성을 확보하지 못한 가능성도 따져 보아야 한다.

반면에 연구대상 수가 필요 이상으로 많을 경우에는 임상적으로는 별 의미 없는 사소한 효과 차이가 통계적으로 유의하게 나타날 수 있다. 불필요하게 많은 연구대상 수를 확보하는 것은 연구수행이 힘들어지고, 연구기간이 길어지고 연구비가 많이 소요되어 낭비적일 뿐 아니라, 미지의 부작용으로 인하여 많은 사람들이 피해를 입게 될 가능성이 커지므로 윤리적인 측면에서 문제가 될 수 있다. 따라서 연구목적을 구체적으로 설정한 후 그러한 목적을 달성하는 데 필요한 최소한의 연구대상 수를 통계적으로 산출하여 연구계획서에 명시하여야 한다. 합리적인 연구대상 수 산출을 위하여 과거에 수행되었던 유사한 연구결과가 있는지를 문헌검색을 통하여 파악하고, 파악된 연구결과를 종합하여 연구대상 수 산출에 필요한 통계량을 확보하여야 한다.

5. 비교군 설정

시험군과 비교군 간에는 치료내용 외에는 결과에 영향을 미칠 수 있는 모든 요인 즉, 연구대상자들의 성, 연령 및 병기 등 연구대상 질병의 경과에 영향을 미칠 수 있는 기초상태의 특성이 최대한 두 군간 동일하여야 한다. 연구대상이 될 피험자들의 변이폭을 줄이려면 구체적이고 엄격한 선정 및 제외 기준을 연구계획을 수립할 때 설정하여야 한다. 이와 같이 비교성이 높은 비교군을 설정하여야만 연구결과로 나타난 치료효과의 차이는 우연에 의한 차이나, 시험군과 비교군에 배정된 연구대상자들의 특성이 달라서 초래된 결과가 아니라, 두 군에 적용한 치료내용의 차이에 의한 결과로 해석할 수 있다. 선정·제외 기준을 엄격히 하면 할수록 치료군간 비교성은 높아지겠지만, 동시에 연구대상 확보는 그만큼 더 어려워진다. 따라서 어느 정도의 선정 및 제외 기준을 설정한 다음에 무작위배정을 통하여 이미 알려져 있는 예후요인은 물론 사전에 파악할 수 없는 예후요인의 분포까지 두 군간에 비슷하게 분포되기를 기대한다.

1) 비교군 설정이 필요한 경우

(1) 시간이 지남에 따라 질병의 경과가 변하는 경우 치료약에 의한 효과인지 시간의 경과에 따른 효과인지를 구별하기 힘든 경우에는 무치료군 또는 위약치료군을 비교군으로 설정하여 비교하여야 한다. 예를 들어, 급성간염에 대한 새로운 치료제의 치료효과를 평가할 때에는 일정 기간 동안 충분한 휴식과 안정만 취하여도 상당한 호전이 가능하기 때문에, 위약 또는 무치료 비교군을 설정하여 동일한 기간 동안 관찰하여 상태호전의 정도를 비교하여야 약 자체에 의한 효과를 제대로 평가할 수 있다.

(2) 치료효과가 이미 입증된 표준치료제가 존재할 때, 새로 개발한 치료제를 기존의 표준치료제에 비교하여 상대적인 장점과 단점을 파악하고자 할 때에 표준치료제 비교군을 설정한다.

(3) 치료효과의 평가항목이 진통효과, 인지기능 개선 및 삶의 질 향상 등과 같이 주관적이어서 위약효과placebo effect가 큰 경우에는 위약 비교군을 설정하여 그 효과를 비교함으로써 새로운 치료제의 위약효과를 배제한 순수한 치료효과를 파악할 수 있다.

(4) 새로운 치료제의 여러 용량에서의 치료효과를 비교하고자 하는 경우에는 연구대상을 치료용량에 따라 두 가지 이상의 군으로 나눈 뒤 무작위로 배정한다. 이때 비교군에 위약군이나 표준치료제군을 둘 수도 있다.

2) 비교군의 종류

(1) 과거 비교군(Historical control)

새로운 치료제의 효과를 평가하기 위하여 표준치료제를 비교군으로 설정하여 전향적으로 무작위배정 비교임상시험을 수행하는 것은 결코 쉬운 일이 아니다. 따라서 새로운 치료제를 연구시작 후에 접하는 모든 연구대상 환자들에 투여하여 치료효과를 평가한 후, 그 결과를 과거에 이미 다른 치료제로 치료받았던 동일한 질병을 가진 환자군에서의 치료성적과 비교하는 방법을 택하고자 하는 경우가 있다. 과거 비교군을 사용하는 경우에는 치료군이 단일군으로서 비교임상시험에 비하여 전향적으로 확보하여야 할 연구대상 수가 적어져 연구기간이 단축되고 연구에 투입되는 노력과 경비가 적게 든다. 또한 피험자로부터 동의를 구하기가 쉽고, 연구설계가 간단하여 연구수행이 쉬우며, 윤리적인 측면에서도 문제될 소지가 적은 장점을 가진다. 그러나 과거에 치료받았던 환자들은 여러 측면에서 앞으로 신약후보물질로 치료받게 될 환자들과 이질적일 수 있다. 즉, 질병에 대한 진단기준, 보조치료의 내용, 임상결과 판정방법과 기준 등에 차이가 있을 수 있기 때문에 현재 치료받은 환자들과 비교성이 떨어질 수 있다. 즉, 선택 비뚤림의 개입으로 인하여 연구결과의 타당성이 떨어져 잘못된 결론을 내릴 수 있다. 요즘은 이러한 과거 비교군의 사용이 권장되지 않고 있고 특히 확정적인 근거를 확보하려면 반드시 전향적인 무작위배정 비교임상시험을 수행하는 것을 원칙으로 하고 있다. Pocock(1976)은 과거 비교군을 사용할 수 있는 조건을 다음과 같이 제시한 바 있다. 과거 비교군에 선정되는 환자들은 향후 연구대상자가 될 환자들과 동일한 병원에서 치료받았던 환자들이어야 하고, 앞으로 선정될 환자들이 받게될 치료와 같은 정도로 구체적으로 정의된 표준치료를 받았어야 한다. 또한 환자선정 기준이 동일하여야 하고, 동일한 검사기기에 의하여 검사를 받았어야 한다. 치료효과의 평가 방법이 동일하여야 하며, 환자의 중요한 기초특성들의 분포가 향후 연구대상군과 과거 비교군 간에 일치하여야 한다. 그리고 과거 비교군과 무작위배정된 비교군 간의 결과에 영향을 미칠 수 있는 어떤 다른 요인도 존재하여서는 안 된다.

(2) 동시 비교군(Concurrent control)

전향적으로 수행하는 임상시험에서 시험군과 동시에 비교군을 설정하여 피험자를 배정하는 경우이다. 동시 비교군은 다음과 같은 네 가지 형태를 설정할 수 있다.

가. 무치료군No treatment group: 연구대상 질병에 대한 효과가 인정된 표준치료제가 없거나, 결과평가 항목이 사망이나 암의 재발, 심근경색증의 발생 등과 같이 객관적이어서 위약효과를 배제할 필요가 없는 경우에 적용할 수 있다.

나. 위약 비교군Placebo control: 위약 비교군을 이용할 수 있는 경우는 아직 공식적으로 인정받고 있는 표준치료제가 없거나, 사용 중인 치료제의 효과가 입증되지 않았거나 임상시험에 사용하기 적절하지 않은 경우를 들 수 있다. 또한 위약으

로도 연구대상 질병에 어느 정도 효과를 보인다고 알려져 있거나, 질병 자체가 경중이고 특별한 치료를 하지 않아도 임상적으로 큰 문제를 유발하지 않을 경우에 위약 비교군을 사용할 수 있다.

다. 표준치료제 비교군Active control or Standard treatment: 현재 해당 질병의 표준치료제로 알려져 있는 약물을 투여하는 군을 설정하는 경우이다.

라. 저용량 비교군Low dose control: 시험약의 효과에 대하여 용량-반응관계를 평가하고자 할 경우에 시험약의 용량을 달리하여 여러 군을 설정할 수 있다.

6. 임상시험의 모니터

임상시험을 성공적으로 수행하려면 사전에 작성된 연구계획서대로 연구가 잘 수행되고 있는 지를 적절히 평가하고 관리할 수 있는 기능을 담당하는 모니터요원이 반드시 필요하며, 이러한 모니터요원의 역할은 특히 다기관 공동연구의 형태로 연구가 수행될 때 더욱 중요해진다. 모니터하는 내용은 크게 두 가지로 나눌 수 있는데, 첫째는 연구계획서의 내용대로 임상시험이 잘 수행되고 있는 지를 평가하면서 문제가 있는 경우에 이를 해결해 나가는 기능이다. 예를 들면, 환자의 확보율이 연구시작 전에 예측하였던 대로 순조롭게 달성되고 있는지, 연구대상으로 선정된 환자의 특성이 선정·제외 기준에 합당한지, 치료군에 환자를 배정하는 과정이 무작위로 이루어지고 있는지, 임상시험의 수행이 '의약품임상시험업무관리지침서Korea Good Clinical Practice, KGCP'의 내용을 잘 따르고 있는지, 연구자료는 정확하고 적절하게 수집하여 입력되고 있는지, 환자에서 부작용이 발생하는 경우에 적절하게 대처하고 있는지 등을 모니터하여야 한다.

둘째는 행정적인 측면에서 임상시험이 순조롭게 진행되도록 관리하는 기능이다. 그 내용에는 공동연구의 경우에 연구에 참여하고 있는 의료기관이 KGCP의 지침을 잘 따르는 적절한 연구기관인지, 연구대상을 선정할 때 연구내용을 충분히 설명한 후 자발적으로 동의서를 받고 있는지, 환자에 대한 치료내용이 적절한지, 각종 검체와 자료의 이송과정이 적절한지, 연구에 필요한 약물과 자료기입양식지를 포함하는 필요 물품들이 원활하게 공급되고 있는지, 수행 도중에 발생한 문제들은 잘 해결되고 있는지, 연구에 참여한 연구진들의 사기는 높게 유지되고 있는지 등을 평가하고, 임상시험의 종료 과정과 자료를 관리하고 분석하는 과정 및 연구결과를 보고하는 과정을 보조하며, 연구비를 지원하는 기관과 연구기관의 의학연구윤리심의위원회 간의 연결을 원활히 유지하도록 하는 역할을 맡는다.

7. 연구대상의 확보

임상시험을 계획하는 단계에서는 임상시험에 참여할 연구대상 환자수를 낙관적으로 예상하기 쉬우나, 실제 연구를 시작한 후에는 가용한 연구대상 환자가 훨씬 적어 연구수행이 힘들어지는 경우가 흔히 발생하게 되는데, 이를 라자냐의 법칙 Lasagna's Law라고 한다. 이러한 현상은 특정한 질환을 가진 환자를 연구대상으로 선정하는 기준이 엄격하여 가용한 질환자 가운데 실제 연구대상이 될 수 있는 환자는 제한될 수밖에 없는 경우가 발생하기 때문이며, 또한 대상선정 기준에 적합한 환자들 가운데 연구 참여에 동의하지 않는 환자들이 발생하기 때문이다. 다른 이유들로는 연구대상에 포함될 환자수를 예측할 때 연구계획서를 구체적으로 잘 읽지 않거나, 연구대상이 되는 치료법에 대한 환자들의 관심도 등 다른 요인들에 대한 고려가 없었기 때문에 비현실적으로 과대평가한 경우일 수 있다. 따라서 임상시험을 성공적으로 완수하기 위하여는 어떻게 연구대상 환자를 원활하게 확보할 것인가가 매우 중요한 주제가 된다.

1) 연구대상자 확보방법

임상시험에 참여할 연구대상자의 수를 늘리기 위하여는 먼저 일반인과 환자를 대상으로 적극적인 홍보활동을 벌여야 한다. 즉, 연구를 시작하기 전에 연구의 필요성과 연구수행을 통하여 얻을 수 있는 기대효과를 신문이나 텔레비전 등의 언론매체를 통하여 충분히 홍보함으로써 긍정적인 여론을 조성하여 잠재적 연구대상자를 늘리도록 하고, 연구대상 질환을 앓고 있는 환자들이나 환자가족모임 등을 직접 접촉하거나, 전화나 편지를 통한 간접적인 접촉을 통하여 연구 참여를 권유하고, 연구기관인 병원을 견학시키면서 임상시험의 의의와 중요성에 대한 이해를 증진시키도록 한다. 환자를 연구에 참여하게 만드는 실질적인 동기유발요인이 무엇인지를 조사하여 활용하도록 하여야 하며, 환자에게 연구에 참여함으로써 연구기간 동안 의료진으로부터 더욱 많은 관심과 집중적인 진료를 받는 혜택이 있음을 알리고, 참여환자에 대한 적절한 금전적인 보상도 고려할 수 있다.

연구를 시작한 이후에 연구대상 환자의 확보가 어려워 연구수행에 차질이 생기는 경우에는, 환자 선정·제외 기준을 완화하고, 임상시험의 연구계획서에 규정된 요구조건(예, 검사항목의 종류)을 줄임으로써 환자의 확보율을 높일 수 있다. 공동연구에 참여하고 있는 의사들을 격려하여 적극적으로 환자의 충원에 힘쓰도록 권유하고, 연구진이 아니면서 환자를 보내준 의사들에게는 임상시험의 진행상황 및 결과를 열심히 알려줌으로써 참여의욕을 고취시키도록 한다. 이와 같이, 환자와 의사를 대상으로 한 연구대상자의 확보방법이 성공적이지 못한 경우에는, 공동연구에 참여하는 의료기관의 수를 늘이거나, 연구기간을 늘려서 사전에 결정된 연구대상 수를 확보할 수 있도록 최선을 다하여야 한다.

2) 연구대상자의 선정 및 비교군 설정

(1) 대상환자의 선정

개별환자가 특정 임상시험의 대상으로 적합하다는 판정을 받아 연구대상이 되기까지 거치는 일반적인 과정은 다음과 같다. 먼저 연구대상 질병을 앓고 있는 환자이면서 임상시험 목적에 따라 정해진 환자 선정·제외 기준에 적합하여야 하고, 연구내용을 충분히 설명한 후 자발적인 동의를 받아야 공식적으로 연구대상으로 확정된다.

(2) 치료군과 비교군의 설정원칙

비교군 없이 치료군만을 대상으로 임상시험을 실시하게 되면, 흔히 연구결과가 치료법에 의한 효과인지 아니면 치료법 이외의 시간경과나 보조적인 치료에 의한 효과인지를 구별하기 힘든 경우가 많다. 따라서 치료법 자체에 의한 효과를 타당하게 평가하기 위하여는 비교군을 반드시 설정하여야 한다. 이론적으로 두 집단은 치료방법을 제외하고는 모든 것이 같도록 하여야 하나, 살아 있는 사람을 대상으로 하는 연구에서 현실적으로 그러한 상황을 만족시키기는 거의 불가능하다. 신약 후보물질의 효능과 안전성을 타당하게 평가하는 데 있어 비교군과 비교성이 보장되도록 하기 위하여 몇 가지 기본 특성이나 변수의 분포가 양쪽 집단에서 같아지도록 만드는 방법을 사용한다. 그러한 방법에는 연구대상의 동질성을 최대한 보장할 수 있도록 환자 선정 기준을 엄격히 제한하거나, 주요한 특성의 분포가 유사하도록 개인별로 또는 집단으로 짝을 지어 주거나, 무작위배정에 의하여 측정 가능한 변수뿐 아니라 측정할 수 없는 특성까지도 유사하게 해 주는 방법 등이 있다.

(3) 비교대조처치(control treatment) 방법

새로운 치료법의 효과를 판정하고자 할 때, 연구의 목적에 따라 두 가지 형태의 비교군을 설정할 수 있다. 한 가지는 새로운 치료법의 절대적인 치료효과의 크기를 평가하고자 하는 경우로서, 비교의 기준이 되는 비교군에게 아무런 실질적인 처치를 하지 않거나 또는 위약이나 가짜수술sham operation을 시행하는 방법이다. 두 번째 방법은 새로운 치료법의 상대적인 치료효과의 크기를 평가하기 위한 방법으로서 비교군에 배정된 환자에게 기존의 표준치료방법을 적용하거나, 또한 같은 약물(방법)이지만 그 투여량이나 과정을 달리하여 처치함으로써 비교기준으로 삼는 방법이다.

8. 무작위배정

무작위배정법은 치료군과 비교군의 환자에게 치료방법을 배정할 때 연구자의 의도가 개입되지 않도록 무작위로 배정하는 방법으로서, 무작위배정법을 적용하여야 하는 첫 번째 이유는 윤리적으로 타당하다는 점이다 즉, 신약의 예상하지 못하였던 유해반응으로 인한 피해나 예상하지 못하였던 효과로 인한 혜택이 누구에게 갈지 알 수 없도록 하여야 정의롭다는 점이다. 즉, 연구자가 사전에 신약의 효과가 기존 표준치료제보다 좋을 것이라는 판단을 하여 자신이 좋아하는 환자를 신약군에 자신의 결정으로 배정하는 것은 비윤리적이다. 두 번째 이유는 비교하고자 하는 군에 배정되는 피험자들의 비교성을 극대화할 수 있다는 점이다. 즉, 연구대상

질환을 가진 환자들 가운데 연구계획서에 명시된 선정·제외 기준을 충족시키는 환자들을 연구대상자로 선정하지만, 질병의 예후에 영향을 미칠 수 있지만 측정이 가능하지 않은 특성들은 선정·제외 기준에 포함시킬 수 없다. 무작위배정을 통하여 이와 같은 측정할 수 없는 예후요인들까지 두 군에 고루 분포하도록 기대하는 것이다. 세 번째 이유는 피험자들을 비교하고자 하는 두 군에 무작위배정한 후에 수집된 연구자료들은 통계적 분석의 전제조건인 무작위 확률random probability을 충족시키기 때문에 통계분석을 시행하는 데 문제가 없게 된다.

무작위배정 방법에는 단순 무작위배정법, 블럭 무작위배징법, 계층화 무작위배정법 등을 들 수 있다. 단순 무작위배정법simple randomization은 주사위나 난수표를 이용하여 뽑혀진 숫자에 의하여 환자를 배정하는 방법으로서 매우 쉽고, 다음 환자에 대한 치료법의 배정을 예측하기가 불가능하고, 확률이론에 의하여 연구대상수가 늘어날수록 비교대상 치료군들에 배정되는 환자수가 비슷해질 것으로 기대할 수 있는 점 등을 장점으로 들 수 있다. 그러나 연구대상자의 수가 많지 않은 실제 연구에서 이러한 단순 무작위배정법을 적용할 때는 연구가 진행됨에 따라 비교대상 치료군 간의 대상자 수에 불균형이 발생하는 점이 단점이다.

블럭 무작위배정법은 단순 무작위배정의 단점인 두 군 간 연구대상 수 불균형을 시정하기 위하여 4 또는 6의 블록을 정한 후 그 블록 내에서는 두 치료군에 배정되는 수가 균형을 이루도록 하는 방법이다. 구체적인 예를 들면, 두 가지 치료법 A와 B를 블록 크기 4인 경우에 배정할 수 있는 경우는 모두 여섯 가지이다. 즉 AABB, ABAB, ABBA, BAAB, BABA, BBAA가 된다. 이들 블럭에 1번부터 6번까지 번호를 매긴 후, 각 치료군별로 사전에 정해진 피험자의 수에 도달하기까지 블록을 단순 무작위방법으로 추출하면 전체 연구대상자들에 대한 무작위배정표가 작성된다.

기존 연구의 결과로 특정한 질병에 대한 유의한 예후요인이 알려져 있는 경우에는 유의성이 큰 예후요인을 선정하여 그 요인에서의 계층을 나눈 다음, 각 계층별로 블럭화 무작위배정법을 시행하는 계층화 블럭 무작위배정법stratified block randomization을 적용함으로써, 보다 적은 수의 환자로서 타당한 결론을 내릴 수 있다. 이 경우에 예후요인의 수는 3개 이내가 적당하며 그 수가 많아질수록 계층의 수가 급격히 늘게 되어 연구수행이 어렵게 되고, 오히려 더 심한 불균형을 초래할 수도 있다. 예를 들어, 4개의 예후요인을 선정하고, 각 요인별로 세 계층으로 나눈다면 모두 3×3×3×3=81개의 계층이 생긴다.

9. 연구자료의 수집

1) 기초자료수집

기초자료란 임상시험에서 특정한 처치를 하기 전의 환자상태에 관한 정보로서, 설문지를 이용한 면접조사, 또는 이학적 검사나 각종 임상 검사에 의하여 자료를 수집하게 되며, 치료군과 비교군의 자료를 분석함으로써 인구학적 및 사회경제적 특성, 과거력, 가족력 등의 예후요인에 대한 비교성을 검토할 수 있고, 한두 개의 주요한 예후변수에 대하여 비교대상 환자군 사이에 비교성이 깨어졌을 때, 이러한 요인들에 대하여 층화분석을 실시할 수 있다. 또한 임상시험 결과 전체적으로 시험처치의 효과가 인정될 때, 그 처치에 의해 가장 큰 효과 또는 피해를 받은 특정한 소집단subgroup을 확인하고, 그 효과의 작용기전을 규명할 수 있게 된다. 또한 이 정보를 근거로 하여 특정한 치료에 의한 효과를 분석할 뿐 아니라, 기초자료를 이용함으로써 연구의 민감도를 향상시킬 수 있다. 예를 들어, 새로운 고혈압치료제 평가 시, 치료군과 비교군의 각 개인별로 연구개시 시섬에서의 혈압치(기초자료)와 연구종료 후 혈압치 간의 변동량의 평균치를 비교하는 경우, 연구종료 시점에서 두 집단 간 평균혈압치를 비교하는 것보다 결과변수의 변동폭을 감소시키기 때문에 통계적 검정력이 훨씬 커진다. 따라서 연구대상 수를 줄이거나, 더욱 작은 차이를 유의하게 파악할 수 있게 된다. 그리고 다른 임상시험의 연구결과와 비교하고자 할 때 연구대상 간의 비교 가능성을 검토하는 근거가 되기도 한다.

2) 결과항목의 선정 원칙

결과항목의 종류는 첫째, 직접적인 임상상의 변화를 파악하는 항목으로써, 사망, 심근경색증 발병, 질병재발, 종괴축소 여부 등을 들 수 있고, 둘째, 간접적인 내용을 파악하는 항목으로서, 혈압의 변동, 혈당치의 변동, 통증척도VAS의 변동, 각종 항목의 혈청농도의 변동 및 심리학적 검사상의 득점의 변화 등을 들 수 있다. 실제 연구수행 시 결과 관찰 항목을 결정할 때 고려되어야 할 점은 먼저 관찰이 쉽고 객관적이어서 측정하는데 오류발생이 최소화되도록 정하여야 하고, 결과 관찰 항목으로 선정된 내용이 임상시험 대상환자들을 치료군과 비교군으로 배정하는 그 과정이나 결과에 영향을 주지 않아야 하며, 연구가 개시되어 구체적 자료가 수집되기 전에 미리 결과 관찰 항목의 관측방법, 측정기준, 평가기준 등에 대한 명확하고 구체적인 내용이 정해져야 한다.

10. 눈가림법의 적용

특정한 처치(약물, 수술 등)에 의하여 기대되는 결과가 임상 증세(상)의 변화(완화 또는 호전)로서 관찰되는 경우로서 치료의 내용을 아는 것open label이 결과의 판정에 영향을 미칠 수 있는 경우는 연구결과에 비뚤림을 유발할 수 있다. 예를 들어, 환자가 자신이 받은 치료내용을 알게 되면 심리적인 영향으로 인한 소위 위약효과를 나타내게 되어 실제 치료효과를 적절하게 판정하지 못하게 만든다. 치료를 담당하는 의사가 특정한 환자에 대한 치료내용을 아는 경우에도 연구결과에 영향을 미치게 되며, 치료의 결과를 평가하는 평가자가 평가대상 환자에 가해진 치료내용을 아는 경우에도 결과판정에 영향을 미치게 된다. 이는 특히 삶의 질이나 인지기능의 개선, 통증완화 정도 등의 경우처럼 주관적인 요소가 많은 결과를 평가할 때 문제가 클 수 있다. 연구대상자나 처치를 담당한 의사의 선입관 등에 의한 비뚤림으로 연구결과의 타당도가 낮아지는 것을 막기 위하여 소위 "눈가림법blind method"을 적용한다.

눈가림법을 적용하는 경우에 고려하여야 할 사항은 먼저 눈가림법을 적용하지 않고 연구를 수행하는 경우에 초래할 수 있는 비뚤림의 크기가 어느 정도일지를 평가하여야 한다. 이는 치료효과를 평가하는 결과항목이 얼마나 주관적인 요소에 영향을 받을 것인지의 정도에 따라 결정될 것이다. 실제적인 문제로서 비교치료법이 치료효과를 평가하고자 하는 새로운 치료법과 유사한 특성을 가지면서도 명백한 부작용을 나타내지 않아야 한다. 또한 비교치료법을 적용하는데 윤리적인 측면에서 문제가 없어야 한다. 예를 들면, 협심증 환자에 대한 관상동맥우회술이 증상을 호전시키는 데 유의한 효과가 있는 것으로 알려져 있다가, 가짜수술sham operation과 비교한 무작위배정 비교임상시험결과 증상의 호전이 상당부분 위약효과에 의한 것으로 판명된 적이 있다. 따라서 수술요법의 치료효과를 타당하게 평가하려면 비교하고자 하는 환자군에게 가짜수술을 적용하여야 한다는 주장의 근거가 제기되었는데, 타당한 연구결과를 얻기 위하여 이와 같은 가짜수술을 시행하는 것이 환자에게 해를 끼칠 수 있다면 이는 윤리적인 측면에서 충분히 고려되어야 할 것이다. 따라서 연구의 목적과 연구수행방법에 따라 연구결과의 타당도를 최대로 높이면서 윤리적인 측면에서도 문제가 되지 않는 범위에서 눈가림법을 시행하도록 설계하여야 할 것이다. 예를 들면, 결과항목 측정의 객관성을 보장하기 위하여 결과를 평가하는 연구자에게만 눈가림법을 적용하는 부분눈가림법을 적용할 수도 있다.

11. 연구대상자의 순응도

일반적으로 환자의 순응도patient adherence는 환자들이 약물을 의사의 지시대로 복용하는 정도로 정의되고 있으나, 임상시험에서는 약물복용에 국한하지 않고 보다 포괄적인 의미로 사용하고 있다. 또한 환자뿐 아니라, 임상시험에 참여하고 있는 연구자나 스폰서 등의 다른 집단에서의 순응도까지를 포함하여 논의하고 있다.

임상시험에서 순응도를 평가하는 것은 약물의 치료효과를 평가하기 위한 임상시험에서 매우 중요한 의미를 가진다. 왜냐하면, 특정한 약물의 치료효과를 평가하기 위한 임상시험 결과, 그 약물의 치료효과가 없는 것으로 나타났을 때, 그 이유가 약물자체의 성분에 의한 것인지, 아니면 환자의 순응도가 낮아서 약을 제대로 복용하지 않아 혈중 농도가 약효를 제대로 발휘할 수 없었던 것인지를 구별하지 않으면 안 되기 때문이다. 나아가서는 연구자가 연구계획서에 명시되어 있는 연구과정을 제대로 준수하였는지에 대한 순응도도 연구결과에 결정적인 영향을 미칠 수 있다.

임상시험에서 환자의 순응도가 낮은 경우에 이를 적절하게 파악하지 못하면, 연구결과의 타당도가 떨어질 뿐 아니라, 연구대상 약물이 실제 치료효과가 있는데도 불구하고 효과가 없는 것으로 결론지을 수 있게 되므로 주의하여야 한다. 또한 순응도가 높은 환자들만을 대상으로 하여 수행한 임상시험의 결과로 특정약물의 치료효과가 입증되어도 이를 순응도가 낮은 환자들에게 직접적으로 일반화하기 어렵게 되는 경우도 있다.

1) 연구대상자의 순응도를 낮추는 이유

임상시험에 참여한 연구대상자의 순응도를 낮추는 이유는 여러 가지 측면, 즉, 질병, 환자, 치료내용 및 연구자와 관련된 측면 등에서 고려해 볼 수 있다. 질병과 관련하여서는 경증의 고혈압과 같이 아무런 증상이 없는 경우에는 약물을 규칙적으로 복용할 필요성을 느끼지 못하게 되어 순응도가 떨어지며, 또한 말기 암 환자와 같이 치료자나 환자가 모두 회복 가능성에 관한 희망을 잃은 경우에는 치료의 순응도가 떨어진다. 연구대상자와 관련된 이유들에는 약물을 복용해야 하는 사실을 망각하거나, 약물치료의 효과에 대한 확신이 결여되었거나, 약의 크기가 너무 크거나, 맛이 너무 쓴 경우, 치료비가 많이 드는 경우, 부작용이 발생한 경우, 사용하기 불편한 용기에 약이 담겨 있는 경우에 순응도가 떨어지게 된다. 또한 연구대상자가 정신질환을 앓고 있거나, 약물복용방법을 충분히 이해하지 못한 경우, 연구진에 대한 불만이 있는 경우 및 연구계획에 순응하는 방법에 대한 충분한 이해가 결여된 경우에도 순응도가 떨어진다.

치료내용과 관련된 이유들로는 매번 복용할 때 알약의 수가 많을수록, 하루에 약물을 복용하는 횟수가 많을수록, 처방된 약물의 종류가 많을수록, 처방된 내용이 혼란스러울수록 및 치료기간이 길어질수록 순응도는 떨어지게 된다. 연구자와 관련된 이유로는 연구대상과의 관계를 원만하게 수립하지 않으면 순응도가 떨어지게 되므로, 연구대상과의 약속을 반드시 이행하도록 하고, 환자의 대기시간이 길어지지 않도록 최선을 다하여야 하며, 연구대상으로 의뢰되면 신속하게 치료를 시작하여야 한다.

2) 연구대상자의 순응도를 높이는 방법

임상시험의 타당도를 높여 약물의 치료효과를 적절하게 평가하려면 환자의 순응도를 최대한 높게 유지하기 위하여 노력하여야 한다. 먼저 해당 임상시험에서 불

순응의 정의를 어떻게 내렸는지를 확인하고, 이를 근거로 하여 순응도를 평가하고 필요하면 이 정의를 수정하여야 한다. 연구계획서에 규정된 연구대상자에 대한 요구조건을 완화하고, 약물복용방법을 단순화하며, 환자에게 불편을 주는 검사의 빈도와 기간을 가능한 단축시킴으로써 순응도를 높일 수 있다.

연구대상자와 접촉을 빈번히 갖도록 하고, 약물복용 중에 발생할 수 있는 부작용에 적절하게 대처할 수 있도록 융통성 있는 처방이 가능하도록 허용되어야 하고, 환자가 연구내용을 충분히 이해할 수 있도록 상세하게 설명해 주어야 하며, 의사를 포함한 연구진과의 관계를 잘 유지할 수 있는 방법을 가르쳐 주어야 한다. 환자의 순응도가 일시적으로 떨어지는 경우에도 죄의식을 느낄 정도로 환자를 다그쳐서는 안 된다. 환자 방문 일정을 의사와 연구대상자 모두에게 편리하도록 작성함으로써 환자 대기 시간을 단축시켜 준다. 환자와 함께 치료의 목표를 설정하고, 자신의 치료에 스스로 참여하게 함으로써 환자로 하여금 적극적인 치료 의지를 갖도록 유도하는 것이 도움이 된다. 환자의 배우자를 포함한 가족이나 친구 등을 치료에 참여시켜 환자의 순응도를 높일 수 있고, 환자의 교육 수준이 낮아 치료내용을 잘 이해하지 못하는 경우에는 그림을 통하여 치료내용을 설명함으로써 완전한 이해를 돕고 결과적으로 순응도를 높일 수 있다.

12. 통계분석의 원칙

통계분석계획statistical analysis plan, SAP은 모두 임상시험계획서에 명확하고 구체적으로 기술해 두어야 한다. 임상시험계획서에 기술된 대로 임상시험을 수행하고, 주요 결과변수에 대한 분석계획을 사전에 얼마나 잘 수립해 두었느냐에 따라 임상시험의 최종 결론에 대한 신뢰성이 결정된다. 특히, 연구대상 수의 산출이나 통계분석 대상군의 결정과정에서 객관적인 근거 없이 임의적인 기준을 적용하면 결과를 신뢰할 수 없게 된다. 따라서 임상시험계획서를 작성하거나 연구 시작 후 연구계획서의 내용을 수정할 때 임상역학자와 의학통계 전문가를 포함한 관련 전문가들의 도움을 받을 필요가 있다.

신약의 안전성과 유효성을 평가하기 위한 임상시험은 다차원적인 문제에 대한 해답을 얻기 위한 연구이다. 약물의 유효성이나 주요 유해약물 반응은 연구 전에 어느 정도 예측이 가능하지만, 실제로 발생하는 유해반응의 범위는 매우 넓고, 사전에 전혀 예상치 못한 유해반응이 발생할 수도 있다. 더욱이 병용금기약물의 사용과 같은 임상시험계획서 위반에서 오는 부작용은 시험약의 안전성을 적절하게 평가하지 못하게 만들 수도 있다.

임상시험 자료의 통계적 분석 시 적용하는 일반적인 원칙으로 "배정된 대로 분석intention to treat analysis, ITT analysis"과 "연구계획서대로 분석 또는 치료받은 대로 분석per protocol analysis, PP analysis"이 있다. 임상시험에 참여하여 무작위배정된 사람들을 모두 분석대상으로 삼는 경우를 ITT 분석이라고 하고, 도중 탈락자와 순응도가 일정 수준을 넘지 못하는 사람을 제외한 후 제대로 연구계획서의 내용을 따른 피험자 또는 실제 치료받은 내용을 대상으로 결과를 분석하는 것을 PP 분석이라고 한다.

신약후보물질의 효능과 안전성에 대한 평가는 연구대상 표본에서 관찰된 결과 자체보다는 향후 새로운 약물로 치료를 받게 될 모든 환자인 모집단에서의 수준이 중요하므로 표본에서의 대표값인 효과의 크기뿐 아니라 그 값의 95% 신뢰구간도 함께 보고하여야 한다. 또한 치료군별 및 연구대상별 부작용 발생양상을 그래프 형태로 보고하기도 한다. 연구대상인 주요 부작용 발생 수준의 치료군 간 차이에 대한 평가는 단변수분석인 카이제곱검정이나 z-test, t-test 등을 적용하여 산출한 p-값으로 제시한다. 연구결과에 영향을 미칠 수 있는 교란변수의 분포가 시험군과 비교군 간에 차이가 있는 경우에는 연구결과에 바이어스를 초래할 수 있으므로 이러한 경우에는 교란변수의 영향을 보정하기 위한 다변량분석법을 적용하여야 한다. 결과변수가 혈압의 변화나 각종 검사치의 변화 등과 같이 연속변수인 경우에는 다변량회귀분석multiple regression analysis, 결과가 질병의 회복 여부, 재발 여부, 및 사망 여부 등과 같이 이분형 변수인 경우에는 다변량로짓회귀분석multiple logistic regression analysis, 생존자료를 분석하는 경우에는 콕스의 비례위험모델을 이용한 회귀분석Cox proportional hazard model을 시행한다.

13. 임상시험의 장단점

임상시험의 장점은 관찰적 연구와는 달리 실험적 연구로서 연구자가 연구대상에게 특정한 처치intervention를 시행하고 그 결과를 판정하기 때문에 타당한 연구결론을 얻기에 상대적으로 유리한 점이 많다. 즉, 연구대상자들의 치료군 배정을 무작위로 시행함으로써 비교하고자 하는 집단들이 예후 인자들에 관하여 균형을 이루어 비교성을 극대화할 수 있고, 통계적 검정의 전제조건을 만족시키며, 환자배정 및 결과판정 과정에 눈가림법을 적용함으로써 주관적인 결과항목에 대한 효과의 판정을 객관적으로 할 수 있으며, 환자들에 관한 기초자료와 추적조사 내용을 보다 자세히 파악할 수 있으며, 실험적 연구설계이기 때문에 연구자가 사전에 치료내용을 결정할 수 있다는 점 등을 들 수 있다. 이러한 장점들에 의하여 임상시험의 결과는 인과관계를 주장할 수 있는 가장 수준 높은 증거를 제시해 줄 뿐 아니라, 직접 사람을 대상으로 하는 연구이기 때문에 그 결과를 곧바로 임상에 적용할 수 있다는 점이 실험실적 연구와 뚜렷이 구별되는 장점이라고 하겠다.

임상시험의 단점은 연구대상을 선정할 때 연구의 내적 타당도를 극대화하기 위하여 엄격한 연구대상자 선정·제외 기준을 적용함으로써 그 연구결과를 다른 환자들에게 일반화하기 힘들다는 점, 많은 수의 연구대상자를 대상으로 장기간에 걸친 연구를 수행하여야 하는 경우가 대부분이기 때문에 연구대상자들의 순응도가 떨어지며, 추적이 불가능해지는 연구대상자가 늘어날 뿐 아니라 연구원의 탈락도 문제가 될 수 있다. 대부분의 임상시험은 연구비가 매우 많이 들기 때문에 연구를 착수하기 어렵고, 직접 사람을 연구대상으로 삼기 때문에 윤리적인 문제가 발생할 수 있는 가능성이 높다. 실제로 적지 않은 연구들은 주제가 대단히 훌륭함에도 불구하고 그 내용이 윤리적인 측면에 저촉되어 의학연구윤리심의위원회의 승인을 받지 못하여 실제 연구를 수행하지 못하게 되는 경우도 발생한다.

참고문헌

고응린, 박병주, 정신호. 신약평가를 위한 임상시험과 자료분석. 신광출판사. 1998.

박병주. 다기관 공동임상시험의 개념과 연구설계.임상약리학회지. 1994;2:199-208.

박병주. 의사를 위한 의학통계분석의 이해: 의학통계분석의 기본개념. 대한의사협회지. 1996;39:609-614.

박병주. 임상시험의 수행. 대한소화관운동학회지. 1998;4:238-250.

박병주. 임상역학의 연구영역. 한국역학회지. 1994;16:6-19.

안윤옥. 임상시험의 설계. 한국역학회지. 1989;11:1-17.

정신호, 최재희, 박병주. 제3상 임상시험을 위한 연구대상 수 산출: 로그순위 검정법의 적용. 한국역학회지. 1997;19:67-72.

Buyes ME, Staquet MJ and Sylvester RJ. Cancer clinical trial: Methods and practice. New York; Oxford University Press. 1988.

Feinstein AR. Clinical epidemiology: The architecture of clinical research. Philadelphia, W.B. Saunders Company. 1985.

Fletcher RH, Fletcher SW, Wagner EH. Clinical epidemiology: The essentials, 2nd ed. Baltimore, Williams & Wilkins. 1988.

Friedman LM, Furberg CD, DeMets DL. Fundamentals of clinical trials, 2nd ed. Littleton, PSG Publishing Company, Inc. 1985.

Piantadosi S, Principles of clinical trial design. Seminars in Oncology. 1988;15:423-433.

Pocock SJ. Clinical trials: A practical approach. Chichester, John Wiley & Sons. 1983.

Sackett DL, Haynes RB, Guyatt GH, Tugwell P. Clinical epidemiology: A basic science for clinical medicine, 2nd ed. Boston; Little, Brown and Company. 1991.

Spilker B, Cramer JA. Patient recruitment in clinical trials. New York; Raven Press, Ltd. 1992.

Spilker B. Guide to clinical trials. New York; Raven Press. 1991.

Weiss NS. Clinical epidemiology: The study of the outcome of illness. New York; Oxford University Press. 1986.

제14장

무작위개입예방시험

박수경 서울대학교 의과대학

의학연구를 실험 유무에 따라 분류할 때 실험적 연구experimental study와 비실험적, 즉 관찰연구non-experimental or observational study로 분류할 수 있다. 실험적 연구는 연구자의 주요 관심인 연구대상자와 요인변수에 대해 통제하고 제한하여 개입intervention을 실시한 다음, 제한된 연구대상자에 대해 통제된 요인변수와 그 이후 관찰되는 결과변수 간의 연관성을 분석하여 인과관계를 추론하는 방법이다.

그러나 인위적으로 연구대상자와 요인변수를 통제하고 처치할지라도 연구자가 과학적이고 합리적인 요건에 따라 연구대상자를 선정하기 위해 여러 조건들eligible criteria를 선정하게 되고, 어떤 연구대상자가 해당 요인노출 혹은 비노출 상황에 배정될 때 동일한 확률하에서 노출과 비노출에 배정되게 하기 위해 몇 가지 특수한 방법을 사용한다. 의학연구에서 이와 같은 실험적 방법을 이용한 대표적인 연구는 무작위개입연구이며, 이를 신약혹은 신의료기기를 이용하여 이들의 효능Efficacy과 부작용adverse effect를 보려는 목적으로 무작위개입연구를 시행할 때 이를 무작위임상시험(randomized clinical trial, 제13장)이라 하고, 기존의 약물과 개입요인(예를 들어 운동, 식이조절 등)에 따라 이들의 질병예방 효과를 목적으로 연구를 시행할 때 이를 예방시험preventive trial이라 하며, 지역사회 인구집단을 대상으로 무작위배정

없이 생활습관 등의 요인에 개인하여 질병예방의 효과를 보고자 하는 연구를 지역사회시험community trial이라 한다.

본 장에서는 질병예방에 대한 간단한 개념을 먼저 설명하고 질병예방을 목적으로 무작위개입예방시험을 실시할 때의 방법론을 중심으로 예방시험의 방법적 특성에 대해 기술하고자 한다.

1. 질병예방의 개념적 접근

질병의 자연사에 따라 질병은 일차, 이차, 삼차 예방으로 분류될 수 있다. 일차예방은 질병발생 이전에 질병을 예방하는 것인데 일차예방에는 건강교육, 환경 변화, 영양 개입, 생활습관 및 행태변화 등의 건강증진활동health promotion과 예방접종, 약물예방chemoprophylaxis, 특수 영양제재 혹은 영양소 개입처방, 직업적 환경 노출에 대한 예방, 약물 및 식품 안전, 대기오염 등의 환경유해물질에 대한 통제 등의 특수 예방specific protection 등의 모든 활동이 여기에 포함된다. 국제보건기구에서는 일차예방을 인구집단 전략mass strategy과 고위험 전략high-risk strategy으로 구분하여 접근하고 있는데 인구집단 전략은 개인적 위험도 수준과 관계없이 전체 인구집단에 초점을 두어 예방 전략을 구축하는 것으로써, 예를 들어 심혈관계 질환 발생률을 감소시키기 위해 혈청 콜레스테롤, 혹은 평균혈압을 감소시키는 것, 행태 및 생활습관 변화 등과 같은 예방법이 여기에 속한다. 고위험 전략은 위험에 노출된 개인에 초점을 두어 예방 전략을 수립하는 것으로써, 임상적 방법과 역학적 방법을 통해 고위험군을 인지하고 특이 위험요인에 노출된 고위험군의 노출을 예방하는 것이다. 이차예방은 전질병 상태에서 질병을 조기에 발견하고 조기에 치료함을 목적으로 하고 있는데, 건강검진과 같은 스크리닝이 여기에 속한다. 삼차예방은 질병 진단 이후 질병으로인한 만성화나 장애disability를 예방하는 재활 활동과 지지치료와 궁극적으로는 질병으로 인한 사망을 예방하기 위한 과정이다(그림 14-1).

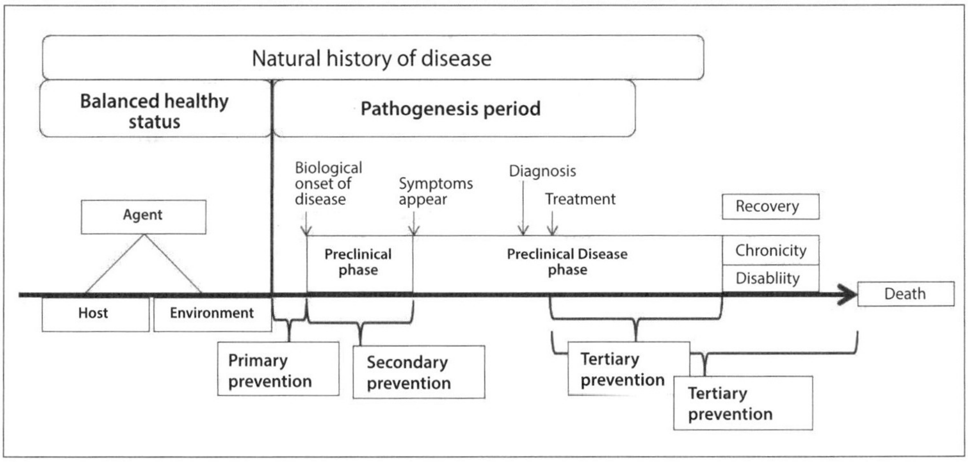

그림 14-1 질병의 자연사에 따른 질병예방의 개념(일차, 이차, 삼차 예방)

2. 예방시험의 대상

임상시험은 인간을 대상으로 하는 주 조작요인을 직접 노출하게 혹은 노출되지 않도록 하는 실험연구 중 하나이다. 신약이나 신의료기술이 그 대상이 되어 결과(효능과 부작용)을 평가하게 되거나 기존의 약제나 방법 등에 따라 질병예방 가능성을 평가하게 되는 연구인데, 이는 주 조작요인이 연구대상자에게 이익(효능)을 더 많이 줄지, 아니면 위해(부작용)가 더 클지에 대한 명확한 정보가 없는 상황에서 진행된다. 따라서 이러한 불명확성uncertainty으로 인해 임상시험은 연구목적을 설정하는 단계부터 연구대상의 선정과 무작위배정, 눈가림법, 정보수집, 통계분석까지 철저한 통제를 통해 여러 바이어스들을 사전에 통제하고 오로지 주 요인변수인 약물의 처치만 차이가 날 수 있도록 철저한 통제와 조작을 통해 이루어진다. 또한 risk-benefit의 불확실성 문제로 가급적 연구대상자 수를 최소한으로 그러나 효과 차이가 날 수 있도록 사전에 제한하여 연구한다.

그에 반해 질병예방을 목적으로 하는 실험연구는 요인에 노출되지 않은 집단에 비해 요인노출된 집단의 발생률이 감소되는 것을 목표로 한다. 그 특성상, 삼차예방시험을 제외하고는, 임상시험과 같이 병원에 내원한 혹은 병원에 입원한 환자가 연구대상이 되는 것이 아니라 건강한 일반 인구집단이 그 대상이 된다. 일반 인구집단에서 가장 큰 문제가 되고 있는 질병이 바로 대상 질병으로 선정되는데, 국제보건기구(WHO)는 비감염성 질환 중 심혈관계 질환, 암, 당뇨병을 시급하게 일차예방이 필요한 3대 질환으로 선정하였고 현재까지 연구된 예방시험도 이 3대 질환을 중심으로 시행되고 있다.

심혈관계 질환, 당뇨병의 경우 일반 인구집단의 발생률이 0.1~3%로 관찰되고 있고, 암의 경우는 0.01% 미만으로써 낮은 발생률이 관찰되고 있다. 따라서 일반 인구집단에서 요인노출과 비노출에 따른 발생률의 차이를 목표로 하는 예방시험의 경우 대규모 인구집단이 필요할 수밖에 없다. 대규모 인구집단에 대한 개입연구는 임상시험에서의 여러 방법론, 무작위배정, 눈가림법 등을 이용하여 방법적인 안정성을 추구하긴 하지만 임상시험에서와 같이 risk-benefit ratio가 불확실한 약물을 사용하는 것이 아니라 기존 연구에서 질병예방 효과가 있다고 알려져 있고, 알려진 부작용이 없거나 적은 약물, 영양소, 영양첨가물, 건강재제 등이나 생활습관, 운동 등의 행태변화를 주 노출요인으로 선정하여 연구한다.

3. 질병예방시험에서의 연구방법론

예방시험 연구대상자는 예방시험 제재(혹은 행태변화)의 부작용이 관찰될 수 있을 가능성이 있거나 효과를 평가할 때 불분명해질 수 있는 대상자들을 모두 제외 대상으로 하여 연구대상자에서 제외한다. 또한 순응도가 떨어질 만한 대상자들을 미리 제외하기도 하며, 연구 취약군인 어린이, 노인, 임산부 등을 미리 연구대상자에서 제외하기도 한다. 또한 예방시험의 목표로 최종 목표질환의 발생률이므로 최종 목표질환을 가진 자는 연구대상에서 제외된다. 이러한 과정을 위해 대상자의 참여 가능성eligibility의 기준을 미리 규정하고, 이를 위해 세부적으로 참여 기준inclusion criteria, 배제 기준exclusion criteria를 마련하여 기준에 따라 연구대상자를 통제하게 된다. 예를 들어, 아스피린, 비타민 E, 베타카로틴의 심혈관계 질환, 암 예방을 목표로 시행한 미국의 여성건강연구(Women's Health Study, WHS)에서는 목표질환인 심혈관계 질환, 암을 가진 사람은 연구대상에서 제외되었으며, 그 외 만성간질환 및 신장질환, 심각한 질병을 가진 사람도 연구대상에서 제외되었다. 또한 아스피린과 비타민 E의 부작용으로 발생할 수 있는 질환, 즉 위, 십이지장 궤양을 가진 사람과 anticoagulant를 복용하고 있는 사람과 주 요인인 아스피린이나 비타민 E를 지속적으로 복용하고 있는 사람도 이에 제외되었다. 초기 1,757,247명에게 설문지를 보내어 453,787명이 응답하였는데 그중 상기 제외 기준에 의해 129,490명이 일차적으로 탈락되었고, 그중 65,169명이 연구 참여의사를 보여 이들에 대해 12주 동안 2개 약제에 대한 위약을 투여하게끔 하였고 이들 중 39,876명이 3분의 2 이상의 순응도를 보여 이들을 최종 대상으로 하여 23 factorial design으로 시험을 시작하였다.

임상시험은 주로 효능과 안전성이 불명확한 상태에서 인간에 대해 실험을 실시하는 연구이므로, 필요 이상으로 많은 연구대상자 수를 입적하여 실시되는 연구는 비윤리적이다. 불명확한 정보하에서 실험연구가 진행되기 때문에 반대로 너무 적은 수의 대상자를 입적하여 연구를 실시하는 경우 통계적 검정력의 부족으로 인해 결론을 내릴 수가 없다. 통계는 반증법을 논리적 추론방법으로 이용하기 때문에 귀무가설(연구가설의 반대 가설)이 틀림을 증명해야 함에도 불구하고 너무 적은 수의 연구대상자는 귀무가설이 틀림을 증명할 수 없어서 연구가설을 받아들일 수가 없다. 이와 같이 결론을 내릴 수 없는 연구에 연구대상자를 참여시키는 것 자체가 비윤리적이다. 따라서 이러한 윤리적 문제를 극복하고, 과학적인 검증을 위해 사전에 연구대상자 수를 결정하는 과정은 매우 중요하다. 임상시험에서 가설에 입각하여 결과를 판정할 수 있는 최소한의 연구대상을 확보하는 것이 목표로서 사전에 연구대상 수를 산출하고 하고, 이를 위배하거나 혹은 설정된 연구대상 수를 초과하는 것을 중대한 연구 결점으로 두고 있는데 반해, 예방시험에서는 연구가설을 통해 결과 평가가 가능한 최소한의 대상 수를 정해 놓고 그 대상 수 이상을 확보하거나 혹은 아예 대상 수를 결정하지 않고 시작하기도 한다. 대신 확보 가능한 대상 수를 이용하여 통계적 검정력을 계산하여 구체적 계획을 짠다. WHS에서는 연구대상자 수를 미리 설정해 놓지 않았고, 대상이 될 수 있는 집단을 설정하고 나서 해당 집단의 모든 대상을 접촉하여 제외 기준이 아니면서 연구에 참여할 의사가 있고, 약물 순응도가 좋은 사람을 모두 등록하도록 하였다. 연구대상 수를 사전에 설정하지 않고 질병의 발생률을 예측하여 최종 확보한 연구대상자로 연구를 시행하였을 때 추적관찰 기간에 따른 통계적 검정력을 산출하였으며, 추적관찰 기간에 따라 80% 이상을 확보할 수 있을 최소한의 추적관찰 기간을 설정하였다.

일반적인 임상시험과 같이 예방시험에서의 연구가설은 주 조작요인과 결과변수 간 인과성을 중심으로 기술되어야 하는데, 연구자가 관찰하고자 하는 목적하에서 차이성difference 검정, 우위성superiority 검정, 비열등성non-inferiority 검정, 동등성equivalence 검정, 혹은 용량과 효능 간의 양-반응관계dose-response relationship 검정 등에 기반하여 연구가설을 설정하고 거기에 맞추어 연구대상 수를 결정할 수 있다.

그림 14-2는 무작위개입연구설계를 그림으로 나타낸 것이다. 임상시험에서는 평행설계, 교차설계, 요인설계 등 다양한 방법이 이용되고 있다. 반면 예방시험에서는 평행설계Parallel design 혹은 요인설계Factorial design를 주로 사용한다. 교차설계Cross-over design의 경우는 첫 번째 제재를 사용하고 나서 두 번째 제재로 교체해야 하는데, 예방시험의 특성상 질병의 발생률(혹은 사망률)이 그 대상이기 때문에 거의 사용하지 않는다. WHS는 요인설계로 설계되었는데 연구를 시작할 시점인 1993년에는 아스피린, 비타민 E와 베타카로틴으로 2×2×2 요인설계로 디자인되었으나(그림 14-2) 의사건강연구Physician's Health Study에서 베타카로틴의 13년 투약에도 불구하고 암과 심혈관계 질환 예방에 영향이 없다는 보고 후 1996년 1월에 베타카로틴을 중단하고 2×2 요인설계로 변경되었다. 요인설계로 무작위배정을 하기 전, 위약으로 전처치를 시행하여 compliance를 파악하였고 compliance가 좋은 군만 최종 무작위배정을 하였다. 따라서 WHS는 pre-placebo 2×2 factorial design으로 볼 수 있나(그림 14-3A). 에스트로겐 단독과 에스트로겐-프로제스테론 복합 호르몬 제재의 효과를 비교한 Women's Health Initiative(WHI) 임상시험에서는 평행설계를 이용하였는데(그림 14-3B), 호르몬 임상시험 이후 호르몬 임상시험에 참여한 사람과 참여하지 않은 사람을 모두 대상으로 다시 무작위배정하여 칼슘-비타민 D 임상시험을 시행하였고, 또한 임상시험에 참여자와 비참여자 모두를 대상으로 식이변화 임상시험을 시작하였다(그림 14-4).

요인노출로 인한 질병의 발생률 감소가 그 목표인 예방시험에서는 시험제재(혹은 행태변화)가 질병발생률을 감소시킴에 대한 결정적 증거가 필요하기 때문에 반드시 위약 대조가 필요하다. 신약 임상시험에서의 대조집단은 위약군placebo, 표준치료제, 해당 질병에 대해 표준치료제가 없는 경우는 기존의 치료제를 비교군vehicle-control으로 사용하기도 하지만 예방시험에서는 위약 비교집단을 필요로 한다. 질병발생은 시간의 흐름에 따라 변화되는데, 예방시험제재의 시험 없이도 의

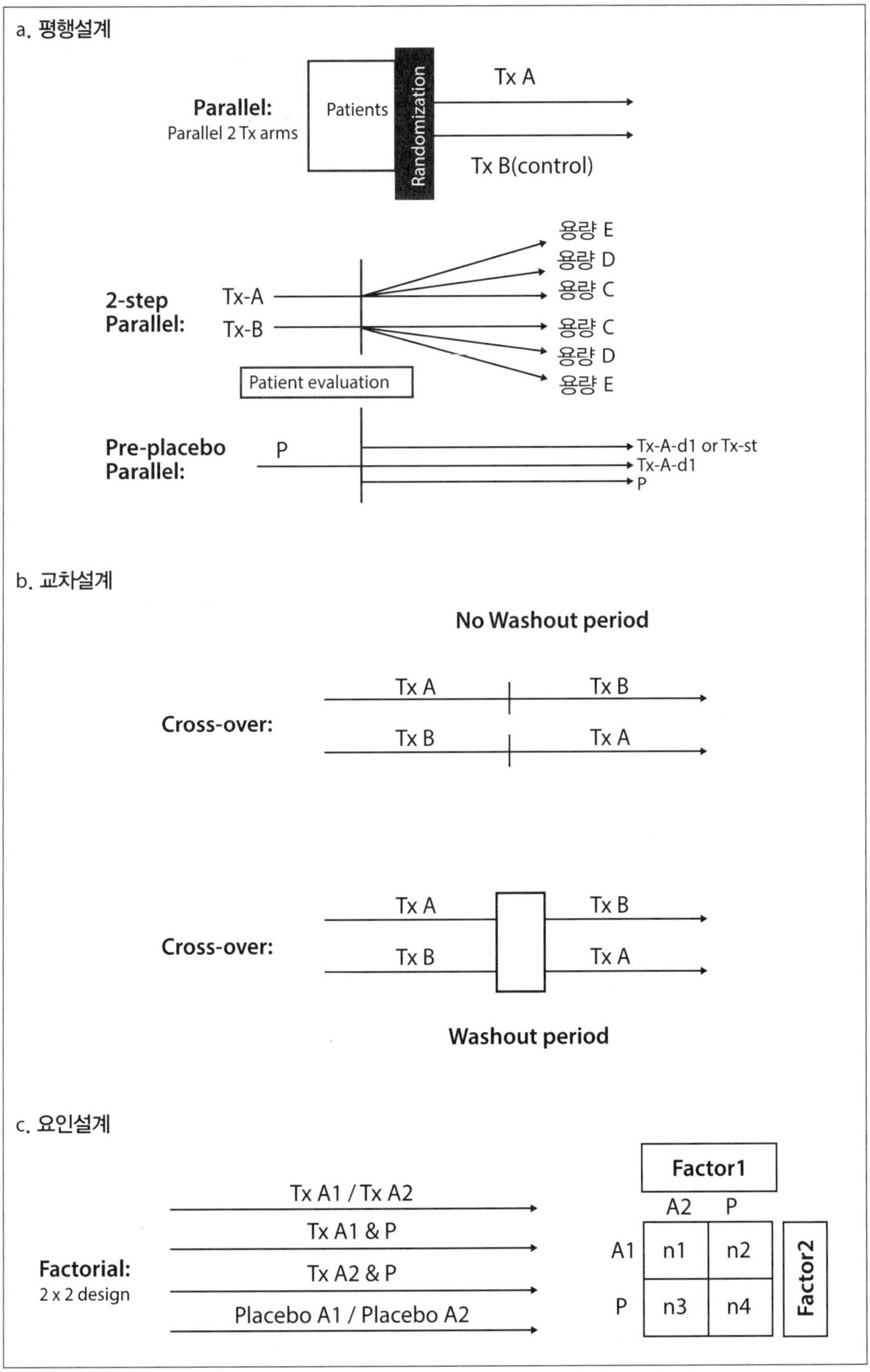

그림 14-2 무작위개입연구 설계(평행설계, 교차설계 및 요인설계)

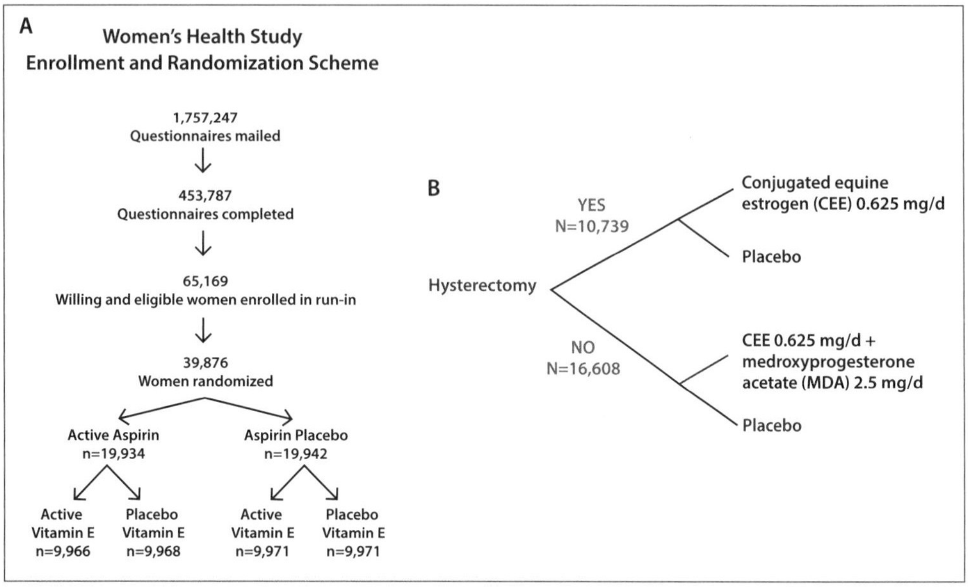

그림 14-3 Women's Health Study(A 요인설계) [source: J Women Health Gender Med, 2000)와 Women's Health Initiative Clinical Trial (B 평행설계)에서의 설계]

료의 질이나 접근성의 증가, 건강교육, 사회경제적 상태의 증가 등으로 시간의 흐름에 따라 저절로 발생률이 감소되기도 한다. 따라서 위약 비교집단은 질병발생의 변화에 있어서 기저효과baseline effect을 확인할 수 있게끔 하여, 기저효과로부터 주 예방요인노출이 결과 발생에 미치는 영향을 구분할 수 있게끔 한다.

임상시험에서의 비교집단은 무작위배정 시 비교집단을 선정하게 되나, 무작위 개입연구를 시행하지 않는 경우는 과거 집단historical control이나 현재 무작위배정을 실시하지 않는 집단concurrent control도 비교집단으로 사용될 수 있다. 그러나 예방시험에서는 무작위배정 비교집단을 이용하는 것이 원칙이며, 그 외 무작위배정을 실시하지 않은 다른 대조군을 동시에 이용하기도 한다. WHS에서는 무작위배정을 실시할 때 위약 대조군을 배정하였지만, WHI에서는 호르몬 제재에 대한 시험에서는 에스트로겐 혹은 에스트로겐과 프로제스테론 제재 각각에 대한 위약군을 배정하였고, 칼슘-비타민 D 시험에서는 두 제재에 대한 위약군을, 식이변화 시험에서는 식이변화를 하지 않는 집단을 비교군으로 사용하였다(그림 14-4).

무작위배정은 주 조작요인에 연구대상자를 배정할 때 실시하는 것으로써 주 조작요인의 상태에 따라 여러 집단으로 분류할 때 각 집단에 동일한 확률로 연구대상자를 배정하기 위해 실시한다. 임상시험에서의 무작위배정은 Risk-benefit에

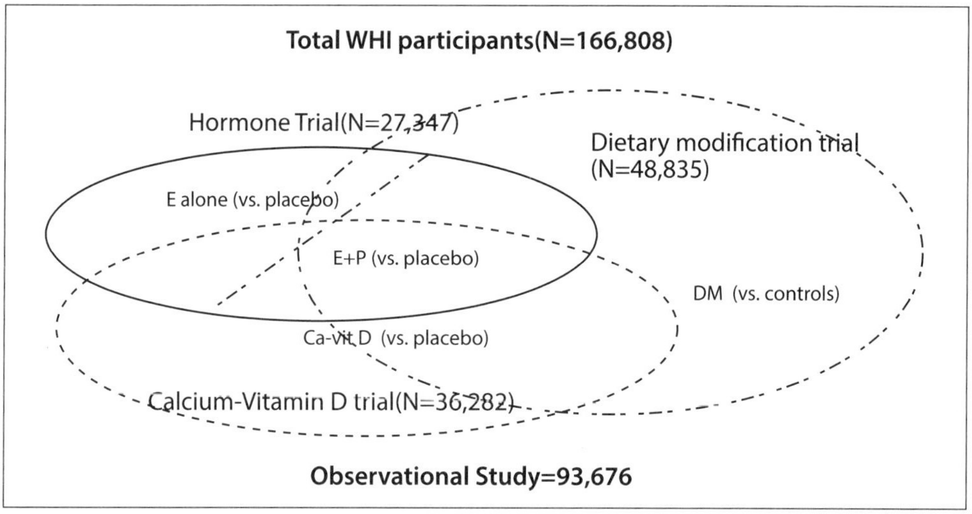

그림 14-4 Women's Health Initiative Clinical Trial 연구설계

대한 정보가 명확하지 않은 신약 처치에 있어서 연구대상자가 어떤 군에 배정되더라도 동등한 확률로 배정되게 함으로써 윤리적인 측면에서 합리적인 방법으로 볼 수 있다. 연구의 타당성 측면에서의 무작위배정은 연구결과의 바이어스를 최소화하여 내적타당도를 극대화하고 연구자의 환자에 대한 의도적인 배정(만약 연구자가 신약이 기존치료제보다 더 좋은 효과를 가지고 있다는 믿음을 가지게 될 경우 아는 환자나 혹은 더 나쁜 예후를 가진 환자를 신약에 배정할 지도 모른다. 혹은 신약의 효과를 더 좋게 하고자 한다면 더 좋은 예후를 가진 환자를 신약에 배정할 수도 있다)을 막아 선택 바이어스의 가능성을 사전에 예방함으로써 연구결과를 공정하게 평가할 수 있게 하며, 실제 측정하지 못했던 제3의 혼란요인의 분포까지도 각 배정군에서 유사하게 하여 결과적으로 비교하고자 하는 주 요인만이 집단 간 차이가 나는 변수로 작동되게끔 하여 비교성을 극대화한다. 또한 통계적 확률론에 근거하여 대상자를 배정하기 때문에 통계의 전제조건들을 저절로 만족시키게 된다. 예방시험에서도 이러한 무작위배정의 전제조건과 장점들이 모두 적용된다. 그러나 임상시험에서는 고정성 무작위배정[fixed randomization: 모든 대상자를 주 조작요인(치료법)에 따른 각 군에 배정확률이 연구 과정동안 동일하게 되도록 시작 시점부터 원칙에 따라 무작위로 배정하는 방법으로 단순 무작위배정, 층화 무작위배정, 블록 무작위배정 등이 있다]이나 흔하지는 않지만 적응성 무작위배정(adaptive randomization, 치료군에 대한 배정확률이 각 대상자 바로 전 대상자의 기초 특성, 치료 결과에 따라 변화되도록 배정하는 방법)을 모두 사용할 수 있지만, 예방시험에서는 고정성 무작위배

정이 원칙이다. WHS와 WHI 모두 고정성 단순 무작위배정을 실시하였다.

연구대상자, 연구자, 혹은 통계분석자 등이 연구대상자가 어떤 군에 배정되었는지를 알게 되는 경우open labeled study 연구결과 판정에 영향을 줄 수도 있다. 이를 정보 바이어스라고 하는데, 이러한 정보 바이어스 때문에 결과 자체에 비뚤림이 발생하게 되어 객관적인 결과 평가에 문제가 발생한다. 임상시험에서는 정보 바이어스를 개제를 막기 위해 눈가림법을 시행한다. 특히 연구결과변수가 주관적인 지표로 평가하게 되는 경우(예를 들어 삶의 질, 혹은 심리적인 변화 등)에는 더욱 눈가림법이 필요하다. 또한 위약효과를 유발할 수 있다고 판단되는 경우(예를 들어 진통 효과)에도 약물의 효능 평가에 주관적 요소가 개입될 수 있기 때문에 눈가림법을 시행하여야 한다. 예방시험에서는 특히 눈가림법이 중요하다. 연구대상자가 자신이 어떤 군에 배정되었는지를 알게 되는 경우, 혹은 자신이 섭취해야 하는 제재가 어떠한 제재인지를 알게 되는 경우, 어떤 건강문제가 발생하였을 때 비교군에 있는 사람은 해당 제재를 사 먹을 수도 있고, 반대로 처치군에 속한 사람은 해당 제재 섭취를 포기할 수도 있다. 특히나 장기간의 추적관찰에 의해 질병발생을 판정해야 하는 경우는 탈락률을 최소화하고 처음과 동일하게 연구를 이끌어가는 것이 중요하다. 누가 눈가림의 대상이냐에 따라 눈가림법을 분류할 수 있는데, 연구대상자(환자)를 모르게 하는 단측 눈가림법, 연구대상자와 연구대상자와 직접 접촉할 수 있는 사람(연구 참여 의사, 간호사, 약사)를 모르게 하는 양측 눈가림법, 연구대상자, 연구대상자와 직접 접촉하는 의료진 외에도 역학 및 통계학자, 모니터 및 오딧 요원, 다른 의료진까지도 대상자의 배정군에 대해 모르게 하는 삼측 눈가림법, 각 임상시험관련 위원회 위원과 스폰서 관련사까지도 이 내용을 모르는 경우는 전체 눈가림법 중 예방시험에서는 최소한 양측 눈가림법 이상을 사용하고 있는데, WHS에서는 양측 눈가림법을 이용하였다.

최근의 무작위배정은 웹이나 전화 기반으로 진행되고 있고, 배정군을 알지 못하게 하기 위해 무작위배정과 눈가림법이 동시에 진행되기도 한다. 또한 무작위배정방법과 무작위배정표는 문서화하여 재현 가능하도록 해야 하며, 연구대상자와 직접 접촉하는 의사, 기타 의료진 이외의 주로 역학 및 통계학자가 포함되어 있는 제3의 연구진이 이를 보관하도록 하고 있다. 예방시험에서도 이와 같은 원칙이 지켜지고 있고, 대부분의 예방시험은 가급적 긴급하거나 중대한 문제가 발생할 가능성이 적은 제재를 이용하기 때문에 환자의 안전성에 문제가 되는 경우는 그다지 없지만, 사전에 프로토콜에서 환자의 안전성 등 긴급한 문제가 발생되었을 때의 계획(무작위배정코드의 해제 등)이 미리 기획되어야 한다.

4. 연구의 진행 계획

연구대상자를 각 군에 배정할 때 수 조작요인(주로 약제)들을 배정자에서 나누어 주게 된다. 이때 연구대상자는 자신의 무작위 배정 순서를 알게 될 수도 있다. 자신의 무작위배정 순서를 알게 되면 다음 환자가 내원하여 연구대상자가 되었을때, 다음 환자를 어떤 치료군으로 배정하게 될지를 예측할 수 있게 되는데, 환자와 접촉하는 연구자(의사 혹은 기타 의료진)는 인위적으로 배정 순서를 조정할 수도 있다. 따라서 연구자가 연구대상자를 인위적이든, 인위적이지 않든 간에 무작위배정 순서를 모르게 하기 위해서 무작위배정 순서를 가릴 수 있는 방법Allocation concealment를 사용한다. 이 방법은 무작위개입연구에서 선택 바이어스selection bias의 개제를 막을 수 있는 방안 중 하나이다. Allocation concealment는 눈가림법과 혼동될 수 있는데, 눈가림법은 연구대상자를 인위적으로 어떤 군에 배정함으로써 연구결과에 영향을 미치게 되는 정보 바이어스를 배제하기 위한 방법이다(allocation concealment와 동시에 치료방법이 같아 보이게 하기 위해 치료약제와 대조약제의 모양과 색깔을 동일하게 하는 방법 등을 이용하여 allocation concealment을 진행한다). WHS의 경우에서도 아스피린제재와 그의 위약의 경우는 동일한 흰색의 알약으로, 비타민 E와 그의 위약의 경우는 빨간색 캡슐로 만들어 배포하였다.

연구대상자의 주 요인노출에 대해 지속 정도, 즉 순응도compliance, adherence를 평가하기 위해 약제를 직접 먹는지를 관찰하거나, 연구대상자의 혈액 혹은 소변에서 약제나 약제의 대사체, 혹은 생체지표를 측정하는 직접적 방법, 혹은 연구대상자에 대한 순응도 설문, 환자 보고, 일기(다이어리)를 이용한 간접적인 방법을 통해, 혹은 남은 약을 수거하여 남은 약제의 수를 파악하거나 처방 리필 빈도/수, 혹은 환자의 임상적 반응을 측정하는 방법 등을 이용하기도 한다. WHS에서는 대상자의 1년에 1회 약제 복용에 대한 설문을 통하여 순응도를 평가하였고, WHI에서는 약제

복용의 분율, 기간 등을 측정하여 좀 더 자세한 순응도를 평가하였다.

무작위개입연구의 주요 목적은 주 조작요인노출에 의한 효능과 부작용을 평가하는 것이다. 이에 따라 연구자들은 주 연구가설에 따라 일차 결과변수를 정의해야 하고, 부가적 연구가설에 따라 이차 결과변수를 정의해야 한다. 연구자에 따라, 연구가설에 따라 효능 평가가 일차 결과변수가 될 수도 있고, 혹은 안정성 평가가 일차 결과변수가 될 수도 있으며, 두 종류의 변수 모두 일차 결과변수가 될 수도 있다. 결과변수를 정의할 때는 관찰하고자 하는 항목, 관찰 항목의 검사 방법와 정의를 구체적으로 기술하여야 하며, 이 변수를 결과변수로 설정하는 근거에 대해서도 기술하여야 한다. 이 결과변수가 추적관찰이나 반복측정을 통해서 확인되는 것이라면 추적관찰 방법과 반복측정 방법에 대해서도 구체적인 근거와 확인 방법, 정의에 의해 기술되어야 한다. WHS에서는 심혈관계 질환과 암 발생을 주요 결과변수로 두었는데, 심혈관계 질환은 심혈관계 질환 사망과 비치사성 심근경색증nonfatal myocardial infarction 및 비치사성 뇌졸중nonfatal stroke를 합쳐서 composte outcome으로 정의하였고, 암 발생은 melanoma 이외의 solid cancer 발생과 melanoma를 구분하여 정의하였다. 미국 암발생등록자료SEER를 이용하여 신규 암 발생을 추가로 확인하였고, 질병발생을 확증하기 위해 병원의 의무기록지 조사를 시행하였으며 이차 결과변수로 사망자료를 머지하여 사망을 확인하였다.

안전성 또한 결과변수로 정의될 수 있는데, 중대한 이상반응serious adverse events이나 기타 중요 이상반응other significant adverse events 발생, 흔하게 발생할 수 있는 이상반응을 따로 구분하여 기술하여야 하며, 이를 제시할 때는 시험약과 대조약의 투여 용량, 기간, 대상자 수 등과 같은 주 조작요인의 노출 정도 및 기타 혼란 요인 등에 따라 발생률을 제시하여야 한다. 또한 안전성에 대한 검사결과가 있을 때는 검사값의 변동 등도 주 조작요인의 노출 정도 및 기타 혼란 요인 등에 따라 결과를 제시하여야 한다. 만약 중대한 이상반응, 기타 중요 이상반응이 사전에 기대하지 못하였던 것이라면 결과를 제시할 때 이를 더욱 구체적으로 기술하여야 한다. WHS에서는 아스피린의 부작용으로 소화성궤양, 소화기출혈, 혈액응고질환 등, 비타민 E의 부작용으로 가능성이 있는 혈전질환을 확인하였다.

무작위개입연구는 연구 시작 이전에 연구가설과 목적에 따른 주 조작요인-결과변수 간 관련성 평가에 대하여 구체적인 분석계획이 프로토콜로 명시되어야 한다. 각 가설에 따른 분석계획과 구체적인 통계분석방법을 명시해야 한다. 분석 대상에 따라 무작위배정된 모든 대상자들을 통계분석에 포함하여 분석하는 ITTintention-to-treat 분석과 원칙에 따라 가장 유효성을 평가할 만한 대상자를 선별하여 분석하는 PPper protocol 분석으로 구분할 수 있다. WHS에서는 자료 관리 계획과 콕스회귀분석을 통해 아스피린 노출군과 위약군에 대한 분석, 비타민 E 투약군과 위약군에 대한 분석계획 그리고 10년 동안의 평균 순응도가 3분의 2(67%) 이상인 경우를 PP로 두는 계획을 수립하였다.

예방시험에서도 임상시험에서와 같이 연구 참여 동의서 및 설명문, 설문지와 증례기록지를 준비하여야 한다. 예방시험은 주로 성인에 대해 시행하기 때문에 연령에 따른 승인서 등은 그다지 필요하지 않다. 그러나 임상시험에서와 같이 개입연구로 인해 발생하는 안전성 문제에 대해서는 연구진 내에서 피해 보상 계획이 미리 마련되어 있어야 하며, 안전성 문제를 조기에 확인하고 모니터링할 수 있는 안전성/모니터링 위원회Data and Safety Monitoring Board, DSMB 또한 구성되어 운영되어야 한다. 예방시험의 경우 안전성 문제보다는 쓸데없는 시험제재의 사용 또한 DSMB의 논의 대상이 된다(WHS의 경우 초기에 베타카로틴이 시험제재에 포함되어 2^3 요인설계로 시작되었다. 3년을 경과하고 나서 베타카로틴의 투약이 심혈관계 질환 및 암 발생 예방에 효과가 없음을 보고한 의사건강연구Physician's Health Study를 기반으로 DSMB에서 베타카로틴 시험을 중단하도록 하였고, 이에 WHS에서는 아스피린과 비타민 E의 2×2 요인설계로 변경되었다).

5. 관찰연구와의 복합적 설계

임상시험과 같은 무작위개입연구는 사전에 모든 바이어스의 가능성을 통제하기 때문에 연구 과정이 어렵고 복잡하며 연구수행에 많은 비용이 들어간다. 또한 약물순응도 또한 결과 평가에 중요하여 ITT보다는 PP 분석의 결과가 중요한데, 이는 연구대상 수의 감소를 유발하여 통계적 검정력에 문제가 발생한다. 연구대상 또한 주로 3차병원급 혹은 대학병원급에 내원한 환자가 그 대상이 되다 보니 높은 질의 진료를 받은 자가 임상시험의 대상이 되고 이는 선택 바이어스를 유발한다. 가급적 부작용이 적으면서 반응이 잘 관찰되는 사람을 대상으로 하기 때문에 연구 참여자는 참여하지 않은 대상에 비해 건강한 사람일 수 있다. 따라서 임상시험의 결과는 좋은 건강상태를 반영한 결과일지도 모른다. 그러다 보니 대부분 진료상에서 만날 수 있는 많은 환자들이 제외되게 되고 이 결과는 일반 진료 상황에 이용하기 어려울 수도 있다. 이러한 제한된 연구대상자에서 산출된 임상시험의 결과는 일반화하기 어렵다.

그림 14-5는 무작위개입임상시험과 코호트 연구 설계에 대한 그림이다. 임상시험의 경우 표적인구집단에서 무작위배정을 통해 개입군(요인에 대한 노출군)과 비교군(비노출군)으로 배정하고 이를 추적관찰하여 질병발생률을 관찰하게 되는데, 요인에 대한 노출 여부를 연구자가 배정할 수는 없지만, 시험제재의 투약 여부(요인노출 상태)에 따라 집단을 그대로 관찰하여 질병발생을 본다는 점에서는 코호트 연구 설계와 유사하다. 코호트 설계는 실제 진료 상황을 반영하는 연구대상자가 연구에 참여하기 때문에, 그리고 대규모 인구집단을 대상으로 하기 때문에 임상시험의 결과를 일반화할 수 있고 통계적 검정력에 문제가 발생하는 일은 거의 없다. 특히 질병예방을 목적으로 하는 연구는 건강한 사람을 그 대상으로 하는 연구이므로 내부 타당성뿐 아니라 외부 타당성, 즉 일반화가 매우 중요하다. 무작위배정임상시험은 모든 바이어스를 통제하여 내부 타당성은 매우 좋으나 외부 타당성에 있어서 문제가 발생한다. 임상시험과 코호트 연구를 동시에 시행한다면 임상시험에서의 단점을 코호트 연구가 보완해 줄 수 있다. WHS에서는 무작위배정임상시험을 10년 동안 시행하여 최종 결과를 발표하였다. 그 이후 그 대상자를 코호트 연구의 형태로 지속적으로 추적관찰하고 있는데 2004년에 연구 종료 이후 현재까지도 암등록 자료와 사망 자료를 연계하여 신규 심혈관계 질환과 암 발생, 사망을 확인하여 아스피린과 비타민 E의 장기간의 효과를 관찰하고 있다. WHI는 아예 임상시험에 참여하지 않고 있는 대상자를 관찰연구대상자로 하여 코호트 연구를 진행하고 있고 임상시험 참여대상자와 코호트 연구대상자를 모두 합친 14만 명을 대상으로 결과를 보고하고 있다.

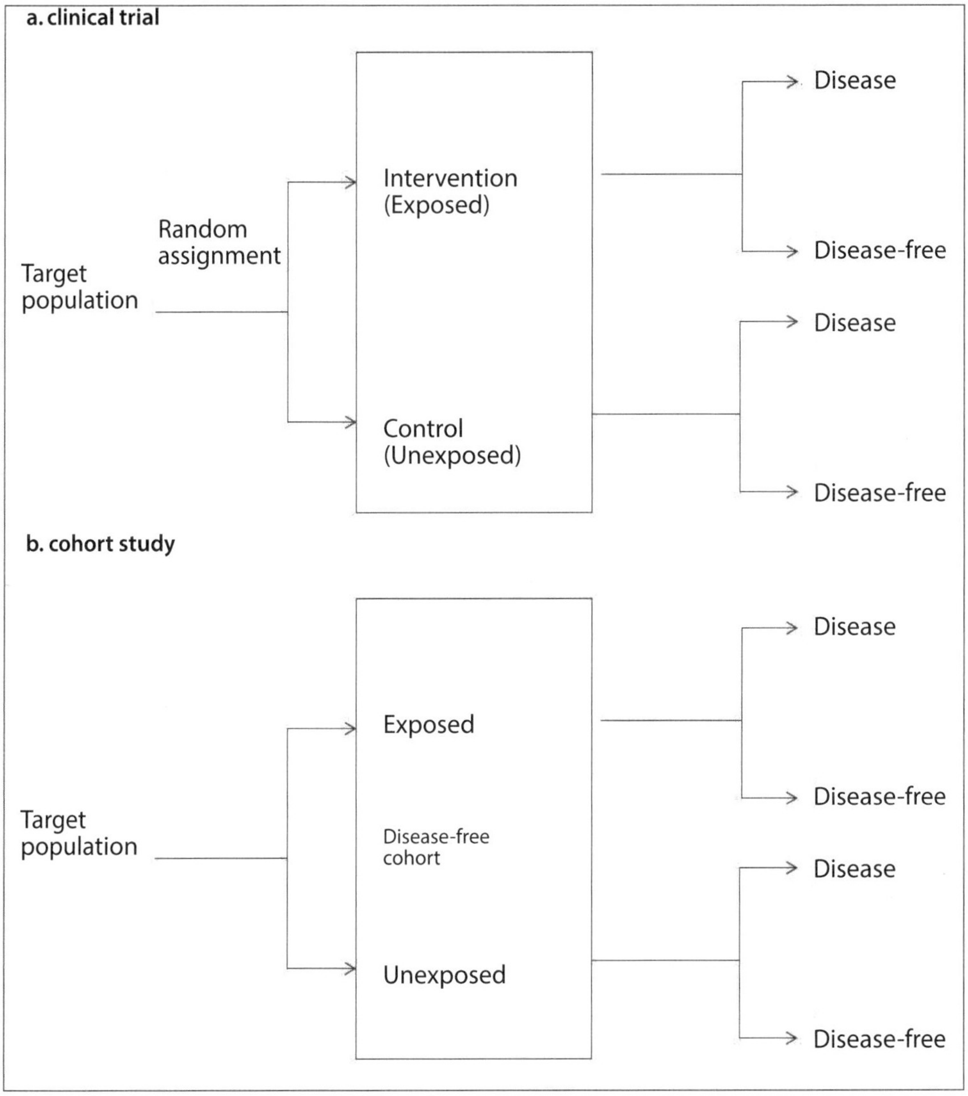

그림 14-5 무작위개입임상시험과 코호트 연구 설계

참고문헌

박병주 등. 임상시험 관련자를 위한 기본교재(임상시험책임자, 임상시험담당자, 임상시험조정자, 임상시험관리약사, 임상시험심사위원회(IRB)). 식약청. 2006.

Abdel-aleem SM. The design and management of medical device clinical trials. 이웅만 등 번역. 의료기기 임상시험의 설계와 수행. 신흥메드싸이언스. 2009.

Belanger C, Lamotte F, Gaziano JM, Ridker PM, Willett W, Peto R. Lack of effect of long-term supplementation with beta-carotene on the incidence of malignant neoplasms and cardiovascular disease. N Engl J Med. 1996;334:1145-1149.

Buring JE, Hennekens CH for the Women's Health Study Research Group. The Women's Health Study: rationale and background. J Myocardial Ischemia. 1992;4:30-40.

Cho NH. The epidemiology of diabetes in Korea: from the economics to genetics. Korean Diabetes J. 2010;34:10-15.

Chow S, Chang M. Adaptive design methods in clinical trials — a review. Orphanet J Rare Diseases. 2008;3:11.

Hennekens CH, Buring JE, Manson JE, Stampfer M, Rosner B, Cook NR.

Osterberg L, Blaschke T. Drug therapy: Adherence to medication. New Eng J Med, 2005;353:487-497.

Rexrode KM, Lee IM, Cook NR, Hennekens CH, Buring JE. Baseline characteristics of participants in the Women's Health Study. J Womens Health Gend Based Med. 2000 Jan-Feb;9(1):19-27.

| 제4부 |

보건의료체계 연구방법론

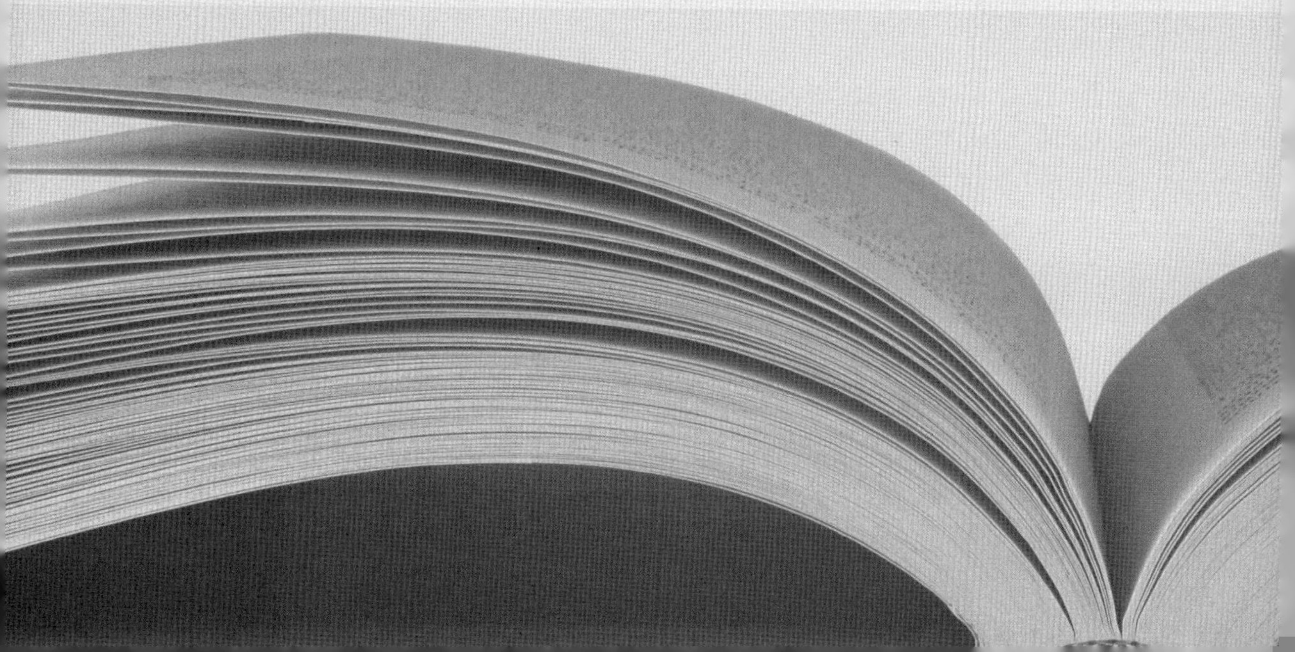

제15장

건강결과 평가 연구

김 윤 서울대학교 의과대학

1. 서론

의료의 질에 대한 관심이 점차 늘어남에 따라 건강결과 평가 연구health outcomes research의 중요성도 함께 늘어나고 있다. 건강결과 평가 연구가 의료의 질을 평가하는 중요한 방법론이기 때문이다. 건강결과 평가 연구를 통해 환자에게 제공되는 의료서비스와 이러한 의료서비스의 제공이 건강에 미치는 영향을 평가함으로써, 우리는 어떤 의료행위가 효과적인지, 여러 병원과 의사들 중 누가 올바른 방법으로 의료서비스를 제공하는지에 대한 답을 할 수 있다. 또한 의료체계가 담보해야 할 사회적 책임성social accountability이 강조되면서 건강결과 평가 연구에 관심이 더욱 커지고 있다. 이는 국가가 의료체계를 잘 운영함으로써 국민의 건강을 책임져야 하며, 세금이나 보험료와 같은 공적 재원을 의료비로 지출하는 데 있어서 이러한 재원이 효율적으로 배분되고 사용될 수 있어야 한다는 것을 의미한다.

이러한 맥락에서 건강결과 평가 연구는 정책 결정자와 보험자에게 건강수준을 개선하는 데 도움이 되지 않는 낭비되는 의료비를 찾아내는 데 도움을 줄 수 있다. 또한 의료진에게는 효과적인 의료행위를 선택하는 데, 환자들에게는 치료방법을 선택하는 데 도움을 줄 수 있다. 이러한 요구에 부응하기 위해 건강결과 평가 연구는 의학medical science, 행태과학behavioral science, 사회과학social science에서의 이론과 방법론을 활용한다. 또한 건강결과 평가 연구는 전통적인 의학연구에서는 크게 관심을 보이지 않았지만, 실제로는 중요한 건강결과를 평가한다. 예를 들어 환자의 경험, 선호, 가치와 같은 것들이 대표적인 예이다. 최근에는 의료의 형평성과 같은 영역도 중요한 건강결과로 간주되고 있다.

이 장은 건강결과 평가 연구의 의미를 설명하고, 이를 통해 전체 의료체계를 개선하고 궁극적으로 사람들의 건강수준을 향상시키는 데 어떻게 기여할 수 있는가를 설명하고자 한다. 이 글의 구성은 다음과 같다.

- 건강결과 평가 연구의 정의
- 건강결과의 측정 방법
- 건강결과 평가 연구의 정책 결정과 진료과정에서의 활용
- 향후 발전 방향

2. 건강결과 평가 연구란 무엇인가?

1) 역사적 배경

건강결과 평가 연구라는 생겨나게 된 배경은 1980년대 Wennberg 등에 의해 시작된 "지역 간 진료행태변이regional practice variation"에 대한 연구에서 비롯되었다. 이들은 국가 간 또는 지역 간에 흔한 수술률이나 입원율과 같은 진료행태practice pattern에 큰 차이가 있음을 발견하였다.[1] 이후 정책 결정자들은 이러한 진료행태의 차이가 지역 주민들의 건강수준에 어떤 영향을 미쳤는가에 관심을 갖게 된 것은 매우 자연스러운 일이었다.

하지만 당시에 정책 결정자들에게 지역 간 수술률이나 입원율의 차이가 환자

1 Wennberg 의 지역 간 진료행태변이 연구결과는 환자들의 사는 곳에 따라 어떤 의료서비스를 받는가가 결정된다는 뜻의 "geography is destiny" 유명한 표현으로 요약된다. 지역 간 의료이용변이 연구는 이후 여러 선진국에서 활발하게 이루어지고 있다.

들의 건강수준에 어떤 영향을 미쳤는가에 대해 답을 줄 수 있는 연구는 거의 없었다. 비슷한 맥락에서 어떤 의료행위가 다른 의료행위에 비해 더 효과적인가를 말해 줄 수 있는 연구 역시 매우 부족했다. 이러한 역사적 및 정책적 요구를 배경으로 환자들에게 제공되는 의료행위가 건강수준에 미치는 영향을 평가할 수 있는 연구분야인 "건강결과 평가 연구"라는 새로운 분야가 등장하게 되었다.

미국에서 이루어진 지역 간 의료이용변이에 대한 연구결과 입원율이나 수술률이 높은 지역이 낮은 지역에 비해 의료의 질이나 건강수준이 높지 않다는 결론에 도달하였다.[2] 결국 건강결과 평가 연구방법론을 기반으로 한 지역 간 의료이용변이에 대한 연구는 환자에게 제공되는 많은 입원이나 수술이 건강수준의 향상에 기여하지 못하는 의학적으로 꼭 필요하지 않은 진료행위라는 점은 미루어 짐작할 수 있게 되었다. 또한 적지 않은 의료비가 낭비되고 있다는 것 역시 짐작할 수 있다. 하지만 여전히 수술이나 입원에서 의료행위의 의학적 적정성appropriateness을 판단하는 기준을 개발하는 연구는 중요한 질환이나 시술에 한정되어 있다. 의학적 적정성을 높이기 위해 의료체계를 개선하는 방안에 대한 연구는 여전히 중요한 연구과제로 남아 있다.

최근 의료과오medical error와 환자안전patient safety 문제의 심각성이 알려지면서 의료의 질과 건강결과 평가 연구에 대한 관심은 더욱 증가하고 있다. 정부와 보험자의 의료비 지불에 대한 책임accountability을 강조하는 최근의 경향 또한 건강결과 평가 연구의 중요성을 증대시키고 있다. 이는 증가하는 의료비 지출이 그에 상응하는 건강수준에 향상을 가져다주는가에 대한 질문에 답하라는 사회적인 압력이 증가하고 있기 때문이다.

2) 정의와 특성

건강결과 평가 연구는 특정한 의료행위medical practice, 의료중재health intervention, 또는 의료정책이 개별 환자와 인구집단의 건강수준이라는 최종결과outcome에 미친 영향

2 미국에서 지역 간 의료이용변이 연구는 미국 전역을 약 3백여 개 진료권으로 구분하고, 이들 간 의료이용량과 건강결과 간의 상관관계를 연구하는 Dartmouth Atlas Project로 발전하였다. 이 연구는 최근 미국에서 의료이용률이 높은 지역이 낮은 지역에 비해 의료의 질이 높지 않고 건강수준도 높지 않다는 결론에 도달하였다.

을 이해하기 위한 것이다. 건강결과 평가 연구는 특정한 의료행위로 인한 건강결과의 변화를 평가하기 때문에 결국 의료의 질을 평가하고 향상시키는 데 있어서 매우 중요한 수단이 된다. 효과적이지 않은 진단방법이나 치료방법을 선택할 경우 건강수준을 향상시킬 수 없기 때문이다. 또한 적절한 진단방법이나 치료방법을 선택했더라도 이를 올바른 방법으로 시술하지 않았을 경우 건강수준을 향상시킬 수 없기 때문이다.

첫째, 건강결과 평가 연구에서 다루는 주제는 전통적인 의학연구에 비해 매우 폭이 넓다. 특정 수술이나 내과적 치료와 같이 개별 의료행위medical procedure뿐만 아니라 외래 방문이나 입원과 같은 개별 의료이용clinical encounter, 의료체계나 의료정책이 건강에 미치는 영향까지도 평가 대상으로 하기 때문이다. 또한 전통적인 건강결과인 사망률 이외에 기능상태의 변화, 환자의 선호도나 만족도를 포함한 삶의 질과 관련된 다양한 측면들을 최종결과로서 측정하고 평가하기 때문이다. 마지막으로 건강결과 평가 연구는 건강결과 측정도구의 개발measurement development, 이를 활용한 새로운 지식의 생성knowledge generation, 개선방안의 개발translation, 적용, 평가 및 확산use, evaluation, and dissemination이라는 전주기를 포괄한다.

요약하면 건강결과 평가 연구는 의료중재의 범위(독립변수)와 건강결과의 범위(결과변수), 연구범위(도구 개발, 지식생성, 개선방안 개발, 적용-평가-확산)라는 측면에서 매우 포괄적인 연구분야이다. 따라서 자연스럽게 건강결과 평가 연구에서는 다양한 학문분야의 전문가간의 협력을 통한 연구가 중요할 수밖에 없다. 임상의학, 역학, 의료체계연구health services research, 공중보건public health, 경제학, 심리학, 사회학, 인류학과 같은 사회과학social science이 모두 건강결과 평가 연구에 기여할 수 있는 학문분야들이다.

둘째, 실험실이 아닌 현실에서 연구가 이루어진다. 대부분의 임상연구는 통제된 실험환경에서 특정 기술의 효능efficacy을 평가하는 것을 목표로 하는 반면, 건강결과 평가 연구는 실제 현실에서 효과effectiveness를 평가하는 것을 목표로 한다.

셋째, 전통적인 임상연구는 주로 의무기록조사를 통해 자료를 수집한 반면 건강결과 평가 연구는 다양한 방법을 통해 자료를 수집한다. 예를 진료비 청구자료와 같은 전산자료를 활용하거나, 환자 기능상태나 경험을 평가하기 위해 설문을 통해 자료를 수집하기도 한다. 메타분석을 통해 기존 연구에서 얻은 결과를 종합하기도 한다.

3. 건강결과는 어떻게 측정하는가?

전통적으로 사망률이나 혈압과 같은 생리학적 지표, 검사결과 값과 같은 생리학적 기능의 대리지표, 입원과 같은 임상적 사건의 발생 여부를 근거로 의료행위의 효과를 평가해 왔다. 반면에 환자의 선호도나 기능수준, 통증 등은 주관적이거나 신뢰할 수 없기 때문에 이를 근거로 의료행위의 효과를 평가하기는 어렵다고 간주되었다.

하지만 여러 연구를 통해 이러한 전통적인 결과지표만으로는 기능수준과 같이 환자에게 중요한 건강결과를 측정하지 못하게 된다는 것을 알게 되었다. 또한 점차 의사들은 이러한 요인들을 근거로 진단이나 치료에 대한 결정을 해나감에 따라 포괄적인 건강결과에 대한 관심이 증가하게 되었다. 건강결과 평가 연구에서 결과지표로 널리 사용되는 건강 관련 삶의 질health-related quality of life에는 주관적 건강상태health perceptions, 증상, 기능수준, 환자의 선호도 등이 포함된다(표 15-1). 이는 의료중재가 건강에 미치는 영향을 생존 또는 사망과 같은 이분법적인 값이 아니라 연속적인 변수값으로 측정할 수 있게 해 준다.

표 15-1 건강결과지표의 예

평가 도구	예
사망률	영아사망률
생리적 지표	혈압
임상적 사건	뇌졸중 발생
증상	호흡곤란
기능상태	Short–Form 36 Health Survey
환자경험	CAHPS(Consumer Assessment of Healthcare Providers and Systems) 조사

출처: Clancy CM, Eisenberg, JM Outcomes research: Measure the end results of health care. *Science* 282:245-6, 1998.

1) 주관적 건강상태

각 개인이 자신의 전반적인 건강상태를 평가한 결과는 사망과 미래 의료이용을 가장 정확하게 예측할 수 있는 지표이다. 이와 함께 주관적 건강상태를 측정하는 가장 좋은 방법 중 하나는 환자의 증상을 측정하는 것이다. 양성전립선비대증에서 증상 평가 도구인 미국 비뇨기과학회 증상지수American Urological Association Symptom Index가 그 대표적인 예이다. 이 도구는 비뇨기과 의사들 사이에서 널리 쓰이고 있다.

2) 기능수준

기능수준 평가도구는 전반적인 건강상태와 특정 질환에 미치는 영향을 모두 평가할 수 있다. 이러한 도구는 일상생활을 수행하는 능력을 평가하기도 하고 특정 인체에서 특정한 기관organ이 수행하는 능력을 평가할 수도 있다. 기능수준 평가는 신체적 기능Physical function, 역할 기능Role functioning, 사회적 기능Social functioning에 대한 평가로 구분할 수 있다. 신체적 기능을 평가하는 대표적인 예는 걷기, 장보기 능력을 평가하는 것이다. 역할 기능을 평가하는 방법은 학교와 직장에서의 활동을 평가하는 것이다. 사회적 기능에 대해 평가하는 요소로는 친구 방문, 다양한 단체활동에 참여하는 능력을 평가할 수 있다. 기능수준평가는 가능한 한 객관적인 설문 문항을 활용한다. 예를 들어 SF-36에서는 신체기능을 측정하기 위한 질문으로 "잘 걸을 수 있느냐"고 묻지 않고 "100미터를 걸어갈 수 있는가?"를 질문한다.

3) 선호도

건강을 구성하는 신체적, 정신적, 심리적 건강 중에서 건강의 각 측면이 갖는 가치는 사람에 따라 다를 수 있다. 예를 들어 신체적 기능수준은 일반인에 비해 운동선수에서 더 중요하다. 이처럼 선호도 기반 건강수준 평가도구는 건강을 구성하는 여러 차원에 대한 각 개인이 가지고 있는 선호도를 반영한 건강수준을 측정하고자 한다. 삶의 질 평가도구Quality of Well-Being Scale는 사회적 기능에 대한 명시적 설문을 통해 선호도를 반영한 전반적인 건강수준을 측정할 수 있다. 예를 들어 유방암 환자에서 유방절제술을 시행할 때 유방재건술 함께 시행했는가 여부는 환자의 사망률에 영향을 미치지는 않는다. 하지만 이는 사람에 따라 삶의 질에는 큰 영향을 미칠 수 있다. 따라서 유방재건술 시행 여부에 따라 수행할 수 있는 사회적 기능이 달라질 경우 이러한 각 개인의 선호도를 반영한 치료 방법이 선택되어야 한다.

4) 환자 경험과 만족도

환자만족도는 "환자가 진료를 받는 과정에서 가장 중요하다고 생각하는 부분에 대한 환자의 반응a healthcare recipient's reaction to salient aspect of his or her experience"으로 정의된다. 환자의 경험과 만족도는 그 자체로 중요한 결과지표이다. 그렇지만 환자의 경험과 만족도는 진료결과에도 영향을 미친다. 환자의 만족도가 높으면 치료에 대한 순응도가 높아지고 환자의 질병관리능력이 개선되는 것으로 알려져 있기 때문이다. 환자만족도는 환자관점을 반영하는 중요한 지표이나 지나치게 주관적이라서 신뢰도와 타당도가 높지 않다는 비판을 받아왔다. 또한 환자의 의료서비스에 대한 기대, 사회경제적 수준, 진료결과 등에 영향을 받기 때문에 결과평가지표로 사용되기 어렵다는 비판을 받아왔다.

이러한 비판에 대응하여 환자의 만족도 대신 환자의 진료과정에서 경험을 평가함으로써 보다 객관적 평가에 초점을 둔 도구들이 개발되고 있다. 환자 경험과 만족도를 측정하는 대표적인 도구는 CAHPSConsumer Assessment of Healthcare Providers and Systems를 들 수 있다. 이는 미국에서 국가 차원에서 환자들의 경험과 만족도를 평가하는 도구로 사용되고 있다. CAHPS는 다양한 유형의 환자를 대상으로 환자경험을 평가하기 위해서 다양한 버전이 평가도구가 개발되어 있다. 미국은 입원환자Hospital CAHPS와 외래환자Ambulatory CAHPS를 위한 별도 CAHPS 설문을 사용하고 있다. 영국에서도 국가 차원에서 환자들의 경험과 만족도를 평가하고 있다. 영국은 입원 및 외래 환자 이외에 구급차 이용자, 응급실 이용자, 정신병원 입원환자와 같은 다양한 유형의 환자들을 대상으로 CAHPS와 유사한 도구를 사용하여 환자경험과 만족도를 평가하고 있다.

4. 건강결과 평가 연구는 어떻게 건강수준 향상에 기여하는가?

1) 건강결과 평가 연구의 건강수준 향상 — 학술적 기전

건강결과 평가 연구는 의료진과 환자에게 특정한 의료행위의 효과와 위험에 대한 정보를 제공함으로써 근거에 기반한 합리적 의사결정을 내릴 수 있게 도와준다. 즉 건강결과 평가 연구는 학술적으로 학술적 발견을 통해 건강수준 향상에 기여할 수 있다. 건강결과 평가 연구의 세부유형별로 학술적으로 건강수준 향상에 기여하는 방법을 살펴보면 다음과 같다.

(1) 진료행태의 변이 발견(Identifying Variations in Medical Care)

지역 간 진료행태변이regional practice variation는 환자의 특성이나 의료자원의 공급량으로 설명되지 않는 다양한 진료행태에 대한 연구이다. 이러한 변이에 대한 연구를 기반으로 최선의 진료행태best practice를 규명하는 연구로 발전할 수 있다.

(2) 적정성 평가기준의 개발(Developing Appropriateness Criteria)

의학적으로 효과적인 의료행위라고 하더라도 모든 환자가 그 의료행위로부터 이득을 볼 수 있는 것은 아니다. 따라서 꼭 필요한 것은 환자를 판단하는 기준인 의료행위별 적정성 평가기준을 마련함으로써 의료서비스 과잉제공overuse을 줄일 수 있다. 이와 함께 의학적으로 곡 필요한 의료행위가 환자에게 제공되지 않는 과소제공underuse도 줄일 수 있다. 기존 연구에 의하면 미국에서 이루어진 주요 시술 중 약 3분의 1은 의학적으로 꼭 필요하지는 않은 것으로 판단되었다. 반면에 예방, 급성질환의 치료, 만성질환의 치료의 모든 영역에서 의학적으로 필요한 서비스를 받지 못하는 경우가 약 50%에 이르렀다.

(3) 치료효과의 비교평가(Comparing the Effectiveness of Treatments)

건강결과 평가 연구는 현실에서 특정 의료행위의 효과에 영향을 미치는 요인을 찾아냄으로써 의료의 질을 향상시키는 데 기여할 수 있다. 예를 들어 진료량-진료결과 간 상관관계에 대한 연구는 난이도가 높은 수술에서 수술집도의의 수술 경험, 즉 수술 건수에 따라 수술결과가 달라진다는 사실을 발견하였다. 이러한 연구결과를 근거로 관상동맥 우회로조성술과 같은 심장수술이나 주요 암 수술에 대해는 수술 집도의가 연간 일정 건수 이상을 수술하도록 권고하고 있다. 그밖에 의료진들 간 의사소통, 재정적 유인, 건강보험의 급여범위, 진료비 지불제도와 같은 다양한 요인들이 건강결과에 영향을 미치는 것으로 밝혀졌다. 이러한 발견을 기반으로 건강결과를 향상시킬 수 있는 다양한 제도들이 마련되고 있다.

2) 건강결과 평가 연구의 건강수준 향상 — 제도적 기전

건강결과 평가 연구의 결과는 의료제공자, 환자, 보험자의 행태를 변화로 연결되어야 궁극적으로 건강수준을 향상으로 귀결될 수 있다. 이를 위해서는 연구결과를 기반으로 한 임상진료지침의 적용, 병원 신임평가기준 또는 성과평가기준의 변경, 새로운 진료비 지불정책의 도입과 같은 제도를 도입하거나 개선하는 데 활용되어야 한다.

(1) 임상진료지침(Clinical Practice Guidelines)

임상진료지침은 의료제공자나 환자에게 특정 의료서비스를 이용과 관련된 의사결정을 지원할 수 있도록 체계적으로 개발된 지침을 말한다.[3] 이는 건강결과 평가 연구의 결과를 임상진료에 확산시키는 가장 중요한 수단이다.

(2) 병원 신임평가와 성과평가 기준의 변경(Changes in the Accreditation Process/Performance measures)

일반적으로 병원 신임평가와 성과평가의 기준은 병원의 시스템을 변화시키는 데 큰 영향을 미친다. 이들 평가의 결과에 따라 건강보험에서 받는 진료비의 수준이 달라질 수 있고, 국민들의 병원 선택이나 병원에 대한 평판이 달라질 수 있기 때문이다. 예를 들어 미국, 영국, 우리나라에서 병원 성과평가 전후에 병원들의 성과평가에 사용된 기준의 충족률이 현저하게 개선되었다.

수술 부위 감염을 효과적으로 예방하기 위해서는 수술 부위 절개 1시간 이내에 예방적 항생제를 투여해야 한다. 혈중 항생제 농도를 수술하는 동안 높게 유지함으로써 감염 가능성을 낮출 수 있기 때문이다. 우리나라에서 수술 부위 절개 1시간 이내에 예방적 항생제를 투여하는 경우는 건강보험심사평가원 적정성 평가 이전에는 약 25% 수준이었으나, 평가 이후에 80% 이상으로 높아졌다. 또한 이러한

3 Clinical Practice Guidelines — systematically developed statements to assist practitioners and patients about appropriate health care for specific clinical decisions

성과평가 결과가 공개된 이후 일부 환자들이 평가결과가 나쁜 병원에서 좋은 병원으로 이동한 것으로 나타났다.

(3) 새로운 진료비 지불정책(New Reimbursement Policies)

건강결과 평가 연구는 건강보험의 급여범위설정, 성과연동진료비 지불제도와 활용될 수 있다. 평가 연구의 결과는 효과적인 의료행위를 찾아내고, 의학적으로 특정 의료행위가 필요한 환자의 적응증appropriateness criteria을 정의하는 데 활용할 수 있다. 즉 의료기술평가에서 건강보험에서 급여 범위를 정하는 기준이 효과적인 의료행위와 이를 필요로 하는 환자의 조건effective and necessary를 정하는 근거로 활용될 수 있다. 또한 건강평가 결과연구에 기반하여 병원과 의료진의 성과를 평가하고 이를 병원과 의료진에 대한 재정적인 보상과 연계하는 성과연동지불제도pay-for-performance 또는 가치 기반 보상제도Value based purchasing도 중요한 수단이 될 수 있다.

5. 향후 발전 방향

많은 선진국들은 국내 총생산GDP 대비 10% 내외를 보건의료비로 지출하고 있다. 우리나라는 2011년 기준으로 GDP의 약 7.4%를 의료비로 지출하고 있고, 건강보험지출은 건강보험 본인부담금을 포함하여 50조를 넘어섰다. 하지만 이와 같은 막대한 의료비가 의학적으로 효과적인 의료행위에 사용되는지 또는 의학적으로 꼭 필요한 환자에게 제공되는지에 대해서는 별로 알려진 바가 없다. 전 세계에서 가장 많은 의료비를 지출하고 있는 미국에서는 전체 의료비의 약 3분의 1 정도가 의학적으로 꼭 필요하지 않은 의료서비스를 제공하는 데 낭비되고 있는 것으로 추정하고 있다.

건강결과 평가 연구는 효과가 없는 의료행위가 이루어지지 않도록 하고, 환자가 의학적으로 불필요한 의료서비스를 받지 않도록 함으로써 의료비의 낭비를 줄일 수 있다. 달리 말하면, 효과적인 의료행위와 의료체계에 더 많은 자원이 배분되도록 함으로써 전체 의료체계의 분배적 효율성allocative efficiency를 높이는 데 기여할 수 있다. 이를 위해서는 정책 결정자, 의료진, 보험자 모두 평가 연구에 기반한 근거 기반 정책 결정, 환자진료에 대한 의사결정을 내릴 수 있어야 한다. 건강결과 평가 연구는 단지 효과적인 의료행위를 찾아내는 데 그치지 않고 의료체계의 효율성을 높일 수 있는 해결책을 적극적으로 제안할 수 있어야 한다. 이러한 해결책은 지불제도일 수도 있고, 환자의 목소리일 수도 있다.

의료기술이 발전하고, 환자는 고령화되며, 만성질환이 증가하고 있다. 이러한 보건의료체계의 환경변화는 모두 의료비의 증가 의료의 복잡성의 증가로 연결된다. 이는 궁극적으로 건강결과 평가 연구를 통해 효과적인 의료행위와 이를 꼭 필요로 하는 환자의 적응증을 판단해야 하는 건강결과 평가 연구의 점점 더 커지는 것임을 의미한다.

참고문헌

Clancy CM, Eisenberg JM. Outcomes research: measuring the end results of health care. Science. 1998;282:245–246.

Foundation for Health Services Research. Health Outcomes Research: A Primer. 1994.

Krumholz HM. Outcomes Research: Generating Evidence for Best Practice and Policies. Circulation. 2008;118:309-318.

Krumholz HM. Outcomes Research: Myths and Realities. Circulation. 2009;2:1-3.

제16장

보건의료의 경제성 평가

이건세 건국대학교 의학전문대학원

1. 기본 개념과 이론

1) 필요성

의료 자원의 부족은 어느 나라를 막론하고 공통적으로 겪고 있는 문제이다. 따라서 부족한 자원을 효율적이고 형평성 있게 사용하는 것은 매우 중요한 과제가 되고 있다. 효율성은 자원배분의 중요한 원칙 가운데 하나이면서, 동시에 보건의료 개혁의 중요한 목표의 하나가 되고 있다. 우리나라의 의료제도는 매우 비효율적 개방적 지출open-ended budget 구조를 가지고 있다. OECD는 우리나라의 의료비 지출이 장기적, 거시적으로 더욱 증가할 것이며 이것이 경제적인 부담이 될 것임을 경고하고 있다. 특히, 우리나라의 고령화 속도는 매우 빠른 추세를 보이고 있어 향후 보건의료비는 매우 증가할 것으로 예측된다. 이런 상황에서 효율적인 자원배분을 위한 원칙의 정립과 방법론의 개발에 대한 필요성은 매우 증가할 것이다.

2) 정의 및 유형

경제성 평가는 비용costs과 결과consequences 두 가지 관점에서 활동(치료, intervention)의 대안들을 비교 분석하는 것으로 정의할 수 있다. 경제성 분석의 특징은 투입Inputs, costs과 결과outputs, consequences 두 가지에 관심을 두고 있으며, 자원의 제약인 상황에서 합리적인, 근거에 입각한 의사결정 기준explicit criteria을 제시한다. 기존의 중재 방법에 비하여 새롭게 소개된 중재intervention를 비교하는데 '소요되는 자원'과 중재 이후의 '성과'를 상호 비교한다. 기존의 중재에 비하여 새로운 중재에 필요한 추가적인 자원이 건강상태를 어느 정도 개선하는가를 검토하는 것이 경제성 평가라고 할 수 있다.

경제성 평가의 정의와 분류는 Drummond 등이 제시한 기준이 흔히 사용된다. 경제성 평가는 비용과 결과를 둘 다 비교하였는지, 비교 대안alternative을 포함하고 있는가에 따라 비용분석cost analysis 또는 질병부담연구cost of illness, 부분적partial 경제성 평가 연구cost-outcome description, cost comparison와 완전한complete 경제성 평가 연구cost-effectiveness analysis, cost-benefit analysis, cost-utility analysis, cost-minimization analysis로 구분할 수 있다.

경제성 평가의 종류로는 비용-최소화분석cost-minimization analysis, 비용-효과 분석cost-effectiveness analysis, 비용-효용 분석cost-utility analysis, 비용-편익 분석cost-benefit analysis이 있다. 비교하고자 하는 대안들의 임상적 효과가 동일하다면 비용의 비교만으로 충분한 평가가 가능하기 때문에 비용-최소화분석을 실시하도록 한다. 그러나 비용-최소화분석을 실시하기 위해서는 비교 대안들의 효과가 동일함을 입증할 수

<table>
<tr><td colspan="2"></td><td colspan="3">비용과 결과 모두 포함?</td></tr>
<tr><td rowspan="6">2개
이상의
비교?</td><td rowspan="4">아니오</td><td colspan="2">아니오</td><td rowspan="2">예</td></tr>
<tr><td>결과만 검토</td><td>비용만 검토</td></tr>
<tr><td colspan="2">부분적 평가</td><td rowspan="2">부분적 평가
비용–결과 기술</td></tr>
<tr><td>결과 기술</td><td>비용 기술</td></tr>
<tr><td rowspan="2">예</td><td colspan="2">부분적 평가</td><td rowspan="2">완전한 경제성 평가
비용–최소 분석
비용–효과 분석
비용–효용 분석
비용–편익 분석</td></tr>
<tr><td>효과 평가</td><td>비용 분석</td></tr>
</table>

그림 16-1 경제성 평가의 분류 (Drummond MF, 1997)

있어야 한다.

비교하고자 하는 대안들의 효과가 서로 다른 경우라면 비용-효과 분석, 혹은 비용-효용 분석을 실시하도록 한다. 비용-효과 분석에서는 결과outcome가 혈압 감소율, 무증상일, 발생건수의 감소, 생존연수의 증가와 같이 자연단위natural unit로 측정된다는 점이 비용-효용 분석이나 비용-편익 분석과 다른 점이다. 비용-효과 분석을 위해서는 비교대상이 되는 대안들의 효과가 동일한 종류의 것이고, 동일한 자연 단위로 표현될 수 있어야 한다. 임상적 효과가 여러 가지로 나타난다하여 이들을 모두 반영할 수는 없고, 가장 중요한 임상적 효과만을 고려하게 된다.

비용-효용 분석에서는 QALYs와 같이 삶의 양과 더불어 질을 함께 반영하는 결과지표를 사용한다. 삶의 질 개선효과가 뚜렷한 치료방법이 있다면 비용-효과 분석에 비해 비용-효용 분석이 더 적절할 수 있으나 삶의 질을 평가하는 과정에서 불확실성이 많이 개입된다는 문제점이 있다.

비용-편익 분석은 비용뿐 아니라 결과도 화폐 단위로 나타내어 비교하는 방법이다. 비용과 결과를 모두 화폐 단위로 나타내므로 단독 대안에 대해서도 경제성 평가가 가능하다. 그러나 이 방법은 사람의 생명을 화폐 단위로 표시하는 것에 대한 윤리적 우려 그리고 소득수준이 높은 사람의 생존년의 가치를 더 크게 두게 되는 형평성 측면의 문제와 더불어 결과를 화폐 단위로 측정하는 방법론이 아직까지 취약한 제약이 있다.

3) 질병부담연구, 임상시험과 차이점

경제성 평가를 질병부담연구burden of disease, 임상시험clinical trial과 같은 두 가지 연구와 비교한다면 그 특성을 더욱 잘 이해할 수 있다.

질병부담, 질병비용에 대한 연구는 질병으로 인한 부담, 생명 손실, 경제적 손실을 측정하는 연구이다. 이런 연구는 해당 질병으로 인한 경제적 손실이 현재 어떤 수준인지 판단하고. 질병의 부담 수준, 문제의 크기에 따라 새로운 연구나 자원 투입을 할 수 있도록 한다. 정부의 정책을 수립하거나 새로운 분야에 대한 연구의 주제 발굴에도 도움을 준다. 질병비용연구와 질병부담연구는 구별이 필요하다. 질병으로 인한 문제, 부담은 ① 역학적 지표인 사망률, 유병률로 제시하지만, ② 상병상태와 사망을 종합하여 장애보정생존년Disability Adjusted Life Year, DALY, 질보정생활

년Quality Adjusted Life Year, QALY으로 표현한다. ③ 질병비용에 대한 연구는 상병으로 인한 경제적 부담의 측면에서 상병이나 위험요인의 크기를 측정하는 방법이다. 우리나라에서 질병부담에 대한 연구로는 위의 세 가지 측면의 연구가 모두 시행되었다. 질병부담연구는 특정 질병, 특정 문제의 크기를 알 수 있게 한다. 그러나 이 문제를 해결하기 위해 무엇을 해야 할지를 제시하지는 못한다. 암의 질병부담연구는 통해 암으로 인한 사회적 부담, 암의 심각성을 알 수 있지만 항암치료에 어느 정도의 자원을 사용할 것인지는 제시하지 못한다.

임상시험은 인체를 직접 대상으로 하여 약물과 같은 특정 방법의 치료 또는 예방효능을 평가하는 실험적 연구를 말한다. 보다 확장된 정의로 '특정 질병에 걸릴 위험이 큰 인구집단을 해당 질병으로부터 보호하여 특정 질병에 걸릴 환자를 조기에 발견하여 적절히 치료할 수 있은 가장 적절한 진단 치료 및 예방법을 찾기 위하여 수행하는 사전에 잘 계획된 실험적 연구'라 할 수 있다. 임상시험은 치료법의 효과를 비교하는 것으로, 새로운 치료법과 대조 치료법으로 구분하여 치료한 다음 그 결과를 비교하는 연구이다.

19세기 후반에는 더욱 진보한 과학적 방법이 임상시험에 도입되었다. 발전된 통계적 방법과 좀 더 정교화된 비교 시험 처리군과 대조군 변경할당 등이 도입되었다. 20세기에 들어서 자연과학적 방법의 임상시험을 향한 추구에 더욱 박차가 가해져 무작위배정, 양측 눈가림법, 반복측정법 등 환자평가 등이 도입되었다. 임상시험의 경우 치료의 효과를 알 수 있다. 그러나 치료에 소요되는 비용에 대해서는 아무런 언급을 하지 못한다. 신장 이식이 생명을 살릴 수 있다는 것을 보여주지만 제한된 자원을 우선 신장 이식에 사용할 것인가에 대하여 대안을 제시하지 못한다.

2. 경제성 평가의 단계와 방법

1) 경제성 평가 설계의 단계

경제성 평가는 6단계로 나누어 구분할 수 있다. 첫 번째 단계는 연구설계design of the study를 하는 단계이다. 이 단계에서 연구의 관점, 분석 모형 등이 결정되어야 한다. 두 번째 단계는 비용을 측정하고 평가measuring and valuing costs하며, 세 번째 단계는 성과를 측정하고 평가measuring and valuing benefits하는 단계이다. 경제성 평가는 시간이 범위를 다루고 있기 때문에 할인discounting을 통해 미래의 가치를 고려한다. 경제성 평가는 많은 가정을 통해 이루어진다. 이런 가정이 변경될 경우 결과에 미치는 영향을 분석하기 위해 민감도 분석sensitivity analysis을 하게 된다. 경제성 평가는 의사결정에 사용되는 도구이다. 따라서 최종적인 단계는 다른 기준과 함께 경제성 평가 결과를 고려하여 의사결정에 적용한다applying a decision rule.

2) 경제성 평가 설계 시 고려해야 하는 요인

(1) 제3자 관점(Third party payer perspective)

경제성 평가에서 관점은 매우 중요한 부분을 차지한다. 어떤 관점에 따라 경제성 평가를 수행하느냐에 따라 결과가 달라지기도 한다. 경제성 평가는 '사회적 관점societal perspective'에서 수행할 것을 권고한다. 사회적 관점은 누가 비용에 대한 부담을 하는지, 누구에서 효과가 있는지를 구분하지 않고 모든 영역에 걸친 비용과 편익을 고려한다. 따라서 매우 포괄적인 관점으로 수행된다. 때론 사회적 관점이 아니라 보험자의 관점, 또는 특정 이해집단의 관점에서 경제성 평가가 이루어지기도 한다. 그러나 이 경우에는 실제 사회적인 비용과 편익을 무시하고 시행되는 문제점이 있다.

(2) 비교대상의 선택(Choice of comparator)

경제성 평가에서 비교대상은 가장 효과적인 대안이나, 표준적인 치료방법을 선정하는 것이 바람직하다. 표준적 치료는 가장 보편적으로 시행되는 방법을 의미하며, 때로는 가장 많이 시행되는 치료법, 시장에서 가장 많이 선택되는 치료제를 의미하기도 한다. 경우에 따라서 아무런 치료를 하지 않은 것을 비교하여 새로운 중재, 치료 방법의 경제적 평가를 시행하기도 한다.

(3) 연구설계(Design of the study)

연구의 설계에 있어서 실험적 연구를 할 것인지, 모델링을 이용한 연구를 할 것인지를 결정해야 한다. 실험적 연구는 임상시험과 같은 실험연구도 가능하지만, 경

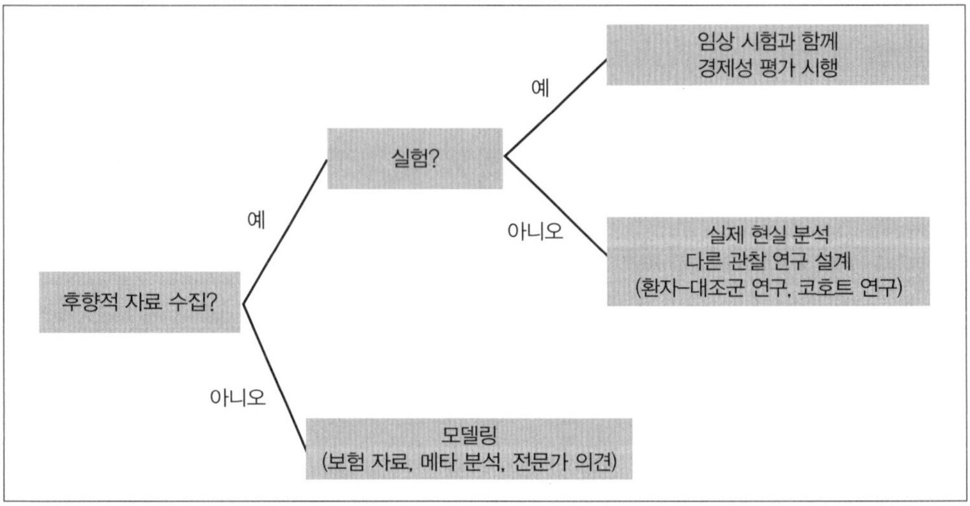

그림 16-2 연구설계의 흐름

제성 평가는 실제 현실에서 이루어지는 것을 고려하기 때문에 엄밀한 통제에 의한 실험적 연구가 바람직한 것은 아니다. 그러나 경우에 따라서 임상시험에 추가적인 자료수집을 통해 경제성 평가를 시행할 수도 있다. 임상 효과를 검증하기 위한 프로토콜에 의료이용 및 비용에 관련된 자료를 추가적으로 수집하여 분석하여 경제성 평가를 시행할 수 있다. 완전히 자연적인 상황에서 경제성 평가를 실험적으로 시행하기는 매우 어렵다. 다양한 외적 조건에 따라 통제해야 할 변수들이 많기 때문이다. 완전 실험적인 경제성 평가는 거의 불가능에 가깝다. 위험요인과 질병의 발생, 사망과 같은 결과를 얻기 위해 기존의 환자대조군 연구, 코호트 연구의 결과를 이용하는 경우가 적지 않다. 모델링을 통한 연구는 연구의 기본적인 중재 및 결과에 대한 모형을 설정하고 기존의 다양한 연구결과를 활용하여 구체적인 자료를 수집하여 분석하는 형태의 연구가 이루어진다. 대부분의 경제성 평가는 이와 같은 모델링을 통해 이루어진다.

(4) 모델링(Modelling)

일반적으로 임상시험 기간이 제한적이다 보니 임상시험 자료만으로는 최종 치료결과를 알 수 없는 경우가 많다. 그리고 임상시험이 이루어진 환경과 실제 진료 환경이 다른 데서 오는 비용, 결과의 차이도 있을 수 있다. 모형은 이러한 문제들을 해결하기 위한 수단으로 사용된다. 각 치료대안의 최종결과를 직접 관찰할 수 없을 때, 모형을 구축하여 이를 추정하게 된다. 모형에는 모형이 적용되는 인구집단, 모형의 종류, 모형에 사용된 가정, 모형의 구조(질병 상태, 분석 기간, 주기 길이), 이전확률 등 모형의 모수parameter, 비용/결과 등이 포함되어야 한다.

다음은 모형구축이 필요한 경우의 예이다. ① 임상시험에서 관찰된 것 이상으로 자료를 외삽할 필요가 있을 때, ② 중간 임상지표를 최종결과에 연결시키고자 할 때, ③ 다른 보건의료 환경에서 수행된 연구결과를 일반화하고자 할 때, ④ 비교대상이 되는 약물(혹은 치료법)과 현재 평가하고자 하는 약물(혹은 치료법)을 직접 비교한 임상시험 결과가 없어, 제3의 약물(혹은 치료법)과 비교한 임상시험 결과들을 합성하고자 할 때이다.

경제성 평가에서 흔히 사용되는 모형은 결정수형decision tree, 마르코프Markov 모형이다. 이들 모형에는 세부적으로 모형이 적용되는 인구집단과 실제 중재가 적용되는 집단의 특성 비교, 모형에 사용된 가정, 모형의 구조에서 정의한 건강 및 질병상태의 특성, 모형의 주기 길이cycle length, 모형이 적용되는 기간(분석기간), 모형의 모수parameter로서 모형에 포함된 각 모수(이전확률, 특정 단계에서 자원소요량, 개별 건강상태의 삶의 질 혹은 효용 등)값이 도출된 자료원, 모형에 포함되는 구체적 수치 등을 제시하여야 한다.

(5) 시간 범위(Time Horizon)

보건의료의 중재는 단기간에 결과가 나타나기도 하지만, 치료의 효과는 합병증 감소, 사망 감소와 같이 오랜 기간이 경과된 후 그 결과를 알 수 있는 경우가 많다. 경제성 평가에서 이런 결과를 포함하는 비용 및 효과에 관련된 시간 범위를 설정해야 한다. 해당되는 시간 범위 내에 발생하는 모든 비용과 결과를 고려해야 한다. 임상시험과 같은 연구의 경우 연구 기간이 짧은 경우가 많기 때문에 이런 연구가 몇 년 더 지속될 것을 가정한 모델링을 해야 하는 경우가 있다.

3) 비용 산출(Costing)

경제성 평가에서 비용의 산출은 소요된 자원의 확인identification, 측정measurement, 가치부여valuation의 단계를 거친다. 비용을 산출하기 위해서는 소요된 자원이 무엇인지 확인identification하는 것이 중요하다. 소요된 자원을 파악하는 데 있어서는 앞에서 언급한 '관점'이 중요한 역할을 한다. 이 관점에 따라 소요된 자원으로 포함하여 파악되기도 하며 그렇지 않을 수도 있다. 예를 들어 '간병'의 경우 그 경제적인 부담을 누가했는가와 무관하게 사회적인 관점에서 본다면 소요된 자원에 해당된다. 그러나 보험자의 관점에서 보아 간병이 보험급여에 포함되어 있지 않다면 이것은 소요된 자원의 범주에 포함하지 않는다. 따라서 어떤 관점으로 연구가 수행되었는지를 고려하여 소요된 자원의 범주를 확인해야 한다.

비용 산출을 위해서는 사용된 모든 자원의 종류와 수량을 정확히 측정해야 한다. 사용된 자원을 정확히 측정하기 위해 다양한 방법이 사용될 수 있다. 연구대상에게 모든 자원 사용에 관련된 기록diaries을 하여 자료를 수집할 수 있다. 후향적 조사나 전향적 조사를 통해 소요된 자원을 파악하는 방법도 있을 것이다. 기존의 통계자료, 연구자료가 있을 경우 많은 도움이 된다. 그러나 기존의 자료도 없고, 추가적인 조사를 하기에는 시간과 비용이 부족한 경우 전문가 의견expert opinions을 통하여 자원의 사용 수준을 측정하기도 한다.

소요된 자원은 비용으로 제시되어야 한다. 각각의 자원에 대하여 기준 비용을 산정하여 이 기준 비용에 사용된 자원의 양을 곱하여 전체 비용을 산정할 수 있다. 전체비용total cost =자원이용량resource uses 측정measurement×단위비용unit cost 산정valuation. 대부분의 자원은 단위비용이 존재하지만 어떤 자원의 경우 단위비용이 명확하지 않을 수도 있나.

비용으로 포함하는 항목으로는 직접 보건의료 비용과 환자 및 가족(또는 간병인) 비용, 사회적 서비스 비용 등이 있다. 일부에서는 직접비용과 간접비용으로 비용 항목을 구분하기도 하나, 직접과 간접으로의 분류가 연구자마다 차이가 있고, 그 자체가 논란이 있을 수 있는 사항인 만큼, 본 지침에서는 직접-간접의 분류 대신 직접 보건의료 비용, 환자 및 가족 비용, 사회적 서비스 비용 등으로 비용 항목을 구분하기로 한다.

직접 보건의료 비용은 의약품(치료약 및 부작용 치료), 진료 서비스, 병원(입원) 서비스, 진단 및 검사, 기타 보건의료비용 등을 포함하며, 환자 및 가족(또는 간병인) 비용에는 환자가 치료를 받기 위해 직접 지출하는 교통비뿐만 아니라 치료받는 데 필요한 시간, 즉 대기 및 교통 시간 비용도 포함된다. 환자 간병을 위해 소요된 가족이나 간병인의 시간 비용도 환자 및 가족 비용에 포함된다. 이 외에도 해당 의약품의 특성에 따라 다른 적절한 비용을 포함할 수 있는데, 이 경우에는 비용 항목으로 적합한지를 밝혀야 한다.

비용을 산출할 경우에는 각 항목의 사용량을 어떤 단위로 측정할 것인지, 그리고 단위당 비용으로는 어떤 값을 사용할 것인지를 결정해야 한다. 일반적으로 경제학에서 자원의 비용이라 하면 기회비용을 의미하는데, 흔히 시장가격이 기회비용을 적절히 반영한다고 보아 시장가격을 단위비용으로 사용한다.

입원 비용의 경우 측정 단위를 재원일당으로 할 수도 있고, 입원에 투여되는 인력(의사, 간호사 등)이나 서비스별로 측정할 수도 있다. 환자의 시간비용의 경우도 의료기관을 왕복하는 데 걸린 소요시간을 분 단위로 측정할 수도 있고 시간 단위로 측정할 수도 있다. 단위비용의 경우에 있어서도 시간비용을 측정하는 경우라면 생산인구 전체의 시간당 평균 임금을 이용할 수도 있고, 연령구간별 평균임금을 이용할 수도 있다. 이처럼 동일한 항목의 비용을 측정한다 할지라도 측정 단위와 단위비용이 다양할 수 있는 만큼 이를 자세하게 기술해야 한다.

시장임금 자료가 없는 사람에 대한 시간비용(가족이 환자를 간병하는 경우)의 처리에는 크게 기회비용방법(시간의 가치가 최소한 노동시장에서 벌어들일 수 있는 것과 동일하다고 봄)과 대체비용방법(제공하는 서비스의 시장가치에 근거)이 있다. 예를 들어 가정주부의 간병에 대한 시간비용을 산정할 때 대체비용 방법에 의하면 가사 서비스의 시장가치를 가사도우미 임금을 이용하여 산정하게 되고, 기회비용방법에서는 가정주부가 가사일 대신 노동시장에 투입되었더라면 받을 수 있을 것으로 기대되는 여성 평균 임금을 사용하게 된다. 본 지침에서는 기회비용방법을 사용할 것을 제안한다. 비용을 산출할 때, 똑같은 항목에 같은 사용량이라고 해도 단위비용을 어떤 값으로 사용하느냐에 따라서 비용 산출값이 달라질 수 있다.

직접 보건의료비용으로는 의약품(치료약 및 부작용 치료), 진료서비스, 병원(입원) 서비스, 진단 및 검사, 기타 보건의료 비용 등이 포함되며, 환자 및 가족(또는 간병인) 비용에는 치료를 받기 위해 의료기관을 방문하는 과정에서 환자나 그 보호자가 지출하는 교통비, 방문 및 치료 대기시간 동안의 시간비용, 가족이나 간병인의 간병과 관련한 시간비용 등이 포함 된다. 다른 사회 부문에서 발생하는 비용은 사회복지 서비스 등 보건의료 부문 외 다른 부문에서 발생하는 비용을 의미한다.

이환 및 사망으로 인한 생산성 손실 비용productivity cost은 개념상으로는 사회적 비용에 해당하나 이중 계산의 문제, 정확한 규모를 측정하기 어렵다는 문제 등으로 실제 분석에 포함시킬지 여부는 논란이 되는 항목이다. 여기서 생산성 손실 비용이라 함은 질병으로 인해 노동능력이 손상, 혹은 상실되거나 여가활동에 영향을 받는 것과 관련된 비용과 사망으로 인한 생산성 손실분을 통칭하여 부르는 개념이다. 그리고 생산성 손실 비용을 측정하는 방법이 불완전하다는 문제점이 있다. 전통적으로 인적자본접근법human capital approach을 통해 생산성 손실 비용을 측정하는 경우가 많다. 인적 자본접근법에 의하면 한 개인이 질병으로 한 달 간 결근하였다고 했을 때 이로 인한 생산성 손실은 그 개인의 월평균임금×1개월에 해당한다. 비용을 과대추계 하는 경우가 있다. 이런 문제의 해결 대안으로 Koopmanschap 등(1995)은 마찰비용friction cost방법을 제안하였는데, 마찰비용방법에 의해 구한 생산성 손실 비용은 인적자본접근법에 의해 구한 생산성 손실 비용의10%~44%에 불과한 것으로 나타났다.

4) 결과 산출(Outcome)

경제성 평가의 분류에서 지적했듯이 결과에 따라 경제성 평가에는 비용-효과 분석cost-effectiveness analysis, 비용-효용 분석cost-utility analysis, 비용-편익 분석cost-benefit analysis이 있다.

비용-효과 분석은 비교대안들의 비용뿐 아니라 결과도 측정하여 상대적 크기를 비교하게 된다. 비용-효과 분석의 가장 큰 특징은 결과가 동일한 단위로 측정되어야 한다는 점이다. 즉, 무증상일의 증가, 질병발생 건수의 감소, 수명연장 효과 등 프로그램의 임상적 목적과 관련된 자연 단위natural unit로 결과outcome가 측정된다는 점이 다른 경제성 평가 방법과의 차이점이다. 그러나 결과 측정의 단위는 동일하지만 효과의 크기는 대안들 간에 서로 다를 수 있다.

(1) 비용-효용 분석(cost-utility analysis)

비용-효용 분석에서는 결과로서 QALYs와 같이 삶의 양과 더불어 질을 함께 반영하는 지표를 사용한다. 비용-효용 분석은 서로 다른 목적을 갖는 다양한 중재들의 비교, 즉, 다른 효과를 나타내는 다른 중재를 비교할 때 사용된다. 이외에도 생명연장과 같은 효과뿐 아니라 삶의 질적 수준의 변화, 중재로 인한 부작용과 같이 다양한 결과를 하나의 형태로 종합할 때, 환자 및 소비자의 선호를 반영할 때 사용된다. 특히 건강 관련 삶의 질이 결과에 중요한 영향을 미칠 때, 사망과 이환과 같은 중요한 2개의 결과를 모두 포함하여 실제적으로 매우 중요한 결과를 산출할 수 있다. 서로 다른 형태의 결과를 '효용'을 통해 가중치를 부여하여 동일한 결과의 형태로 비교 가능하게 하는 방법이다.

비용-효용 분석에서 결과를 질보정수명Quality Adjusted Life Years; QALYs으로 표현된다. QALY는 비용-효용 분석에서의 주된 결과지표이다. 이 QALY는 생존연수를 양적인 관점에서 뿐만 아니라 질적인 관점에서 같이 반영한다는 장점이 있고, 또한 어떤 질병이나 환자에서도 공통 결과지표로 사용할 수 있다는 장점이 있다. QALYs에서 질 가중치는 선호에 근거하여야 하며, 완전한 건강을 1.0으로 죽음을 0.0으로 한 구간척도로 측정되어야 한다. 죽음보다 더 나쁜 상태는 음의 값을 갖는 것으로 측정된다. 예를 들어 완전한 건강상태에서 10년간 산 다음, 질 가중치 0.5의 건강상태에서 5년을 더 산 사람은 10×1.0+5×0.5=12.5QALYs를 얻었다고 할 수 있다.

'효용'에 해당하는 질 가중치를 측정하는 방법은 다양하다. 효용의 의미를 가지게 하기 위해서는 불확실성하에서 어떤 대안을 선택하는 표준도박Standard Gamble, SG법을 이용하여 QALY 가중치를 산출해야 하는 것이 이론적인 원칙이나, 대안을 선택하는 과정이 있는 시간교환Time Trade-Off, TTO, 사람교환Person Trade-Off, PTO법도 좋은 대안으로 알려져 있다. 건강 관련 삶의 질을 측정하는 이런 장점으로 인해 경제성 평가뿐만 아니라 임상시험이나 실제 환자를 보는 임상환경에서 결과 지표로, 그리고 인구집단에서의 종합적인 건강수준을 측정하는 지표Summary Measure of Population Health, SMPH로 활용되고 있다.

건강 관련 삶의 질Health Related Quality of Life, HRQoL을 평가하는 도구는 다양하다. 일반적인 건강상태를 평가하는 도구로서 EuroQol instrument EQ-5D, Health Utility Index, Quality of Well-Being, SF-36, Nottingham Health Profile, Sickness Impact Profile 등이 있으며 파킨슨씨 질병, 암 등과 같이 질병과 특정 상태를 고려해서 측정하는 도구들도 개발되어 있다.

표준도박SG은 응답자는 대안1과 2의 두 가지 대안에 고려하게 된다. 대안 1로 치료하게 되는 경우에는 두 가지 가능한 결과가 있다. 한 가지는 정상적인 건강상태로 돌아가는 것이고, 추가적으로 t년을 더 살 수 있으며 이러한 확률은 p이다. 또

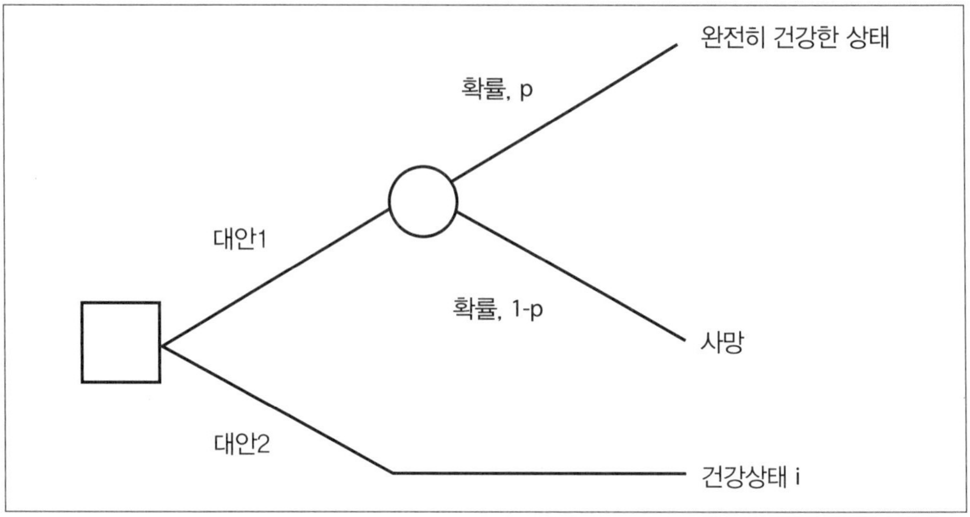

그림 16-3 표준도박 수행의 개념도

다른 경우는 즉시 사망하게 되는 것이며, 이러한 확률이 (1-p)가 된다. 대안 2로 치료하였을 때는 i라는 어떤 만성적인 상태로 삶을 살게 되는 t년 동안 생존하게 된다. 여기서 응답자가 두 가지 대안을 구분하지 못하게 되는 때까지 확률 p를 변화시키게 되며, 이 구분하지 못하는 점(무차별점)에서의 확률 p가 상태 i에 대한 질 가중치가 된다.

시간교환TTO은 응답자에게 두 대안 중 하나를 선택하도록 요청하는데, 두 경우 즉 x년 동안 건강하게 사는 경우와 t년 동안 i라는 상태로 사는 것 모두 확실하게 일어나는 사건이다. 응답자는 직접적으로 건강 개선과 생애 길이를 교환할 것을

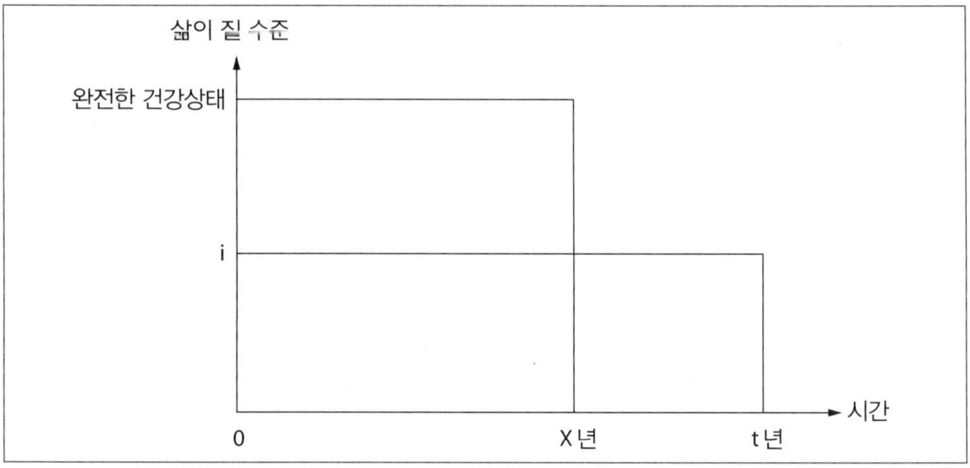

그림 16-4 시간교환 수행의 개념도 (죽는 것보다 나은 건강상태의 경우)

요청받게 된다. 건강상태 가치 평가는 주어진 건강상태에 1년과 건강한 상태로 사는 상태 부분으로 나타나게 되며 x/t로 표기된다.

(2) 비용-편익 분석(cost-benefit analysis)

비용과 결과outcome를 함께 평가한다는 점에서는 비용-효과 분석이나 비용-효용 분석과 동일하지만, 결과outcome가 비용과 마찬가지로 화폐단위로 측정된다는 점이 다른 분석기법과의 차이점이다. 그런데 이 분석방법은 건강에 관련된 결과를 어떻게 객관적으로 평가하여 화폐의 단위로 측정, 평가하는 방법론이 매우 중요하다.

시장에서 형성되는 가격으로 그 가치가 측정되는 사유재와는 달리 공공재와 준공공재의 경우 가격이 형성되는 시장이 없기 때문에 재화의 가치를 측정하기 위한 새로운 방법이 필요하다. 이런 비시장재화의 가치평가 방법을 현시선호법revealed preference approach과 진술선호법state preference approach으로 나누어진다. 진술선호법은 '만약 ~한다면 당신은 ~하겠습니까?'와 같이 가상적 상황에 대해 직접 질문하여 응답자가 개인의 선호를 진술하게 함으로써 가치를 측정하는 방법이다. 몇 가지 단점에도 불구하고 현시된 재화의 가치뿐만 아니라 현시되지 않은 재화의 가치를 측정할 수 있다는 장점을 가진다(이수영, 2003). 진술선호법 중 조건부 가치측정법contingent valuation method은 조건부 가치측정법이란 가상적인 사업이나 재화에 대한 응답자의 선호를 설문조사를 통해 측정하여 지불 의사가 있는 화폐액을 추정하는 방법을 말한다. 이런 방법을 이용하여 어떤 증상의 감소, 건강의 회복, 질병의 치료 효과, 생명 연장과 같은 건강의 변화, 건강관련 삶의 질적인 변화를 화폐적 가치로 측정한다. 지불의사금액willingness-to-pay이란 어떤 정책의 도입으로 인해 직접 또는 간접적으로 영향을 받는 모든 개인들이 개선효과에 부여하는 화폐가치를 말한다. WTP 연구는 환경경제학에서 주로 이루어져 왔으며, 최근 보건의료분야에서도 많은 연구들이 진행되고 있다.

국내 보건의료분야에서 조건부 가치측정법을 이용하여 WTP를 조사한 연구로는 장기요양을 위한 공적재원조달체계의 도입을 앞두고 일반인들을 대상으로 비용-편익 분석을 통해 제도 도입의 경제적 타당성을 평가하고자 했던 권순만(2005) 등의 연구가 있다. 외국의 경우 미국에서 심각한 문제가 되고 있는 소아비만을 줄이기 위한 정책을 도입했을 때 지불의사금액에 관한 연구에서 소아비만을 50% 줄이는데 뉴욕시민들은 한 해 약 6억 9천 달러를 추가적으로 세금으로 낼 용의가 있었으며 가구소득이 높고, 소아비만의 문제가 심각하다고 생각할수록 지불의사금액이 높아지는 것을 확인할 수 있었다.

5) 할인(Discounting)

보건의료의 중재 결과는 동일한 시점에 발생하지 않는다. 특히 예방적 중재는 현재 그 비용이 소요되지만 그 효과는 먼 미래에 발생하게 된다. 또한 일반적으로 대부분의 사람들은 현재의 비용을 미래의 비용보다 중요하게 생각한다. 현재 100만 원의 가치를 먼 미래의 100만 원보다 선호한다. 미래는 불확실하기 때문이다. 이와 같은 이유로 인해 경제성 평가는 할인이 필요하다.

비교 대안들의 비용과 효과 혹은 편익이 발생하는 시점은 동일하지 않다 동일한 대안 안에서도 비용과 편익의 발생 시점이 동일하지 않고, 대안들 간에도 비용-편익의 발생 시점이 동일하지 않다 서로 다른 시점에 발생하는 비용과 편익은 현재 시점에서 평가하였을 때 서로 다른 가치를 가진다. 즉 1년 후의 1원과 5년 후의 1원, 10년 후의 1원은 현재 시점에서 평가하였을 때 각각 서로 다른 가치를 가지는 것으로 평가한다. 이는 대부분의 사람들이 1년 후의 1원보다 현재의 1원을 더 선호한다는 사실 때문이다. 따라서 서로 다른 시점에서 발생한 비용과 편익을 비교할 때에는 일정 시점을 기준으로 그 시점에서 각 비용과 편익들이 가지는 가치를 평가하여 이를 비교하여야 한다. 이것이 할인discounting 과정이다. 일반적으로 미래에 발생할 비용을 할인한다는 것에는 이의가 없지만, 미래에 발생하는 결과도 할인해야 한다는 데에는 이견이 존재한다.

다만 할인율discount rate의 수준과 관련하여서는 국가별로 약간의 차이가 있는데, 이는 각 국이 처한 경제현실, 그리고 공공투자부문의 경제성 분석에 사용하는 공지된 할인율 값이 존재하는지, 그 값이 얼마인지에 따라 달라진다. 보건의료기술평가와 관련한 다수 가이드 라인에서는 5%를 기본 할인율로 제시하고 있다. 그리고 할인이 결과에 미치는 영향을 살펴보기 위해, 그리고 나중에 다른 할인율을 적용한 경우와 비교할 때를 대비하여 할인을 하지 않은 경우와 3%의 할인율을 적용한 경우를 민감도 분석하도록 하고 있다.

보건 분야의 경제성 평가를 실시할 때 적용하는 할인율은 5%, 3% 수준임을 감안하여, 5% 할인율을 기본으로 적용하되 할인을 하지 않는 경우, 3%, 7.5% 할인율을 적용하는 경우에 대해 별도로 민감도 분석을 하여 그 결과를 제시할 것을 제안한다.

6) 불확실성(uncertainty)

경제성 평가는 이용할 수 있는 자료의 부족과 단일한 방법론의 부재 등으로 어느 정도의 불확실성을 내포하게 된다. 따라서 경제성 평가를 수행할 때에는 불확실성의 문제를 분명히 검토함으로써 의사결정자로 하여금 평가결과가 어느 정도 안정적인지를 확인할 수 있도록 하여야 한다.

불확실성을 검토하는 가장 기본적 수단은 민감도 분석이다. 경제성 평가 과정에서 사용한 모든 가정과 기타 불확실성을 초래하는 원천에 대하여 단변량(일원) 민감도 분석을 실시하도록 한다. 단변량 민감도 분석결과, 결과지표에 민감한 영향을 미치는 변수에 대해서는 다변량(다원) 민감도 분석을 실시할 것을 권장한다. 그리고 민감도 분석을 실시한 모든 변수와 민감도 분석의 결과를 표나 그래프로 종합하여 제시함으로써 의사결정자가 불확실성의 정도와 양상을 검토할 수 있도록 하여야 한다.

최근에는 비용-효과비 추정 시 점추정치뿐 아니라 95% 신뢰구간을 함께 제시하고 있으며, 모형에 사용된 모수의 불확실성을 검토하는 수단으로 확률적 민감도 분석을 실시하고 있는 바, 이러한 접근 방법도 시도해 볼 것을 권장한다. 또한 비용-효과 분석의 결과를 비용-효과 수용 곡선cost-effectiveness acceptability curve으로 제시하는 것도 권장한다.

민감도 분석은 한 번에 한 변수만을 검토하는지, 아니면 여러 변수를 동시에 변화시켜 결과에 미치는 영향을 살펴보는지에 따라 단변량 민감도 분석과 다변량 민감도 분석으로 나누어 볼 수 있다. 단변량 민감도 분석은 각 변수의 불확실성이 가지는 상대적 중요성을 파악할 수 있다는 장점이 있으나, 결과의 불확실성은 여러 불확실한 변수가 동시에 작용하여 나타나는 것이므로 한 변수만 변화시키는 단변량 민감도 분석으로는 전체적 불확실성을 과소평가하게 된다는 문제점이 있다.

건강보험심사평가원에서 제시한 지침에는 경제성 평가 과정에서 사용한 모든 가정과 기타 불확실성을 초래하는 원천에 대하여 단변량 민감도 분석을 우선적으로 실시할 것을 제안한다. 이때 분석 대상 변수의 불확실한 정도를 고려하여, 현실적으로 발생 가능한 여러 상황들이 충분히 검토될 수 있도록 한다. 그리고 단변량 민감도 분석결과, 결과지표에 민감한 영향을 미치는 것으로 확인된 변수에 대해서는 다변량 민감도 분석을 실시할 것을 적극 권장한다. 또한 민감도 분석을 실시한 모든 변수와 민감도 분석의 결과를 표나 그래프tornado diagram로 종합하여 제시함으로써 의사결정자가 불확실성의 정도와 양상을 검토할 수 있도록 할 것을 제안한다.

7) 의사결정

비용-효과 분석, 비용-효용 분석의 최종결과는 점증적 비용-효과비Incremental Cost Effectiveness Ratio, ICER로 제시한다. ICER은 비교 대안에 비하여 증가되는 효과 한 단위당 어느 정도의 비용이 추가로 소요되는지를 나타내는 지표이다. 아래 식에서 보는 바와 같이 비교 대안과 비교한 비용의 증분(ΔC)을 효과의 증분(ΔE)으로 나누어 구한다. N의 ICER을 구하는 과정을 살펴보면, 우선 A, B, N을 효과의 순으로 나열한 후인 인접 대안과의 ICER을 비교하여 인접 대안에 비해 효과와 비용이 모두 작지만, ICER의 크기가 더 큰 B를 열등 대안이라 보아 배제한다(weakly dominated). B를 배제한 상태에서 새로 구한 ICER이 의사결정에서 고려하여야할 N의 ICER(6천만 원/년)이 된다. 일반적으로 서로 대체관계에 있는 대안들의 비용-효과 분석을 실시할 때에는 먼저 효과의 순으로 안들을 나열한 후 순서대로 ICER을 구한다. 다음으로 열등 대안을 제외하는데(열등정도의 강, 약 구분 없이), 어떤 대안이 열능한 것으로 배제되는 경우는 해당 대안보다 효과는 크면서 비용은 더 작은 대안이 존재할 때(이 경우 strongly dominated되었다고 한다). 혹은 해당 대안보다 효과가 더 크면서 ICER 값은 더 작아지는 대안이 존재할 때이다(이 경우 weakly dominated되었다고 한다). 일단 열등한 대안들을 제외하였으면, 남은 안들을 중심으로 다시 ICER을 구하여, ICER이 오름차순으로 정렬되도록 한다.

표 16-1 ICER 계산 과정

대안	비용(만원)	효과(년)	ΔC	ΔE	ICER (ΔC/ΔE)	ICER* (일등대안제외)
No Tx	0	0	–	–	–	–
A	1,000	1	1,000	1	1,000	1,000
B	6,000	1.5	5,000	0.5	10,000	weakly dominated
N	7,000	2	1,000(6,000)	0.5(1)	2,000	6,000

* 열등대안은 제외한 상태에서 다시 계산한 값

3. 경제성 평가의 과제

1) 문제점

경제성 평가는 의사결정의 중요한 정보가 될 수 있다. 이것은 자원의 배분과 우선순위 설정을 위한 의사결정을 지원할 수 있다. 최근 이런 정보에 대한 필요성은 더욱 증가하고 있다. 의약품의 경제성 평가에 대한 공식적인 지침의 개발과 도입은 우리나라의 경제성 평가에 대한 새로운 전환과 강력한 동기가 될 수 있을 것이다. 경제성 평가가 유용한 정보를 제공하기 위해서는 과학적인 방법론에 기초하여 의사결정에 도움이 될 수 있는 형태로 연구가 수행되어야 한다.

그러나 기존에 우리나라서 수행된 경제성 평가 연구방법은 문제점들이 있어 의사결정에 사용하기에는 아직 제한적이다. 즉 효율적인 자원배분을 위한 정책적인 요구와 이에 필요한 정보를 제공하는 경제성 평가 연구의 현실적인 수준에는 아직 거리가 있다는 것이다. 하지만 이런 문제점은 출발점으로 매우 중요하게 인식되어야 할 것이다. 몇 가지 제도적인 개선과 지원을 통해 우리나라의 경제성 평가는 의사결정에 유용한 도구로 사용될 수 있을 것이다.

2) 개선 방안

경제성 평가는 제약이 있으나 지속적인 방법론 개발과 정책적인 과제를 통해 유용한 의사결정 도구로 발전하고 있다. 우리나라에서 경제성 평가를 실시하기 위해 고려해야할 과제를 도출하면 다음과 같다.

첫째, 유럽의 경우 의료기술 평가, 경제성 평가의 경험과 역량이 지속적으로

축적되었다. 네덜란드, 영국, 스웨덴 등은 인력, 조직, 방법, 이론 등에서 상당한 투자와 노력을 지속하였다. 경제성 평가와 의료기술평가는 20년 이상 지속적으로 발전하였으며, 합리적인 자원 활용을 위한 의사결정 원리로 발전시키기 위해 상당한 관심과 투자를 지속했다. 영국의 NICE와 네덜란드 보험자가 새로운 의료기술의 비용효과 평가하기 위해 조성한 investigative medicine fund는 매우 좋은 예가 될 것이다. 정부와 보험자는 이 점을 간과해서는 안 될 것이다.

경제성 평가 연구를 위한 정책적 지원과 인프라가 더욱 중요한 문제가 되는 것은 외국의 경제성 평가 연구결과를 우리나라에 바로 적용, 활용할 수 없기 때문이다. 즉, 경제성 평가는 연구의 이전 가능성transferability이 매우 제약되어 있다. 그러므로 우리나라의 경제성 평가 연구역량은 중요한 쟁점이 된다. 우리나라의 경제성 평가를 위한 인력과 경험축적은 매우 부족한 상황이다. 우리나라에서도 비용-효과 분석, 비용-편익 분석과 같은 경제성 평가 연구가 있었지만, 이제까지 적용한 방법론은 적지 않은 문제점이 있다(이건세, 2004). 외국의 축적된 경험을 비판적으로 도입하는 것이 필요하다.

둘째, 과학적인 엄밀성, 투명성과 책임성을 향상시키기 위한 노력이 지속하고 있다. 제약회사에서 경제성 평가 연구를 수행할 경우 연구 과정과 결과의 투명성은 매우 중요한 부분이 된다. 연구자들이 연구비를 수혜한 경우에도 그 스폰서로부터 자유롭기는 쉽지 않다. 그래서 네덜란드 지침의 경우 제약회사가 아닌 독립적인 기관에서 경제성 평가를 수행하도록 한다. 영국이나 포르투갈의 경우에도 연구의 재정지원을 명확히 제시하도록 하고 있으며 연구자의 독립성이 제시되도록 하고 있다. 제약회사나 정책적인 편견 없이 투명성과 책임성을 향상시킬 수 있는 과학적인 방법으로 경제성 평가를 수행하는 것이 매우 중요하다. 제약회사의 입장에서도 좋은 방법론의 표준을 유지하는 것이 장기적으로 가장 좋은 전략이 될 것임을 명심해야 할 것이다.

셋째, 의약품 경제성 평가는 효율적인 자원의 활용을 목적으로 한다. 의약품의 경제성 평가를 실시한 호주도 초기에는 의약품의 사용을 합리화하고, 비용을 통제하려는 동기를 가지고 있었다. 그러나 의약품의 비용 절감을 위한 정책은 경제성 평가를 포함한 다양한 정책을 혼합적으로 사용을 통해 이룩될 수 있다. 비용 절감만을 목적으로 한다면 실망할 수도 있을 것이다. 그러나 효율적인 자원의 활용은 오히려 다른 측면에서 중요하다. 우리나라의 경우 건강보험 재정의 안정화를 위한 의료비 절감이 정책 목표 가운데 하나이지만 다른 한편 급여를 확대를 하지 않을 수 없는 상황이다. 이와 같이 상호 충돌적인 목표를 달성해야 한다. 또한 보험자의 비용의 절감이 보험 가입자에 대한 비용 전가가 되지 않도록 고려하는 것이 중요하다. 이런 상호갈등적인 상황과 사회적 편익을 고려해야 하는 상황에서 경제성을 고려한 의사결정은 매우 중요한 원리가 될 것이다.

넷째, 많은 유럽 국가들이 의약품의 경제성 평가의 결과를 의료보험급여의 상환 여부 결정, 가격 결정에 활용하고 있다. 특히, 신약의 경우 높은 가격을 원할 경우 기존의 대체약품에 비하여 어느 정도 비용-효과가 있는지를 제시해야 한다. 여기에서 주목할 것은 급여 여부 및 가격 결정에 사용하는 기준과 의사결정과정이다.

급여 여부 결정의 기준은 다양한 기준이 적용될 수 있다. 제약된 자원을 어떤 원칙과 우선순위로 배분할 것인가는 매우 어려운 과제이다. 네덜란드에서는 필요성, 효과, 비용효과, 개인과 사회적 책임성을 급여 여부 결정의 기준으로 적용하고 있으며, 스웨덴에서는 인간의 존엄성human dignity도 고려하고 있다. 의약품을 포함한 다른 기술의 급여 여부 결정에는 재정적인 고려뿐 아니라 필요성, 효과 등에 대한 고려가 중요하며 이런 원칙과의 조화, 균형을 이루지 않을 경우 의료의 접근성, 의료보험의 보장성에 대한 문제가 발생할 수도 있다. 우리나라의 경우 제약회사에서 신약의 급여 및 가격 신청을 한 경우 이를 평가하기 위한 기준으로 보험급여 원리 및 건강보험 재정 상태, 대체 가능성 및 비용효과성 등을 고려하도록 제시되었지만, 구체적인 기준을 어떻게 적용하였으며, 그 결정과정이 얼마나 투명한지는 확인하기 어렵다.

의사결정과정은 적지 않은 나라에서 평가 과정과 가격결정 과정을 분리하고 있으며, 전문적인 조직에 의해 평가가 이루어지고, 가격의 경우 협상을 통해 결정한다. 가격 결정 이전에 신청서 심사하고 전문적인 평가를 위한 조직이 필요할 것이다. 전문적인 평가 과정을 통해 제약회사의 신청서가 얼마나 과학적인 타당성을 가지고 있는지 검토해야 한다. 단순히 경제성 평가를 실시했는지 않았는지를 행정적으로 검토하는 수준으로는 안 될 것이다.

중앙 정부는 보건의료정책의 형성, 결정, 수행에서 매우 중요한 위치를 차지하고 있다. 약가의 최종적인 결정자는 보건복지부이다. 새로운 제도, 정책을 형성하는데 있어서도 중요한 역할을 하고 있다. 따라서 중앙 정부의 기술적, 행정적, 정치적 역할은 매우 중요하다. 그러나 정부의 역할은 일방적인 정책 결정 집행자가 아닌 새로운 역할로 변해야 한다. 의사결정과정에 다양한 집단의 참여를 보장하고, 합리적인 의사결정이 이루어질 수 있도록 의사결정 원칙과 기준을 제시하며, 그 과정에 투명성을 강화할 수 있는 제도와 정책을 개발하는 역할을 해야 한다. 이제는 과거 권위적인 정부의 정책에 일방적으로 순응하는 시민, 이익집단stakeholder도 이제는 찾아보기 힘들다는 것을 명심해야 한다. 한국국제제약협회에서는 정책 개발policy formation의 초기 과정부터 참여하길 원하고 있으며, 환자 및 시민 단체 또한 치료의약품의 접근성에 대한 보장과 약가결정과정에 대한 명확한 기준과 투명성을 요구하고 있다. 이런 정치적 상황변화에 보다 효율적인 자원의 배분을 위한 시도로 의약품 경제성 평가는 중요한 시작이 될 것이다.

참고문헌

건강보험심사평가원. 의약품 경제성평가 지침. 2006.

권순만, 최병호, 이석원 전영준, 양봉민, 김창엽, 등. 공적 노인요양보장제도 도입의 경제성 평가. 서울대학교 보건대학원 연구보고서. 2005.

박병주. 임상시험관련자를 위한 기본교재. 식품의약품안전청. 2006. pp.17-26.

배은영. 의약품 경제성평가 지침의 주요 내용. 예방의학회지. 2008;41(2):80-83.

이건세, Brouwer WBF, 이상일, 구혜원. 보건의료 경제성 평가 방법론 고찰 — 연구설계와 비용추정을 중심으로. 보건행정학회지. 14(2);2004:58-77.

이수영. 노인장기요양보험에 대한 지불의사금액 추정. 서울대학교 석사학위논문. 2003.

조민우. 질보정생존년수 측정을 위한 EQ-5D의 우리나라 가치평가 세트 구축. 울산대학교 박사학위논문. 2005.

Buxton MJ, Drummond MF, Van Hout BA, Prince RL, Sheldon TA, Szucs T, Vray M.. Modelling in economic evaluation: an unavoidable fact of life.Health Econ. 1997 May-Jun;6(3):217-227.

Cawley J. Contingent valuation analysis of willingness to pay to reduce childhood obesity.Economics and Human Biology. 2008;6:281-292.

Drummond MF., Jefferson TO. Guidelines for authors and peer reviewers of economic submissions to the BMJ. BMJ. 1996;313(3):275-283.

Drummond MF., Sculpher MJ., Torrance GW., O'Brien B., Stoddart G., Stoddart GL. Methods of economic evaluation of health care programmes. 2nd ed. New York; Oxford University Press. 1997.

Elsinga E., Rutten FF. Economic evaluation in support of national health policy: the case of The Netherlands. SocSci Med. 1997;45(4):605-620.

Freund DA. Initial development of the Australian guidelines. Med Care. 1996;34(12):DS211-DS215(suppl).

Gold MR., Muennig P. Measure-dependent variation in burden of disease estimates: implications for policy. Med Care. 2002;40(3):260-266.

Ham C., Honigsbaum F. Priority setting and rationing health services. In: Saltman RB, Figueras J, Sakellarides S editors. Critical challenges for health care reform in Europe. Philadelphia: Open University Press. 1998.

Henshall C., Drummond M. Economic appraisal in the British National Health Service: implications of recent developments. SocSci Med. 1994;38(12):1615-1623.

Koopmanschap MA., Rutten FF., van Ineveld BM., van Roijen L. The friction cost method for measuring indirect costs of disease. J Health Econ. 1995;14(2):171-189.

Korevaar JC., Feith GW., Dekker FW., van Manen JG., Boeschoten EW., Bossuyt PM., et al. Effect of starting with hemodialysis compared with peritoneal dialysis in patients new on dialysis treatment: A randomized controlled trial. Kidney Int. 2003;64:2222-2228.

Kun-Sei Lee, Werner B.F. Brouwer, Sang-Il Lee, Hye-Won Koo. Introducing Economic Evaluation as a Policy Tool in Korea: Will Decision Makers get Quality Information? A Critical Review of Published Korean Economic Evaluations. Pharmacoeconomics. 2005; 23(7):709-721.

Lexchin J., Bero LA., Djulbegovic B., Clark O. Pharmaceutical industry sponsorship and research outcome and quality: systematic review. BMJ. 2003;326:1167-1176.

Mason J. The generalisability of pharmacoeconomic studies.Pharmacoeconomics. 1997;11(6):503-514.

Mitchell RC., Carson RT. Using surveys to value public goods: The contingent valuation method. Washington, D.C. : Resources for the Future; [Baltimore]: distributed worldwide by the Johns Hopkins University Press.; 1989.

O'Brien BJ. A tale of two (or more) cities: geographic transferability of pharmacoeconomic data. Am J of Manag Care. 1997;3Suppl:S33-39.

OECD. OECD review health care system Korea. 2003.

Peterse J. Healthcare reform in Korea: Pharmaceutical perspective. American Chamber of Commerce in Korea. September/October. 2002;24-29.

Rutten F. Economic evaluation and health care decision-making. Health policy. 1996;36:215-229.

StolkEA.,Brouwer WBF., Busschbach JJV. Rationalising rationing: economic and other considerations in the debate about funding of Viagra. Health Policy. 2002;59(1):53-63.

Torrance GW. Measurement of health state utilites for economic appraisal.: a reveiw. J Health Econ. 1986;5:1-30.

제17장

근거 기반 보건의료정책에 적용되는 연구방법론

박상민 서울대학교 의과대학

1. 서론

보건의료정책이란 보건의료의 수요를 파악하고, 여러 영역들의 우선순위를 결정하여 제한된 자원을 배분하기 위한 활동을 말한다. 특히, 인구의 고령화와 만성질환의 증가로, 국가의 보건의료정책 방향은 치료 중심에서 질병예방 중심으로 바뀌고 있다. 하지만 아직까지는 여러 만성질환에 대한 조기검진이 우리나라 상황에서 실제 비용효과적인지, 검진의 세부 항목들에 대해서도 가장 효율적인 전략이 무엇인지에 대한 근거가 부족하다. 또한, 보건의료의 예산의 대부분이 예방이나 조기검진보다는 질병 치료 위주로 지출되고 있는데, 현재의 재원지출 현황이 국민의 건강을 극대화하는 데 합리적이고 효율적인지에 대한 근거도 부족하다. 제한된 재원의 한계 속에서 최근 의료비의 지출이 급격하게 증가하면서 지속 가능한 건강보험 보장성 정책에 대한 관심이 증가하고 있다. 어떠한 정책을 결정할 때에는 정책 방향에 따라 다양한 이해 당사자들이 있기 때문에 충분한 근거를 가지고 의사소통을 하지 않으면 사회적인 갈등이 초래될 수 있으며, 불필요한 비용이 지속적으로 낭비되는 것을 막지 못할 수도 있다. 따라서 임상가뿐 아니라 의학연구자들이 보건의료정책 결정에 근거가 되는 자료를 제시하기 위한 다양한 연구방법론을 익히고 적용하는 것이 필요하다.

근거 기반의 보건의료정책을 결정할 때는 아래와 같은 내용들을 고려하며 연구를 수행해야 한다.

① 이 정책(전략)이 이득과 위해를 비교했을 때 효과가 있는가?
② 다른 대안들과 비교할 때 효율적(비용-효과적)인가?
③ 이 정책(전략)이 제한된 보건의료 예산에 미치는 영향은 어떤가?: 재정영향 분석
④ 예방-검진-치료 등 다양한 영역 중 어느 영역의 비중을 늘릴 것인가?
⑤ 정책으로 인해 이해당사자stakeholder에게 미치는 영향은 어떤가?

본 원고에서는 위에서 제시한 다섯 가지 내용에 대해서 각각 적용할 수 있는 연구방법론을 살펴보고 구체적인 사례를 통하여 이에 대한 이해를 돕도록 하겠다.

2. 본론

1) 이 정책(전략)이 이득과 위해를 비교했을 때 효과가 있는가?

첫 번째 고려 사항인 효과가 있는가에 대한 문제는 이미 대부분의 보건의료 영역에서 다양한 연구가 이루어져 있다. 다만, 일부 기존부터 널리 이루어지고 있는 보건의료 영역에서는 실제 효과가 있는지에 대한 객관적인 근거가 없이 관습적으로 행해지는 경우도 있다. 최근 널리 사용되는 체계적 문헌고찰과 메타분석은 효과에 대한 근거를 정리하여 종합적으로 제시하는데 유용한 연구방법론이라 할 수 있다. 이러한 효과를 고려할 때에는 이득뿐 아니라 예상되는 위해risk에 대해서도 체계적인 평가가 필요하다. 대부분의 임상연구들이 일차적으로 이득에 초점을 맞추기 때문에 예상치 못한 위해로 인한 피해에 대해서 충분한 대비를 하지 못하는 경우가 있다. 예를 들면, 역류성 식도염이나 위궤양 치료에 널리 사용되고 있는 프로톤 펌

프 억제proton pump inhibitor는 위산 억제로 인한 폐렴의 위험도가 증가하고, 칼슘의 재흡수가 저해되어 골절 위험도가 증가할 수 있으며, 항우울제로 널리 사용되고 있는 선택적 세로토닌 재흡수 억제제selective serotonin reuptake inhibitor, SSRI의 경우에도 골절이 위험도가 증가하는 것으로 최근에 새롭게 밝혀지고 있어서, 이득뿐 아니라 잠재되어 있는 위해도 함께 고려하여 균형 잡힌 처방과 사용이 필요하다. 특히, 약제의 효과를 규명하는 임상시험의 경우에는 연구를 지원하는 제약회사의 이해관계에 자유로울 수 없으며, 장기 사용으로 인한 건강 위험을 평가하기에는 소요되는 연구비가 증가할 수 있기 때문에 잘 드러나지 않을 수 있다. 이러한 결과를 확인하기 위해서는 건강보험의 대규모 청구 자료를 체계적으로 분석하거나, 체계적 문헌고찰 및 메타분석을 통해 예상치 못한 건강 위해뿐 아니라 이득도 규명할 수 있어서 이러한 연구가 증가하고 있다.

2) 다른 대안들과 비교할 때 효율적(비용-효과적)인가?

효율적인가에 대한 질문은 효과뿐만 아니라 비용도 함께 고려해야 하기 때문에 경제성 평가를 통한 가치판단을 하게 되는 경우가 많다. 보건의료 자원의 부족은 어느 나라를 막론하고 공통적으로 겪고 있는 문제이다. 경제성 평가는 부족한 자원을 효율적으로 배분하기 위한 의사결정에 사용할 수 있는 하나의 도구이다. 비용-효과 분석은 여러 사업 대안이 주는 효과가 성격은 같으나 성취 수준이 다를 경우에 사용하는 방법으로, 비용 한 단위당 최대의 효과를 갖거나 혹은 단위 효과당 최소의 비용이 드는 대안을 선택하는 방법이다. 여러 대안을 비교하다 보면 다른 대안에 비해 비용은 적게 들면서 효과가 상대적으로 큰 대안들이 있는데 이를 우위non-dominated전략이라고 한다. 한 대안이 다른 대안에 비하여 비용이 높으면서 효과도 클 경우에는 점증적 비용효과비를 구할 수 있다. 점증적 비용-효과비incremental cost-effectiveness ratio는 우위전략 중에서 한 우위전략을 인접한 다른 우위전략과 비교할 때 추가적으로 한 단위의 효과를 얻기 위해 얼마만큼의 비용이 추가로 투입되는지를 나타내는 것이다. 예를 들어 B전략은 A전략에 비하여 기대여명이 5년 길지만, 500만 원의 비용이 추가로 든다면, '점증적비용효과비'는 100만 원/1년이 된다. 1년의 기대여명을 증가하는데 100만 원을 추가로 지불하는 것이 받아 들일만하다면 A에서 B로 전략을 바꾸는 것이 합리적이라고 할 수 있다(그림 17-1). 이 '점

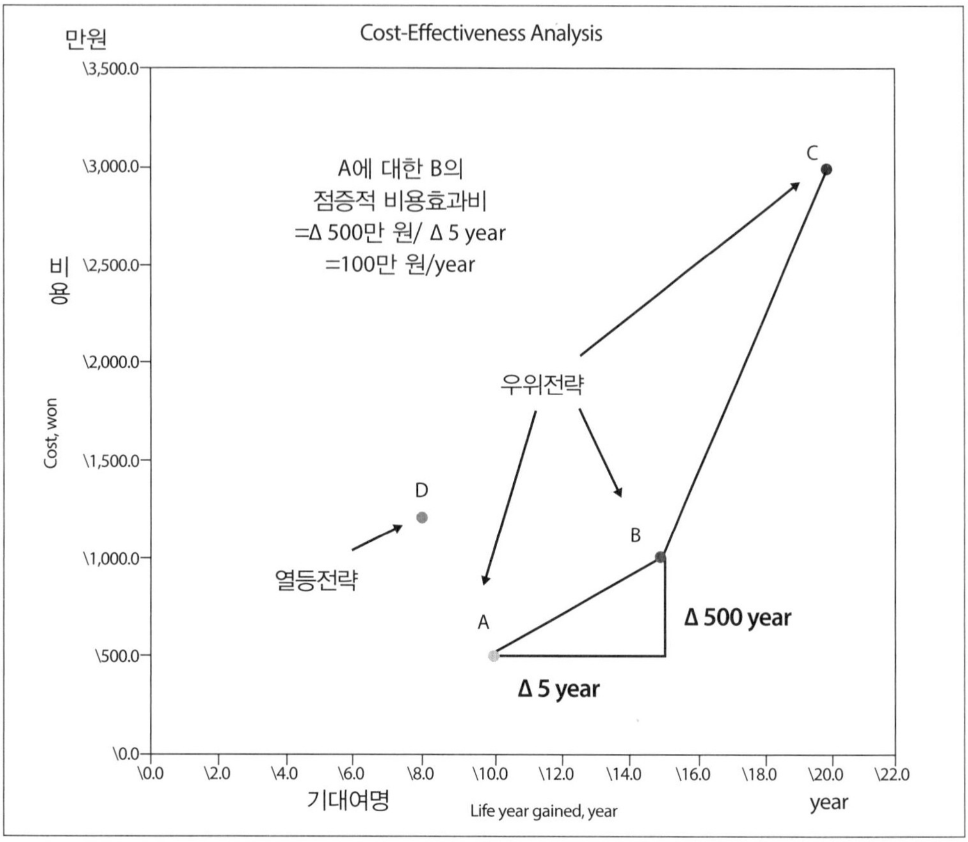

그림 17-1 점증적 비용–효과 분석의 이해

증적비용효과비'가 크면 클수록 제한된 재원 상황에서는 받아들이기 어려울 수 있다. 예를 들어 기존의 치료법에 비하여 신규 치료법이 1년의 추가 기대여명을 위해 50만 원의 추가비용이 드는 경우에 비하여 5억 원의 추가비용이 드는 경우에는 건강보험에서 보장해 주기가 너 어려울 것이다. 그래서 보건의료정책 현장에서 받아들일 수 있는 '점증적비용효과비'에 대한 사회적 합의가 필요하다.

3) 이 정책(전략)이 제한된 보건의료 예산에 미치는 영향은 어떤가?: 재정영향분석

세 번째로 고려해야 할 사항은 어떤 정책을 시행할 때 제한된 보건의료 예산 범위 내에서 수용이 가능한지 여부이다. 즉, 새로운 정책을 시행할 때 건강보험 예산에 과도한 부담을 준다면 실행가능성이 떨어질 수 있다. 이에 반해, 기대 효과는 높으면서 예산이 절감될 것으로 예측된다면 이러한 정책은 우선적으로 고려될 수 있을

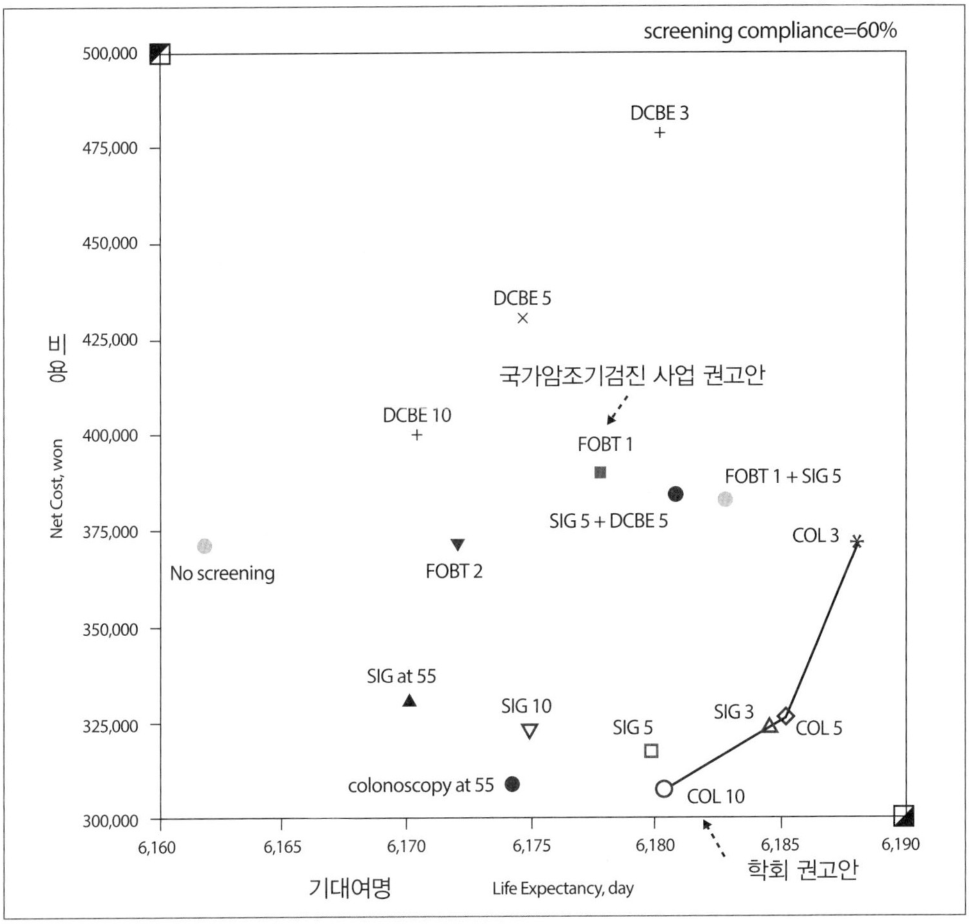

그림 17-2 대장암 선별검사의 비용-효과 분석 (예)

[약자] COL, colonoscopy; SIG, sigmoidoscopy; DCBE, double contrast barium enema; FOBT, fecal occult blood test]

'COL 10', 'COL 5', 'COL 3'**은 각각 대장내시경 10년, 5년, 3년 간격으로 시행하는 전략**

'SIG 5+DCBE 5'**은 에스결장경과 대장조영술을 함께 5년 간격으로 시행하는 전략**

'COL at 55'**는 대장내시경을 55세에 1회 시행하는 전략**

것이다. 이러한 문제를 평가할 때에도 시뮬레이션을 이용한 경제성 평가가 도움을 줄 수 있다.

한 가지 예를 통해 살펴보겠다. 우리나라에서 대장암 선별검사 방법으로 가장 효율적인 전략이 어떤 것인지 분석한 기존의 연구들에서는 대장내시경을 포함한 전략이 가장 효율적이라고 알려져 있다. 현재 국가암조기검진 사업에서 시행하고 있는 '분변잠혈반응검사를 1년 간격으로 시행하는 전략$_{FOBT1}$'은 비용-효과 분석 결과에서는 열등전략에 해당하기 때문에 경제적인 효율성은 떨어지는 것으로 보여진다. 하지만 대장내시경을 대장암 선별검사의 1차 방법으로 채택하기에는 여러 가지 장애 요인이 있다. 우선, 선별검사를 목적으로 하는 대장내시경은 건강보험의 보장성 범위에 포함되지 않기 때문에 100% 비용을 수진자가 부담해야 하므로, 경제적인 장벽 때문에 국민의 순응도가 떨어지게 된다. 또한, 현재 대장내시경의 수가가 매우 낮기 때문에 의료진의 참여가 매우 떨어진다.

따라서 대장내시경을 대장암 선별검사로 널리 사용하기 위해서는 수진자의 본인부담금을 낮추고, 대장내시경 수가를 현실화하는 정책이 함께 고려되어야 한다. 이에 저자는 대장암 선별검사의 건강보험 보장률을 50%로 가정하고, 대장내시경의 수가를 의사협회에서 제시한 현재의 1.6배로 인상하였을 때를 가정하여 시뮬레이션을 시행하였다. 분석 결과 대장암 선별검사의 건강보험 보장성을 강화하고 대장내시경 수가를 현실화하는 시나리오의 경우에도 '대장암 선별검사를 시행하지 않는 전략No screening'에 비해 '대장내시경을 10년 간격으로 시행하는 전략(COL 10)'이 건강보험 공단의 재정 지출 부담은 약간 증가하기는 하지만, 총 의료비가 낮았으며, 기대여명을 늘리는 효과를 보이는 것으로 나타났다. 따라서 향후 대장암 선별검사를 활성화하기 위해서는 대장내시경을 할 수 있는 전문인력의 양성 및 관련 수가의 적절한 인상을 고려하는 것이 의료진의 동기를 부여할 뿐만 아니라 경제적으로도 합리적인 전략으로 보였다. 또한, 대장내시경을 대장암 선별검사로 할 때

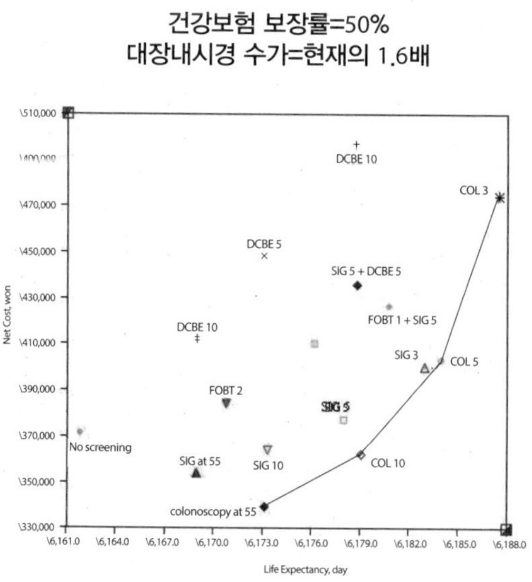

Strategy	총의료비 (원/인)	공단 부담금 (원/인)
COL at 55	339486	184815
SIG at 55	353851	182912
COL 10	362230	208801
SIG 10	364257	192838
No screening	371238	185704
SIG 5	377039	201390
FOBT 2	384067	219587
SIG 3	398919	210271
COL 5	402824	238433
FOBT 1	409771	254521
DCBE 10	410690	221430
FOBT 1 + SIG 5	426305	262952
SIG 5 + DCBE 5	435850	235034
DCBE 5	448356	249784
COL 3	474893	281257

그림 17-3 대장암 선별검사의 보장성 강화 및 대장내시경 수가 인상에 따른 건강보험 재정영향 (예)

보험 적용을 고려하여 환자의 경제적인 장벽을 낮추는 것 역시 장기적으로는 비용을 절감할 수 있는 것으로 보인다.

이러한 재정영향분석은 건강보험 지출에서 약제 지출의 비중이 지속적으로 높아지면서, 약제의 가격 결정 과정에도 널리 활용되고 있다. 새로운 신약이 도입될 때 어느 정도의 수가가 책정되면, 건강보험의 재정에 큰 부담을 미치지 않으면서 받아들일 수 있는지를 정책적으로 판단할 때에도 적용되고 있으며, 신약뿐 아니라 기존의 약제들의 경우에도 적정한 약가를 결정하는 과정에서 이러한 방법론의 활용이 점차 증가하고 있다.

이와 같이, 경제성 평가 방법론은 새로운 정책이 제한된 보건의료 예산에 미치는 영향을 분석하여 정책의 실행가능성을 검토하거나, 추가적인 재원 확보의 필요성을 예측하는 데 도움을 준다.

4) 예방-검진-치료 등 다양한 영역 중 어느 영역의 비중을 늘릴 것인가?

현재까지 보건의료정책의 우선순위를 결정할 때 예방, 검진, 치료 등의 각 영역 중 각각 가장 합리적인 선택이 무엇인가에 치중했다. 이에 비해 예방-검진-치료의 흐름 중 어떤 영역에 제한된 자원을 배분하는 것이 가장 효율적인가에 대한 통합적인 접근은 거의 이루어지지 못했다.

폐암의 부담 감소를 위한 보건의료정책을 예로 살펴보도록 하자. 이를 위해서는 예방, 조기검진, 치료 각 영역에서 고려할 방법들이 있다. 폐암 예방을 위한 금연을 위해서는 약물요법(니코틴 대체요법, 챔픽스 등), 전화 상담을 통한 금연 지원(금연콜센터) 등이 시행되고 있다. 폐암 조기검진을 위해서는 저용량 폐단층촬영 검사, 반복적인 단순흉부촬영, 객담정밀검사 등이 고려될 수 있다. 폐암의 신치료법도 날로 기술이 발전하면서 새로운 항암제와 국소치료법들이 개발되고 있다.

이런 다양한 방안 중에 현재는 폐암의 치료와 관련된 항암제나 국소치료법 등 위주로 건강보험 보장 범위에서 인정받고 있다. 금연 약물치료나 폐암 조기검진법은 모두 환자가 100% 부담하고 있는 실정이다. 현재의 재원 배분 상태에서 금연 약물치료나 폐암 조기검진에 대한 재원 배분을 재조정할 때에 국가 전체적인 효율성을 검토하는 것은 향후 어느 영역에서 보장성을 강화할 것인지를 판단하는 데 중요한 근거 자료가 될 수 있다.

이와 같이 예방-검진-치료와 같이 서로 상호 배제적인 중재군들을 모두 고려할 때 제한된 자원을 어떻게 배분하는 것이 가장 효율적인가에 대한 통합적인 접근을 수행하는 경제성 평가가 필요하다. 현재까지 이루어진 경제성 평가는 기존의 중재법을 고려한 상황에서 새로운 중재법이 비용효과적인지를 분석하는 점증적 비용-효과 분석이 대부분을 차지하고 있다. 이러한 분석은 기술적인 효율성에 대한 정보는 제공하지만, 자원의 효율적인 배분에 대한 정보를 제공하지는 못한다. 즉, '예방 분야에서 가장 효율적인 방법은 무엇인가?', '조기검진 방법에서 가장 경제적인 방법은 무엇인가?', '치료법 중 가장 비용효과적인 방법은 무엇인가?'에 대한 분석을 통해서 각 영역에서의 기술적인 효율성에 대한 정보를 얻을 수는 있지만, 예방-검진-치료의 상호배제적인 전체 영역에 제한된 자원을 어떻게 배분하는 것이 가장 효율적인가에 대한 통합적인 정보를 얻을 수는 없다. 실제 국가 단위나 국제 단위의 기구에 종사하는 정책 결정자에게는 이러한 자원배분의 효율성 allocative efficiency에 대한 문제를 다루는 것이 더 중요할 수 있다. 이와 같이 상호 배제적인 중재군들을 모두 고려하여 제한된 자원을 어떻게 배분하는 것이 가장 효율적인가에 대한 통합적인 경제성 평가를 하기 위하여 세계보건기구에서는 '일반화 비용-효과 분석generalized cost-effectiveness analysis'을 제안하고 있다. 일반화 비용-효과 분석의 핵심적인 개념은 그림 17-3과 같다. 우선 상호 배제적인(예를 들면 예방중재와 치료중재처럼 서로 겹치지 않는) 각 그룹 내에서 전혀 중재를 시행하지 않은 null scenario(null intervention)을 포함하여 비용과 효과를 평가하고, null scenario와 비교

관련되어 있는 한 군 내에서 no intervention (null senario)를 포함한 비용과 효과 평가

– 장점: 여러 군의 중재법들을 포함하여 고려한 allocative inefficiency 평가에 도움

↓

CEA 결과는 sing league table에 표현

– 상호 배재적인 각 군에서: null senario 와 비교할 때 CER이 최소인 중재 선택 + weakly dominated intervention 제외한 우위 중재 선택하여 ICER 기술
– 모은 군에서의 결과를 한 league table 에 포함: CER값의 순서대로 정렬
→ 한정된 예산에서 상호 배제적인 다양한 전략군에서 최대의 효과를 얻는 조합 산출

그림 17-4 Generalized cost-effectiveness analysis의 conceptual foundation

할 때 비용효과비가 가장 최소인 중재부터 포함하여 weakly dominated 전략을 제외한 우위전략을 선택하여 점증적비용효과비를 구한다. 이러한 과정을 모든 그룹에 수행한 후 점증적비용효과비의 순서대로 하나의 리그표league table에 정렬한다. 이러한 일반화 비용-효과 분석 리그표generalized cost-effectiveness league table는 한정된 예산에서 상호 배제적인 다양한 전략군들 사이에서 최대의 효과를 얻는 조합을 추정하는데 매우 유용하게 사용될 수 있다.

특히, 한 국가에서 다양한 질병에 대한 중재방안들의 우선순위를 정할 때에도 유용하게 사용될 수 있다. 제한된 예산 상황에서 중년 여성의 암검진을 국가 정책으로 도입하고자 할 때 유방암, 자궁경부암, 위암, 대장암 등 여러 부위의 다양한 암검진 전략들 중에서 어떠한 조합이 가장 최대의 건강효과를 유발할 수 있을 것인지 추정하기 위해서는 단순한 개별 암 선별검사의 경제성 평가 방법으로는 충분한 정보를 얻지 못하며, '일반화 비용-효과 분석generalized cost-effectiveness analysis'를 사용해야 한다. 또한, 고혈압관리, 당뇨관리, 골다공증 관리 등 다양한 만성병 관리를 위해 제한된 예산을 투입해야 할 때에도 어떠한 조합이 최대의 효과를 낼 수 있는지 자원배분의 효율성allocative efficiency을 고려하는 데에도 '일반화 비용-효과 분석generalized cost-effectiveness analysis'이 유용하다. 향후 지속적으로 보건의료비가 상승하는 상황에서 국가보건의료정책을 수립하거나 정책담당자의 의사결정을 지원하기 위해서는 자원배분의 효율성을 고려한 경제성 평가를 수행하는데 학계 전문가의 적극적인 참여가 필요하다.

5) 정책으로 인해 이해당사자(stakeholder)에게 미치는 영향은 어떤가?

보건의료정책을 실행할 때는 효율성 및 재원배분의 문제뿐 아니라 이러한 정책으로 인해 이해당사자들이 어떠한 영향을 받는지도 고려할 필요가 있다. 다시 폐암 부담 감소를 위한 보건의료정책의 예를 살펴보도록 하자. 제한된 보건의료예산이 금연약물치료, 폐암조기검진, 신항암제 치료 중 한 영역에 투입이 되었을 때 다른 이익집단들의 반응은 어떨까?

다국적 담배제조판매 업계는 지금까지 드러나지 않게 많은 연구비를 저선량 폐단층촬영의 폐암 조기검진 효과 규명에 투자하였다. 폐암은 조기발견할 수 있으며 완치 가능한 질환으로 인식된다면, 흡연자들의 금연의지나 의료진의 금연권고 동기는 상당히 줄어 들을 수 있다. 즉, 폐암 조기검진을 위한 저선량 폐단층촬영에 보건의료예산이 투입된다면 상대적으로 담배제조판매 업계가 이익을 얻을 수 있는 것이다. 이에 반해, 금연약물치료에 보장성이 강화된다면 제약업계에 이익이 돌아갈 가능성이 크다. 특히, 새로운 금연보조약제인 챔픽스와 같은 약제는 하루에 4,000원 정도의 고가이며 최소 12주간의 장기 복용이 권유된다. 또한, 금연은 실패율이 높기 때문에 나중에 재복용할 가능성이 높아 상당한 경제적 이득을 얻게 된다. 실제로 대한의사협회에서 '금연, 의사와 상담하세요'라는 내용으로 진행했던 금연 광고의 경우에는 전문의약품인 금연보조제를 생산하는 제약회사에서 전폭적으로 지원하여 이루어졌다.

즉, 어느 영역에 보건의료예산이 투입되느냐에 따라서 이해당사자의 손익에 영향을 주게 되므로, 보건의료정책을 실행할 때에는 이에 대한 고려도 함께 이루어져야 한다. 보건의료정책을 수행하는 과정에서 지지하고나 반대하는 다양한 이해당사자들을 실제 결정에 미치는 영향력을 고려하여 체계적으로 평가하는 이해당사자 분석stakeholder analysis이 도움을 줄 수 있다.

3. 결론

본 장에서는 근거 기반의 보건의료정책을 결정할 때 고려해야 할 ① 이득과 위해를 고려한 효과, ② 비용-효과를 고려한 효율성, ③ 제한된 예산에 미치는 영향을 고려한 재정영향분석, ④ 다양한 영역에 거쳐 가장 효율적인 재원의 배분 방법과 ⑤ 이해당사자에 미치는 영향에 대해서 살펴보았다. 효과를 평가할 때에는 이득뿐 아니라 예상치 못한 위해에 대해서도 균형 잡힌 고려가 필요하며, 이때에는 체계적 문헌고찰 및 메타분석이나 건강보험 청구자료와 같은 건강 관련 빅데이터를 활용하는 방법론을 함께 고려할 수 있다. 효과뿐 아니라 비용도 함께 고려한 효율적인 의사결정을 해야 할 때에는 경제성 평가 방법론이 유용하다. 이러한 경제성 평가는 제한된 재정에 미치는 영향을 분석하거나, 어떻게 자원을 배분하는 것이 가장 효율적인가에 대한 통합적인 접근을 고려할 때에도 유용하게 활용될 수 있다. 이러한 평가와 함께 어떠한 정책의 선택이 다양한 이해당사자들에게 미치는 영향도 함께 고려되어야 한다. 본 원고에서는 '형평성'을 측정하고 평가하는 방법론에 대해서는 다루지 못했다. 위에서 제시한 효과, 효율, 재정영향, 자원의 효율적 배분 및 이해당사자 분석뿐 아니라 건강에 대한 형평성도 보건의료정책을 결정할 때 매우 중요한 요소 중 하나이기 때문에 반드시 고려해야 한다.

이러한 판단을 하는 데 필요한 근거를 제공하기 위해서는 독립성, 전문성, 중립성을 가지고 다양한 연구방법론을 적절하게 활용할 수 있는 연구자들이 더욱 많이 육성되어야 한다. 특히 보건의료의 미시적인 영역뿐 아니라 거시적 측면에서도 근거 기반의 보건의료정책을 제안할 수 연구자들이 양성되는데 의학연구방법론 교재가 도움이 될 수 있기를 기원한다.

참고문헌

박상민, 장윤정, 윤영호, 유태우, 허봉렬, 권순만. 대장암 선별검사의 비용-효과 분석. 가정의학회지. 2004;25:297-306.

양봉민, 보건경제학, 나남출판. 1999.

Drummond MF. Methods for the Economic Evaluation of Health Care Programs. New York; Oxford University Press. 1997.

Eom CS, Jeon CY, Lim JW, Cho EG, Park SM, Lee KS. Use of acid-suppressive drugs and risk of pneumonia: a systematic review and meta-analysis. CMAJ. 2011;22;183:310-319.

Gill JM, Player MS, Metz DC. Balancing the risks and benefits of proton pump inhibitors. Ann Fam Med. 2011;9:200-202.

Making Choices in Health: WHO Guide to Cost-Effectiveness Analysis.

Park SM, Yun YH, Kwon S. Feasible economic strategies to improve screening compliance for colorectal cancer in Korea. World J Gastroenterol. 2005;11:1587-1593.

Petitti DB. Meta-Analysis. Decision Analysis and Cost-Effectiveness Analysis, New York; Oxford University Press. 1994.

| 제5부 |

연구자료 분석론

제18장

연구 표본수 산정

최윤희 서울대학교병원 / **김연주** 질병관리청

1. 서론

연구자가 연구가설을 증명할 연구대상을 결정한 후에는 얼마나 많은 대상을 표본으로 연구할 것인지 정해야 한다.

[예제 1]

치료법에 다른 B형 간염 항원양성자의 음전율을 관찰한 결과는 다음과 같다 하자. 200명을 대상으로 하는 경우와 20,000명을 대상상으로 하는 경우에 있어서의 치료결과를 비교하시오. (가상 자료)

	치료법 A	치료법 B	
음전	52	48	100
무반응	48	52	100
	100	100	200

$X^2=0.32$, df=1, $p>0.05$

	치료법 A	치료법 B	
음전	5200	4800	10000
무반응	4800	5200	10000
	10000	10000	20000

$X^2=32.0$, df=1, $p<0.01$

예제 1에서 보는 바와 같이 통계학적으로 유의한 결과를 얻기 위해서는 표본의 수를 크게 잡으면 된다. 그러나 이 경우에는 ① '20,000명이나 되는 표본을 대상으로 할 만큼 이 연구가 가치(효율)가 있는 연구인가?'하는 의문과 더불어 설혹 연구비 지원이 충분해서 연구의 타당도나 가치가 인정된다 하더라도, ② '200명 정도를 관찰해서는 차이를 보이지 않고 20,000명이나 되는 어마어마한 숫자의 연구대상을 관찰해야만 차이가 인정되는 이 치료법이 과연 임상적으로 적용할 만한 가치가 있다고 판단되는가?' 하는 의문이 남는다.

의학연구에서는 아무리 완벽하고 정확한 방법을 이용하여 연구를 수행한다 해도 표본의 크기를 너무 작게 잡으면 그 연구의 가설을 증명하기 힘들게 되며, 반면에 표본의 크기가 필요 이상으로 너무 크면 연구의 수행이 어렵고 과다한 경비가 들게 되므로, 적당한 크기의 표본수를 산정하는 것은 통계적으로 유의한 연구결과의 도출을 위해서, 그리고 동시에 연구수행의 효율적인 비용을 산출하기 위해서 중요하다.

본 장에서는 의학연구에서 표본수 산정시에 필요한 몇 가지 기본적 사항에 대해 살펴보기로 한다. 이 장에서 살펴보는 연구 표본수 산출의 기본적인 원칙은 대부분의 의학연구방법에 적용된다.

2. 연구가설 정하기

연구 표본수를 정하기에 위해서는 통계가설을 구체적이고 정확하게 세워야 한다. 연구가설과 통계가설의 정의는 제3장에서 살펴본 바와 같다. 의학연구자는 연구가설research hypothesis을 설정하게 되는데, 예를 들어 '골수이식의 효과판정 연구', 혹은 '새로운 항암제를 투여받은 난소암 환자의 예후 연구' 등이다. 연구가설을 통계적인 검증에 적합한 구조로 바꾼 가설이 통계가설statistical hypothesis이다. 예를 들어, '새로운 항암제 A를 투여한 상피성 난소암 환자군과 기존의 항암제 B를 투여한 상피성 난소암 환자군을 3년 동안 관찰하여 두 환자군에서 재발이 된 경우와 재발되지 않은 경우의 수를 비교하는 연구'이다.

1) 좋은 가설이란?

좋은 가설은 좋은 연구과제로부터 나오게 되는데, 일반적으로 좋은 가설은, ① 단순하고, ② 명확하며, ③ 연구 개시 이전에 설정된다. '단순한 가설'이란 치료 종류를 의미하는 독립(예측)변수도 하나뿐이며 동시에 치료 효과를 의미하는 결과변수도 하나만으로 구성되는 가설을 말하는데, 독립변수가 하나 이상 되는 복잡한 가설은 둘 혹은 그 이상의 단순한 가설로 분리되어야 통계학적 검정이 가능하기 때문이다. '명확한 가설'이란 연구대상이나 변수 혹은 적용해야 할 통계적 방법 등에 대해 애매모호한 점이 없는 가설을 말한다. 즉, 연구대상의 출처와 일반적 특성, 그리고 변수의 측정법에 대하여 간결하게 요약한 통계가설을 만들 수 있을 때, 더욱 특이하고 명확한 가설이 된다. 좋은 가설은 연구의 시작 단계에 설정되어야 하는데 이렇게 함으로써 연구목적에 보다 집중할 수 있다.

2) 귀무가설과 대립가설

대립가설alternative hypotheses은 연구에서 입증하고자 하는 가설이며 귀무가설은 대립가설의 반대되는 가설이다. 만약, 결과변수와 독립변수 간에 관련성을 입증하는 연구의 경우 대립가설은 '모집단의 독립변수와 결과변수 간에 관련이 있다(혹은 결과에 차이가 있다)'로 설정되고 귀무가설은 모집단의 독립변수와 결과변수 간에 관련이 없다(혹은 결과에 차이가 없다)'로 설정된다. 한편, 결과변수와 독립변수 간에 관련성이 없음을 입증하는 연구(비열등성 혹은 동등성 임상시험)에서 대립가설은 모집단의 독립변수와 결과변수 간에 관련이 없다'로 설정되고 이에 대응되는 귀무가설은 '모집단의 독립변수와 결과변수 간에 관련이 있다'로 설정된다.

3) 단측 대립가설과 양측 대립가설

단측 대립가설one-tailed alternative hypothesis은 독립변수와 결과변수와의 관련성을 검정하고자 설정된 대립가설에서 그 방향이 미리 결정되어 있는 경우를 말한다. 새로 개발된 수술법이나 치료법이 기존 방법에 비해 부작용이 적은 방법임에는 틀림이 없으며 다만 그 정도가 통계적으로 유효한가에 관심이 있을 때 '단측 대립가설'을 설정하게 된다.

[예시]

고혈압 치료시에 약물만 사용하는 치료법에 비해 약물요법과 생활습관요법(운동과 식이조절)을 병용하는 치료법의 효과가 좋다.

반면에 양측 대립가설two-tailed alternative hypothesis은 '독립변수와 종속변수 간에 관련성이(혹은 차이가) 존재하는지?'에 대해서만 관심을 가지며 그 방향(차이가 좋은 결과 쪽인지 안 좋은 결과 쪽인지)은 언급하지 않는 가설을 말한다. 아래의 예제에서 보는 바와 같이 양측 가설에서는 두 군 간 차이의 존재 여부에만 관심을 갖고 있다.

[예시]

기존의 고혈압 치료법인 약물요법과 여기에 생활습관요법(운동과 식이조절)을 병용하는 새로운 치료법 간에는 치료효과에 차이가 없다.

단측 가설은 양측 가설보다 통계적 검정을 평가하는 데 더 적은 수의 표본수를 요하는 통계적인 장점을 가지고 있다. 하지만 이러한 이유로 단측 가설을 선호해서는 안 되며, 적합한 경우에만 조심스럽게 사용해야 한다. 단측 가설은 특정 방향의 관련성, 혹은 차이가 명확하다거나 생물학적으로 의미가 있을 때는 적합하게 사용될 수 있다. 한 예로 '어떤 약물이 위약placebo보다 부작용이 많다'는 명제는 이미 명백한 사실로 '그 약물이 위약보다 부작용이 적을 가능성'은 따로 검정할 필요가 없다. 기존의 연구에서 'cholestyramine이 혈중 콜레스테롤을 낮추는 것'이 명백히 밝혀진 경우에도 단측 가설을 설정할 수 있다. 그러나 많은 임상역학자들은 보다 안전하고 완전한 연구결과를 위해서는 "치료효과의 차이가 특정 방향으로 나타날 것이 확연히 예측되는 아주 특수한 경우를 제외하고는 대부분의 의학연구에 있어서 양측 가설을 설정할 것"을 권장하고 있다.

3. 통계적 검정의 원리

1) 통계학적 추론

'중년 남성이 카로틴을 섭취하면 그렇지 않은 사람에 비해서 대장암 발생이 감소된다'는 가설은 실제로 진실일 수도 거짓일 수도 있다. 연구자는 대장암의 위험이 높은 중년 남자 모두(모집단, target population)를 연구할 수는 없기 때문에 해당되는 사람을 대표한다고 간주되는 표본 연구집단source population에서 그 가설을 검정할 수밖에 없다. 따라서 연구자가 아무리 많은 대상을 관찰한다 하더라도 원칙적으로 그 가설은 절대로 증명될 수 없다. 마치 낚시꾼이 찌를 주시하면서 물속 모습을 헤아려 보듯이, 연구자도 단지 표본에서 관찰된 사실을 놓고 모집단에서의 현상을 추론해 볼 뿐이다.

표본을 관찰하면서 모집단의 진실을 유추하고자 노력하는 연구자의 추론과정은 여러 가지 면에서 피고를 심판하는 배심원이 당면하는 문제와 비슷하다. '피고가 유죄인지? 아니면 무죄인지?' 그 절대적인 진실은 알 수 없다. 배심원은 피고가 죄를 짓지 않았음을 반박(기각)할 충분한 증거가 있는지 판단해야 한다. 이때의 판단 기준은 '의심할 여지없이beyond a reasonable doubt'이다. 하지만 배심원도 결백한 피고에 유죄를 선고하거나 실제 죄가 있는 사람에게 무죄를 선고함으로써 판정에 잘못을 저지를 수 있다. 이와 비슷하게 연구자도 '모집단에서 독립변수와 종속변수 간에 관련성이 혹은 차이가 없다'는 귀무가설을 가정함으로써 추론을 시작한다. 표본에서 모아진 자료에 기초해서 연구자는 귀무가설을 기각하고 모집단에서 연관성이 있다는 대립가설을 선택할 충분한 증거가 있는지 결정하기 위해 통계적 검정법을 이용한다. 이때의 판정 기준은 '통계적 유의수준level of statistical significance'이다. 물론 연구자도 '차이가 없는 명제를 차이가 있다고 판정'하거나 혹은 '차이가 있는 명제를 차이가 없다'고 잘못 판정할 수 있다.

2) 1종 오류와 2종 오류

자료수집이 완료되면 연구자는 귀무가설을 기각하고 대립가설을 지지함으로써 유의한 차이를 인정하고자 통계적 검정을 시도하게 된다. 이 과정에서 '귀무가설이 사실인지 아니면 거짓인지', 다시 말해 '관찰자료에서의 결과가 귀무가설을 지지하는지(귀무가설이 사실) 아니면 지지하지 않은지(귀무가설이 사실이 아니다)'에 따라 다음과 같이 네 가지 경우의 판정이 내려지게 된다.

		모집단의 진실	
		치료법 차이 있음	치료법 차이 없음
연구표본의	귀무가설 기각	옳은 판정	1종 오류(α)
관찰 결과	귀무가설 채택	2종 오류(ß)	옳은 판정

그림 18-1 1종 오류와 2종 오류

그림 18-1은 연구표본을 관찰한 결과를 정리한 것이다. 우선, 모집단에서의 진실된 사실이 '두 가지 치료법 간에 차이가 있음'인 경우를 살펴보자. 귀무가설의 성격상 본 연구에서의 귀무가설은 '차이가 없음'이다. 따라서 연구표본에서의 관찰 결과는 귀무가설을 기각하여 두 가지 치료법 간의 차이를 인정하게 되는 경우일 것이다. 반대로 모집단에서의 진실이 '두 가지 치료법 간에 차이가 없어 귀무가설이 참'인 경우, 연구표본에서의 관찰 결과는 귀무가설을 지지하는 쪽으로 나와 귀무가설을 채택하게 되면 결국 '두 가지 치료법 간의 차이는 없다'라는 결과를 통계학적으로 옳은 경우로 판정을 내리게 된다.

한편, '원래는(모집단에서는) 치료법 간에 차이가 없어 귀무가설이 참이지만 잘못 해서 귀무가설을 기각함으로써 차이가 있다'는 그릇된 판정을 내리게 되는 경우 '제1종 오류type 1 error가 발생하였다'고 하는데, 치료제 간에 치료효과에 차이가 없는데도 차이가 있다고 잘못 판정한다는 의미에서 위양성 판정오류false positive라고도 불린다. 또한 '원래는 두 치료법 간에 차이가 있지만 잘못 해서 귀무가설을 채택함으로써 차이가 없다'는 그릇된 판정을 내리게 되는 경우를 '제2종 오류type 2 error'라고 하는데, 두 치료제 간에 치료효과에 차이가 있는데도 차이가 없다고 잘못 판정한다는 의미에서 위음성 판정오류false negative라고도 불린다.

3) p – 값

통계학적 검정에서 귀무가설은 이를 기각함으로써 '차이가 있음'을 반증적으로 지지하기 위하여 설정되는 가설이다. 가설검정의 결과는 p-값으로 요약되어 표현되는데, 이는 귀무가설이 사실인 경우 연구결과가 우연에 의해 얻어질 확률이다. 만약 p-값이 미리 정한 통계적 유의수준 α보다 작으면 귀무가설은 기각되어 '모집단에서의 유의한 차이를 인정하는 대립가설'을 지지하게 된다. 그러나 p-값이 α보다 큰 경우는 귀무가설을 채택하여 '통계적으로 유의하지 않은 결과'라 판정하게 되는데, 그렇다고 해서 '유의하지 않은 차이가 곧 모집단에서 차이가 없음'을 의미하지는 않는다. 이는 단지 '표본에서 관찰된 차이가 우연에 의해 일어날 수 있는 차이에 비해 확률적으로 작다'는 것을 의미할 뿐이다. 예를 들어 새로운 간염 치료제의 치료효과가 2배 높았고 그 통계적 유의성이 p=0.09이었다고 하자. 이것은 모집단에서 이 새로운 치료방법이 기존의 치료법에 비해 차이가 없다고 하더라도 표본에서 임의로 발생되는 무작위 오류에 의해 그러한 차이가 발견될 확률이 9%라는 뜻이다. 만약 연구자가 유의수준을 0.05로 잡았다면 표본에서의 차이가 '통계적으로 의미 없다'고 결론지었을 것이다. 그러나 유의수준을 0.1로 정한다면 '그 결과는 통계적으로 유의하였다(p<0.10)'라고 보고할 수도 있다. 이러한 경우에는 '비록 차이가 있을 수 있음을 암시하고 있긴 하지만 연구의 결과는 본 연구에서 정한 통계적 유의수준인 0.05에 미치지는 못하였다(p=0.09)'라고 기술하는 것이 보다 좋다. '통계적 유의성statistical significance'이란 'all or none'의 원칙으로 명제를 판정하려는 것이기에 주의해야 한다. 근래의 통계학적 분석에서는 'all or none'의 정성적 판정을 하게 되는 가설검정법hypothesis test보다 연구결과를 정량적으로 분석하여 보다 폭넓은 해석을 할 수 있게 하는 구간추정법interval estimation을 선호하고 있다.

앞서 설명했던 대로 대립가설이 양측two-tailed인 경우 이 가설을 검정하기 위한 통계적 검정을 수행하면 1종 오류는 분포의 양쪽 날개 각각에서 일어날 확률을 모두 포함되어 p-값으로 표시되는데, 그 결과는 단측에서 발생하는 1종 오류 확률의 2배가 된다. 따라서 단측 가설에 대한 검정의 p-값이 0.05일 경우 양측 검정의 p-값은 0.1이 된다. 만약 연구자가 단측 검정에만 관심을 가지고 있다면 표본수를 산정하는 과정에서도 이를 고려하여 1종 오류를 양측의 경우와는 달리 적용해야 한다. 단측 가설을 검정하려 하는데 양측 가설의 1종 오류값을 사용하는 것은 쓸데

없이 표본의 크기를 증가시키는 결과를 야기시키게 된다. 반면 단측 가설을 사용하여 표본수 산정을 하고 통계분석 시 양측 검정을 하는 경우 통계 검정력(statistical power, 1-β)이 떨어지므로 위양성 결과가 나올 우려가 높다.

4) 통계분석법의 결정

표본의 크기를 결정할 때에는 통계학적으로 유의한 결과를 도출하기 위해 그 수가 너무 적지 않은 한 편 너무 많지도 않은 선을 고민하게 된다. 그러므로 과학적으로 연구를 설계하고 표본을 선정하기 위해서는 통계분석방법을 미리 고려할 수밖에 없다. 연구자료의 분석에 이용되는 통계분석방법은 연구가설상의 독립(예측)변수와 결과변수의 척도에 의해 결정된다.

4. 변수의 척도와 통계분석법

1) 변수의 척도

통계학적 방법을 올바르게 적용하기 위해서는 다음의 두 가지 측면에 특히 유의하여야 한다.

① 분석하고자 하는 변수(독립변수와 종속변수)의 척도(scale)를 명확히 구분해야 한다.
② 모은 자료가 통계학적 분석방법론에서 요구되는 가정(assumption)을 만족시키는지 먼저 평가해야 한다.

의학 분야를 포함한 모든 과학분야에서 사용되는 측정항목 변수들은 다음과 같은 척도로 분류된다.

(1) 명목척도(nominal scale)

이 척도로 분류되는 변수는 측정된 현상을 상호 배타적으로 서로 겹치지 않는 상태에서 범주category로 구분하는 변수이다. 예를 들어, 혈액형, 성별, 인종, 실험군(대조군, 치료군), 치료결과(호전, 재발, 사망) 등과 같이 특정 상태를 지칭해 주는 기능밖에는 아무런 의미를 가지지 못하는 것으로 숫자가 가지는 특성인 순서의 개념이나 간격의 개념 그리고 가감승제의 수학적 연산기능도 물론 가지지 못하는 변수들이다. 수학적으로는 가장 원시적인 형태의 변수이나 의학연구에서 흔히 사용되는 변수들이다.

(2) 순위척도(ordinal scale)

순위척도로 분류되는 변수들은 특정 상태를 지칭해 주는 명칭척도로서의 기능뿐만 아니라 각 범주 간의 대소관계, 즉 서열성에 관한 정보도 내포하고 있는 변수를 말한다. 교육 정도, 사회경제적 수준, 병리조직학적 소견(-, ±, +, ++, +++), 치료의 정도(반응, 중간반응, 무반응) 등 실로 많은 예가 순위척도로 분류될 수 있는 것들인데, 역시 가감승제 같은 수학적 조작은 불가능하다.

(3) 간격척도(interval scale)

특정 상태의 지칭이나 대소관계 개념 외에도 측정치 간의 간격에 의미를 부여할 수 있을 때 이러한 변수를 간격척도라 한다. 순위척도로 분류되는 병리소견의 경우는 -와 + 사이의 간격이 +와 +++ 사이의 간격과 같다고 인정할 수 없지만, 온도의 경우와 같이 20℃와 30℃의 간격(차이)인 10간와 50℃와 60와의 차이인 10℃는 본질적으로 같다고 할 수 있다. 따라서 수학적으로는 가감의 조작이 가능하지만 승제의 조작은 불가능하다. 즉, 100℃/50℃≠212°F/122°F에서 보는 바와 같이 이 척도로 분류되는 변수는 간격의 의미 이외에 비ratio의 개념은 가지고 있지 못함을 알 수 있는데, 이는 온도라는 변수는 자연적으로 존재하는 무natural zero point의 상태를 수량화한 것이 아니라 특정 조건(1기압)하에서 특정 상태(물이 어는 상태)를 인위적으로 영점으로 정하였기 때문이다.

(4) 비척도(ratio scale)

간격척도에 비해 절대 영점을 가지기 때문에 수학적으로 가장 완전한 형태의 변수로서 가감승제 등의 모든 수학적 조작이 가능하다. 즉, 연령이나 혈압 등과 같은 변수는 태어나기 직전의 상태나 사망자의 혈압처럼 원천적인 영점을 가지고 있을 뿐만 아니라 40세는 20세에 비해 20년의 간격이 엄연히 존재하면서 동시에 2배에 해당한다는 뜻이다. 앞서 언급한 간격척도의 변수를 두 측정치 간의 차이로 환산하면 이는 다시 비척도가 된다. 지금까지 설명한 대로 모든 변수들은 네 가지 척도 중의 하나로 분류될 수 있다.

2) 변수의 척도에 따른 통계학적 분석법

분석 대상이 되는 변수의 척도에 맞는 통계분석법을 고려해서 정확한 표본수 산출이 이루어지게 된다. 변수의 척도에 따른 통계분석법은 표 19-3에 요약되어 있다.

모든 변수는 각기 고유의 척도를 가지지만 분석과정에서 변수의 형태를 변환시키면 그 척도도 달라지며, 따라서 이때 적용해야 할 통계학적 분석법도 새로 변형된 변수의 척도에 맞게 달라져야 한다.

5. 표본수 결정시 고려해야 할 사항

1) 1종 오류와 2종 오류의 수준

위양성과 위음성이 가장 적은 연구가 이상적인 연구이다. 이를 위해 연구자는 연구를 시작하기 전에 1종 오류(α) 및 2종 오류(β)의 발생 가능성을 최대한으로 줄일 방법을 찾아야 하는데, 이는 실제로는 연구대상의 표본수를 늘임으로써 비로소 가능해진다. 표본수 결정에 있어서의 궁극적인 목표는 불필요하게 과다한 비용이 소요되거나 과다한 대상 수 때문에 연구수행이 불가능해지지 않는 한 α와 β가 모두 낮아지도록 충분한 수의 연구대상을 확보하는 데 있다.

대부분의 연구에 있어서 α는 0.05, β는 0.20(power 0.80)를 일반적인 기준으로 삼고 있다. 이는 연구의 목적과 여건에 따라 임의로 정할 수 있는 것이지만 일반적으로는 α는 0.01과 0.10 사이에서, 그리고 β는 0.05와 0.20 사이에서 결정한다. 연구의 목적상 1종 오류를 피하는 것이 중요한 경우에는 α를 낮게 정하게 되며, 반대로 2종 오류를 피하는 것이 중요한 경우에는 β를 낮게 하면 된다.

2) 예상되는 결과

연구자가 연구가설상의 차이를 실증적으로 증명할 수 있는 가능성은 대상집단에 존재하는 진정한 차이(혹은 관련성)의 실제 크기에 달려 있다. 즉, 모집단에서의 진정한 차이가 매우 크다면, 그러한 차이는 표본에서도 발견하기가 쉬울 것이 예상된다. 반대로 그 관련성이 매우 적다면 한정된 수의 표본을 관찰해서는 차이가 있다는 증거를 찾아내기가 매우 힘들 것이다. 그러나 많은 경우에 연구자는 모집단에서 나타나는 결과의 차이 혹은 관련성의 정도를 모르고 있다. 그 관련성을 평가하는 것이 연구목적의 하나이므로 모르는 것은 어쩌면 당연한 일일 수 있다.

관련성의 정도나 예상되는 차이를 미리 알 수 없다 해도 그 정도를 알아야 적절한 표본수를 결정할 수 있다. 연구자들은 이를 위해 자신의 과거 경험이나 예비연구결과를 이용할 수 있다. 아니면 다른 연구자의 실험결과 혹은 유사한 연구의 결과를 이용하여 합리적인 관련성의 정도나 평균의 차이를 결정해야 한다. 그런 자료를 구할 수가 없는 경우에는 관련 분야에서 인정하는 가장 의미 있는 차이를 선택할 수밖에 없다.

3) 측정 방법의 신뢰도

표본수를 측정하는 데 있어 뿐만이 아니라 신뢰도 높은 연구를 수행하기 위해서는 연구의 독립변수와 결과변수를 측정하는 방법의 신뢰도가 높아야 한다. 일반적으로 통계학적 검정의 결과는 비교하고자 하는 집단 간의 차이에 의해 일차적으로 좌우되지만, 아무리 두 치료법 간의 평균치에 큰 차이가 존재한다 해도 측정의 신뢰도가 낮아 변이의 폭(통계학적 용어로는 표준편차 혹은 분산)이 크면 두 집단의 분포에

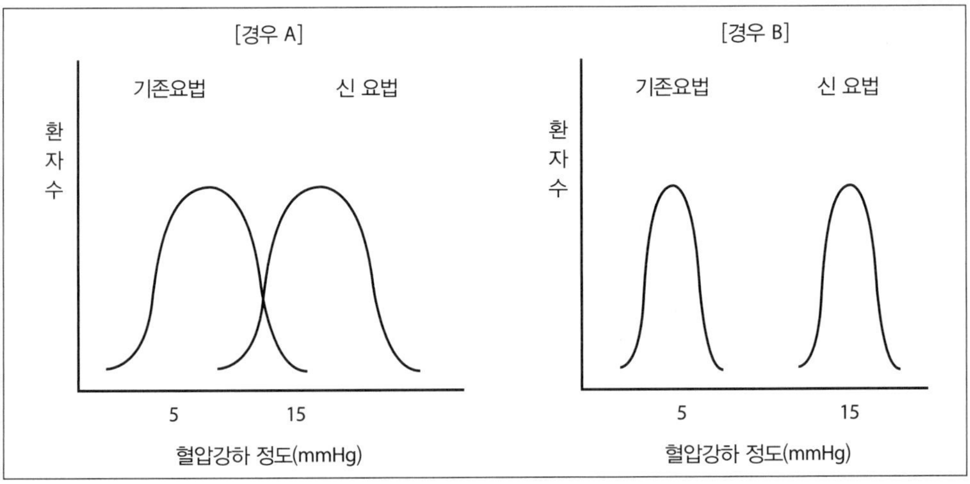

그림 18-2 측정의 신뢰도

중복되는 부분이 많아 그들 사이의 차이를 증명하기 어렵게 된다.

아래 그림에서 보는 바와 같이 혈압강하제를 투여한 결과 [A]나 [B]의 경우 모두 평균으로는 두 집단 간에 10mmHg의 차이를 보여 새로운 혈압강하제가 효과가 우수한 것으로 보이지만 그 변동량을 함께 고려하여 변이의 폭까지를 함께 관찰한다면 서로 중복되는 부분이 많기 때문에 '정말 유의하게 평균이 감소된 것인지'에 대한 확신이 서질 않는다. 통계학적 분석의 결과에서도 유의하지 않게 나올 가능성이 더 많을 것이 예상된다.

4) 추적관찰시 연구대상자 탈락의 정도

코호트 연구나 임상시험 등 추적관찰 연구의 경우에 추적 기간 도중에 연구대상으로부터 탈락되는 예가 불가피하게 발생된다. 이를 영어로 'censoring'이라 하는데, 연구대상을 추적관찰함에 있어 계획된 기간 중에 결과가 되는 사건(예를 들어, 사망, 재발, 어떤 질환의 발생)이 확인되지 못하는 경우이다. 이는 '소식불명 혹은 관찰 중단 예'라 하여 생존연구가 본질적으로 가지는 독특한 문제점의 하나이다. 예를 들어, 연구 도중에 관찰이 시작되긴 하였으나 연구가 종료되었음에도 불구하고 아직 관찰 기간 중에 결과가 되는 사건이 일어나지 않은 경우, 연구 도중에 관찰이 시작되었으나 완전한 관찰(사망 발생)이 이루어지기 이전에 행방이 묘연해져 버린 경우, 환자가 관찰 도중에 이사를 가버려 주소를 더 이상 확인할 수가 없는 경우, 치료의 부작용 등의 이유로 치료를 중지하였거나 치료를 거부한 경우, 그리고 치료법을 도중에 변경한 경우 등이 여기에 속한다.

이와 같은 탈락 예들은 아무리 연구계획을 완벽히 하여 추적조사 계획을 마련한다 해도 어쩔 수 없이 생기는 현상이다. 이외에도 연구대상을 추적하고 있는데 그 환자가 대상 질병과는 아무런 관련이 없는 사고(예: 교통사고)로 사망한 경우나 사망원인이 애매한 경우도 생존연구에서는 탈락으로 간주한다. 즉, 완전한 관찰이란 해당 질환이나 그 질병의 속발성 질환으로 연구기간 중에 사망한 경우만을 말한다.

따라서 연구계획을 수립하는 과정에서 표본수를 아무리 적당한 통계학적 방법을 적용하여 산출하였다 해도 탈락된 예가 많으면 그 결과는 통계학적 유의성을 보장하지 못하는 상태로 나타나게 된다. 표본수 산출 단계에서 예상되는 탈락의 정도를 예측할 수 있으면 이를 사전에 감안하여 표본수를 보정해 주어야 한다.

5) 교란변수

연구가설을 검정하는 과정에서 연구가설상의 독립변수와 종속변수 이외의 제3의 변수에 의해 진실된 관련성이 비뚤려 나타나 진정한 관련성에 대한 결론을 유도해 내지 못하고 그릇된 결론을 유도하게 되는 경우 교란confounding이 일어났다고 한다. 이는 연구계획 단계 그리고 특히 연구결과의 분석 단계에서 유의하여야 할 사항으로 의학연구 전반에 있어서 그릇된 결론을 유추하게 하는 가장 주된 요인이라 할 수 있다.

교란변수는 가설상의 결과변수와는 서로 인과적인 관계에 있어야 하며 동시에 가설상의 독립변수와는 서로 관련되어 있어야 한다. 교란변수는 '가설상의 결과변수에 대한 위험요인으로서, 그 영향을 적절히 배제하지 않으면 교란변수와 결과변수간의 관련성이 마치 가설상의 독립변수와 결과변수 간의 관련성으로 나타나게 된다.

다음은 교란변수가 어떻게 작용하며, 그 영향을 어떻게 확인하고, 동시에 어떻게 보정하는지에 대한 예시이다.

[예제 2]

신결석renal calculi에 대한 경피적 신장절개결석제거술percutaneous nephrolithotomy의 치료효과를 개복술open surgery과 비교하는 임상시험 결과는 다음과 같았다. 어떤 교란변수의 영향이 예상되는가?

전체 치료 결과 요약

	총 건수	성공 건수	실패 건수	성공율(%)
개복술	350	237	77	78
경피적 시술	350	289	61	83

신결석의 크기에 따라 층화한 치료 결과 요약

신결석<2cm	총 건수	성공 건수	실패 건수	성공율(%)
개복술	87	81	6	93
경피적 시술	270	234	36	87

신결석≧2cm	총 건수	성공 건수	실패 건수	성공율(%)
개복술	263	192	71	73
경피적 시술	80	55	25	69

700명의 신결석증 환자에 대한 치료 결과, 개복술에 비해 경피적 제거술이 훨씬 좋은 성공률을 보이고 있는데(78% 대 83%), 가만히 생각해 보면 이는 환자의 결석의 크기에 따라 적응치료법이 다르기 때문에 나타난 현상이지 원래 이 수술방법 자체가 가지는 치료효과의 차이는 아닐 수도 있겠다는 생각이 든다. 즉, [수술법→치료 성공률]이 아니라 이 사이에 [돌의 크기]가 간섭하고 있다면 실제는 결석의 크기라는 교란변수가 이들 두 변수의 관련성을 교란하고 있을 수 있다는 것이다. 교란변수의 정의에 입각해서 이들 간의 관련성을 검토해보면, ① 결석의 크기는 치료 성공률에 대단히 큰 영향을 주고 있고, 동시에 ② 통상적으로 어떤 환자의 수술법은 결석의 크기에 의해 결정된다는 사실을 감안해 볼 때 '신결석의 크기'는 치료 방법에 따른 성공률의 차이의 관계에 있어서 교란변수이다.

연구자료 분석시에 교란변수의 영향을 통제하기 위해서는 층화분석법과 다변량분석법 등 교란현상을 통제하는 분석법을 이용하여야만 한다. 일반적으로 교란변수의 영향을 통제하는 통계분석법을 고려하면 고려하지 않은 경우에 비해 필요한 표본의 크기가 증가된다. 따라서 표본수 산출 시에 교란변수도 감안하여 표본의 수를 늘려야 할지 고려해야 한다. 그 증가의 정도는 다음과 같은 세 가지 요소에 의해 결정되는데, ① 교란변수의 빈도, ② 독립변수와 교란변수 간의 관련도 그리고 ③ 교란변수와 결과변수 간의 관련도가 그것이다. 이 중 독립변수와 교란변수와의 관련성의 크기는 현실적으로 정확하게 가정하기는 어렵다. 현실적인 연구 여건을 고려하되, 예상 가능한 관련성의 크기로 연구대상 수를 산출하여 최종 대상 수를 결정하는 것이 바람직하다.

6) 이외의 고려해야 할 사항

한 연구에서 하나 이상의 가설을 동시에 검증하고자 할 때에는 가설을 하나만 검정하고자 하는 경우에 비해 위양성(1종 오류)이 증가하게 된다. 이러한 경우에는 1종 오류를 일반적으로 허용하는 수준인 5%로 유지해야 하는 연구에서 유의수준을 가설의 수로 나눠주는 방법(Bonferroni 방법)을 이용할 수 있다. 예를 들어 네 가지 가설이 있다면 각각의 가설은 α는 0.0125(0.05÷4)로 해야 한다는 주장으로, 이렇게 할 경우 실제로는 각 가설을 α를 0.05로 검정하는 경우보다 더 큰 표본수를 필요로 하게 된다.

지금까지 본 장에서 설명한 내용을 요약하면 다음과 같은 순서로 표본수 산출을 시행한다고 할 수 있다.

① 귀무가설과 대립가설을 정의하고 단측 가설 혹은 양측 가설을 정한다.
② 가설상의 독립변수와 종속변수의 척도를 기초로 하여 적절한 통계학적 검정법을 선택한다.
③ 예상되는 차이의 크기를 정한다. 필요하면 측정의 신뢰도도 고려한다.
④ α와 β(혹은 power)를 결정한다.

표 18-1 독립변수와 종속변수의 척도에 따른 통계학적 방법

		결과변수	
		이분성 명목척도	연속성 비척도
독립변수	이분성 명목척도	카이제곱검정	t 검정
	연속성 비척도	t 검정	상관분석법

표 18-2 단측 및 양측 검정 시 α와 β에 따른 Z값

Z_{α}	양측 검정	단측 검정
α가 0.01일 때	2.576	2.326
α가 0.05일 때	1.960	1.645
α가 0.10일 때	1.645	1.282
β가 0.20일 때	0.84	
β가 0.10일 때	1.282	
β가 0.05일 때	1.645	
β가 0.01일 때	2.326	

⑤ 주어진 공식을 이용하여 필요한 표본수를 산출한다. 가능하다면 적절한 표를 이용할 수도 있다.

⑥ 교란변수와 중도 탈락의 경우(추적관찰 연구일 경우)를 고려하여 표본수를 조정한다.

6. 연구 형태에 따른 표본수 산출법

본 절에서는 의학연구에서 흔히 사용하는 몇 가지 연구 형태에 대해 연구계획 단계에서 표본수를 산출하는 방법을 예제와 함께 설명하였다. 연구대상자 수를 쉽게 산출하기 위한 소프트웨어도 여럿 개발되어 있다. 가설상의 독립변수와 종속변수의 척도에 따른 적절한 통계학적 방법은 제4절에서 설명한 지침을 따르되 표본수를 산출하는 과정에서는 표 18-1과 같이 요약할 수 있다.

통계적 유의수준(α)과 power(1-β)에 따른 표준화 정규분포의 Zα값과 Zβ값은 단측 및 양측검정에 따라 표 18-2와 같다.

1) 종속변수가 연속 변수인 자료

(1) 독립변수가 이분성 명목척도인 경우: t-검정법

[예제 3]

천식 환자에서 metaproterenol과 theophylline과의 효과를 치료 1시간 후의 FEV1로 평가하고자 한다. 기존 연구에서 천식 환자의 평균 FEV1은 20.0L이었으며 그 표준편차는 1.0L이었다. 이를 이용하여 두 치료군에서 FEV1이 10%이상 차이 나는지를 알고자 할 경우 α=0.05, power=0.80에서 각 집단에 필요한 환자 수는 얼마로 예상되는가?

[풀이]

① 귀무가설 [H_O:X_1=X_2]

: metaproterenol 과 theophylline으로 치료받은 천식 환자에서 1시간 후의 평균 FEV1은 같다.

② 대립가설 [H_1:$X_1 \neq X_2$]

: metaproterenol로 치료받은 환자와 theophylline으로 치료받은 환자의 평균 FEV1은 같지 않다.(양측)

③ 독립변수: 치료 종류metaproterenol vs theophylline → 이분성

④ 종속변수: 평균 FEV1 → 연속성

⑤ 예상되는 차이: d=0.2(=20×0.1)

⑥ 표준편차: σ=1.0

⑦ 1종 오류(양측)=0.05 → $Z_{\alpha/2}$=1.96

⑧ 2종 오류(양측)=1-power=1-0.80=0.20 → Z_β=0.84

⑨ 각 군당 요구되는 표본수: n_1, n_2

⑩ n_2/n_1=r

$$n_1 = \frac{r+1}{r}\frac{(Z_{\alpha/2}+Z_{1-\beta})^2\sigma^2}{(\mu_1-\mu_2)^2}$$ **[공식 1]**

$$= \frac{2(1.96+0.84)^2 1.0^2}{0.2^2} = 392$$

(즉, 2개의 군을 1:1로 배정한다 할 때, 각 군당 필요한 최소한의 연구대상 표본수는 392명으로 총 784명의 대상을 선정해야 한다)

이를 부록 1을 이용하여 접근하고자 할 때는 왼쪽 열에서 E/S=0.20를 찾고 α(양측)=0.05와 β=0.20인 열을 찾으면 각 군에서 필요한 환자 수는 393명이 됨을 쉽게 찾을 수 있다. 상기 공식에서 만약 연구자가 2개의 군당 배정수를 1:2로 하고자 하는 경우에는 q_1^{-1}=1이 되고 q_2^{-1}=2가 되어 각 군당 588명이 되어 총 1,764명이 필요하게 된다. 한편 이 경우에 사용된 t-검정법은 표본의 크기가 충분히 커지면 표본평균이 정규분포를 따르는 성질을 이용하여 표본수를 산출한 것이므로 자료가 정규분포를 따르는지 먼저 검정해 보아야 한다. 표본의 크기가 작게 산출된

경우에는 최종 연구자료가 정규분포를 따르지 않을 가능성이 높으므로, 예상한 군 간 차이 혹은 표준편차를 가능한 범위 내에서 변화시켜 대상 수 산출을 수행하여 보고, 보수적으로 대상 수를 결정하여야 한다. 연구계획이 짝을 이룬 경우여서 paired t-검정법을 이용해야 하는 경우에는 아래의 공식을 이용해야 한다.

$$n = \frac{(Z_{\alpha/2} + Z_{1-\beta})^2 \sigma^2}{d^2}$$

d= pair 내 결과변수의 차이에 대한 평균

σ=pair 내 결과변수의 차이에 대한 표준편차

(2) 독립변수와 결과변수가 모두 연속 변수인 경우: 상관분석법

[예제 4]

흡연자에서 흡연량의 정도를 반영하는 뇨중 코티닌과 골밀도는 서로 어떠한 상관관계에 있는지 알아보기 위한 연구에서 α(단측)=0.05와 β=0.10 수준에서 필요한 연구대상의 수는 얼마로 예측되는가? 단, 기존의 연구에서 혈중 CO 농도는 골밀도와 중등도의 역상관성(r=−0.2)을 보이고 있다 한다.

[풀이]

① 귀무가설 [H_O:r=0]

: 흡연자에서 뇨중 cotinine 과 bone density는 서로 무관하다.

② 대립가설 [H_1:r<0]

: 흡연자에서 뇨중 cotinine과 bone density는 서로 역상관관계에 있다. (단측)

③ 독립변수: 뇨중 cotinine 농도 → 연속성

④ 종속변수: bone density → 연속성

⑤ 예상되는 상관도: r=| -0.20 |=0.2

⑥ 1종 오류(단측)=0.05 → Z_α=1.645

⑦ 2종 오류(양측)=0.10 → Z_β=1.282

⑧ 표본수 산출: N

$$N = [(Z_\alpha + Z_\beta)/C]^2 + 3$$ **[공식 2]**

단, C=0.5 x ln [(1+r)/(1-r)]

=0.5 x ln [1.2/0.8] = 0.2027

N=[(1.645 + 1.282)/0.2027]2 + 3 = 211.5

(즉, 212명의 흡연자가 필요함을 알 수 있다)

상관계수(correlation coefficient: r)가 표본의 크기 산출에 흔히 이용되지는 않지만 연구가설상의 두 변수가 모두 연속적인 경우에는 유용하다. 상관계수는 서로 선후관계가 명확하지 않은 두 변수 사이에 존재하는 상호의존도(interdependency)를 측정한다는 의미에서 두 변수의 관련성의 정도를 표시해 주는 유용한 지표로 사용된다. 그 값은 -1과 1 사이에서 변화하는데, 음의 값은 한 변수가 증가하면 다른 한 변수는 감소함을 의미한다. r의 값이 1에 가까워질수록 두 변수의 상호의존성은 강해지고 0에 가까울수록 약해진다. 통계학적 의미에서 상관분석법은 두 변수의 선후관계가 명확하지 않은 경우에 작용하는 방법이지만, 임상시험에서 종속관계가 명확하더라 하더라도 두 변수가 모두 연속적인 경우에는 적용할 수 있다.

상관분석을 수행하는 연구에서 필요한 표본수를 보다 쉽게 산출하기 위해서는 부록 2를 이용할 수도 있는데, 표에서 가장 왼쪽의 예상되는 상관도의 크기(r)을 먼저 지정한 후 선택한 α와 β 값에 따라 필요한 전체 표본의 크기를 결정하면 된다. 이 경우에는 211명의 흡연자가 필요함을 알 수 있다. 여기서 제시한 표는 연구자가 귀무가설이 두 변수 사이에 아무런 관련이 없음(H_O: r=0)을 기각하고자 할 때 필요한 표본의 크기를 산출하는 것이 된다. 만약 연구자가 두 가지 상관계수의 값이 서로 같은지 아닌지의 양측 가설을 검정하고자 하는 경우(H_O: r1=r2)에는 아래의 [공식 3]을 마찬가지 방법으로 적용하면 필요한 표본수를 산출할 수 있다.

$$N = [(Z_\alpha + Z_\beta)/(C_1 + C_2)]^2 + 3$$ **[공식 3]**

단, C1=0.5 x ln [(1+r1)/(1-r1)]

C2=0.5 x ln [(1+r2)/(1-r2)]

2) 종속변수가 분율인 연구자료

(1)분율의 차$_{\text{rate difference}}$를 입증하는 경우: 분율 차이의 검정

[예제 5]

국소진행성 식도암에서 항암 약물요법과 약물요법-방사선 치료의 병용요법 간의 치료효과를 치료 후 3년이 경과한 시점에서의 완치율을 비교-관찰하여 판정하고자 한다. 기존의 치료법인 항암 단독요법의 완치율을 40%라 하고 병용요법의 완치율을 60%로 기대할 때, 이러한 치료효과의 차이를 검정할 수 있는 유효표본수를 80%의 power와 5% 유의수준에서 산출하시오.

[풀이]

① 귀무가설 [H_O:P_1=P_2]

: 두 치료법 간에 완치율의 차이가 없다.

② 대립가설 [H_1:$P_1 \neq P_2$]

: 두 치료법 간에 완치율의 차이가 있다. (양측)

③ 독립변수: 치료법의 종류 → 이분성

④ 종속변수: 완치율(= 완치자 수/관찰대상 수) → 이분성(분율)

⑤ 예상되는 차이: d=0.6-0.4=0.2

⑥ 평균 완치율: P=(0.6+0.4)/2=0.5

⑦ 1종 오류(양측)=0.05 → $Z_{\alpha/2}$=1.96

⑧ 2종 오류(양측)=1-power=0.2 → Z_{β}=0.84

⑨ 각 군당 표본수 산출: n

$$n = \frac{\left(Z_{\alpha/2}\sqrt{2p(1-p)} + Z_{\beta}\sqrt{p_1(1-p_1)+p_2(1-p_2)}\right)^2}{d^2} \quad \text{[공식 4]}$$

단, P_1: 기존 치료법의 기대 완치율(=0.4)

P_2: 새로운 치료법의 기대 완치율(=0.6)

$P=(P_1+P_2)/2$

$d=|P_1-P_2|=0.2$

$$n=\frac{\left(1.96\sqrt{2\times0.5\times0.5}+0.84\sqrt{0.4(1-0.4)+0.6(1-0.6)}\right)^2}{0.2^2}$$

$= 96.8$

(즉, 각 치료군당 97명의 대상이 각각 필요함을 알 수 있다)

이 방법은 임상시험의 경우 가장 흔히 사용되는 표본수 산출법으로 검정통계량이 정규분포를 따르기 때문에 z-검정법이라고도 하며, 실제 Z^2이 카이제곱 분포를 따르므로 카이제곱 검정으로 더 많이 알려져 있다. 이 산출법은 예제에서와 같이 결과변수가 이분성인 임상시험의 경우에 응용이 가능하지만, 특정 위험요인과 질병과의 인과적 관련성을 연구하는 환자-대조군 연구나 코호트 연구에서도 매우 유용하게 이용되는 방법이다.

표본수 산출의 편이를 위해서는 첨부한 부록 3을 이용할 수도 있는데, 표의 왼쪽에서 2개의 분율 P_1와 P_2 중 그 값이 작은 분율(P1=0.4)을 우선 선택한 후 예상되는 두 분율의 차이 d(=0.2)를 따라 읽되 선택한 α(=0.05, 양측)와 β(=0.2)에 따라 필요한 전체 표본의 크기를 정하면 96명이 소요됨을 알 수 있다.

여기서 기존의 치료법에 의한 치료율 P_1은 대개의 경우 과거의 경험에 의해 구할 수 있는 값이므로 연구자는 예상되는 치료율의 차이만 정하면 $P_2=P_1+d$와 같이 예상할 수 있다. 한편 이 연구의 결과와 같이 연구결과가 2×2 분할표로 요약되는 자료를 통계적으로 검정할 때는 '연속성의 보정Yate's correction, continuity correction'을 추가로 해 줄 수도 있는데, 이는 공식 4로 구한 표본수에 공식 5와 같은 보정을 해 주는 방법이다. 그러나 2×2 분할표에서 연속성의 보정을 반드시 해 주어야 하다는 의견에 대해서는 통계학자들 간에서도 견해의 차이가 많아 필요없다는 주장도 많은 만큼 이 공식을 적용하는 문제는 연구자의 판단에 맡긴다.

$N_1 = N + 2/|P_1 - P_2|$ **[공식 5]**

=97 + 2 / 0.2=107명(각 군당)

만약 기존의 치료법을 적용한 군(P1)은 sN(예를 들어 2배)명으로 충분한데 새로운 치료법을 적용한 환자는 다소 적어 N명밖에는 없을 것이 예상되는 경우, 예를 들어 기존 치료법을 받은 환자가 새로운 치료법을 적용 받은 환자의 약 2배 가량의 표본 집단이 있는 경우에는 다음의 공식 6을 적용하면 필요한 군의 표본수를 산출할 수 있다.

$$n = \frac{(z_{a/2}\sqrt{p(1-p)(s+1)/s} + z_{\beta}\sqrt{p_1(1-p_1+p_2(1-p_2)/s})^2}{d^2} \quad \text{[공식 6]}$$

단, P_1: 기존 치료법의 기대 완치율

P_2: 새로운 치료법의 기대 완치율

$P=(P_1+s \times P_2)/(s+1)$

$$n = \frac{(1.96\sqrt{((0.4+2*0.6)/3)(1-(0.4+2*0.6)/3))(2+1)/2} + 0.84\sqrt{0.4(1-0.4)+0.6(1-0.6)/2}))^2}{0.2^2}$$

= 72.4

(즉, 기존 치료군은 2×73=146명이 필요하며 새로운 치료법 적용군은 73명으로 총 219명이 연구에 필요하게 된다)

같은 정도의 α와 β를 유지하려 할 때 소요되는 연구대상의 수는 1:2로 두 군을 선정하는 경우(219명)가 1:1로 선정하는 경우(194명)보다 더 많이 필요함을 알 수 있다. 일반적으로 말해서 두 군의 총 연구대상 수가 결정되어 있는 경우에는 비교하고자 하는 두 군의 표본수를 1:1로 하는 것이 가장 검정력이 높다.

(2) 분율의 비(rate ratio)를 입증하는 경우: 분율 비의 검정

앞에서 예로 들은 국소진행성 식도암에서 항암 약물요법과 약물요법-방사선 치료의 병용요법간의 치료효과에 관한 예제 5에서 그 연구결과를 두 군 간의 완치율의 차이(RD: rate difference)가 아니라 완치율의 비(RR: rate ratio)로 판정하고자 할 경우에는 다음과 같은 공식 7을 이용하면 표본수를 산출할 수 있다.

[풀이]

① 귀무가설 [H_O:R=1]

: 두 치료법 간 완치율에 차이가 없다.

② 대립가설 [H_1:R≠ 1]

: 두 치료법 간 완치율에 차이가 있다. (양측)

③ 독립변수: 치료법의 종류 → 이분성

④ 종속변수: 완치율(=완치자 수/관찰대상 수) → 이분성(분율)

⑤ 예상되는 비: $R=P_2/P_1=0.6/0.4=1.5$

⑥ 평균완치율: $P_R=\frac{1}{2}\times P_1(1+R)=\frac{1}{2}\times 0.4(1+1.5)=0.5$

⑦ 1종 오류(양측)=0.05 → $Z_{\alpha/2}=1.96$

⑧ 2종 오류(양측)=1-power=0.2 → $Z_\beta=0.84$

⑨ 표본수 산출: n

$$n=\frac{\left(Z_{\alpha/2}\sqrt{2p_R(1-p_R)}+Z_\beta\sqrt{p_1(1-p_1)+Rp_1(1-Rp_1)}\right)^2}{[p_1(1-R)]^2}$$ **[공식 7]**

단, P_1: 기존 치료법의 기대 완치율(=0.4)

P_2: 새로운 치료법의 기대 완치율(=0.6)

$$n=\frac{\left(1.96\sqrt{2\times0.5\times0.5}+0.84\sqrt{0.4(1-0.4)+1.5\times0.4(1-1.5\times0.4)}\right)^2}{[0.4(1-0.5)]^2}$$

= 96.8

(즉, 각 치료군당 97명의 대상이 각각 필요함을 알 수 있다)

공식 7과 앞 절의 공식 4는 수학적으로 같기 때문에 그 결과도 같다. 단지 의학적 혹은 임상적 이유에서 연구결과를 완치율의 차이로 표시하지 않고 그 비로 표시하고자 할 때 사용한다는 점만이 다르다. 이 경우에도 이미 구한 표본수에 아래의 공식 8을 이용하여 '연속성의 보정Yate's correction, continuity correction'을 할 수 있다.

$$N_1=N+2/(P_c\,|1-R|)$$ **[공식 8]**

=97+2/(0.4×0.5)=107명(각 군당)

(3) 치료효과가 비열등함을 증명하려는 임상시험

[예제 6]

악성 림프종에 대한 기존의 항암요법은 80%의 치료효과를 보이고 있음에도 불구하고 부작용이 문제가 되고 있다. 이러한 부작용을 감소시킨 새로운 항암요법이 개발되어 그 임상적 효과를 평가하기 위한 임상시험을 시도하되 새로운 치료제의 치료효과가 기존의 항암요법보다 최소한 10% 이상 나쁘지 않을 때 새로운 치료는 기존의 치료보다 열등하지 않음을 인정하여 부작용이 적은 새로운 항암요법을 환자에게 사용하고자 한다. 이러한 치료 효과의 차이를 검정할 수 있는 유효 표본수를 80%의 power와 10%(단측)의 유의수준에서 산출하시오.

[풀이]

① 귀무가설 [H_O:$P_1 \geq P_2+\theta$]

: 기존의 항암요법은 새로운 항암요법보다 완치율이 10% 이상 좋다.

② 대립가설 [H_1:$P_1 < P_2+\theta$]

: 기존의 항암요법은 새로운 항암요법보다 완치율이 10% 미만 나쁘다(단측).

③ 독립변수: 치료법의 종류 → 이분성

④ 종속변수: 완치율(= 완치자 수/관찰대상 수) → 이분성(분율)

⑤ 예상되는 차이: $d=P_1-P_2-\theta=d-\theta=0.1$

⑥ 평균완치율: $P=(0.8+0.8)/2=0.8$

⑦ 1종 오류(단측)=0.10 → $Z_\alpha=1.282$

⑧ 2종 오류(양측)=1-power=0.2 → $Z_\beta=0.84$

⑨ 표본수 산출: n

$$n = \frac{\left(Z_\alpha \sqrt{2p(1-p)} + Z_\beta \sqrt{p_1(1-p_1)+p_2(1-p_2)}\right)^2}{(d-\theta)^2} \qquad \text{[공식 9]}$$

단, P_1: 기존 치료법의 기대 완치율(=0.8)

P_2: 새로운 치료법의 기대 완치율(=0.8)

$$n=\frac{\left(1.282\sqrt{2\times0.8(1-0.8)}+0.84\sqrt{0.8(1-0.8)+0.8(1-0.8)}\right)^2}{(0.1)^2}$$

$$=145$$

(즉, 각 치료군당 145명의 대상이 각각 필요함을 알 수 있다)

만약 기존의 치료법을 적용한 군(P_1)은 만큼 충분히 있는데 새로운 치료법을 적용한 환자는 다소 적어 기존 치료법을 적용한 군의 반밖에 없을 것이 예상되는 경우에는 다음의 공식을 적용하면 마찬가지로 필요한 군의 표본수를 산출할 수 있다.

$$n=\frac{\left(z_{\alpha/2}\sqrt{p(1-P)(s+1)/s}+z_{\beta}\sqrt{p_1(1-p_1)+p_2(1-p_2)/s}\right)^2}{(d-\theta)^2}$$ **[공식 10]**

단, P_1: 기존 치료법의 기대 완치율

P_2: 새로운 치료법의 기대 완치율

$P=(P_1+s\times P_2)/(s+1)$

이러한 연구계획은 새로운 치료방법이 기존의 치료방법에 비해서 못하지 않음을 증명하려는 임상시험에서 자주 이용되는데, 특히 기존의 치료방법이 침습적이거나 부작용이 심한 경우에는 새로이 개발한 치료방법이 비록 치료효과 면에서는 기존의 치료법에 비해 탁월하지는 않다 하더라도 비슷한 정도의 치료효과를 갖고 있음을 인정할 수만 있다면 연구자는 부작용이 덜한 이 새로운 치료법을 임상적으로 적용하기를 원하게 될 것이다.

예제 5의 공식 4를 이용하여 귀무가설 [H_O:P_1=P_2]을 기각하고 대립가설 [H_1:$P_1 \neq P_2$]을 증명하려는 방법론을 이러한 임상시험에서 적용하는 것은 통계학적 관점에서 볼 때 적합하지 않다. 그 이유는 [H_O:P_1=P_2]를 채택하는 과정에서는 2종 오류에 관한 사항이 고려되지 않기 때문에 '통계적 유의성이 없다'는 결론이 '두 치료방법의 치료효과가 같다'는 과장된 결론을 유도해 낼 수 있기 때문이다.

3) 종속변수가 생존 여부인 임상시험: 로그-랭크 검정

[예제 7]

소아 백혈병의 새로운 항암제를 임상시험하기 위한 연구에서 연구자들은 모든 연구대상이 사망할 때까지 추적한다 할 때, 이 약제를 투여한 치료군의 중앙 생존기간이 대조군에 비해 1.5배 연장되기를 기대한다. 이러한 치료효과의 차이를 검정할 수 있는 유효 표본수를 90%의 power와 5% 유의수준에서 산출하시오.

[풀이]

① 귀무가설 [H_O:HR=1]

: 두 치료법 간의 생존율에 차이가 없다.

② 대립가설 [H_1:HR>1]

: 신약제의 생존율이 더 길다. (단측)

③ 독립변수: 치료약제의 종류 → 이분성

④ 종속변수: 평균생존율(= 생존자 수/관찰대상 수) → 생존자료

⑤ HR= 1.5

⑥ 1종 오류(단측)=0.05 → Z_α=1.645

⑦ 2종 오류(양측)-1 - power=0.2 → Z_β=1.282

⑧ 표본수 산출: E

$$E = \frac{(1+HR)^2(Z_\alpha + Z_\beta)^2}{(1-HR)^2} = \frac{(1-1.5)^2(1.645+1.282)^2}{(1-1.5)^2} = 214.2$$ [공식 11]

(총 발생 사건 수가 215건 이여야 하며. 모든 소아 환자에서 사건이 발생될 때까지 연구를 수행한다고 가정하면 총 215명의 대상이 필요함을 알 수 있다)

만약, 일정 기간 동안 연구가 수행되어 연구 종료까지 생존한 대상이 있는 경우, 필요한 사건 수는 동일하지만, 그 사건 수를 연구 기간 내에서 관찰하기 위한 대상 수는 더 많이 필요하게 된다. 이는 다음과 같은 방식으로 계산한다.

$$N = \frac{2E}{(1 - S_1 - S_2)}$$

E: 유효 대상 수

S_1, S_2: 각 군에서 특정 시점에서의 생존율

생존분석의 검정력 확보는 발생하는 사건 수가 중요하기 때문에 대상 수 산출도 연구에서 최소 관찰되어야 하는 사건 수로 계산한다. 이렇게 계산된 사건 수가 관찰될 때까지 연구를 지속하거나 혹은 사건 수를 관찰하기 위해 얼만큼의 피험자가 모집되어야 하는지를 위와 같이 계산하여 연구를 계획한다.

다음의 표는 Gehan이 제안한 것으로 생존자료분석을 시행할 때 두 군의 중앙생존기간의 비를 이용하여 통계학적 유의성을 보장하기 위해 필요한 최소한의 표본수를 요약한 것이다.

표 18-3 중앙생존기간에 따른 최소 표본수(Gehan)

α	ß	두 군 간의 생존기간의 중앙치의 비 (Δ)													
		1.1	1.2	1.3	1.4	1.5	1.6	1.7	1.8	1.9	2.0	2.5	3.0	3.5	4.0
0.05	0.01	3479	951	460	280	193	144	113	92	77	66	38	27	21	17
	0.05	2384	652	315	192	132	98	77	63	53	46	26	18	14	12
0.1	0.01	2870	785	379	231	159	118	93	76	64	55	32	22	17	14
	0.05	1884	515	249	152	105	78	61	50	42	36	21	15	11	9
0.2	0.01	2213	605	292	178	123	91	72	59	49	42	24	17	13	11
	0.05	1360	372	180	110	76	56	44	36	30	26	15	11	8	7

7. 탈락이 있는 경우에 표본수 보정

[예제 8]

심근경색증 환자를 두 군으로 나누어 대조군은 아무런 운동을 하지 않는 반면 치료군은 경도의 유산소 운동을 하게 한 후, 심근경색증의 5년 재발율을 측정하는 임상시험을 하고자 한다. 과거의 경험상 연구 참여자의 20%가 대조군 및 치료군에서 공히 탈락될 것이 예상된다. 대조군의 재발율을 0.25로, 그리고 치료군의 재발율을 0.15로 예상할 경우의 유효 표본수를 80%의 power와 5% 유의수준(단측)에서 산출하시오.

1) 탈락을 무시한 경우의 표본수

$$n = \frac{\left(Z_\alpha \sqrt{2p(1-p)} + Z_\beta \sqrt{p_1(1-p_1) + p_2(1-p_2)}\right)^2}{d^2}$$ [공식 12]

단, P_1: 대조군의 기대 재발율(=0.25)

P_2: 치료군의 기대 재발율(=0.15)

$P = (P_1 + P_2)/2 = 0.2$

$d = |P_1 - P_2| = 0.1$

$$= \frac{\left(1.645\sqrt{2 \times 0.2(1-0.2)} + 1.282\sqrt{0.25(1-0.25) + 0.15(1-0.15)}\right)^2}{0.1^2}$$

$= 273$

(즉, 각 치료군당 273명의 대상이 각각 필요함을 알 수 있다)

2) 탈락을 보정한 경우(Lachin 1981)

$$N^* = \frac{N}{(1-\delta)}$$ [공식 13]

단, δ: 각 군에서 공히 기대되는 탈락율(=0.2)

=273/(1-0.2)=342(명)

8. 몇 가지 상황에 따른 표본수 산정의 문제점

1) 특별한 통계 검정법을 적용하여야 하는 경우

(1) 적절한 통계 검정법을 이용할 수 없는 경우

결과변수가 이항분포를 따르는 자료를 분석할 때 이용되는 선형로짓회귀분석법linear logistic regression이나 결과변수의 분포를 가정하지 않는 비모수검정법(non-parametric analysis, 예를 들어 Wilcoxon rank sum test 등)의 경우에는 정확한 표본수 산정이 어려운데, 산출 시 필요한 수치들을 정확히 가정하기가 어렵기 때문이다. 이러한 경우에는 산출 시 가정하는 수치들에 대하여 대강 짐작하거나 혹은 보다 간단한 분석을 계획하는 것처럼 표본의 크기를 예측하는 수밖에 없으며, 실제의 연구결과와는 다소 다른 검정력을 갖게 될 것을 감수해야 한다. 예를 들어 linear logistic regression 기법으로 자료를 분석할 경우 표본수의 근사치는 공식 7을 대신 사용한다. 결국은 Cox's proportional hazard model을 이용하여 생존자료 분석을 수행할 예정인 경우에는 표본수 산출을 위해선 공식 11을 이용한다. 정규분포의 가정에 명백하게 위반되기 때문에 Median test 같은 비모수 검정법을 이용해야 하는 경우에도 공식 1의 t-검정법을 응용한 표본수 산정법을 이용한다.

(2) 결과변수가 범주형 변수의 경우

범주형 변수categorical data analysis의 경우에도 비슷한 문제가 발생될 수 있다. 이 중에서 순위척도로 이루어진 변수(ordinal variable: 병리소견 - + ++ ++ 등)의 경우에는 범주의 수가 충분히 크고(6 혹은 그 이상) 그 분포가 정규분포의 모양을 대략 따른다면 연속변수처럼 처리해서 큰 무리가 없다. 그렇지 않은 경우에는 범주적 변수를 이분화dichotomous하여 분석하는 것으로 해서 연구가설을 약간 바꾸는 것이 가장 좋은 전략이다.

(3) 짝지은 자료의 경우

연구계획 단계에서 앞에서 설명한 바 있는 소위 '교란변수confounding'의 영향을 통제하기 위하여 기존 치료군과 새로운 치료군을 교란변수에 관해 서로 동일하게 짝짓기matching를 사용한 경우는 원칙적으로는 전혀 다른 통계학적 분석론을 적용해야 한다. 짝짓기를 무시한 채 표본수를 산출하는 경우에 짝지어진 자료를 고려하여 표본수를 산출할 때 보다 대상자 수가 더 많이 산출되는 경향이 있다.

2) 표본의 크기가 정해져 있는 경우

연구에 필요한 표본수를 산정한 후 연구를 진행하다가 이차적으로 자료를 분석해야 하는 경우나 혹은 이용할 수 있는 환자의 숫자가 제한되어 있는 경우에 연구자는 이미 정해진 표본수로부터 역으로 작업을 해야 한다. 이러한 경우에 연구자는 같은 자료에서 연구 검정력이나 예상되는 차이를 직접 구할 수 있기 때문에 보다 효과적인 표본수를 다시 구할 수 있다. 일반적으로는 부록의 표본수 표를 이용하는 것이 편리하다. 일반적인 원칙은 연구가설을 증명하기에 합리적인 예상되는 차이를 발견하기 위하여 80% 이상의 연구 검정력을 유지하는 것이 좋다. 연구자는 간혹 추가적인 비용을 덜 들이기 위하여 연구 검정력이 다소 낮은 연구가설에 마음이 끌리기도 하지만, 불충분한 연구 검정력으로 인해 차이가 없다는 결론이 내릴 수도 있음을 명심해야 한다. 다음은 표본의 크기가 고정되어 있을 때 예상되는 차이를 계산하는 예이다.

[예제 9]

콜레스테롤 강하제가 혈중 콜레스테롤에 미치는 영향을 검정하기 위하여 100명의 자원자를 대상으로 연구를 하고자 한다. 치료군과 위약을 복용한 대조군 모두에서 혈중 콜레스테롤치 변동의 표준편차가 10mg/dl라고 할 때, α(단측)=0.05이고 β=0.20에서 연구자가 발견할 수 있는 평균치의 차이는 얼마인가?

부록 1에서 α(단측)=0.05와 β=0.20인 점을 아래로 내려 가면서 읽으면, 각 군당 50명 정도가 필요한 예상되는 차이 E/S=0.5가 됨을 알 수 있다(정확히는 49명). 따라서 합해서 100명을 대상으로 임상시험을 하기 위해서는 연구자가 발견할 수 있는 혈중 콜레스테롤 평균치의 차이는 0.5×10mg/dl=5mg/dl, 즉, 두 군 사이에 콜레스테롤 평균치의 차이는 5mg/dl 이하 정도면 충분함을 알 수 있다.

3) 표본의 크기를 최소화하기 위한 전략

이상의 공식을 이용하여 표본의 크기를 산정했더니 그 표본수가 실제 이용할 수 있는 대상의 수보다 클 때, 연구자는 다음과 같은 몇 가지 단계를 거쳐 연구계획을 수정해야 한다. 즉, ① 위에서 산출한 공식에 기존자료를 적용하는 계산과정이 틀릴 수도 있으므로 실수하지 않도록 다시 계산해 본다. ② 계산공식에 사용된 기존자료들이 부적절한 것은 없는지 다시 검토한다. 다시 말해서 '예상되는 차이를 너무 비합리적으로 작게 잡지는 않았는가?', '표준편차로 표시된 측정의 신뢰도가 너무 크지 않은가?', 'α나 β가 필요 이상으로 크지는 않은가?', '단측 가실은 직합한가?', '유의수준이 너무 높거나 신뢰구간을 너무 좁게 잡지는 않았는가?' 등의 사항을 검토해 보아야 한다.

이상과 같은 방법을 기술적으로 보완하여 표본의 크기를 최소화하려는 노력을 할 수도 있지만, '통계적 검정의 결과는 결국은 연구자료가 말해 준다'는 사실을 명심하고 있어야 한다. 양측 가설을 단측 가설로 변환시킴으로써 표본수를 줄이려고 하더라도 모아진 연구자료의 질이나 양을 변화시키지는 못한다는 뜻이다. 표본의 크기를 줄이기 위한 전략 혹은 이미 정해진 표본수에서 검정력을 향상시키기 위한 전략은 대개 연구가설을 일부 수정하는 것으로 해서 가능하다.

(1) 연속 변수 이용

범주형 변수, 더 구체적으로는 이분성 변수보다 연속변수는 일반적으로 더 적은 수의 표본을 가능하게 한다. 예를 들어 혈압은 mmHg 단위로 표현되는 연속성 변수도 될 수 있고 고혈압의 유무와 같은 이분성 변수로 표현될 수도 있다. 연속변수는 같은 검정력을 유지하면서도 표본의 크기를 줄일 수 있고, 반대로 같은 표본수를 가지면서 검정력을 높일 수도 있다.

[예제 10]

저체중아의 위험이 있는 집단을 대상으로 산전관리 중 비타민 투여가 출생시 체중에 미치는 영향을 위약을 투여한 군을 대조군으로 하여 임상시험 하고자 한다. 기존의 연구에 의하면 출생시 체중의 평균은 3,500g, 표준편차는 770g으로 정

규 분포하는 것으로 알려져 있으며, 영아의 약 10%가 저체중아일 것으로 예상된다. 위약을 준 군은 출생시 체중에 변화가 없을 것으로 추정되며, 반면에 비타민 치료군은 평균 출생시 체중이 300g 증가될 것으로 예상된다. 이러한 평균 출생시 체중의 변화는 저출생아의 분율을 5% 정도 감소시킬 것이다. α(단측)를 0.05 그리고 β를 0.20로 정하는 경우 출생시 체중을 이분성 변수(저체중 대 정상체중)로 다루는 경우와 연속성 변수 그대로 다루는 각각의 경우에 대해 필요한 생존 출생아 수를 산정하시오. 그리고 연구설계의 변화가 연구가설에 어떤 영향을 미치는지 검토하시오.

[풀이 1] 이분성 변수의 경우

이 경우 P_1=0.05, P_2=0.1, P_1-P_2=0.05이므로 부록 3을 보면 α(단측)=0.05이고 β=0.20인 경우 각 군마다 342명의 생존출생아가 필요함을 알 수 있다.

[풀이 2] 연속성 변수의 경우

이 경우는 예상되는 차이가 300g이고 표준화 차이 E/S=300g/770g=0.4이므로 α(단측)=0.05와 β=0.20인 경우 부록 1을 보면 각 군마다 77명의 생존출생아만 있으면 같은 검정력을 유지할 수 있음을 알 수 있다.

결과변수를 이분성으로 하는 경우보다 연속성 변수로 하는 경우가 통계학적인 측면에서는 보다 적은 표본수를 필요로 하기 때문에 연구자의 흥미를 끌 수 있겠지만, 표본수를 줄이기 위해 결과변수를 이분성에서 연속변수로 바꾸면 연구가설도 '비타민 투여가 저체중아의 발생 빈도에 영향을 줄 것'이라는 가설로부터 '비타민 투여가 출생시 체중의 평균치에 영향을 줄 것'이라는 가설로 바뀌어 연구결과의 해석이나 결론을 도출하는 내용이 변화된다. 이분성 변수를 사용한 경우 그 결과는 '출생시 체중이 적은 아이들의 분율에 대한 비타민의 효과'를 다룬 것이기 때문에 아마도 '신생아 사망과 발달이상'에 관한 가설에 보다 가깝다고 할 수 있다.

(2) 신뢰도가 보다 높은 변수 이용

신뢰도가 보다 높은 변수를 이용하면 측정 결과의 산포도를 감소시키게 되므로 임상시험의 경우 더 적은 수의 표본 크기를 가능하게 한다. 몇 번에 걸쳐 측정을 반복하는 경우처럼 변수의 신뢰도reliability 혹은 정밀도precision를 높이는 노력이 필요한데, 이는 소수의 대상자들에게서 값비싼 측정 방법을 적용해야 하는 연구에서 특히 중요하다. 물론 이 단계에서는 측정에 소요되는 비용과 연구대상 확보에 소요되는 비용이 서로 잘 조화될 수 있도록 계획함이 가장 좋은 방법이 된다.

[예제 11]

수면결핍이 혈중 norepinephrine에 미치는 영향을 연구하기 위하여 두 가지 측정법을 비교하고자 한다. A 방법은 한번 측정에 20원이 소요되고 그 표준편차는 25ng/ml이며, B 방법은 300원이 소요되고 표준편차는 10ng/ml이다. 연구자는 수면이 결핍된 사람에서 평균 혈중 norepinephrine의 95% 신뢰구간을 측정하려 한다(구간 넓이 2.5mg/ml). 연구대상자에 대한 비용 지출이 없다면, 어떤 방법이 더 경제적인가? 또한 만약에 각 대상자에게 50원씩 지불해야 한다면 어떤 방법이 더 경제적이겠는가?

[풀이 1] A 방법의 경우

이 경우는 표준편차(S)=25, 신뢰구간의 넓이(W)=2.5+2.5=5, W/S=5/25=0.2이므로 부록 4를 이용하여 신뢰구간 95%를 읽으면 385명이 필요함을 알 수 있다. 따라서 소요되는 비용은 수고비가 없다면 7,700원(=20×385)이, 수고비를 준다면 26,950원(= 7,700+50×385)이 된다.

[풀이 2] B 방법의 경우

이 경우는 S=10, W=2.5+2.5=5, W/S=5/10=0.5이므로 부록 4를 이용하여 신뢰구간 95%를 읽으면 62명이 필요함을 알 수 있고, 이때 소요되는 비용은 수고비가 없다면 18,600원(=300×62)이 들고, 수고비를 준다면 21,700원(=18,600+50×62)이 된다. 따라서 수고비가 없다면 A 방법이 더 경제적이지만 수고비를 준다면 B 방법이 더 경제적임을 알 수 있다.

(3) 짝을 이룬 측정 이용

결과변수가 연속성인 의학연구에서 짝을 이룬 측정(예: 혈압강하제 투여전 및 투여 후의 혈압을 비교)을 행할 수 있는데, 이때의 결과변수는 이들 두 번 측정한 값의 변화량이며 두 집단에서의 이런 차이의 평균치를 비교하는 데는 t-검정법이 이용될 수 있다. 이런 방법은 결과적으로는 결과변수의 산포도를 감소시키므로 필요로 하는 표본의 크기를 작게 할 수 있다.

참고문헌

Donner A. Approaches to sample size estimation in the design of clinical trials — A review. Statistics in Medicine. 1984;3:199-214.

Hulley SB, Cummings SR. Designing Clinical Research. Williams & Wilkins, Baltimore, Hong Kong, London, Sydney. 1988.

Miller RG Jr. Survival Analysis. John Wiley & Sons. New York, Chichester, Brisbane, Toronto, Singapore. 1981.

부록

[부록 1]

Sample size per group for comparing two means

One–tailed α=		0.005			0.025			0.05	
Two–tailed α=		0.01			0.05			0.10	
E/S[a] β=	0.05	0.10	0.20	0.05	0.10	0.20	0.05	0.10	0.20
.10	3563	2977	2337	2599	2102	1570	2165	1713	1237
.15	1584	1323	1038	1155	934	698	962	762	550
.20	891	744	584	650	526	393	541	428	309
.25	570	476	374	416	336	251	346	274	198
.30	396	331	260	289	234	174	241	190	137
.40	223	186	146	162	131	98	135	107	77
.50	143	119	93	104	84	63	87	69	49
.60	99	83	65	72	58	44	60	48	34
.70	73	61	48	53	43	32	44	35	25
.80	56	47	36	41	33	25	34	27	19
.90	44	37	29	32	26	19	27	21	15
1.00	36	30	23	26	21	16	22	17	12

[a]E/S is the standardized effect size, computed as E (expected effect size) divided by S (standard deviation of the outcome variable). To estimate the sample size, read across from the standardized effect size, and down from the specified values of α and β for the required sample size in each group.

[부록 2]

Sample size for revealing a correlation

One–tailed α=		0.005			0.025			0.05		
Two–tailed α=		0.01			0.05			0.10		
r[a]	β=	0.05	0.10	0.20	0.05	0.10	0.20	0.05	0.10	0.20
0.05		7118	5947	4663	5193	4200	3134	4325	3424	2469
0.10		1773	1481	1162	1294	1047	782	1078	854	616
0.15		783	655	514	572	463	346	477	378	273
0.20		436	365	287	319	259	194	266	211	153
0.25		276	231	182	202	164	123	169	134	98
0.30		189	158	125	139	113	85	116	92	67
0.35		136	114	90	100	82	62	84	67	49
0.40		102	86	68	75	62	47	63	51	37
0.45		79	66	53	58	48	36	49	39	29
0.50		62	52	42	46	38	29	39	31	23
0.60		40	34	27	30	25	19	26	21	16
0.70		27	23	19	20	17	13	17	14	11
0.80		18	15	13	14	12	9	12	10	8

[a]To estimate the total sample size, read across from r (the expected correlation coefficient) and down from the specified values of α and β.

[부록 3]

Sample size per group for comparing two proportions

Upper number: α=0.05 (one–tailed) or α=0.10 (two–tailed); β=0.20
Middle number: α=0.025 (one–tailed) or α=0.05 (two–tailed); β=0.20
Lower number: α=0.025 (one tailed) or α=0.05 (two–tailed); β=0.10

Smaller of P1 and P2[a]	Expected difference between P1 and P2									
	0.05	0.10	0.15	0.20	0.25	0.30	0.35	0.40	0.45	0.50
0.05	342	110	59	38	27	21	17	13	11	9
	434	140	75	49	35	27	21	17	14	12
	581	187	100	65	46	35	28	22	19	15
0.10	539	156	78	48	33	25	19	15	12	10
	685	199	99	62	43	31	24	19	16	13
	916	266	133	82	56	42	32	25	21	17
0.15	712	197	95	57	38	28	21	16	13	11
	904	250	120	72	49	35	27	21	17	14
	1210	334	161	96	65	47	35	28	22	18
0.20	860	231	108	64	42	30	23	17	14	11
	1093	293	138	81	54	38	29	22	18	14
	1462	392	184	108	72	51	38	29	23	19
0.25	904	258	119	69	45	32	24	18	14	22
	1249	328	152	88	58	41	30	23	18	14
	1672	439	203	117	77	54	40	30	24	19
0.30	1083	280	128	73	47	33	24	18	14	11
	1375	356	162	93	60	42	31	23	18	14
	1840	476	217	124	80	56	41	31	24	19
0.35	1157	295	133	75	48	33	24	18	14	11
	1469	375	169	96	61	42	31	23	18	14
	1966	502	26	128	82	46	41	30	23	18

Sample size per group for comparing two proportions

Smaller of P1 and P2[a]	Expected difference between p1 and p2									
	0.05	0.10	0.15	0.20	0.25	0.30	0.35	0.40	0.45	0.50
0.40	1206	305	136	76	48	33	24	17	13	10
	1532	387	173	97	61	42	30	22	17	13
	2050	518	231	129	82	56	40	29	22	17
0.45	1231	308	136	75	47	32	23	16	12	9
	1563	391	173	96	60	41	29	21	16	12
	2092	523	231	128	80	54	28	28	21	15
0.50	1231	305	133	73	45	30	21	15	11	–
	1563	387	169	93	58	38	27	19	14	–
	2092	518	226	124	77	51	35	25	19	–
0.55	1206	295	128	69	42	28	19	13	–	–
	1532	375	162	88	54	35	24	17	–	–
	2050	502	217	117	72	47	32	22	–	–
0.60	1157	280	119	64	38	25	17	–	–	–
	1469	356	152	81	49	31	21	–	–	–
	1966	476	203	108	65	42	28	–	–	–
0.65	1083	258	108	57	33	21	–	–	–	–
	1375	328	138	72	43	27	–	–	–	–
	1840	439	184	96	56	35	–	–	–	–
0.70	984	231	95	48	27	–	–	–	–	–
	1249	293	120	62	35	–	–	–	–	–
	1672	392	161	82	46	–	–	–	–	–
0.75	860	197	78	38	–	–	–	–	–	–
	1093	250	99	49	–	–	–	–	–	–
	1462	334	133	65	–	–	–	–	–	–

Sample size per group for comparing two proportions

Smaller of P1 and P2[a]	Expected difference between P1 and P2									
	0.05	0.10	0.15	0.20	0.25	0.30	0.35	0.40	0.45	0.50
0.80	712	156	59	–	–	–	–	–	–	–
	904	199	75	–	–	–	–	–	–	–
	1210	266	100	–	–	–	–	–	–	–
0.85	539	110	–	–	–	–	–	–	–	–
	685	140	–	–	–	–	–	–	–	–
	916	187	–	–	–	–	–	–	–	–
0.90	342	–	–	–	–	–	–	–	–	–
	434	–	–	–	–	–	–	–	–	–
	581	–	–	–	–	–	–	–	–	–

[a]P1 represents the proportion of subjects expected to have the outcome in one group; P2 in the other group. (In a case-control study, P1 represents the proportion of cases with the predictor variable; P2 the proportion of controls with the predictor variable). To estimate the sample size, read across from the smaller of P1 and P2, and down from the expected difference between P1 and P2. The three numbers represent the sample size required in each group for the specified values of α and β.

[부록 4]

Sample size for common values of W/S

W/S[a]	Confidence level		
	90%	95%	99%
0.10	1083	1537	2665
0.15	482	683	1180
0.20	271	385	664
0.25	174	246	425
0.30	121	171	295
0.35	89	126	217
0.40	68	94	166
0.50	44	62	107
0.60	31	43	74
0.70	23	32	55
0.80	17	25	42
0.90	14	19	33
1.00	11	16	27

[a]W/S is the standardized width of the confidence interval, computed as W (desired total width) divided by S (standard deviation of the variable). To estimate the total sample size, read across from the standard width, and down from the specified confidence level.

제19장

자료 구축 및 통계분석

고광필 분당서울대학교병원 / **김연주** 질병관리청

자료수집 대상, 수집할 자료의 목록, 수집방법 등 자료 구축의 전반적인 과정은 연구계획 단계에서 미리 고려되어야 한다. 연구에서 수집하는 변수는 연구목적 및 설계에 따라 좌우될 것이다. 예를 들어, 사례보고를 하고자 하는 경우에는 질병의 상세정보, 특이 증상, 질병의 경과 등을 수집할 것이고, 생존분석을 한다면 환자의 인구학적 정보, 예후 요인, 추적관찰 시작 시점과 종료 시점, 질병의 단계 등의 자료가 필요할 것이다. 심혈관계 질환의 위험요인을 연구한다면 심혈관계 질환 유무와 주된 관심이 되는 위험요인 외에도 흡연을 포함한 생활습관과 기타 혈액학적 임상 정보 등의 자료를 모을 것이다.

연구목적과 가설에 따라 조사항목이 결정이 되면 설문지를 작성하거나 조사항목들을 정리할 것이다. 그 후에는 입력지침서를 만들고 실제로 자료를 수집한다(그림 19-1). 정량적으로 수집된 자료는 통계분석 프로그램과 호환되도록 자료를 구축해야 한다. 이렇게 자료를 조사하고 수집하고 통계분석이 가능하도록 데이터베이스로 구축하는 과정이 모두 자료처리 과정에 해당한다. 자료처리 과정이 연구 계획 단계에서부터 철저히 준비되어야 연구가 원활하게 진행될 수 있으며 자료수집의 문제점을 연구수행 중에 파악하고 수정할 수 있는 장점도 있다.

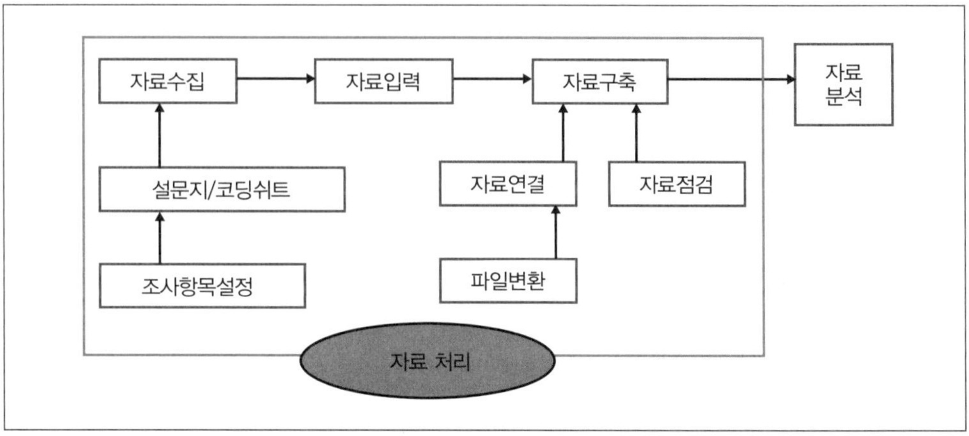

그림 19-1 자료처리 과정

1. 의학연구에 사용되는 자료의 측정

많은 의학연구에서는 다루는 사항들, 예컨대 '발육 상태', '수술 후 회복률', '환자 처치 방법', '통증의 정도' 등은 추상적인 것이다. 이들은 예컨대 '김OO의 신장' 또는 '아스피린 복용량' 등과는 달리 만지거나 느낄 수 있는 것이 아니고 측정할 수 없다. 많은 연구에서는 이처럼 추상적인 것을 다루는데, 이를 개념concepts이라고 한다. 즉 개념은 어떤 현상이나 사실이 갖는 특징을 일반화시켜서 추상적으로 표현한 것이다. 어떤 사물을 추상화하고 분류하기 위하여서는 개념으로 변환할 필요가 있는데 이를 개념화conceptualization라고 한다.

이론의 차원에서는 개념을 다루는 것이 적절하지만, 실제 연구에서는 이를 보다 구체화할 필요가 있는데 이에 해당하는 것이 변수이다. 변수는 현실 세계에서 개념을 대표하는 것으로서 어떤 값을 갖는 것을 이른다. '신장', '체중', '체온', '혈압' 등은 변수에 속한다. 변수는 말 그대로 대상에 따라 변화하는 값을 갖는 것이다.

1) 생의학적 측정 자료

혈압, 혈액학적 지표, 영상의학적 촬영 등 측정 도구를 이용하여 신체 정보를 포함하고 있는 정보를 수집한 자료로서 가장 객관적이다. 측정 도구를 이용한 자료의 측정에서는 오차가 발생하게 마련이다.

2) 관찰에 의한 자료

연구대상자의 임상 자료를 포함하고 있는 자료로 의무기록지, 면담, 전화조사 등 진료과정 혹은 연구목적을 위해 수집된 의료 내용을 기록하며 증례기록지를 통해 정리되는 내용이다.

3) 설문을 이용한 자료

일반적으로 설문에 포함되어야 하는 내용은 연구목적과 가설에 의해 좌우될 것이다. 연구대상의 인구학적 정보, 연구목적에 따른 결과변수와 원인변수, 교란변수, 그리고 그 외에 결과변수나 원인변수에 영향을 줄 수 있는 다른 변수(예를 들어 교호작용 인자)가 고려되어야 한다.

2. 설문지와 입력지침서 작성

1) 설문지가 갖추어 할 요건

설문지를 통해 얻는 정보는 다양한 요인에 의해 타당도와 신뢰도가 달라질 수 있다. 좋은 설문은 높은 타당도와 신뢰도를 갖추고 있는 설문이다. 타당도 측면에서 민감도와 특이도가 높아야 하며, 신뢰도 측면에서는 관찰자 간 신뢰도, 관찰자 내 신뢰도, 연구대상자 내 신뢰도가 높아야 한다. 타당도와 신뢰도는 설문에 응답하는 대상자의 특성, 설문 내용의 구성 및 종류, 설문 방법, 면담자의 태도, 외부 환경 등에 따라 달라질 수 있다. 특히 환자-대조군 연구에서는 환자군과 대조군에 따라 설문 태도와 응답률이 달라져 비뚤림(바이어스)를 야기시키기도 한다. 설문 대상자의 나이나 학력도 설문 응답의 타당도와 신뢰도와 관련성이 있는 것으로 알려져 있다.

설문 조사방법에 따라서도 타당도와 신뢰도에 차이가 있다(표 19-1). 전화설문이나 자가기입설문보다는 면접원을 통한 대면 설문이 타당도와 신뢰도가 높은 것으로 알려져 있다. 우편설문은 방대한 양의 자료수집을 할 때 좋고, 면접자의 영향을 통제할 수 있는 장점이 있는 반면 조사에 필요한 시간이 오래 걸리고, 응답률이 극히 낮은 단점이 있다. 이에 반해 전화설문은 조사에 필요한 시간이 적게 드는 반

표 19-1 개별 자료수집방법 비교

기준	우편 설문	전화 설문	면담(직접설문)
복잡한 질문을 다룰 수 있는 정도	보통임	나쁨	아주 좋음
방대한 양의 자료수집 여부	좋음	보통임	아주 좋음
얻어진 자료의 정확성	좋음	보통임	보통임
면접자 영향의 통제 가능성	아주 좋음	보통임	나쁨
표본오류 통제의 정도	보통임	보통임	아주 좋음
조사에 필요한 시간	느림	아주 빠름	보통임
응답률	나쁨	보통임	좋음
비용 측면	적게 듦	적게 듦	많이 듦

면 복잡한 질문을 다룰 수 없다. 의학연구에서 주로 많이 쓰이는 대면 설문은 복잡한 질문도 가능하고 방대한 양의 자료를 수집하기 좋지만, 면접자의 영향을 많이 받고 비용이 많이 드는 단점이 있다. 최근에는 종이 설문지 대신 컴퓨터를 이용한 면접설문을 이용하는데 면접설문 시간 단축, 면접자 영향 통제, 자료 입력 오류 방지, 설문 자료의 데이터베이스화 편이성 측면에서 장점이 있다. 반면 한 번 입력된 자료의 진위 여부를 다시 확인하기가 어렵다는 단점이 있다.

2) 설문지 작성 시 유의 사항

① 정량적 방법으로 측정하고자 하는 변수의 정의를 명확히 해야 한다.

측정하고자 하는 개념의 조작적 정의operational definition를 명확히 하고, 가능하면 정량적 방법을 사용해야 한다. 변수를 보다 구체적인 형태로 표현하여 관찰과 측정이 가능하도록 변화시켜야 할 필요가 있는데, 이것을 변수의 조작적 정의라고 한다. 과거 흡연력에 대한 설문 문항을 개발한다고 할 때 "담배를 피워 본 적이 있습니까?"보다는 "평생 400개비 이상의 담배를 피웠는가?"라고 해야 과거 흡연력에 대한 조작적 정의가 명확해지고 오분류misclassification를 줄일 수 있다.

② 연구대상자가 충분히 이해할 수 있는 용어를 사용해야 한다.

이는 의학연구의 경우에 특히 주의해야 할 사항이다. 의료인은 의학 용어에 익숙하기 때문에 습관적으로 사용할 수 있지만 일반인에게 의학 용어는 생소하다. 따라서 설문지를 작성한 후에 표본 집단의 입적 기준에 부합하는 자에게 용어를 검토하도록 부탁하는 것도 좋은 방법이다.

③ 한 번에 한 가지 설문에 답하도록 작성한다.

설문 항목 하나에는 하나의 응답이 나올 수 있도록 하나의 질문을 해야 한다. 예를 들어, '당신이 평생 400개비 이상 흡연하였고 최근 1주일 이내에도 흡연을 한 적이 있습니까?'라는 질문은 '당신이 평생 400개비 이상 흡연하였습니까?'라는 질문과 '최근 1주일 이내에 흡연을 한 적이 있습니까?'라는 2개의 질문으로 이루어져 있다. 연구대상자가 이런 질문에 '예'라고 대답하면 어느 질문에 '예'라고 대답했는지 알 수 없다.

④ 한 가지 설문 항목에는 한 개의 동일 개념하에 질문한다.

⑤ 설문 항목 답안끼리 중복되지 않고 독립적이어야 한다.

⑥ 응답이 나올 수 있는 모든 경우의 답가지를 모두 설문지에 포함해야 하며, 답가지는 서로 배타적이어야 한다. 답가지가 모든 경우의 수를 포함하기에 불충분하다고 생각되는 경우에는 '기타' 항목을 넣는다.

⑦ 개념을 설명할 때에는 설명보다는 그림이 더 낫다. 그래야 표준화된 방법으로 측정할 수 있고 설문대상자도 이해하기 편하다. 음식의 섭취량을 밥공기에 담긴 양으로 응답해야 하는 문항, 체형에 관한 질문 등이 그 예이다.

⑧ 직접 측정 가능한 경우 설문보다는 직접 측정을 한다.

다음은 같은 목적을 가지고 설문을 할 때 설문 문항의 구조에 따라 응답률이 달라지는 예이다.

[예제 1]

연구자가 1개월 내 금연계획을 가진 사람의 분율을 알고자 하여 흡연자를 대상으로 설문조사를 하였다. 10개 지역에서 동일한 모집단을 대상으로 무작위 추출하여 2009년과 2010년에 조사하였는데, 서로 다른 문항을 이용했다.

2009년 문항. 당신은 1개월 내 금연할 계획을 가지고 있습니까?
1) 예 2) 아니오 3) 모르겠다

2010년 문항. 당신은 금연할 계획을 가지고 있습니까?
1) 1개월 내 금연할 계획입니다 2) 1개월 이후, 6개월 내 금연할 계획입니다
3) 정확한 계획은 없지만 언젠가 끊으려고 합니다 4) 계획 없습니다
5) 모르겠습니다

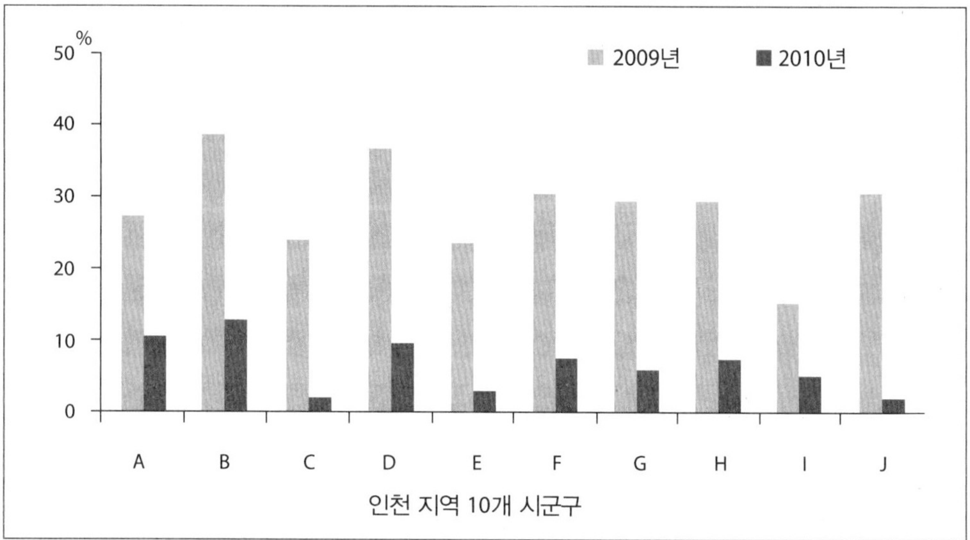

그림 19-2 흡연자 중 금연 계획이 있는 사람의 분율

연구자는 흡연자를 조사하여 1개월 내 금연을 계획하는 사람들의 분율을 알고자 하였고, 2009년에 1)로 응답한 비율과 2010년에 1)로 응답한 사람의 비율이 비슷할 것으로 예상을 하였으나 실제 조사결과는 그렇지 않았다. 2009년에 설문하였을 시 1)이라고 응답한 흡연자 비율이 지역별로 20~40%를 보였지만, 2010년에 설문하였을 시 1)이라고 응답한 흡연자의 비율이 10%도 채 되지 않았다. 연구자 의도와 달리 2009년도에서는 1개월보다는 금연할 계획에 더 중점을 두고 응답하는 경향이 있는 반면 2010년도에서는 금연할 계획 여부를 생각한 후 그 다음 구체적 기간을 한 번 더 생각하여 응답하였기 때문에 두 설문에서 얻는 결과가 달라진 것이다.

3) 입력지침(coding instruction)

연구대상자에게 얻은 설문 정보를 데이터베이스화할 때 설문 내용과 응답 내용을

표 19-2 입력지침의 예

변수명	길이	속성	변수 내용과 입력상태
NO	3	문자	일련번호
Examiner	8	문자	조사자 (이름)
Age	2	숫자	연령
Sex	1	숫자	성별 ① 남 ② 여
Smoking	1	숫자	과거흡연
			① 흡연한 적이 없다
			② 과거에 피웠으나 끊었다
			③ 현재 피우고 있다

문자 그대로 입력할 수는 없는 일이다. 통계적 분석을 위해 얻어진 정보를 계산과 조작에 편리한 부호로 바꾸는 것을 코딩이라 하고 이러한 코딩 규칙을 적어 놓은 것이 입력지침이다. 일반적인 입력지침에는 변수명, 변수 길이, 변수의 속성, 변수 내용과 입력된 상태를 포함시킨다. 이렇게 정리해 놓은 입력지침은 입력자가 여럿인 경우에 반드시 필요하며, 시간이 지난 후에도 데이터베이스를 다시 분석하는데 도움이 되고, 연구자료 공유하는 경우에도 유용하기 때문에 자료구축 과정에 필수적인 작업이라 할 수 있다.

3. 자료구축 시 변수의 척도

측정의 결과를 표현한 것을 척도라고 하는데, 변수의 입력된 값 뿐만 아니라 그 변수가 가지는 개념에 따라서 척도가 결정된다. 예를 들어 자녀의 수를 0, 1, 2, 3, … 과 같은 수로 입력하는 경우와 성별에서 남자를 1로 여자를 2로 입력하는 경우 모두 숫자로 이루어져 있지만, 그 의미는 서로 다르며 분석방법도 다르다. 성별에서의 숫자 1과 2는 남자와 여자를 구분할 수 있는 것에만 의미를 가지지 대소구별을 할 수는 없다.

측정된 변수의 척도는 그 값이 가지는 의미가 분류, 순위, 사칙연산 가능 여부에 따라 명목척도, 순위척도, 간격척도, 비척도로 나눌 수 있다. 통계분석상에는 명목척도와 순위척도를 비연속변수로 부르고, 간격척도와 비척도를 연속변수로 볼 수 있다. 제3장과 제18장에서 변수의 척도에 대해 언급이 되었지만 변수의 분류와 특징은 자료구축에 있어서 기본적인 요건이기에 본 장에서도 설명을 하도록 하겠다.

1) 명목척도(nominal scale)

분류의 의미만 가지는 척도로써 성별, 혈액형, 인종, 국적 등의 변수가 여기에 해당된다. 이들 변수에서 가지는 값에는 더 좋고 나쁨 등의 우열에 대한 순위가 존재하지 않으며 사칙연산도 불가능하다.

2) 순위척도(ordinal scale)

분류의 의미뿐만 아니라 각 분류된 값의 대소관계 혹은 우열관계의 의미를 가지는 척도로써 경제적 상태를 상, 중, 하로 나타내거나 주관적 건강상태를 '안 좋다', '보통', '좋다'로 나타내는 경우 등이다. 명목척도와 마찬가지도 사칙연산은 불가능하다. 예를 들어 경제적 상태 상, 중, 하를 3, 2, 1로 코딩하였을 때 1(하)+2(중)=3(상)이 성립하지 않으며 마찬가지로 경제적 상태 중인 사람이 하인 사람보다 2배 더 경제 상태가 좋은 것은 아니다.

3) 간격척도(interval scale)

연속변수로써 분류의 의미와 대소관계의 의미를 가질 뿐 아니라 가감이 가능하나 절대 0이 존재하지 않기 때문에 곱셈, 나눗셈은 불가능하다. 섭씨나 화씨에 해당되는 상대온도가 간격척도에 해당된다. 섭씨 0도는 단순히 물의 어는점을 0도로 표현한 것이지 대상이 존재하지 않는 0의 값을 의미하는 것이 아니기 때문에 곱셈, 나눗셈이 불가능하다. 즉 섭씨 10도는 섭씨 5도보다 5도만큼 높다고 말할 수 있지만, 2배 더 따뜻하다고 말할 수는 없다.

4) 비척도(ratio scale)

연속변수로써 분류의 의미, 대소관계의 의미를 가지며 절대 0이 존재하기 때문에 사칙연산이 가능한 척도이다. 측정된 혈압, 혈당 수치, 체질량지수가 비척도에 해당된다. 비척도는 나머지 척도에 비해 가장 많은 정보량을 가지고 있고, 순위척도

표 19-3 척도의 종류의 의미

척도	척도에 담겨 있는 의미				가감승제
	분류	대소구분	차이	절대 0점	
질적 척도					
명목척도	+	−	−	−	불가
순위척도	+	+	−	−	불가
양적 척도					
간격척도	+	+	+	−	가감
비척도	+	+	+	+	가감승제

나 명목척도로의 전환이 가능하기 때문에 자료 구축 시에는 비척도로 표시하는 것이 좋다. 예를 들어 체질량지수는 비척도에 해당이 되지만, 이를 정상체중, 과체중, 비만으로 나눈다면 순위척도가 되고, 이를 다시 정상체중과 비만 2그룹으로 나누면 명목척도가 된다. 하지만 한 번 명목척도로 자료를 모으면 거꾸로 순위척도나 비척도로 전환이 불가능하다.

4. 자료의 기술학적 통계 산출

연구목적과 가설에 맞추어 적절한 척도에 따라 자료가 수집되었다면 자료를 분석하는 단계에 들어가게 된다. 하지만 가설증명을 위한 직접적인 분석을 수행하기 전 제일 먼저 해야 할 것은 수집된 자료의 기술학적 통계량을 산출하는 것이다. 많은 연구자들이 기술학적 통계분석 과정을 거치지 않고 바로 가설검정을 위한 통계분석을 바로 시행하는 경우가 많은데 이럴 경우 연구자 본인도 모르게 자칫 잘못된 결과를 도출하는 경우가 비일비재하다. 자료의 기술적 분석을 통해서 전체 데이터의 전반적인 특성과 분포, 빈도를 확인할 수 있을 뿐만 아니라 수집된 자료에서 이상치나 코딩 오류, 결측값의 유무 등을 확인할 수 있는 기회를 제공하기도 한다. 또한 가설 검정 결과를 해석하고 이해하는 데 기술적 통계분석 자료가 도움이 된다.

기술적 통계를 산출하는 경우에도 범주형 변수와 연속형 변수에 따라 달라진다. 범주형 변수의 기술 통계는 평균이나 표준편차의 개념이 없기 때문에 변수값의 빈도와 비율을 계산하는 것을 의미한다. 연속형 변수의 기술 통계는 자료의 분포를 파악하는 데 그 목적이 있다. 분포를 파악하기 위해서는 크게 분포의 중심, 분포의 퍼짐 정도, 분포의 모양을 확인한다.

1) 분포의 중심

분포의 중심을 나타내는 값으로는 평균, 중앙값, 최빈값이 있다. 평균은 모든 측정값을 더한 후 이를 관찰 수로 나누면 된다. 측정된 자료의 분포가 좌우로 대칭인 경우 평균값은 전체 자료를 가장 잘 대변하게 된다. 중앙값은 전체 측정값을 순서대로 나열하였을 때 가장 중앙에 위치하는 값으로 극단적으로 동떨어진 값에 의한 영향을 적게 받는 장점이 있지만 자료의 모든 정보를 이용하지 못한다는 단점이 있다. 최빈값은 전체 측정값 중 가장 빈도가 높은 것을 말한다. 분포가 좌우 대칭인 경우 최빈값, 중앙값, 평균은 모두 동일한 값을 가지게 되나 비대칭인 경우 왜도에 따라 달라진다(그림 19-3).

2) 분포의 퍼짐 정도

분포의 퍼짐 정도는 개개의 측정된 값들이 서로 얼마나 흩어져 있는지를 의미하는 것으로 표준편차, 분산, 범위, 사분위수 범위 등으로 나타낼 수 있다. 표준편차와 분산은 가장 널리 사용되는 분산도이다. (관찰값-평균)으로 계산되는 편차 제곱의 합을 전체 대상 수로 나눈 평균값을 분산이라 하며, 분산에 제곱근을 취한 것을 표준편차라 한다. 범위는 측정값 중 (최대값-최소값)을 말하는데 범위는 극단적인 값에 의한 영향을 크게 받는다는 단점이 있다. 이에 비해 제1사분위수와 제3사분위수 사이의 범위를 지칭하는 사분위범위는 전체 관측치의 50%를 포함하며 극단값의 영향을 받지 않는다.

3) 분포의 모양

분포의 모양은 왜도와 첨도로 나타낼 수 있는데 왜도는 분포가 기울어진 방향과 정도는 나타내는 양으로서 분포의 비대칭 정도를 나타내는 척도이며, 첨도는 분포의 모양이 얼마나 뾰족한가를 나타내는 양을 말한다.

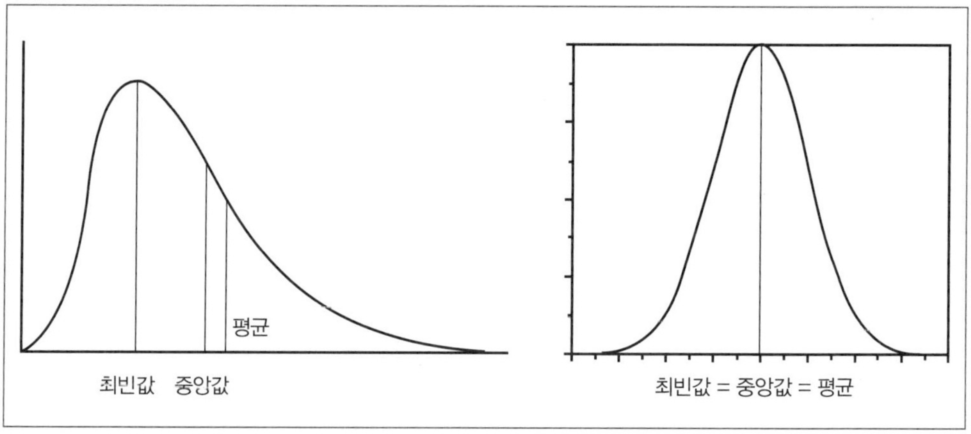

그림 19-3 비대칭 분포와 대칭 분포에서의 최빈값, 중앙값, 평균의 관계

5. 그래프를 이용하여 자료 파악하기

흔히 의학연구에서 자주 사용되는 그래프는 막대도표, 원도표, 선형 그래프, 히스토그램, 산점도 등이 있다. 그래프를 이용하면 자료의 특성을 한눈에 파악할 수 있기 때문에 자료를 파악하기 위해 자료수집 중 혹은 자료 분석 전에 그래프를 이용하는 것이 매우 유용하다. 변수의 척도에 따라 그릴 수 있는 그래프의 종류는 달라진다. 자료의 척도가 명칭척도인 경우에는 막대도표나 원도표로 나타낼 수 있고, 비척도인 경우 선형 그래프, 히스토그램, 산점도로 나타낼 수 있다.

1) 막대 그래프

명목척도나 순위척도로 측정된 변수값의 크기를 막대의 길이로 표시한 도표이다. 모든 막대는 동일한 폭을 가지며 막대의 높이가 변수값의 크기와 비례한다. 또한 가로축에서 막대는 일정한 간격으로 떨어져 있으며 이 간격에는 아무런 의미를 가지지 않는다. 세로축은 변수값의 크기를 의미하는데 눈금은 0으로 시작하는 것이 일반적이다.

2) 원도표

원도표는 전체를 구성하는 각 요소들의 비율을 이용하여 부채꼴 모양으로 나타낸

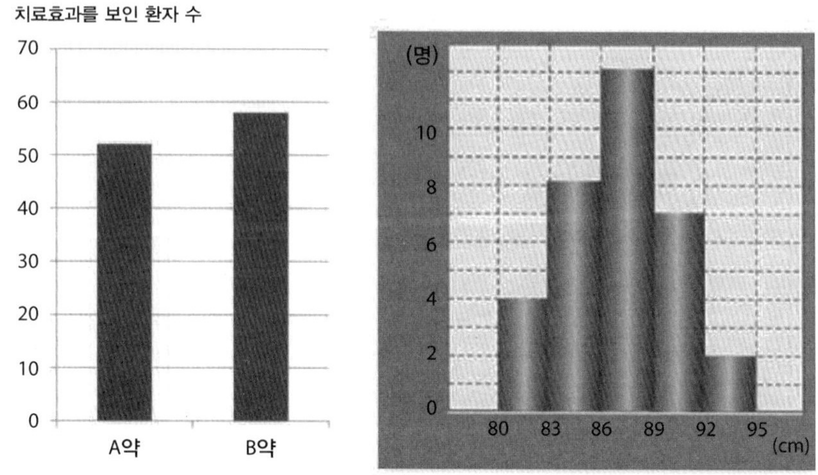

	히스토그램	막대도표
가로축 변수	간격, 비척도	명목, 순위 척도
눈금	일정한 눈금 간격이 동일	눈금이 없다
막대의 폭	계급의 간격 표시	폭이 동일 폭의 의미 없음

그림 19-4 막대그래프와 히스토그램의 예와 차이

그래프를 말한다. 각 구성 요소의 비율을 한눈에 파악할 수 있는 시각적 장점이 있는 반면에 하나의 원에 표시할 수 있는 부분의 수에 제한이 있고, 너무 적은 비율을 점유하는 요소는 원도표 안에 표시하기가 어려운 단점이 있다.

3) 히스토그램

비척도로 측정된 자료의 도수를 막대 모양의 그림으로 나타내 주는 그래프이다. 막대그래프와 달리 가로축에는 측정된 변수값의 범위에 따라 구간이 나누어져 있고, 각 구간은 동일 간격을 가진다. 세로축에는 각 구간의 값을 가지는 도수로 나타낸다. 비척도로 측정된 자료이기 때문에 각 막대는 가로축을 따라 서로 붙여서 그린다.

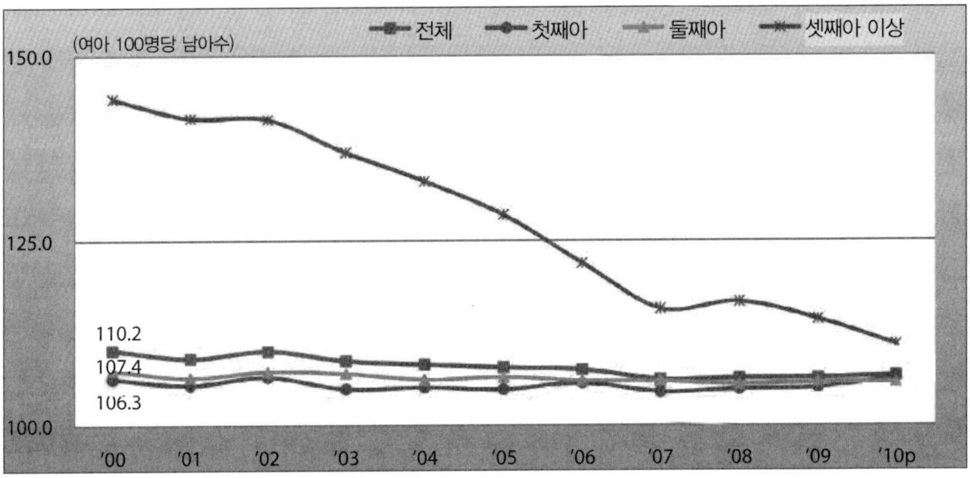

그림 19-5 선형 그래프의 예 (연도별 여아 100명당 남아수, 통계청 자료)

4) 선형 그래프

가로축의 변수값이 간격척도나 비척도로 측정된 경우에는 선형 그래프로 나타낼 수 있는데 가로축의 변수값이 변화함에 따라 세로축의 도수의 변화를 파악하기에 유용한 방법이다. 특히 다음 예와 같이 가로축의 변수가 시간인 선형 그래프 경우 시계열 그래프라고도 한다. 선형 그래프에서 가로축과 세로축에 눈금 간격이 정해져 있지는 않지만 각 눈금의 간격이 각 비척도 간격과 비례하게 그려야 한다.

5) 산점도

간격척도 혹은 비척도로 측정된 이변량 자료를 표시할 때 좋은 그래프이다. 한 변수가 차지하는 값을 가로축에 취하고, 또 다른 변수가 차지하는 값은 세로축에 취하여 각 변수의 값이 교차하는 좌표에 해당 측정값을 점으로 표시한 것이다. 산점도를 통해 두 변수 간의 대략적인 상관 정도를 파악할 수 있다.

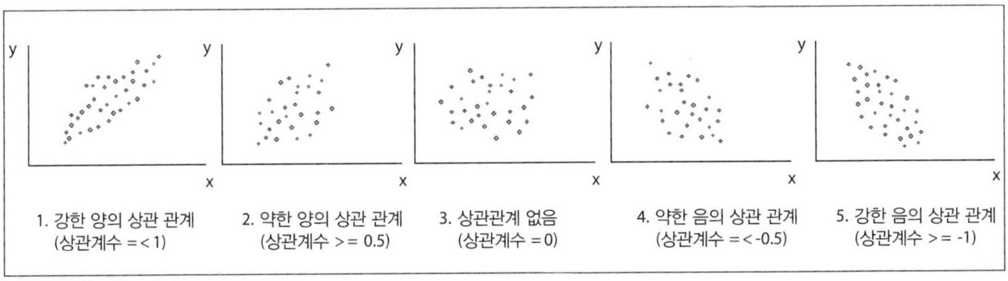

그림 19-6 산점도의 예

독립변수	종속변수	적용해야 할 통계분석법
명칭척도	비척도	
정상군/환자군	뇌혈압 차이	
	독립적 자료	– 평균치 분석 (t–test)
	짝지은 자료	– paired t–test
순위척도	비척도	
정상군/중등도군/고혈압군	S–catecholamine치	분산분석법 (ANOVA)
비척도	비척도	
고혈압	뇌혈압	회귀분석/상관분석
비척도	비척도	
고혈압+동맥경화증	두개강내압	공분산분석 (ANCOVA)
명칭척도	명칭척도	
정상군/환자군	뇌종양 발생률	chi–square test
		logistic regression
순위척도	명칭척도	
정상군/중등도군/고혈압군	뇌종양 발생률	test for trend
명칭척도	명칭척도+비척도	
악성뇌종양군/양성뇌종양군	생존여부+생존기간	생존분석

6. 변수의 척도에 따른 통계분석방법

측정된 변수의 척도와 가설에 따라 통계분석방법이 다르게 마련이다(표 18-1). 본 절에서는 자료의 특성에 따른 통계분석법을 소개하고 간략하게 정리하였다.

정상군과 환자군에서 뇌혈압의 평균에 차이가 있는지 여부를 보고자 한다면, 독립변수는 이분형 명칭척도이며 종속변수는 비척도가 되어 평균치 분석T-test 혹은 짝지은 평균치 분석Paired t-test을 하면 된다. 독립변수가 순위척도이고 종속변수가 비척도인 경우 독립변수의 각 범주에 따른 종속변수의 차이가 있는지 검정하기 위해서는 분산분석법을 하고, 통계적 유의성이 관찰되면 사후검정을 시행한다. 독립변수와 종속변수가 모두 비척도인 경우 회귀분석이나 상관분석을 할 수 있으며, 하나의 연속변수에 대해 보정한 후의 비척도와 비척도와의 관련성을 분석하고자 한다면 공분산분석을 시행한다. 명칭척도와 명칭척도와의 관련성 여부에 대한 검정은 카이제곱 검정 혹은 맥네마 검정(짝지은 자료의 경우)을 시행하고, 교란변수를 보정하기 위해 다변량분석을 하는 경우에는 로지스틱 회귀분석을 하고, 독립변수가 순위척도인 경우 경향성 검정을 한다.

같은 가설을 가지고 분석을 하더라도 변수의 척도에 따라 통계적 분석은 달라진다. 다음은 혈압이 높은 것과 혈당이 높은 것이 서로 관련성이 있는지에 대한 동일한 가설을 가지고 변수척도에 따라 다른 분석을 한 것이다.

- 정상 혈압군과 비정상혈압군에서의 혈당 평균 비교: 혈압에 따라 정상군과 비정상군으로 명칭척도로 두 군으로 나눈 후 각 그룹에서의 혈당의 평균치를 비교하고자 한다면 평균치 분석(T-test)을 한다.
- 정상 혈압군, 고혈압위험군, 고혈압군에서의 혈당 차이가 있는지 비교: 혈압에 따라 정상군, 고혈압위험군, 고혈압군으로 세 군(명칭척도나 순위척도로 나누어짐)으로 나눈 후 각 그룹에서의 혈당의 평균치를 비교하고자 한다면 분산분석을 한다.
- 수축기 혈압과 공복 시 혈당과의 상관성: 연구대상자의 수축기 혈압 수치(비척도)와 공복시 혈당(비척도)에 대해 산점도를 그리고, 상관분석을 할 수 있다. 만약 두 요인 간에 인과관계를 설명하고자 한다면 상관분석 후 선형회귀분석을 한다.
- 정상 혈압군과 비정상혈압군에서 당뇨병 유병률 비교: 비척도로 측정된 혈압과 혈당을 임상적 의미에 따라 정상 혈압군과 비정상혈압군, 정상혈당군과 비정상혈당군으로 각각 이분형 척도인 명칭척도로 구분한다면 2×2 교차표가 만들어지며, 카이제곱 검정을 시행한다. 비만과 같은 교란변수를 보정하고자 한다면 만텔-헨젤 카이제곱 검정 또는 이분형로지스틱 회귀분석을 한다. 혈압에 대한 그룹을 3개 이상의 순위 변수로 만들었다면 경향성 검정을 통해 "~하면 할수록 더 ~하다."라고 말할 수 있다.

변수를 어떤 척도로 변형하여 분석을 하느냐에 대한 정답은 없다. 다만 연구자의 연구목적과 가설을 가장 잘 설명해 줄 수 있는 방법을 선택하는 것이 우선이다.

참고문헌

안윤옥. 보건통계학의 이해. 정문각. 2008.

안재억. 의학 보건학 통계분석. 한나래아카데미. 2012.

유근영. 의학통계의 이해. 한나래아카데미. 2013.

이만갑. 사회조사방법론. 학현사. 1988.

질병관리본부. 지역사회건강조사. 2009(http://chs.cdc.go.kr/chs/index.do)

질병관리본부. 지역사회건강조사. 2010(http://chs.cdc.go.kr/chs/index.do)

Bouma GD. The Research Process, Rev. ed. New York; Oxford University Press. 1993.

James F. Jekel et al.. Epidemiology. Biostatistics, and Preventive Medicine. Philadelphia. Elsevier Health Sciences. 2007.

제20장

메타분석의 의학적 적용

박소희 연세대학교 보건대학원

1. 메타분석의 개요

메타분석은 어떤 특정한 연구 주제에 대해 행해진 여러 독립적인 연구의 결과를 결합하는 통계적 분석방법으로 지난 수십 년 동안 교육학, 심리학 등의 사회과학 분야에서 주로 적용되어 왔으며 근래에는 의약학, 보건 분야에서도 근거중심의 의사결정 과정의 중요성이 부각됨에 따라 활발히 사용되고 있는 분석방법이다. 메타분석은 같은 목적을 가지고 시행된 여러 연구들의 결과를 합리적이고 체계적으로 결합하는 방법으로써 각각의 연구가 가진 제약조건(예: 제한된 표본수, 한정된 대상자의 범위 등)을 극복할 수 있는 장점이 있다. 여러 연구를 결합한 메타분석은 한 개의 연구에 비해 여러 연구가 통합됨으로써 통계적 검정력이 높아진다. 또한 다양한 지역과 연구대상자 선정 기준을 가진 여러 연구들을 함께 결합함으로써 연구의 결과를 일반화시키는 것이 단일 연구에서보다 가능하다.

전통적인 문헌고찰은 각 연구에서 여러 변수들 간의 연관성을 체계적으로 결합하거나 연구 간 차이를 탐색하기 위한 통계적인 방법을 동반하지 않으므로 비효율적인 반면, 메타분석에서는 통계방법을 적용함으로써 가장 큰 장점은 효과크기를 결합할 수 있을 뿐 아니라 각 연구들의 차이를 탐색할 수 있는 통계적인 접근이 가능하다. 메타분석을 수행함으로 개별 연구 간 효과추정치의 일관성을 조사할 수 있으며, 연구 간 차이가 난다면 그 이유를 찾아보는 등 개별 연구들이 목표하지 않은 질문에도 답할 수 있으며 이러한 과정에서 상반된 연구들 간의 논쟁을 조정하거나 새로운 가설을 만들어낼 수도 있다.

이러한 여러 장점이 있음에도 불구하고, 메타분석방법은 많은 쟁점 사항이 되기도 하였는데, 이는 결과변수들이 다른 여러 연구결과들을 무분별하게 결합하거나 통계적 방법을 제대로 이해하지 못한 채 결과를 내는 등의 부작용을 초래할 수 있는 위험이 있기 때문이었다. 그러나 메타분석을 적절히 수행한다면 의미 있는 결론을 도출해 낼 수 있는 도구로 유용하게 활용될 수 있다.

2. 문헌검색과 논문 선정

1) 메타분석 수행 전 고려사항

메타분석이 적합한 자료의 조건으로 연구 주제에 대한 충분한 선행연구 결과물이 있어야 한다. 또한 메타분석 수행 전에는 아래와 같은 사항들이 고려되어야 한다.

- 무엇을 비교할 것인가?
- 각 비교에서 어떤 (중재)결과를 사용할 것인가?
- 각 비교에서 효과에 대한 최적의 요약통계량은 무엇인가?
- 각 비교 내의 개별 연구결과들은 유사한가?
- 개별 연구의 요약통계량은 얼마나 신뢰할 만한가?

따라서 각 연구에서는 효과크기effect size를 도출할 수 있는 정보가 문헌에 있어야 한다. 예를 들어 연속형의 결과변수의 경우 평균과 표준편차, 군당 연구대상자 수 등이 해당되고, 이산형 결과변수의 경우 상대위험도relative risk, RR나 오즈비odds ratio, OR, 또는 이를 구할 수 있는 정보가 해당된다.

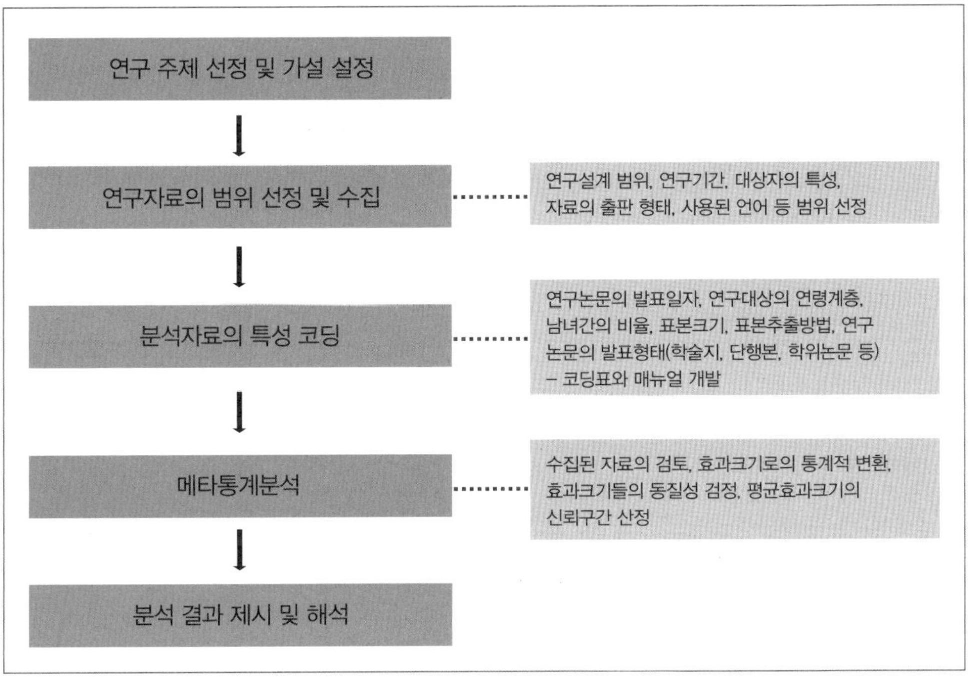

그림 20-1 메타분석의 절차

2) 문헌 검색

일반적으로 메타분석은 그림 20-1과 같은 절차를 따른다. 연구의 질문 또는 가설은 명확하고 구체적으로 설정해야 한다. 연구자료의 범위를 설정할 때는 연구설계(Randomized Clinical Trial, 코호트 연구, 환자-대조군 연구 등), 연구기간, 대상자의 특성(인종, 지역, 성별, 연령 등의 조건), 자료의 출판 형태(미출판 자료를 포함할지), 사용된 언어(영어, 한국어, 이외 언어를 포함할지) 등을 결정해야 한다. 검색엔진을 통해 수집된 문헌들을 검토하는 과정에서 그 문헌에서 인용된 추가 문헌이 있으면 연구자료에 함께 포함한다.

문헌 검색에서는 학술지에 출판된 문헌들만 포함할 것인지, 미발표 논문들도 포함할 것인지, 효과크기가 극단값인 연구결과도 포함을 할 것인지 등을 결정해야 한다. 의학 보건학 분야 문헌 검색은 주로 아래의 검색엔진을 이용한다.

표 20-1 메타분석에 이용되는 의학보건학 문헌 데이터 베이스

PubMed	www.ncbi.nlm.nih.gov/pubmed/
EMBASE	http://www.embase.com/
Ovid-MEDLINE	http://ovidsp.tx.ovid.com/
The Cochrane Library	http://www.thecochranelibrary.com
KoreaMed	http://www.koreamed.org
한국의학논문데이터베이스	http://kmbase.medric.or.kr/
국회도서관	http://www.nanet.go.kr
의학연구정보센터	http://www.medric.or.kr/

3) 연구의 질 평가

연구의 질을 평가할 때 연구설계에 따른 우선순위는 아래와 같다.

① 대규모 무작위 임상시험large randomized controlled trial
② 소규모 무작위 임상시험small randomized controlled trial
③ 전향적 코호트 연구prospective cohort study
④ 환자-대조군 연구case-control study
⑤ 환자 시리즈 연구case series study
⑥ 환자 사례case report
⑦ 전문가 의견expert opinion

무작위 임상연구와는 달리 코호트 연구 또는 환자-대조군 연구 등의 관찰 연구들을 결합하여 메타분석을 수행할 때는 연구의 다양성으로 인해 고려해야 할 점이 더욱 많다. 상세 내용은 여러 고려할 점들이 잘 다루어진 종설 논문을 참고하기 바란다.

3. 효과크기와 가중치

1) 자료의 종류 및 요약통계량

결과변수가 이분형 자료인 경우 위험비risk ratio, 상대위험도relative risk, RR, 오즈비odds ratio, OR, 위험차risk difference, RD 등의 요약통계량을 사용할 수 있으며, 결과변수가 연속형 자료인 경우에는 평균차mean difference, MD, 또는 표준화 평균차standardized mean

표 20-2 심근경색(MI) 환자에서 streptokinase의 효능을 평가하기 위한 임상시험 결과

Trial Number	Trial Name	Publication Year	Intervention Group		Control Group	
			Total	Deaths	Total	Deaths
1	Fletcher	1959	12	1	11	4
2	Dewar	1963	21	4	21	7
3	1st European	1969	83	20	84	15
4	Heikinheimo	1971	219	22	207	17
5	Italian	1971	164	19	157	18
6	2nd European	1971	373	69	357	94
7	2nd Frankfurt	1973	102	13	104	29
8	1st Australian	1973	264	26	253	32
9	NHLBI SMIT	1974	53	7	54	3
10	Valere	1975	49	11	42	9
11	Frank	1975	55	6	53	6
12	UK Collab	1976	302	48	293	52
13	Klein	1976	14	4	9	1
14	Austrian	1977	352	37	376	65
15	Lasierra	1977	13	1	11	3
16	N German	1977	249	63	234	51
17	Witchitz	1977	32	5	26	5
18	2nd Australian	1977	112	25	118	31
19	3rd European	1977	156	25	159	50
20	ISAM	1986	859	54	882	63
21	GISSI–1	1986	5860	628	5852	758
22	ISIS–2	1988	8592	791	8595	1029

출처: Sterne et al. 2001, http://www.systematicreviews.com

difference, SMD를 사용할 수 있다. 표준화 평균차SMD는 각 군 간의 해당 결과의 평균값 차이를 전체 참여자의 해당 결과의 표준편차로 나눈 값으로 각 연구의 표준편차값이 필요하다. 생존형 자료의 경우 hazard ratio를 요약통계량으로 사용할 수 있다.

2) 효과크기 결합과 가중치

예를 들어 심근경색 환자를 대상으로 streptokinase의 효능을 평가하기 위해 수행한 임상시험 결과를 보고한 문헌 검색한 결과 표 20-1과 같은 자료를 구축했다고 하자.

위 자료에서는 이분형 종속변수에 대한 두 군 간 비교이므로 효과크기로 오즈비 또는 상대위험도를 고려할 수 있다. 각각의 연구에서 산출되는 효과크기effect size, ES를 결합하는 방법으로 가장 간단하게는 여러 효과크기들의 단순 평균을 생각할 수 있으나, 이는 각각의 연구의 신뢰수준이 다른 것을 고려하지 못하므로, 각 연구의 중요도 또는 신뢰도에 따라 가중치weight를 달리하여 가중평균을 구하는 방법을 적용한다.

$$\overline{ES} = \frac{\sum w \times ES}{\sum w} \quad \text{(w: weight)}$$

각 연구의 가중치로 다음을 고려할 수 있다.

- 연구대상자 수sample size, n
- 사건발생률event rate
- 정밀도precision: 모수 추정치에 대한 분산에 반비례하도록 가중치 설정inverse of variance
- 연구의 질

대부분의 통계 소프트웨어에서는 기본적으로 정밀도를 가중치로 고려한다.

4. 이질성 검정

연구들 간의 이질성이 있는지는 Cochran의 Q-검정과 Higgins의 I^2 통계량을 이용하여 평가한다.

1) Cochran의 Q-검정

Cochran의 Q-검정은 각 연구에서의 효과크기가 동질하다는 귀무가설을 검정하므로 p값이 유의해서 귀무가설을 기각하게 되면 최소한 하나의 효과크기가 다른 연구가 있으므로 효과크기들을 단순 결합하지 않는 것이 원칙이다. 귀무가설이 기각되지 않으면 메타분석에서 효과크기를 결합해도 무방하다. Cochran의 Q-검정은 메타분석에 포함되는 연구의 개수가 적은 경우에는 검정력이 너무 낮아지게 되어 실제로 연구 간 이질성이 존재함에도 유의한 결과를 보이지 못하는 문제가 있어서, Higgins의 I^2 통계량을 함께 고려하여 이질성을 판단한다.

$$Q = \sum_{i=1}^{g} w_i (ES_i - \overline{ES})^2 \sim \chi^2_{(g-1)}$$ (자유도=g-1, g: 사용된 연구의 수)

2) Higgins의 I^2 통계량

Higgins의 I^2 통계량은 Cochran의 Q 통계량에 따라 아래와 같이 계산되며 메타분석에 포함된 모든 연구들의 총 변동량 중 이질성에 의한 분율(%)로 해석된다. 음수로 산출되는 값은 0으로 고려하여 0%에서 100%까지의 값으로 계산되며, 일반적으로 약 75%가 넘게 되면 연구들 간 높은 이질성이 존재하는 것으로 판단한다.

$$I^2 = \left(\frac{Q - df}{Q} \right) \times 100\%$$ (df=g-1, g: 사용된 연구의 수)

심근경색 환자의 임상시험 자료(표 20-1)에 Stata를 이용하여(메타분석을 위한 통계 프로그램은 이 장 9절 참고) 메타분석을 수행한 아래 결과를 보면, 이질성 검정(Heterogeneity chi-squared=30.41, df=21, p=0.084)이 유의수준 0.05에서 유의하지 않고, I^2=30.9%로 뚜렷한 이질성을 보이지는 않으므로 수집된 22개의 연구결과를 결합해도 좋다.

5. 메타분석 결과 제시

메타분석 결과를 요약해서 제시하는 방법 중 하나로 숲그림forest plot이 사용된다. 이 그림은 각 연구들의 효과크기와 신뢰구간을 제시하고 맨 아래에 메타분석에서 결합된 효과크기와 신뢰구간을 함께 제시해 준다. 더불어 각 연구의 가중치 및 이질성 검정 결과도 그림 안에 함께 제시한다. 심근경색 임상시험 자료 예제의 forest plot(그림 20-2)을 보면 22개의 연구에 대한 각각의 RR값과 신뢰구간이 제시되어 있고, RR값을 나타내는 점추정치 주변의 회색 네모크기는 가중치에 비례하게 설정되어 있다. 표 20-1에서도 연구대상자 수가 방대했던 마지막 두 연구(GISSI-1, ISIS-2)의 가중치가 전체의 약 75%를 차지하는 것을 볼 수 있다. 그림 맨 아래에 다

Study	RR	[95% Conf.	Interval]	% Weight
Fletcher	0.229	0.030	1.750	0.18
Dewar	0.571	0.196	1.665	0.30
1st European	1.349	0.743	2.451	0.64
Heikinhimo	1.223	0.669	2.237	0.75
Italian	1.011	0.551	1.853	0.78
2nd European	0.703	0.534	0.925	4.10
2nd Frankfurt	0.457	0.252	0.828	1.22
1st Australian	0.779	0.478	1.268	1.39
NHLBI SMIT	2.377	0.649	8.709	0.13
Valere	1.048	0.481	2.282	0.41
Frank	0.954	0.332	2.801	0.26
UK Collab	0.895	0.626	1.281	2.25
Klein	2.571	0.339	19.481	0.05
Austrian	0.608	0.417	0.886	2.68
Lasierra	0.282	0.034	2.340	0.14
N German	1.151	0.840	1.604	2.24
Witchitz	0.813	0.263	2.506	0.24
2nd Australian	0.850	0.537	1.345	1.29
3rd European	0.510	0.333	0.780	2.11
ISAM	0.880	0.619	1.250	2.65
GISSI-1	0.827	0.749	0.914	32.34
ISIS-2	0.759	0.704	0.839	43.86
M-H pooled RR	0.799	0.755	0.845	100.00

Heterogeneity chi-squared=30.41(d.f.=21) p=0.084
I-squared(variation in RR attributable to heterogeneity)=30.9%
Test of RR=1 : z=7.75 p=0.000

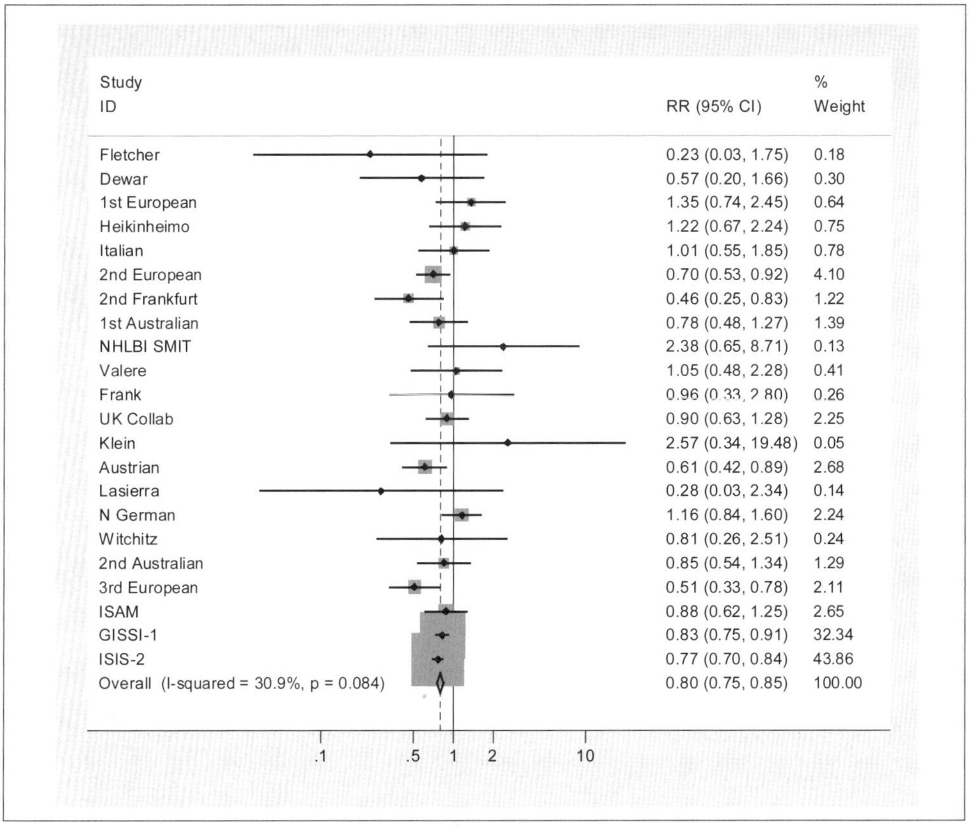

그림 20-2 심근경색 임상시험 자료의 메타분석 결과와 Forest plot

이아몬드는 정 중앙이 전체를 결합한 RR값을 의미하고 다이아몬드의 양 끝이 결합된 효과크기의 신뢰구간을 의미한다. 이 예제에서는 22개의 임상연구를 결합한 결과 streptokinase를 투여한 심근경색 환자군에서 위약을 투여한 군에 비해 사망할 위험이 약 20% 유의하게 감소하였음을 보인다(RR=0.80, 95% CI: 0.75-0.85).

6. 고정효과모형(fixed effect model)과 변량효과모형(random effects model)

대부분의 메타분석은 두 가지 통계모형에 기반하는 데 이는 고정효과모형fixed effect model과 변량효과모형random effects model이다. 고정효과모형에서는 효과크기의 참값이 분석에 사용된 모든 연구에서 동일하다는 것을 가정하는 반면, 변량효과모형에서는 효과크기의 참값이 연구들마다 다를 수 있으며 각 연구는 어떠한 분포로부터 임의로 추출된 표본이라고 가정한다. 따라서 변량효과모형에서는 단순 표본오차뿐 아니라 각 연구의 효과크기와 전체 효과크기 평균값의 차이에서 오는 변동량을 함께 고려한다. 따라서 변량효과모형에서는 각 연구의 가중치가 이 두 가지 변동량에 따라 결정된다. 변량효과모형에서 효과크기의 추정을 위해서는 가중최소제곱 추정법weighted least squares estimation method, WLS이 가장 널리 쓰이는데, 방법론을 개발한 사람들의 이름을 따서 DerSimonian-Laird(D-L) 추정법이라 일컫는다.

만일 연구 간 이질성이 전혀 존재하지 않는다면 고정효과모형과 변량효과모형의 결과가 같게 나올 것이지만, 실제 메타분석을 수행하는 경우에는 연구설계, 대상자의 특성, 중재방법 등에 따라 각 연구에서 효과크기의 참값이 다를 경우가 더 많을 것이다. 변량효과모형은 고정효과모형과 비교했을 때 사이즈가 큰 연구에 다소 적은 가중치를 부여하고 사이즈가 작은 연구에 다소 큰 가중치를 부여하며, 효과크기 추정치의 신뢰구간이 고정효과모형에서보다 더 넓게 산출된다. 일반적으로는 고정효과모형을 우선적으로 고려했다가 연구간 이질성 검정을 통해 이질성이 존재하는 경우에 변량효과모형을 이용하는데, 고정효과모형과 변량효과모형 중 어떤 모형을 선택할 것인가는 이질성 검정 외에도 연구자가 각 연구들의 효과크기가 동일하다는 가정이 맞는지 아니면 어떤 분포에서 무작위 추출된 표본이지에 대한 판단에 따를 것을 추천한다.

7. 연구 간 이질성 탐색 방법

변량효과모형random effects model이 연구들 간의 이질성을 어느 정도 고려해 준다 하더라도, 연구들 간 이질성이 왜 존재하는지를 설명해 주지는 못한다. 연구들 간 이질성이 존재하는 이유를 체계적으로 탐색하는 것 자체가 메타분석 단계에서 의미가 있을 수 있으며 이러한 탐색은 단일연구에서는 불가능하다. 연구간 이질성 탐색은 주로 두 가지 통계적 방법으로 접근할 수 있는데 하나는 부집단 분석subgroup analysis이고 다른 하나는 메타회귀분석meta regression이다.

1) 부집단 분석(subgroup analysis)

부집단 분석은 연구들을 명시된 기준에 따라 나누어서 각 집단별로 메타분석을 따로 수행하는 것이다. 이때 부집단을 나누는 명확한 정의를 내리는 것이 필수적이다. 부집단을 나누는 기준은 연구의 특성(예: 연구설계, 중재 방법, 대조군, 연구의 질 관리, 추적기간 등)에 따르거나 또는 연구대상자의 특성(예: 연구대상자의 평균 연령, 남녀 성비, 건강상태 등)에 따라서 나눌 수 있다.

2) 메타회귀분석(meta regression)

메타회귀분석은 종속변수를 각 연구의 효과크기로 하고 설명변수를 각 연구에서 이질성을 설명할 것으로 예상되는 연구(또는 연구대상자)의 특성을 나타내는 값들로 하여 선형회귀분석을 수행하는 것이다. 이때 각 연구의 정밀도에 따라 가중치를 부여하는 가중회귀분석을 수행하게 된다. 메타회귀분석의 예로 BCG 예방접종이 결핵 예방 효과가 있는지를 메타분석한 Colditz et al(1994)의 연구를 들 수 있다. 아래 결과에서 이질성 검정을 위한 Q-통계량은 매우 유의하였고($p<0.001$), I^2=92.1%로 연구들 간 이질성이 명백히 존재함을 알 수 있으며 forest plot에서도 이질성을 볼 수 있다(그림 20-3).

이에 Colditz et al은 연구 간 효과크기가 왜 크게 다른지를 메타회귀분석을 통하여 설명하고자 하였다. 연구들의 이질성을 설명할 변수로 지역의 위치(latitude: 적도로부터의 거리)를 고려하면 다음과 같은 메타회귀분석 결과를 얻는다.

위 결과에 따르면 경도latitude가 높은 지역에서 BCG 예방접종의 효과가 더욱 큰 경향을 보였고, 연구들 간 효과크기의 이질성의 약 60%가 지역의 위치(적도로부터의 거리)로 인해 설명되는 것을 알 수 있다. 자료를 산점도로 나타낸 그래프는 회귀모델 적합선fitted line을 함께 보여주고 각 연구를 나타낸 동그라미의 크기는 가중치에 비례하게 제시한다(그림 20-4).

study	ES	[95% Conf.	Interval]	% Weight
Canada	0.205	0.086	0.486	6.35
Northern USA	0.411	0.134	1.257	5.04
Northern USA	0.456	0.387	0.536	10.12
Chicago	0.254	0.149	0.431	8.37
Chicago	0.260	0.073	0.919	4.41
Georgia (School)	1.562	0.374	6.528	3.80
Puerto Rico	0.712	0.573	0.886	9.95
UK	0.237	0.179	0.312	9.72
Madanapalle	0.804	0.516	1.254	8.88
Georgia (Community)	0.983	0.582	1.659	8.40
Haiti	0.198	0.078	0.499	6.01
South Africa	0.625	0.393	0.996	8.75
Madras	1.012	0.895	1.145	10.22
D+L pooled ES	0.490	0.345	0.695	100.00

Heterogeneity chi–squared=152.23(d.f.=12) p=0.000
I–squared(variation in ES attributable to heterogeneity)=92.1%
Estimate of between–study variance Tau–squared=0.3088
Test of ES=1 : z=4.00 p=0.000

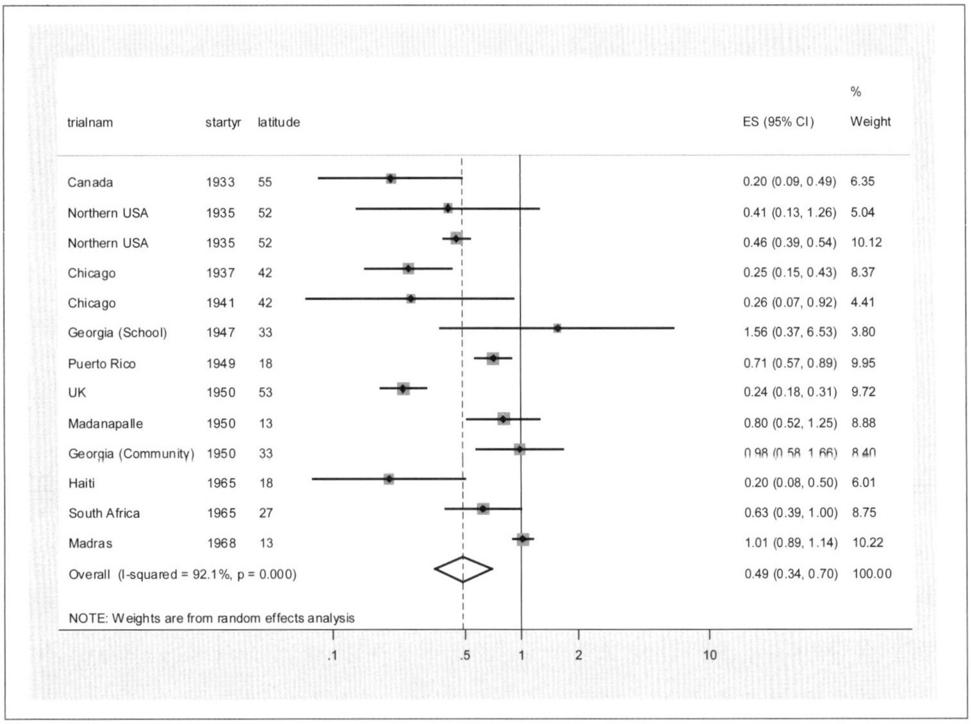

그림 20-3 BCG 접종의 결핵 예방효과에 대한 메타분석 결과와 Forest plot

Meta–regression
REML estimate of between–study cariance
% residual variation due to heterogeneity
Proportion of between–study variance explained
With Knapp–Hartung modification

Number of obs = 13
Tau2 = .1228
I–squared_res = 73.55%
Adj R–squared = 60.81%

logrr	Coef	Std. Err.	t	p>|t|	[95% Conf. Interval	
latitude	–.024509	.0085041	–2.88	0.015	–.0432264	–.0057915
_cons	.1286149	.3124064	0.41	0.688	–.5589869	.8162166

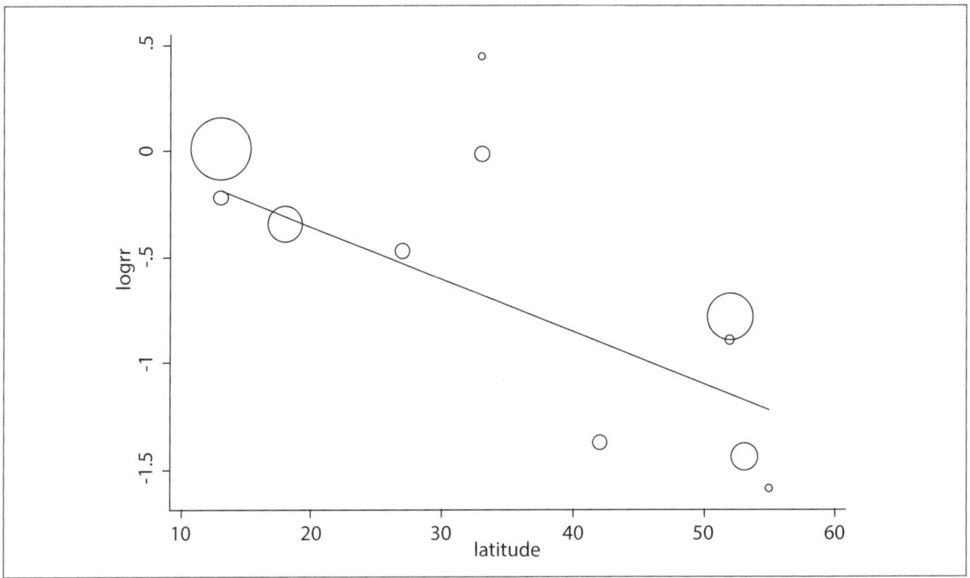

그림 20-4 BCG 예방접종 자료를 이용한 메타회귀분석 그래프

*각 연구가 수행된 지역의 위치(적도로부터의 거리)에 따른 효과크기(로그변환된 상대위험도)

8. 출판 바이어스(publication bias)

메타분석 수행을 위한 문헌 검색을 하다 보면 학술지 등에 출판된 결과물을 위주로 수집하게 된다. 일반적으로 학술지에 출판된 결과는 유의한 연관성을 보이거나 차이를 보이는 연구들이 대부분인데, 이는 아무 연관성을 보이지 않는 연구결과들은 학술지의 편집자들이 선호하지 않기 때문이며, 이러한 이유로 출판된 결과물들만을 가지고 분석을 하게 되면 결합된 효과크기는 실제보다 큰 쪽으로 과장되는 바이어스가 생길 수 있다. 메타분석을 위해 수집된 자료에 출판 바이어스가 있는지 확인하는 방법으로 그래프를 통해 확인하는 방법인 깔대기 그림funnel plot이 있다. 그림 20-3과 같이 x-축에 효과크기를, y-축에 연구의 정밀도(예: 효과크기의 표준

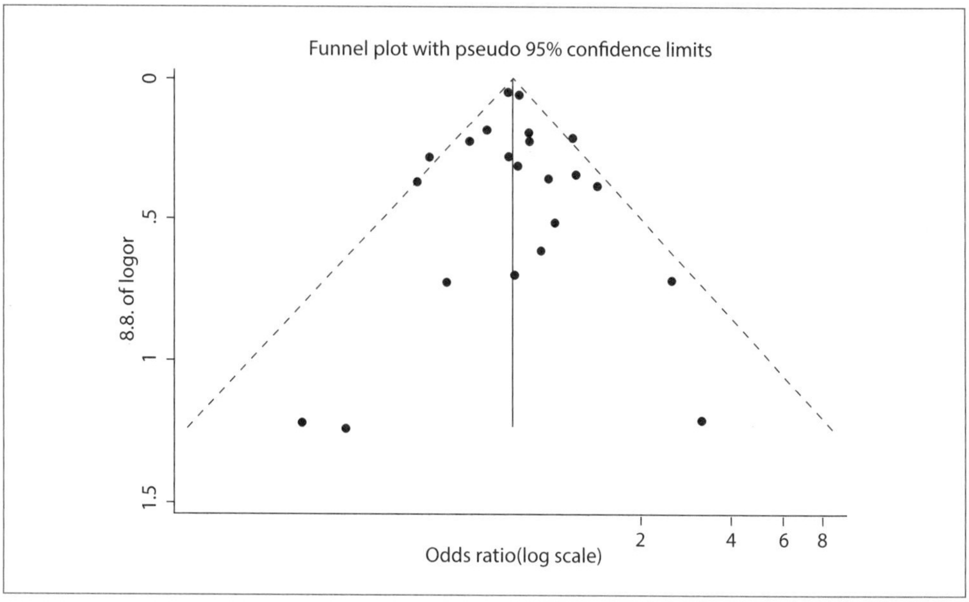

그림 20-5 출판 바이어스 확인을 위한 funnel plot

오차 등)를 나타내는 산점도를 그리면, 정밀도가 높은 연구들은 추정된 효과크기의 변동폭이 적고 정밀도가 낮은 연구들(대상자수가 적은 연구)은 효과크기의 변동폭이 큰 관계로 점들은 깔대기를 엎어놓은 모양이 된다(그림 20-5 참조). 만일 정밀도가 낮은 연구들 중 유의하지 않게 나온 결과negative findings들은 출판되지 못해서 출판 바이어스가 존재한다면 이 산점도는 대칭적이지 못하고 한쪽으로 치우치게 된다.

9. 메타분석 프로그램

1) RevMan

메타분석을 위해 사용되는 프로그램 중 코크란 협회에서 무료로 제공하는 프로그램이다. 메타회귀분석 등의 다양한 통계분석은 수행할 수 없는 제한점이 있다.

http://ims.cochrane.org/revman

2) Stata

일반적인 통계분석 소프트웨어 프로그램인 Stata 안에 메타분석을 위한 모듈이 포함되어 있으므로, 자료 관리와 다른 통계분석 수행을 한 소프트웨어 프로그램 안에서 사용할 수 있다는 장점이 있다. Stata 사용자들에 의한 모듈이 지속적으로 업데이트되고 있으며, 통계분석적인 측면에서 많은 접근이 가능한 소프트웨어로 메타분석을 수행한 학술지 논문 발표에서 많이 사용되고 있다. 그동안 The Stata Journal에 사용자들이 실제 예제를 이용하여 메타분석을 다양하게 적용한 내용의 기술보고서들을 집대성하여 책으로 엮은 Meta-Analysis in Stata: An updated collection from the Stata Journal은 최근 업데이트된 모듈의 적용법과 사용자 팁을 제공하고 있다.

http://www.stata.com/

3) Comprehensive Meta Analysis(CMA)

메타분석을 위해 개발된 소프트웨어 프로그램으로 그래프 모양이 비교적 세련되었으며, 효과크기 계산을 위해 다양한 형태의 자료 입력이 가능하고 프로그램에서 효과크기로 변환해 주는 편리한 기능을 갖춘 프로그램이다.

http://www.meta-analysis.com/

4) Meta-DiSc

진단검사 결과들을 결합하여 메타분석을 수행할 수 있는 무료 소프트웨어 프로그램으로 Summary ROC 분석 등이 가능하다. 스페인 마드리드의 Ramon y Cajal Hospital의 Unit of Clinical Biostatistics team에서 개발한 프로그램이다.

http://www.hrc.es/investigacion/metadisc_en.htm

5) MIX 2.0

엑셀에서 메타분석을 수행할 수 있도록 개발된 통계 add-in 프로그램이다.

http://www.meta-analysis-made-easy.com/

위에 언급된 프로그램 외에도 MetAnalysis, MetaWin 등의 프로그램이 있으며 여러 프로그램들의 비교는 Sterne et al(2001)과 Bax et al(2008)을 참고하기 바란다.

참고문헌

송혜향. 의학, 간호학, 사회과학 연구의 메타분석법. 청문각. 1998.

오성삼. 메타분석의 이론과 실제. 건국대학교출판부. 2002.

이준영. 메타분석. 대한내분비학회지. 2008:23(6):361-378.

Bax L, Yu LM, Ikeda N, Moons KG. A systematic comparison of software dedicated to meta-analysis of causal studies. BMC Med Res Methodol. 2007;7:40.

Borenstein M, Hedges LV, Higgins JP, Rothstein HR. Introduction to Meta-Analysis, John Wiley & Sons Ltd. United Kingdom. 2009.

Colditz GA, Brewer TF, Berkey CS, Wilson ME, Burdick E, Fineberg HV, Mosteller F. Efficacy of BCG vaccine in the prevention of tuberculosis. Meta-analysis of the published literature. JAMA. 1994;271(9):698-702.

DerSimonian R, Laird NM: Meta-analysis in clinical trials. Control Clin Trials. 1986;7:177-186.

Egger M, Smith GD, Altman DG. Systematic Reviews in Health Care: Meta-analysis in context, BMJ Publishing Group, London. 1995.

Higgins JPT, Thompson SG, Deeks J, Altman DG. Measuring inconsistency in meta-analyses. BMJ. 2003;327:557-560.

Higgins JPT, Thompson SG, Deeks J, Altman DG. Statistical heterogeneity in systematic reviews of clinical trials: a critical appraisal of guidelines and practice. J Hlth Serv Res Policy. 2002;7:51-61.

Naylor DC. Two cheers for meta-analysis: problems and opportunities in aggregating results of clinical trials. CMAJ. 1988;138(10):891-895.

Stangl DK and Berry DA. Meta-Analysis in Medicine and Health Policy, Mercel Dekker, Inc. New York. 2000.

Sterne JA. Meta-Analysis in Stata: An Updated Collection from the Stata Journal. Stata Press Publication, College Station, Texas. 2009.

Sterne JA. Meta-analysis software(chapter 17), in Systematic Reviews in Health Care: Meta-analysis in context, BMJ Publishing Group, London. 1995.

Stroup DF, Berlin JA, Morton SC, Olkin I, Williamson GD, Rennie D, Moher D, Becker BJ, Sipe TA, Thacker SB. Meta-analysis of observational studies in epidemiology: a proposal for reporting. Meta-analysis Of Observational Studies in Epidemiology (MOOSE) group. JAMA. 2000;283(15):2008-2012.

Sutton AJ, Abrams KR, Jones DR, Sheldon TA, Song F. Methods for Meta-Analysis in Medical Research, John Wiley & Sons Inc. New York. 2000.

Zamora J, Abraira V, Muriel A, Khan KS, Coomarasamy A. Meta-DiSc: a software for meta-analysis of test accuracy data. BMC Medical Research Methodology. 2006;6:31.

|제6부|

인과성 평가방법론

제21장

의학연구의 오류와 비뚤림

유근영 서울대학교 의과대학

역학적 연구는 특정 질병의 발생에 영향을 주는 위험요인을 규명하고 질병과 요인(혹은 치료방법)과의 인과적 관련성이 얼마나 되는지 계량적으로 평가하는 것이다. 그러나 불행하게도 역학적 연구를 수행하는 과정에서는 노출요인의 측정이나 질병의 확인 과정에서 각종 오류가 불가피하게 발생하며, 거의 모든 종류의 역학적 연구에서, 그리고 계획-수행-자료분석의 모든 단계에서 나타난다. 따라서 역학연구의 결과를 해석함에 있어 '관찰된 관련성의 정도가 이러한 오류에 의해 얼마나 영향을 받은 것인가?' 하는 사항을 반드시 평가해야 한다. 즉, 역학적 연구결과로 관련성association이 관찰되었다 하더라도 어떤 결론을 내리기 전에 다음의 사항을 반드시 검토해야 한다.

① 관찰된 관련성이 노출요인 측정과정이나 대상 선정과정 혹은 추적과정에서 발생한 비뚤림bias에 의한 잘못된 결과는 아닌가?

② 노출요인 측정이나 대상 선정과정의 잘못은 없다 하더라도 미처 통제하지 못한 교란변수confounder에 의한 잘못된 결과는 아닌가?

③ 우연에 의한 결과chance variation는 아닌가?

④ 그렇지 않다면 이들 관련성은 정말 인과적causation 관계에 있는 것인가?

1. 오류와 비뚤림

1) 오류(Error)

역학연구에서는 진정한 참값을 잘못 측정할 가능성이 항상 존재하는데, 그중에서 '측정의 부정확 정도가 비교하고자 하는 두 집단 사이에 비슷하게 나타나는 경우'를 오류error라 한다.

측정 오류는 ① 연구대상이 집합체를 이룸으로 해서 야기되는 임의변동random variation과 ② circadian 리듬이나 계절변동처럼 개개인이 자연발생적으로 가지는 생물학적 변동biological variation을 포함한다. 이외에도 ③ 측정기를 사용하는 경우에는 그 기구의 측정능력에 따라 오류가 발생하기도 하며, ④ 자료수집이 완료되어 기록되는 과정에서, 혹은 ⑤ 전산처리를 위해 부호화coding하는 과정에서도 이러한 오류는 발생한다. 이러한 오류는 대부분의 역학연구에서 발생할 수 있는데, 이를 완전히 없앨 수는 없다 하더라도 사전에 세심한 주의를 기울이면 최소한 두 집단 간에 균등하게 분포하도록 할 수는 있다.

측정 항목에 따라서는 아무리 최선의 방법을 동원한다 하더라도 완전하게 측정해 낼 수 없는 경우도 있다. 이런 경우에는 특정 요인과 결과가 서로 인과관계에 있음이 명백할 것으로 기대된다 해도 실제로 측정을 해 보면 어떤 차이가 있음을 발견해 낼 수 없게 된다. 그 좋은 예가 음식섭취와 암과의 관련성에 관한 것으로, 암에 따른 세계적 발생 양상이나 어떤 특정 국가에서의 암 발생의 추세변동을 관찰해 보면 특정 식이요인이 암 발생에 관여할 것이 기대된다. 더불어서 동물실험을 통해 고지방식이나 고칼로리 식이 대장암 발생과 연관이 있음을 관찰한 소견을 참고로 한다면 특히, 의학적 관점에서는 식이요인이 대장암 발생에 깊이 관여하고 있음이 강력히 의심된다. 그러나 많은 역학적 연구들이 이런 관계를 밝혀내는 데 실패하고 있는데 그 주된 이유는 의학적으로는 이 가설이 그럴싸해 보이지만 이를 증명되는 과정에서는 매우 곤란한 문제가 발생되기 때문이다. 즉, 한 개인이 평소에 하루 동안 섭취하는 모든 종류의 음식물을 설문조사를 해서 얻는 과정에 오류의 발생 가능성이 존재하며, 더군다나 암 발생은 연구시점보다 최소한 십수 년 이전에 시작되었으므로 먼 옛날의 기억을 되살려 식이 습관을 조사해야만 가능한데 현실적으로는 거의 불가능하기 때문이다.

2) 비뚤림(Bias)

역학연구에서 측정상의 오류보다 더 심각하며 더 흔히 발생하는 문제가 바로 비뚤림bias인데, 이는 '연구대상을 선정하는 과정이나 조사항목을 측정하는 과정에서 부정확한 결과의 정도가 비교하고자 하는 두 집단 사이에 서로 다르게 발생되는 경우'를 말한다. 이미 설명한 바와 같이 역학연구는 연구대상의 속성을 있는 그대로 현상적으로 관찰하는 방법을 사용하기 때문에 역학연구에서는 이러한 비뚤림이 항상 발생할 수 있으며, 이는 역학연구의 필연적 현상이다. 역학연구를 수행하는 데에는 '이러한 비뚤림을 어떻게 효과적으로 피하여 참된 연구결과를 도출해 내는가?' 하는 문제가 연구의 성패를 결정하는 중요한 관건이 된다. 일반적으로 다음과 같은 세 가지 비뚤림이 문제가 된다.

① 연구대상 선정 과정의 비뚤림selection bias
② 연구자료 측정 과정 혹은 분류 과정의 비뚤림information or misclassification bias
③ 교란변수에 의한 비뚤림confounding bias

2. 연구대상 선정 과정의 비뚤림(선택 비뚤림, selection bias)

연구대상으로 선정되어 최종 분석대상으로 선택되는 과정에서 특정 대상이 선택적으로 뽑힘에 따라 비교하고자 하는 두 집단 간에 위험요인의 분포가 진정한 상태를 반영해 주지 못하고 왜곡된 상태로 측정되어 야기되는 오류를 선택 비뚤림selection bias이라 한다. 다시 말해서 연구대상으로 선정된 집단의 특성과 선정되지 않은 집단의 특성이 다를 때 선택 비뚤림은 발생되며, 이 비뚤림은 선정된 대상에서의 관련성과 선정되지 않은 집단에서의 관련성 간의 차이를 반영한다.

선택 비뚤림에는 ① 집단검진 등 질병감시surveillance를 하는 경우 환자군이 대조군에 비해 연구대상에 선택될 기회가 자연히 많아지므로 야기되는 경우detection bias와 ② 코호트 연구의 경우에서 비노출군에 비해 노출군을 더 철저히 조사하게 됨에 따라 야기되는 경우ascertainment bias, 그리고 ③ 연구대상을 특정 병원에 한정하여 뽑을 때 대상자의 특성에 따라 입원률이 다름으로 해서 야기되는 경우Berkson's bias, 특히 ④ 코호트 연구나 임상시험 연구처럼 연구대상을 추적하는 과정에서 관찰대상으로부터의 소실이나 거부, 그리고 무응답 등이 두 비교집단 사이에서 서로 다르게 발생할 경우nonresponse ⑤ 유병 환자prevalent case를 대상으로 하는 환자-대조군 연구에서 재원기간length of stay이 긴 환자나 생존기간survival이 긴 경증환자가 환자군으로 선택될 확률이 높아지게 되는 경우Neyman's fallacy 등이 있다.

1) 선택 비뚤림이 일어나는 경우

연구대상을 선정하는 과정에서의 비뚤림은 다음과 같은 경우에 발생한다. 아래의 그림 21-1에서 보는 바와 같이 궁극적 대상 집단target population에 속한 개개인이 실제 연구대상으로 선정되는 확률selection probability을 각각 α, β, γ, δ라 할 때, ① α/β와 γ/δ가 서로 다를 경우나 혹은 ② α/γ 와 β/δ가 서로 다를 때 선택 비뚤림이 일어난다. 즉, 환자군 중 요인 E를 가진 자와 안 가진 자의 선택확률의 비(α/β)가 대조군에서의 요인 E에 대한 선택확률의 비(γ/δ)와 같기만 하면 혹은 위험요인을 가

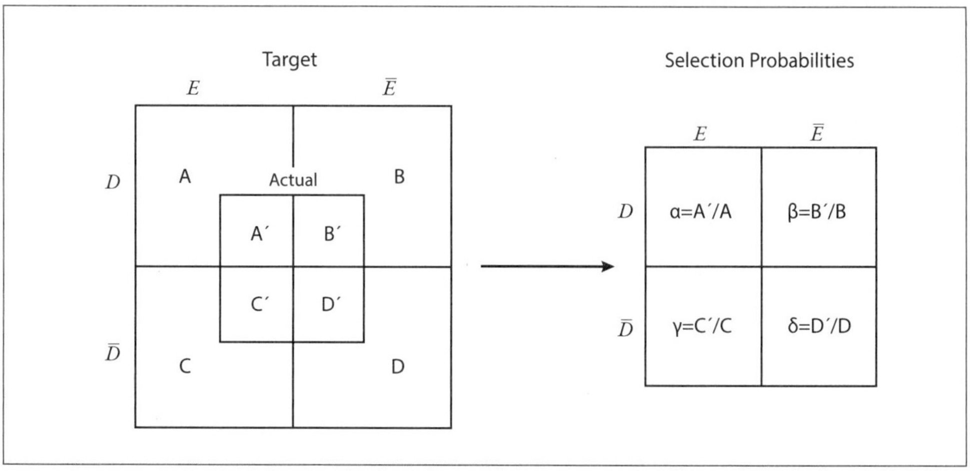

그림 21-1 궁극적 대상(target population)으로부터 연구대상의 선택 확률

진 집단에서의 질병발생 경우와 질병발생이 안 된 경우의 선택확률의 비(α/γ)가 위험요인을 안 가진 집단에서의 선택확률의 비(β/δ)와 같기만 하면 이러한 선택 비뚤림은 일어나지 않는다.

2) 입원률 차이에 의한 선택 비뚤림(Berkson's bias)

선택 비뚤림은 예제 1에서 보는 것처럼 병원 환자를 대상으로 하여 환자-대조군 연구를 수행할 때 특히 주의하여야 하는데, 비교하고자 하는 두 군 간의 특성이 다름으로 해서 병원에 찾아오는 경향(입원률)이 다를 때 야기되는 경우를 특히 'Berkson's bias'라 한다.

[예제 1]

인구 5만 명 지역에서 고혈압(E)과 피부암(D)과의 관련성을 연구하기 위해 환자-대조군 연구를 수행하였다. 대조군으로 골절 환자(D*)를 사용하려 할 때 지역주민 전체를 대상으로 하는 경우(왼쪽)와 병원을 찾은 환자만을 대상으로 하는 경우(오른쪽)의 OR을 각각 구하시오. 괄호 안의 숫자는 병원으로의 입원률을 뜻한다.

(Roberts et al., 1978; Boyd, 1979)

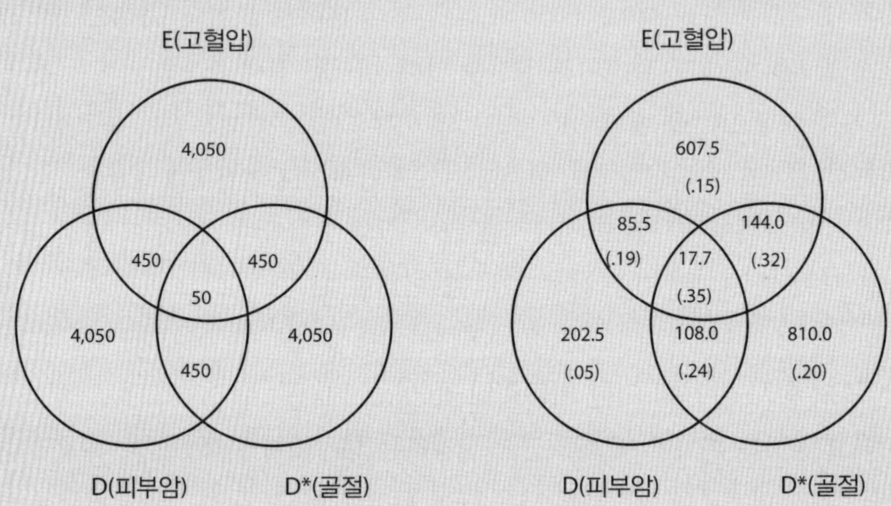

궁극적 대상인 지역사회 주민 모두를 연구대상으로 관찰한 환자-대조군 연구

표 21-1 궁극적 대상 및 병원 환자를 대상으로 한 환자-대조군 분석 결과

궁극적 대상에서의 참값			병원 환자를 대상으로 한 추정치		
	Exposed	Unexposed		Exposed	Unexposed
Cases	450+50	4,050+450	Cases	85.5+17.7	202.5+108
Controls	450	4,050	Controls	144	810
$odds\ ratio = \dfrac{500 \times 4{,}050}{450 \times 4{,}500} = 1.0$			$odds\ ratio = \dfrac{103.2 \times 810}{144 \times 310.5} = 1.9$		

의 OR1과 병원을 찾은 환자만을 대상으로 한 경우의 OR2는 표 21-1과 같이 계산된다.

이 결과에서 알 수 있듯이 골절만 있는 환자는 20% 정도가 입원하고 있는 반면에 고혈압만을 가진 환자는 15% 정도 그리고 피부암만을 가진 경우는 5% 정도만이 지역주민 중에서 입원하고 있기 때문에 입원률이 각 세부 대상별로 차이가 난다. 이 연구에서 이러한 선택 비뚤림이 일어난 이유는 각 세부 집단별로 연구대상으로의 선택확률을 계산해 보면 알 수 있다. 즉, 피부암 환자군 중 고혈압의 과거력을 가지고 있던 집단(DE)의 선택확률은 α=103.2/500=0.206이고 환자군 중 고혈압의 과거력을 가지고 있지 않은 집단(D$\bar{E}$)의 선택확률은 β=310.5/4,500=0.069로 α/β=2.99인데 비해, 대조집단 중 고혈압의 과거력을 가지고 있던 집단($\bar{D}$E)의 선택확률은 γ=144.0/4,500=0.032이고 고혈압의 과거력을 가지고 있지 않은 집단($\overline{DE}$)의 선댁확률은 δ=810.0/4,050=0.2로 γ/δ=0.16이므로 결국 $\alpha\delta/\beta\gamma>1$이 되어 선택 비뚤림이 발생된 것이라 분석할 수 있다. 이러한 선택 확률의 차이는 결국 병원 환자를 대상으로 할 때의 OR2가 진정한 값이라고 판단되는 OR1을 0.9만큼 과대평가한 결과로 나타난다. 즉, 실제로는 고혈압과 피부암은 OR=1.0으로 아무런 관련성이 없는데도 불구하고 선택 비뚤림에 의해 고혈압이 피부암의 발생 위험을 1.9배만큼 올린 결과로 잘못 해석되었음을 의미한다.

3) 선택적 환자 발견에 의한 비뚤림(detection bias)

비교하고자 하는 환자군 및 대조군을 선정하는 과정에서 노출요인의 특성에 따라 환자군 혹은 대조군을 발견하게 되는 율이 다르게 될 경우에도 선택 비뚤림이 발생할 수 있는데, 예제 2는 이러한 detection bias의 좋은 예이다.

[예제 2]

다음은 에스트로젠 복용여부(E)와 자궁내막암(D)과의 관련성을 연구하기 위해 환자-대조군 연구를 수행함에 있어, 대조군을 양성 종양을 가진 환자 중에서 선택한 경우(가)와 자궁내막암 이외의 악성 종양을 가진 환자 중에서 선택한 경우 (나)에 발생 가능한 선택 비뚤림에 관한 서로 다른 주장을 요약한 것이다.

(가) 대조군 : 양성 종양 환자	(나) 대조군 : 자궁내막암 이외의 악성 종양 환자
Horwitz and Feinstein (1978)	Horwitz and Feinstein (1978)
$\alpha > \beta$ $\gamma_1 > \delta_1$ $\alpha/\beta = \gamma_1/\delta_1$	$\alpha > \beta$ $\gamma_2 = \delta_2$
Hutchinson and Rothman (1978)	Hutchinson and Rothman (1978)
$\alpha = \beta$ $\gamma_1 > \delta_1$	$\alpha = \beta$ $\gamma_2 = \delta_2$

이 예제는 대조군 선정에 따른 선택 비뚤림의 가능성을 지상 논쟁을 통해 다룬 것으로 예일 대학의 Horwitz와 Feinstein은 이 연구에서 에스트로젠을 복용하게 되면 이 약물에 의해 하혈이 유발되기 쉬운데 이와 같은 경우에는 약물 복용자가 하혈 때문에 병원을 방문하게 되며 따라서 부인과적 진찰을 받는 과정에서 자궁내막암을 발견하기 쉽게 되어 $\alpha > \beta$가 된다고 주장하였다. 이 경우 대조군을 양성 종양환자로 하게 되면 양성 종양을 모르고 가지고 있던 환자들도 에스트로젠 복용에 의한 하혈로 더 많이 진단되게 되어 $\gamma_1 > \delta_1$이 되므로 결국 $\alpha/\beta=\gamma_1/\delta_1$가 되어 선택적 발견에 의한 비뚤림은 발생되지 않는 반면에, 대조군을 악성 종양환자로 사용하게 되면 대조군의 암 환자는 에스트로젠 복용과 관계없이 궁극적으로는 병원에 찾아오게 되기 때문에 $\gamma_2=\delta_2$가 되어 비뚤림이 발생하게 된다는 주장이다. 반면에 하버드 대학의 Hutchinson과 Rothman은 이와 정 반대되는 주장을 하고 있는데, 특히 비교적 오랜 기간 동안 이러한 연구를 수행하는 경우에는 환자군 모두가 결국 병원을 찾아올 수밖에 없기 때문에 에스트로젠 복용 여부에 상관없이 선택되어 (가), (나)의 경우 모두 $\alpha=\beta$가 되지만 에스트로젠을 복용하는 여성에서 하혈로 인해 병원선택의 기회가 많아지는 것은 대조군을 양성 종양으로 사용하는 경우이므로 $\gamma_1 > \delta_1$가 되어 (가)의 경우에는 선택 비뚤림이 발생하지만, 대조군이 종양 환자

인 (나)의 경우에는 마찬가지 이유로 하여 결국 모든 환자가 병원에서 진단되기 때문에 $\gamma_2=\delta_2$가 되어 선택 비뚤림은 일어나지 않는다는 것이다.

4) 연구 형태에 따른 선택 비뚤림

선택 비뚤림은 환자-대조군 연구에서 가장 잘 발생하지만 모든 종류의 역학적 연구에서 가능하다. 자발적 참여자를 대상으로 하는 유병률을 추정하는 단면연구 cross-sectional study에서도 모든 대상이 연구대상에 포함되지 않으면 참여자와 비 참여자 간의 특성의 차이로 인해 선택 비뚤림이 발생할 수 있다.

예제 3의 환자-대조군 연구에서 보면 일반 주민의 비흡연률은 12.1%인데 비해 흡연과 관련이 없다고 인정되는 질병으로 입원한 환자-대조군에서는 비흡연률이 7.0%이었으며, 하루 25개비 이상 피우는 흡연자의 분률도 일반 주민은 8.5%이었으나 병원 대조군은 13.4%이었다고 보고하고 있다. 따라서 병원에 입원한 환자들은 흡연률이 높은 집단이 선택적으로 선정된 것이며, 결과적으로 참된 연구의 결과는 비뚤려서 나오게 된다. 여기서 중요한 것은 이러한 비뚤림의 결과를 해석하는 것인데, 결국 병원 환자의 흡연률이 일반 주민보다 높기 때문에 '이런 집단을 대상으로 수행한 환자-대조군 연구의 결과로 제시된 [폐암과 흡연과의 관련성]은 실제 참값을 과소 추정하게 될 것이며, 따라서 실제 상황(지역 주민을 대상으로 한다면)은 연구결과로 나타난 값보다 더욱 큰 관련성을 보일 것이다'고 주장할 수 있다. 병원 환자를 대상으로 대조군을 선정하는 경우에는 연구가설상의 원인과 관련이 있을 것으로 예상되는 질병을 가진 자는 모두 대상에서 제외하여야 하는 것이 원칙이다.

[예제 3]

영국에서 1948~52년에 수행된 환자-대조군 연구는 흡연과 폐암과의 관련성 규명을 목적으로 하여 런던 소재 참여 병원에 입원한 1,488명의 폐암 환자를 대상으로 하여 수행되었다. 대조군은 같은 병원에 입원한 환자 중에서 당시 지식으로 흡연과 관련이 없다고 여겨지는 질병으로 입원한 환자 1,390명을 선정하였는데, 병원 환자-대조군의 흡연력과 임의 추출된 런던 시민의 흡연력을 비교한 결과

같은 연령의 남자에서 병원 환자의 흡연력이 일반 주민에 비해 훨씬 높았다. (Doll and Hill, 1952)

코호트 연구cohort study에서는 선택 비뚤림이 잘 발생하지 않지만, 비노출군을 선정하는 과정에서 외부 비교군으로 일반 인구를 이용하는 경우 문제가 되기도 한다. 특히 산업장 근로자를 노출군으로 하고 일반 인구를 비노출군으로 하는 연구에서는 소위 '건강 근로자 효과healthy worker effect'라 불리는 선택 비뚤림이 자주 발생한다. 뿐만 아니라 코호트 연구에서는 추적 도중의 소실, 무응답, 도중에 참여를 거부하는 경우 이러한 관찰대상으로부터의 소실이 노출이군 범주 사이에 차등적으로 발생한다면 선택 비뚤림이 발생하게 된다. 임의 배정에 의한 임상시험randomized intervention trial은 선택 비뚤림에 영향을 가장 적게 받지만, 코호트 연구에서와 같이 추적과정에서 소실은 선택 비뚤림을 야기시킬 수 있다.

3. 연구자료 측정/분류 과정의 비뚤림(정보 비뚤림, information bias)

노출요인을 측정measurement하거나 대상을 분류classification함에 있어 야기되는 비뚤림은 ① 환자군 혹은 대조군을 잘못 분류하는 경우misclassification bias와 ② 질병 위험요인에 대한 과거 노출 여부를 설문서나 면접조사를 통해서 수집하는 경우에 부정확한 정보를 입수하게 되어 연구결과가 편이 되어 나타나게 되는 경우measurement bias가 있는데, 이를 모두 합하여 정보 비뚤림information bias이라 한다. 전자의 경우는 carcinoma in situ 환자를 자궁암 환자로 분류하는 경우나 Doll과 Hill(1952)의 연구에서와 같이 폐암으로 간주된 환자 중 상당수가 나중에 확인한 결과 정상이었던 경우가 그 좋은 예가 된다. 하지만 환자-대조군 연구에서는 전자의 경우보다는 후자의 비뚤림이 더 문제가 되는데, 임신 중 경구피임제의 복용 여부나 식이 습관에 관한 설문조사가 그 좋은 예이다. 이러한 분류상의 비뚤림은 상호관련도 지표를 과대 혹은 과소 평가시키게 된다.

1) 단면연구 연구에서의 분류 비뚤림(misclassification of single attribute)

유병률 추정을 하는 단면연구 연구에서 모든 대상이 참여하였고 응답 거부도 없었다 하더라도 추정 유병률 P*가 항상 진정한 유병률 P를 반영하지는 않는다. 그 이유는 조사에 사용된 방법이 완벽하지가 않아 추정 유병률(P*) 속에는 정말로 그 질병에 걸린 사람true positive뿐만 아니라 환자가 아닌데 환자라고 잘못 분류된 사람false positive도 포함되어 있기 때문이다. 이와 같이 질병 혹은 어떤 요인을 가진 사람을 분류해 내는 과정에서 완전하지 못한 방법을 사용하기 때문에 발생되는 분류상의 비뚤림이 존재하는데, 추정 유병률은 검사 방법의 민감도sensitivity와 특이도specificity에 따라 진정한 유병률과 차이가 나게 되며, 이들 간의 관계식은 다음과 같다.

$$P^* = P \times sensitivity + (1 - P) \times (1 - specificity)$$

예를 들어, 실제 유병률은 P=0.1%인 질병이 있다 할 때 민감도=90%이고 특이도=90%인 설문조사를 통해 조사한 유병률은 P*=10.1%가 된다. 즉, 민감도와 특이도가 완벽하지 못한 방법을 사용하였기 때문에 실제 환자를 잘못 분류하여 유병률을 100배나 과대 추정하는 결과를 보였다. 민감도와 특이도를 보정하여 추정 유병률로부터 진정한 유병률을 계산하는 공식은 다음과 같다. 공식에서 보는 바와 같이 민감도와 특이도가 100%가 되지 못하면 대개는 과대 추정overestimation하게 되는데, 이 과정에서 민감도보다 특이도가 더 큰 영향을 준다.

$$P = \frac{P^* + specificity - 1}{sensitivity + specificity - 1}$$

2) 노출 정보의 분류 비뚤림(misclassification of exposure)

가) 비편향적 노출 비뚤림nondifferential exposure misclassification

연구가설의 노출요인에 관한 정보를 수집하는 과정에서 노출 여부를 잘못 측정하는 정도가 비교하고자 두 군 사이에 똑같이 발생nondifferential할 경우에는 대부분의 경우 진정한 관련성의 정도를 과소평가underestimation하게 된다. 표 21-2는 환자-대조군 연구에서 '비편향적 분류 비뚤림이 어떻게 나타나는가?'를 보여주는 가상자료로서, 민감도, 특이도 모두 100%인 왼쪽의 경우 OR=2.0이지만, 노출지표에 대한 측정 도구의 민감도는 80%이고 특이도는 90%인 경우 오른쪽과 같이 잘못 측정하게 되어 결과적으로는 OR=1.6으로 과소평가bias toward an underestimation하게 됨을 알 수 있다.

이와 같이 노출 여부를 비편향적으로 잘못 분류하게 되면 진정한 결과를 과소평가하게 되지만, 이는 노출 여부를 이분성으로 분류할 경우에만 해당되는 것으로, 예를 들어 표 21-3에서 보는 바와 같이 경구피임약 복용 여부를 '미복용/과거복용/현재 복용'처럼 세 가지 이상으로 분류하는 경우에는 잘못 분류하는 정도가 세 범주 사이에 동일하게 나타난다 해도 그 결과는 과소평가underestimation할 수도 있고 혹은 과대평가overestimation할 수도 있다(Dosemeci et al., 1990). 이상에서 설명한 분류 비뚤림은 코호트 연구에서도 마찬가지로 나타난다.

표 21-2 커피 음용과 췌장암에 관한 환자-대조군 연구에서 분류 비뚤림 (가상 자료)

True results			Bias due to nondifferential misclassification (sensitivity = 80%; specificity = 90%)		
	Coffee intake			Coffee intake	
	Ever	Never		Ever	Never
Cases	200	100	Cases	(200×0.8)+(100×0.1) = 170	(100×0.9)+(200×0.2) = 130
Controls	150	150	Controls	(150×0.8)+(150×0.1) = 135	(150×0.9)+(150×0.2) = 165
odds ratio = $\frac{200\times150}{150\times100}$ = 2.0			*odds ratio* = $\frac{170\times165}{135\times130}$ = 1.6		

표 21-3 경구피임약과 유방암에 관한 환자-대조군 연구에서 분류 비뚤림: 'none'의 60%를 'high'로 분류하고, 'high'의 60%를 'none'으로 분류한 경우

	True exposure				Misclassified (60%) exposure status		
	None	Low	High		None	Low	High
Cases	53	40	60	Cases	53−(53×0.6) +(60×0.6)=57	40	60−(60×0.6) +(53×0.6)=56
Controls	424	160	60	Controls	424−(424×0.6) +(60×0.6)=206	160	60−(60×0.6) +(424×0.6)=278
Odds ratio	1.0	2.00	8.00	Odds ratio	1.0	0.90	0.73

나) 편향적 노출 비뚤림differential exposure misclassification

연구가설의 노출 여부를 잘못 측정하는 정도가 비교하고자 두 군 사이에 서로 다르게 발생differential할 경우에는 진정한 관련성의 정도를 과소평가underestimation하기도 하고 과대평가overestimation하기도 한다. 표 21-4는 경구피임약과 유방암에 관한 환자-대조군 연구로 민감도, 특이도 모두 100%인 왼쪽의 경우 OR=1.0이지만, 노출지표에 대한 측정 도구의 민감도는 모두 100%이지만 특이도가 환자군에서는 80%이고 대조군에서는 100%인 경우 오른쪽과 같이 잘못 측정하게 되어 이 경우에는 결과적으로 OR=1.58으로 과대평가bias toward an overestimation하고 있음을 알 수 있다.

표 21-4 경구피임약과 유방암에 관한 환자–대조군 연구에서 분류 비뚤림 (가상 자료)

True results			Bias due to differential misclassification (sensitivity = 100%; specificity = 80% for cases) (sensitivity = 100%; specificity = 100% for controls)		
	Oral contraceptives use			Oral contraceptives use	
	Ever	Never		Ever	Never
Cases	150	200	Cases	150+(200×0.2) = 190	200−(200×0.2) = 160
Controls	150	200	Controls	= 150	= 200
odds ratio = $\frac{120\times200}{150\times200}$ = 1.0			*odds ratio* = $\frac{190\times200}{150\times160}$ = 1.58		

즉, 유방암 환자는 자신의 과거 경구피임약 복용 여부를 잘못 판단하여 먹지 않고도 먹었다고 설문한 반면에 대조군은 정확히 대답하는 차이 때문에 야기되는 오류를 보여주고 있는데, 이는 질병에 걸린 환자는 자신의 과거 사실을 과장하여 기억하기 때문에 발생되는 일종의 비뚤림(recall bias)이다.

3) 결과 정보의 분류 비뚤림(misclassification of outcome)

가) 비편향적 결과 분류 비뚤림nondifferential outcome misclassification

노출군과 비노출이군 사이에 결과변수인 질병발생자 분류가 고르게nondifferential 잘못된 경우에는 상대위험도에 전혀 영향을 안 주든지 아니면 결과를 귀무toward the null 시키는 방향으로 비뚤림이 일어난다. 단, 민감도와 특이도는 100%로 완전한

표 21-5 폐암 환자를 대상으로 한 개입연구의 결과 (가상 자료)

	Intervention			Intervention (sensitivity = 0.8)	
	New	Placebo		New	Placebo
Cases	25	50	Cases	25×0.8 = 20	50×0.8 = 40
Controls	9,975	9,950	Controls	9,975+(25×0.2) = 9,980	9,950+(50×0.2) = 9,960
True risk ratio = 0.5 True risk difference = 25 per 10,000 True preventive fraction = 50%			True risk ratio = 0.5 True risk difference = 20 per 10,000 True preventive fraction = 50%		

표 21-6 폐암 환자를 대상으로 한 개입연구의 결과 (가상 자료)

	Intervention			Intervention (specificity = 0.9)	
	New	Placebo		New	Placebo
Cases	25	50	Cases	25+(9,975×0.1) = 1,022	50+(9,950×0.1) = 1,045
Controls	9,975	9,950	Controls	9,975×0.9 = 8,978	9,950×0.9 = 8,955
True risk ratio = 0.5 True risk difference = 25 per 10,000 True preventive fraction = 50%			True risk ratio = 0.98 True risk difference = 23 per 10,000 True preventive fraction = 2.2%		

경우에 한한다. 표 21-5는 새로운 예방법의 효과를 판정하기 위한 개입연구의 가상자료로서, 결과에서 볼 수 있듯이 민감도는 상대위험도risk ratio에 전혀 영향을 주지 않지만, 절대 위험도risk difference는 영향을 받음을 알 수 있다.

한편, 표 21-6에서 특이도는 상대위험도risk ratio를 귀무의 방향으로, 그리고 절대 위험도risk difference는 매우 큰 영향을 주는 것을 알 수 있다.

나) 편향적 결과 분류 비뚤림differential outcome misclassification

노출군과 비노출이군 사이에 결과변수인 질병발생자 분류가 고르지 않게differential 잘못된 경우에는 진정한 노출의 영향이 과소평가underestimation 혹은 과대평가overestimation되는 방향으로 비뚤림이 일어난다.

4) 선택적 기억에 의한 분류 비뚤림의 예

【예제 4】

류마티스 관절염이 부모로부터 유전되는 가족력 가능성을 평가하기 위하여 관절염에 걸린 환자 19명과 대조군 201명에 설문조사를 한 결과 (가)와 환자군 40명의 형제자매 40명을 대조군으로 하여 같은 설문으로 조사한 결과 (나)는 다음과 같다.

	관절염 환자군	대조군	Odds ratio
(가): 부모에서의 관절염			
없음	3	111	1.0
한 부모에서 있음	10	74	5.0
부모 모두에서 있음	6	16	13.9
(나): 부모에서의 관절염			
없음	11	20	1.0
한 부모에서 있음	23	17	2.5
부모 모두에서 있음	6	3	3.6

예제 4의 환자-대조군 연구에서 (가)의 경우에는 대조군으로 관절염에 걸리지 않은 정상군을 사용한 것으로 그 결과, 환자군에서 부모의 질병 이환력이 훨씬 높아 이 질병은 유전적 소인이 강하게 작용하는 질환임을 의심하게 한다. 그러나 (나) 연구에서는 환자의 형제자매 중 질병에 걸리지 않은 사람에게 동일한 질문을 한 것으로, 그 결과를 보면 역시 환자군에서 약간 부모의 질병 이환력이 높게 나타나고 있다. 이상한 것은 (나) 연구에서는 환자의 형제나 자매에게 부모에 관한 사항을 물어본 것이므로 그 결과는 환자군에게 물어본 경우와 똑같은 결과가 나와야 함에도 불구하고 OR 이 2.5~3.6으로 나온 것은 같은 형제라도 환자군은 정상적인 경우에 비해 자기 부모의 질병상태를 더 잘 기억selective recall해 내기 때문에 야기된 결과라고 해석할 수 있다.

이와 같이 과거의 사실에 대한 기억의 정도가 비교하고자 하는 두 군 간에 서로 다르게 나타나는 경우는 질문 내용이 매우 민감한 개인생활을 언급하고 있거나 아니면 아주 중대한 문제를 다루고 있는 경우에 질문에 대한 혼동confusion, 응답 거부refuse, 얼렁뚱땅 얼버무리기prevarication, 거짓말malingering 등의 형태로 나타날 수 있다. 일반적으로 환자가 된 사람은 정상적인 대조군에 비해 심리적인 이유로 해서 과거 자신의 건강행위를 특별히 선택적으로 잘 기억해 내는 경향selective recall이 있기 때문에 발생되기도 하고 기억소실의 정도가 개인에 따라 다른 이유memory decay에 의해 발생되기도 한다. 다음은 일종의 죄의식으로 인해 거짓 응답을 한 것으로 추정되는 예이다.

[예제 5]

선천성 심장기형의 환경성 발병요인에 관한 연구를 위해 1987년부터 1989년까지 서울대학교병원 소아과에서 선천성 심장기형으로 확진된 생후 1년 이내 환아의 모성 377명을 환자군으로 하고, 같은 기간 동안 같은 병원에 내원하여 예방접종을 맞은 생후 1년 이내의 정상아를 가진 모성 426명을 대조군으로 하여 환자-대조군 연구를 수행하였다. 잘 훈련된 간호사 출신의 면접요원이 대상자를 직접 면접하여 설문조사를 실시하였다. 임신 초기에 모르고 피임약을 복용한 경우의 OR은 다음과 같았다. (윤용수 등, 1991)

	피임약 복용	피임약 미복용	
환자군	11	366	$odds\ ratio = \dfrac{11 \times 199}{366 \times 277} = 0.03$
대조군	227	199	

결과에 의하면 '피임약을 그것도 임신 초기에 복용한 경우가 복용을 안 한 경우에 비해 선천성 기형아를 낳을 확률이 훨씬 적다'고 해석된다. 그러나 환자군, 즉 기형아를 낳은 엄마는 사실은 임신 초기에 피임약을 먹었음에도 불구하고 자기 자식의 질병에 대한 일종의 죄의식guilty feeling 때문에 설문에 답하는 과정에서 일부러 거짓으로 '안 먹었다'고 답했을 가능성이 있다. 반면에 건강한 자식을 낳은 엄마는 떳떳한 마음에서 있는 그대로 혹은 더욱 과장하여 피임약 복용 사실을 답했다면 위의 연구결과는 믿을 수 없는 것이 된다. 연구의 상황적인 측면을 고려할 때 상기한 내용이 사실일 것으로 생각된다면 이때 이 연구결과는 정보수집상 비뚤림이 있었다고 간주한다.

이러한 정보 비뚤림은 선택 비뚤림의 경우와 마찬가지로 환자-대조군 연구에서 잘 발생하는데, 연구의 결과를 평가함에 있어 정보 비뚤림에 의한 영향이 명백하다고 판단될 경우에는 연구결과의 내적 타당도를 심하게 해친 결과가 되므로 결국 이런 연구결과는 쓸모없는 것이 되고 만다. 더욱 중요한 사실은 아무리 고급의 통계학적 분석법을 사용한다 하더라도 이런 비뚤림은 통제되지 않으며, 표본의 크기를 늘린다고 해서 없어지는 것도 아니다. 이러한 정보 비뚤림은 과거에 대한 정보를 입수하는 과정에서 면접조사원을 철저히 훈련시키거나 설문 조사를 과학적으로 잘 계획하고, 대상 선정 과정에서 비교하고자 하는 두 군의 동질성을 확보하도록 계획함으로써 극복할 수 있다. 뿐만 아니라 연구결과를 해석함에 있어 이런 비뚤림에 의한 결과의 가능성을 면밀히 검토하고, 비록 통제를 할 수는 없다 하더라도 '이런 비뚤림이 어느 방향으로 어느 정도 영향을 주었을 것'이라는 분석을 고찰하는 것이 중요하다.

4. 교란변수에 의한 비뚤림(confounding)

연구가설을 분석하는 과정에서 독립변수와 종속변수 이외의 제3의 변수에 의해 진정한 관련성이 영향을 받아 그릇된 결론을 유도하게 되는 경우 교란(혹은 혼란, confounding)이 일어났다고 한다. 예를 들어, 일반 인구에 비해 특정 산업장 근로자에서 폐암 발생이 높음을 증명하는 과정에서 만약 이들 근로자의 흡연율이 비교집단의 흡연율보다 높다면 [산업장 → 폐암]의 인과적 추론은 잘못된 것이다. 교란은 연구계획 단계 그리고 특히 결과 분석 단계에서 유의하여야 하는데 유독 역학연구만의 문제는 아니며 의학연구 전반에서 발생하는 가장 중요한 문제라 할 수 있다.

교란변수confounder는 ① 가설상의 결과변수와는 서로 인과적인 관계에 있어야 하며, 동시에 ② 가설상의 독립변수와는 서로 관련되어 있어야 한다.

Confounder is a variable that

① is causally related to the disease under study, and

② is associated with the exposure under study in the study population, but is not a consequence of this exposure.

(Kelsey et al. 1986)

Confounder is a risk factor for the disease under study
whose control in some appropriate way will reduce or completely correct a bias when estimating the exposure-disease relationship.

(Kleinbaum et al. 1982)

교란변수의 대표적 예를 몇 가지 들기로 한다. [석면 근로자 → 폐암] 과정에서 석면 근로자에서 흡연률이 일반 인구에 비해 높고 동시에 흡연 그 자체는 폐암의 독립변수이기 때문에 흡연은 교란변수가 된다. [커피 음용 → 심근경색증]에서 커피 애호가의 흡연율은 비교집단에 비해 일반적으로 높기 때문에 흡연이 심근경색증의 위험요인이란 관점에서 볼 때 흡연은 교란변수의 자격을 갖추고 있다. [모유 수유 → 유방암]에서 보는 것처럼 모유 수요가 유방암 보호효과가 있음을 증명하는 과정에서 만삭분만 수는 매우 중요한 교란변수가 된다. 엄마 젖을 먹인 아이의 수는 만삭분만 아이의 수와 밀접한 관련이 있으며, 만삭분만 아이의 수가 많으면 많을수록 유방암 위험은 낮아진다는 것이 사실이라면 중요한 교란변수가 된다. 여자에서 기생충인 머리 이 발견률이 높다는 보고에서 머리카락의 길이는 [여성 → 머리 이] 관계의 교란변수가 된다. 성교 상대자 수란 교란변수가 중간에 작용하여 사실은 아무런 관계도 없는 [매독 → 자궁경부암]이 실제 환자-대조군 연구결과에서는 마치 관련성이 있는 것처럼 나타난다. 이와 같이 교란변수는 아무런 관련이 없는 관계를 관련이 있어 보이게 하기도 하고, 반대로 진정한 의미의 인과관계를 교란하여 관련이 없어 보이게 만들기도 한다.

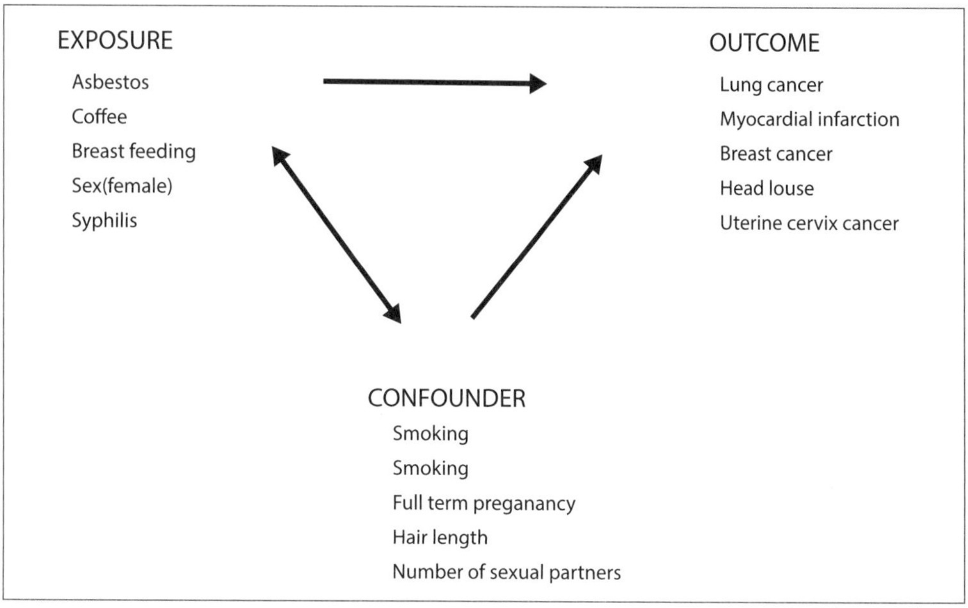

아래의 예에서 알코홀성 간 경변증은 [음주 → 간암]의 중간에 존재하는 간섭 요인이며, 폐암의 예에서 음주는 위험요인인 흡연하고만 관련이 있지 폐암의 위험 요인이 되지 못하기 때문에 모두 교란변수가 아니다.

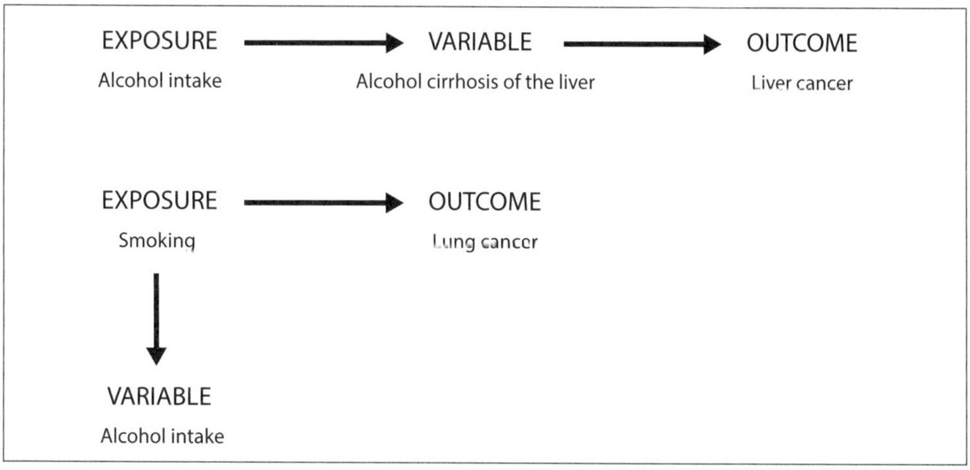

예제 6은 임상시험 연구에서 '교란변수가 어떻게 작용하며, 그 영향을 어떻게 확인하고, 동시에 어떻게 보정하는가?'를 보여주는 예이다. 교란변수는 결국 연구 자료에서 확인할 수밖에 없다.

[예제 6: 임상시험]

신석증(renal calculi)에 대한 두 가지 치료법의 치료효과에 관한 임상시험 결과는 다음과 같았다. 어떤 교란변수의 영향이 예상되는가? 교란 영향을 제거한 후 치료효과는 어떻게 변했는가? (Charig et al., 1986)

치료종류	환자수	성공	실패	성공률(%)
합계 (n=700)				
open surgery	350	273	77	78
percutaneous	350	289	61	83
Stone<2cm(n=357)				
open surgery	87	81	6	93
percutaneous	270	234	36	87
Stone≧2cm(n=343)				
open surgery	263	192	71	73
percutaneous	80	55	25	69

700명의 신석증 환자에 대한 임상시험 결과 절개를 가하지 않는 percutaneous nephrolithotomy 수술이 훨씬 좋은 성공률을 보이고 있는데, 가만히 생각해 보면 이는 환자의 돌의 크기에 따라 적응치료법이 다르기 때문에 나타난 현상이지 원래 이 수술방법 자체가 가지는 치료효과의 차이는 아닐 수도 있겠다는 생각이 든다. 즉, [수술법 → 치료 성공률]이 아니라 이 사이에 '돌의 크기'라는 변수가 간섭하고 있다면 실제는 돌의 크기라는 교란변수가 이들 두 변수의 관련성을 교란하고 있을 수 있다라는 생각이다. 왜냐하면 교란변수의 정의에 입각해서 이들 간의 관련성을 검토해 보면 ① 돌의 크기는 치료 성공률에 대단히 큰 영향을 주고 있을 것이 예상되며, 동시에 ② 통상적으로 어떤 환자의 수술법은 돌의 크기에 의해 결정된다는 사실을 감안해 볼 때 그렇다. 돌의 크기 변수의 교란변수로서의 역할을 자료에서 확인해 보기 위해서는 이들 간의 관련성$_{\text{crude rate}}$ 1.06이 교란변수인 돌의 크기 변수의 영향을 적절한 통계학적 방법으로 보정해 준 결과 산출된 보정 관련성$_{\text{adjusted rate}}$ 0.94로 값이 변하고 있다는 사실로부터 돌의 크기가 교란변수로서 작용하고 있음을 알 수 있다.

예제 7은 환자-대조군 연구에서 '교란변수의 영향이 어떻게 나타나는가?'를 보여주는 예이다. 이 연구에서 보면 초경연령이 14세 미만으로 빠른 경우가 14세 이상으로 늦은 경우에 비해 유방암 발생위험이 1.85배 높기 때문에 빠른 초경연령이 유방암 발생에 크게 관여하고 있다는 결론을 내렸다. 그러나 다른 한편 만약에 환자군과 대조군의 연령에 차이가 있어 연령이 교란변수로서 역할을 하고 있을 가능성을 고려해야 올바른 결론을 유도하게 된다. 즉, 연령이란 거의 모든 종류의 암 발생에 깊게 관여하고 있는 변수이므로 최소한 연령에 의한 영향을 보정한 후에도 초경연령이 여전히 중요한 변수로 남아 있다면 그 때는 정말로 이 집단에서의 월경-여성 호르몬의 역할을 인정하게 되는 것이다. 이를 위하여 위에서 제시한 표를 연구대상의 연령에 따라 두 가지로 분할한 표를 따로 작성해 보면 된다. 역학연구에서는 이런 방법을 층화분석법stratified analysis이라 한다.

[예제 7: 환자-대조군 연구]

유방암의 발생위험은 초경연령이 빠를수록 증가하기 때문에 초경연령은 유방암의 위험요인의 하나로 간주된다. 다음은 이 같은 사실을 확인하기 위하여 계획되었던 한 환자-대조군 연구의 결과이다. 이런 관련성에 교란변수로 작용할 것이 예상되는 변수에는 어떤 것들이 있겠는가? (Yoo et al., 1992)

[전 체]			[50세 미만층]			[50세 이상층]		
초경연령	−14세	14세+	초경연령	−14세	14세+	초경연령	−14세	14세+
환자군	138	112	환자군	12	33	환자군	126	79
대조군	100	150	대조군	54	126	대조군	46	24
OR = 1.85(1.28–2.68)			OR = 0.85(0.38–1.86)			OR = 0.83(0.45–1.52)		

연령의 영향을 층화분석으로 보정한 결과를 보면 원래는 1.85배나 되던 OR 값이 현저히 줄어들어 있음을 알 수 있다. 더군다나 층화 이전에 비해 층으로 나눈 후에는 통계학적 유의성도 없어졌다. 왜 이런 현상이 벌어졌을 것인가? 연구자료를 자세히 들여다보면 그 이유를 알 수 있다. 환자군은 연령 50세 이상인 대상이 많이 포함되어 있는데 비해 상대적으로 대조군은 연령이 어린 대상이 많이 포함되어 있어 야기되는 현상임을 알 수 있다. 즉, 이 집단에서는 연령이 유방암 발생과 밀접히 관련되어 있음을 우선 알 수 있다. 뿐만 아니라 50세 이상으로 연령이 많은 집단은 연령이 적은 집단에 비해 초경연령이 늦을 것은 여러 정황을 보아 사실일 것이 틀림없다. 따라서 [연령 → 초경연령]의 관계도 성립하게 되므로 결국 연

령은 이 연구에서 [초경연령 → 유방암 발생]의 관계를 교란시키는 변수로 작용하였음이 명백해졌다. 다시 말해서 이 연구에서는 초경연령의 빠르고 느림이 유방암 발생에 영향을 준 것이 아니라 연령의 영향이 더욱 크게 작용하였다는 뜻이 된다. 연령을 고려 안 한 상태에서는 초경연령이 마치 매우 중요한 변수인 것처럼 나타났을 뿐이다. 역학연구에서는 이렇듯 많은 교란변수의 영향을 모두 제거한 상태에서의 상호관련도 지표를 'adjusted-RR 혹은 adjusted-OR' 형태로 논문에 제시한다. 위의 예를 층을 다시 종합한 하나의 지표로 표시해 보면 Mantel-Haenszel OR=0.84로 이 값은 결국 age-adjusted OR이 되는 셈이다.

연구계획 수립 단계에서는 ① 연구대상을 특정 집단으로 제한restriction시켜 버리면 교란변수의 영향을 없앨 수 있는데, 예를 들어 비흡연자만을 대상으로 하면 흡연에 의한 교란영향은 제거된다. 교란변수의 영향을 통제하는 가장 이상적인 방법은 ② 임의표본randomization을 만들어 교란변수는 물론 알려지지 않은 잠정적 교란변수도 비교하고자 하는 두 군 사이에 고르게 분포하도록 하는 방법이다. 표본의 크기가 클수록 교란 억제효과는 커지지만 임상시험과 같은 실험적 연구에서만 가능한 방법이다. ③ 교란변수로 의심되는 변수에 관해 짝짓기matching를 하면 교란영향은 가장 효과적으로 통제된다. 개별 짝짓기와 빈도 짝짓기 방법이 사용되는데, 코호트 연구와 같이 대규모 연구에서는 적용하기가 너무 힘들기 때문에 주로 환자-대조군 연구에서 애용된다.

자료 분석 단계에서도 교란 영향을 통제하기 위하여 ④ 분석 대상을 특정 집단으로 한정시키는 방법restriction이 사용된다. 한편 ⑤ 연구자료를 교란변수에 대해 층화stratification하면 교란영향을 보정할 수 있는데, 예를 들어 연령이 교란변수일 경우 연령군을 나누어 각 층마다 관련성 지표를 계산한 후 이를 다시 종합summary measure하면 교란변수의 영향을 보정한 지표age-adjusted를 산출할 수 있다. 표준화standardization도 교란 영향을 통제하기 위하여 사용되는 방법의 하나로 층화분석법의 일종이다. 층화가 적절한 방법이 되지 못할 경우에는 근래 역학연구에서 널리 애용되고 있는 ⑥ 선형로짓모델 등 다변량분석multivariate analysis을 이용해 통계학적 방법으로 교란변수의 영향을 수학적 모델 내에서 보정시키는 방법statistical modelling도 있다.

잠정적 교란변수potential confounder란 대상 질병과 관련이 있다고 알려진 모든 변수를 말한다. 잠정적 교란변수를 포함하여 교란 영향을 보정하기 위해서는 이들 변수에 관한 자료가 수집되어 있어야만 가능하다. 분석과정에서 사용되는 통계학적 방법들에 의해 비교적 교란 영향이 잘 보정되지만, 통제 후에도 잠재적으로 교란이 남아 있는 경우residual confounding가 가끔 있다. 예를 들어 [흡연 → 자궁경부암]에서 교란변수인 '성교 상대자 수'의 영향을 통계적 방법으로 통제하였음에도 불구하고 교란영향이 충분히 통제되지 않아 남아 있을 수 있다. 이는 '성교 상대자 수'라는 변수가 '성행위'라는 개념의 교란변수를 충분히 잘 반영하지 못하는 변수라는 의미이며, 현재 개념으로 원인이라 인정되는 인유두종 바이러스를 대변하기에는 극히 미약하다는 뜻으로 해석된다.

5. 우연에 의한 가능성 평가(Observed effect due to chance)

연구결과가 우연에 의해 발생할 가능성을 배제하기 위해서 적절한 통계학적 분석을 수행하게 된다. 연구방법의 종류나 수집 자료의 크기 혹은 관련도 지표의 종류에 따라 통계적 분석법의 종류가 달라진다. 통상적으로 ① 가설 검정법hypothesis test과 ② 구간 추정법interval estimation이 있다. 일반적으로 p-value로 표시되는 가설 검정법은 관련성의 정도와 동시에 표본의 크기에 의해 결과가 결정되기 때문에 주의하여야 한다. 즉, 관련성의 정도는 매우 큰데 표본수가 작아 통계적 유의성이 안 나오는 경우도 있고, 반대로 관련이 없는데도 표본수가 커서 통계적으로는 유의할 수도 있다. 이런 의미에서 근래에는 구간 추정법을 사용하는 것이 권장되고 있는데, 구간 추정법은 가설 검정법으로는 설명할 수 없는 보다 많은 정보more informative를 독자에게 전해 주기 때문이다. 다시 얘기하건대 통계분석법은 이미 수집된 자료의 변이성을 평가하는 방법이지, 수집 과정의 변이를 평가하는 방법은 아니기 때문에 연구의 계획-수행-분석과정에서 발생하는 비뚤림이나 교란의 비표본성 오류non-sampling error에 관해서는 통제 능력이 없다.

6. 역학연구결과로부터 인과성 평가(Critical appraisal of causality)

역학연구에서 연구결과의 타당도는 내적 타당도와 외적 타당도로 대별된다. 외적 타당도external validity는 최종 연구대상으로부터 실제 연구대상을 선정하는 과정(일반화)에 관한 사항이며, 반면에 내적 타당도internal validity는 선택 비뚤림, 정보 비뚤림, 교란변수와 같이 연구결과 자체의 타당성에 관한 문제로, 연구결과의 내적 타당도를 저해하는 요인이 발견되면 그 연구는 결과 자체를 믿을 수 없는 것이 되어 결국 쓸모 없는 것이 되어 버리고 만다. 반면에 외적 타당도만 상실되면 관찰된 연구결과의 일반화에만 제약을 받게 된다.

지금까지 설명한 대로 어떤 역학연구결과가 비뚤림이나 교란에 의한 결과도 아니며 통계학적 우연에 의한 결과도 아님이 확인되었다면, 그 결과는 '인과적causality'이라고 결론지을 수 있을까? 대부분의 역학연구에서 비뚤림이나 교란의 영향을 완전히 통제한다는 것은 불가능하다. 따라서 우리는 관찰된 연구결과를 바탕으로 하여 인과성의 가능성을 평가해야 한다. 역학연구결과로부터 단계별로 평가하는 방법은 제22장 1절에 자세히 설명되어 있다.

7. 종합

역학연구의 특성상 단 한 번의 역학연구를 통해 어떤 질병의 원인이 밝혀지는 경우는 극히 드물다. 하지만 역학연구의 형태에 따라서 인과성의 가능성을 밝히는 정도는 다르다는 점을 감안한다면 가설을 증명하고자 시도한 연구의 결과를 인정하는 수준도 다소 다르게 평가할 수 있다. 다음은 흔히 사용되는 역학연구의 형태에 따라 연구결과의 타당성이 어떻게 다른가를 보여주는 표이다.

표 21-7 역학연구의 형태에 따른 각종 비뚤림의 발생 가능성

Probability of	Ecological	Cross-sectional	Case-control	Cohort	Randomized trial
Selection bias					
Selection of the subjects	해당 없음	medium	high	low	low
Loss to follow-up	해당 없음	해당 없음	low	high	medium
Recall bias	해당 없음	high	high	low	low
Confounding	high	medium	medium	low	very low

참고문헌

유근영. 의학논문 평가법. 인과성 평가를 중심으로. 대한의학협회지. 1994;37:1215-1221.

윤용수, 신희철, 안윤옥 등. 선천성 심장기형과 기형 발생 환경요인과의 관련성에 관한 연구. 1991.

Berkson J. Limitations of the applications of four-fold table analysis to hospital data. Biometrics Bull. 1946;2:47-53.

Boyd AV. Testing for association of diseases. J Chronic Dis. 1979;32:667-672.

Breslow NE, Day NE. Statistical methods in cancer research. Vol 1. The analysis of case-control studies. (IARC scientific publication no. 32). Lyon: International Agency for Research on Cancer. 1980.

Charig CR, Webb DR, Payne SR, et al. Comparison of treatment of renal calculi by open surgery, percutaneous nephrolithotomy, and extracorporeal shockwave lithotripsy. Br J Med. 1986;292:877-882.

Doll R, Hill AB. A study of the aetiology of carcinoma of the lung. Br Med J. 1952;ii:1271-1286.

Dosemeci M, Wacholder S, Lubin JH. Does nondifferential misclassification of exposure always bias a true effect toward the null value? Am J Epidemiol. 1990;132:746-748.

Elwood JM. Causal relationship in medicine. A practical system for critical appraisal. Oxford, New York, Melbourne, Oxford University Press. 1992.

Horwitz RI, Feinstein AR. Alternative analytic methods for case-control studies of estrogens and endometrial cancer. N Engl J Med. 1978;299:1089-1094.

Hutchinson GB, Rothman KJ. Correcting a bias. N Engl J Med. 1978;299:1129-1130.

Kelsey JL, Thompson WD, Evans AS. Methods in observational epidemiology. New York; Oxford University Press. 1986.

Kleinbaum DG, Kupper LL, Morgenstern H. Epidemiologic research: principles and quantitative methods. New York: Van Nostrand Reinhold Co. 1982.

Neyman J. Statistics — servant of all sciences. Science. 1955;122:401-406.

Roberts RS, Spitzer WO, Delmore T, et al. An empirical demonstration of Berkson's bias. J Chronic Dis. 1978;31:119-128.

Schlesselman JJ. Case-control studies: design, conduct, analysis. New York; Oxford University Press. 1982.

Schull WJ, Cobb S. The intrafamilial transmission of rheumatoid arthritis. III. The lack of support for a genetic hypothesis. J Chron Dis. 1969;22:217-222.

Yoo KY, Tajima K, Kuroishi T, et al. Independent protective effect of lactation against breast cancer: a case-control study in Japan. Am J Epidemiol. 1992;135:726-733.

제22장

연구결과의 평가

유근영 서울대학교 의과대학

의학연구는 그 방법론적 측면에서 볼 때 매우 다양한 방법이 적용되고 있기 때문에 이에 대한 평가법도 일률적일 수는 없다. 따라서 본 장에서는 두 변수 간의 인과성에 관한 가설을 검정하기 위한 역학적 연구나 임상시험 분야에서 널리 적용되고 있는 비실험적 연구논문을 연구방법론적 측면에서 평가하는 기준에 대해 논하고자 한다. 여기서는 실험동물이나 세포 혹은 인체 장기를 대상으로 하는 소위 '고도로 통제된 실험실적 연구방법'에 대한 평가는 논외로 한다. 왜냐하면 이러한 연구(예: 토끼 심방근세포에서 pH가 Na-Ca 교환기전에 미치는 영향)에서는 연구가설상의 변수 이외의 보고 싶지 않은 제3의 변수에 대해서는 실험실적인 조작을 통해 사전에 모두 통제해 버리면서 동시에 — 반복된 관찰을 통하기는 하지만 — 그 결과의 타당성을 평가함에 있어 완전한 조건하에서 관찰된 단 일회적인 현상에 보다 높은 가치를 부여하기 때문에 의학연구방법론에서 언급하는 교란변수의 영향이나 측정상의 오류 및 비뚤림 등의 발생 기회를 전혀 인정하지 않는 특이한 논증 구조를 가지고 있기 때문이다.

1. 의학연구결과의 인과성 평가 방법

어떤 형태의 연구이건 연구가 완료되면 연구자는 수집-관찰된 연구결과로부터 '연구가설에서 제시한 두 변수 간에 인과성causality이 있다고 볼 수 있겠는가'를 평가해야 한다. 이는 '연구대상의 선정에서 결과 분석까지의 전 과정에서 문제가 될 만한 부분이 없었는가'를 단계별로 평가하는 것으로 다음과 같이 요약된다 .

1) 연구결과에 대한 증거가 충분히 요약되었는가?

① 노출요인 혹은 간섭요인은 무엇이었는가?

② 결과변수는 무엇이었는가?

③ 연구계획은 어떻게 되었는가?

④ 연구대상은 누구이었는가?

⑤ 주요 연구결과는 무엇이었는가?

2) 연구결과의 인과성을 저해시키는 내적 타당도에 문제가 없는가?

① 연구결과가 혹시 관찰에 의한 비뚤림에 의해 영향받지 않았는가?observation bias

② 연구결과가 혹시 교란변수에 의한 영향은 아닌가?confounding effect

③ 혹시 우연에 의해 변동될 수 있는 정도의 연구결과는 아니었는가?chance variation

3) 연구결과의 인과성을 제고시키는 내적 타당도가 인정되는가?

① 요인노출과 결과 발생 간 시간적 선후 관계는 명백히 유지되었는가?time relationship

② 요인과 결과 간의 관련성의 정도는 어느 정도 강한가?strength of the relationship

③ 소위 '양-반응관계'는 관찰되었는가?dose-response relationship

④ 연구결과의 일관성은 잘 유지되었는가?consistency of the relationship

⑤ 연구결과의 특이성은 있는가?specificity of the relationship

4) 연구결과의 일반화를 위한 외적 타당도에 문제는 없는가?

① 연구결과의 일반화를 위한 적용대상인구는 적절히 언급되어 있는가?

② 연구결과를 eligible population까지 일반화하는 데 문제는 없는가?

③ 연구결과를 source population까지 일반화하는 데 문제는 없는가?
④ 연구결과를 다른 일반 인구에게 적용하는 데 문제는 없는가?

5) 타 연구결과 및 증거와의 비교는 충분히 고찰되었는가?

① 다른 유사한 연구에서 유도된 결론과 유사점이 있는가?consistency with other studies
② 전체적인 결론이 특이성을 가지고 있는가?specificity to other studies
③ 연구의 결과가 생물학적 관점에서 볼 때 설명이 가능한 것인가?biological plausibility
④ 연구가설이 맞다 할 때, 인구집단에서의 요인 및 질병 분포와도 일치하는가? coherence with existing knowledge

2. 연구방법의 내적 타당도와 외적 타당도

선정된 연구대상, 특히 둘 이상의 집단을 비교하여 연구결과를 도출하는 경우에는 연구대상 선정과정이 얼마나 합리적이었는가에 따라 다음과 같은 두 가지 측면을 반드시 평가하여야 한다.

1) 내적 타당도(internal validity)

'비교하고자 하는 두 집단의 결과(예: 질병발생)의 차이가 평가하고자 하는 노출요인에 기인한 것임을 얼마나 자신할 수 있는가'를 측정하는 것이다. 즉, 비교하고자 하는 두 집단의 결과변수의 차이가 평가하고자 하는 노출요인에 의한 것이 아니라 '관찰 방법의 차이에 기인된 것은 아닌지(비뚤림)', '그 노출요인 이외의 다른 관련 변수에 의한 것은 아닌지(교란)', 혹은 '순전히 우연에 의해 일어날 수 있는 변이는 아닌지(통계학적 변이)'를 평가하여야 하는 것이다. 예를 들어 어떤 화학물질의 발암성을 확인하는 연구에서 많은 수의 생쥐를 대상으로 이들에게 같은 종류와 양의 먹이를 주며 같은 환경 속에서 생활하게 한 후 그들 중에서 무작위로 추출하여 두 집단으로 나누어 화학물질을 시험한다고 할 때, 암 발생 여부와 같은 결과를 연구자가 생쥐의 노출 여부를 모르는 상태에서 진단을 내리게 된다면 이 실험은 생쥐의 선택이나 진단의 과정에서 비뚤림의 가능성이 극히 적으므로 내적 타당도가 상당히 높다고 볼 수 있다.

2) 외적 타당도(external validity)

'연구결과를 더 큰 범위의 집단에 얼마만큼 일반화할 수 있는가' 하는 문제이다. 예를 들어 상기한 생쥐 실험의 경우 내적 타당도는 상당히 높지만 이를 인간에게까지 일반화하기에는 우선 종이 다른 문제가 있으며 화학물질에의 노출량도 실제 인간의 경우와 다르며 피폭과정도 다르기 때문에 문제가 많다. 따라서 이러한 경우에는 외적 타당도가 매우 떨어진다고 하겠다.

이와 같이 의학연구의 타당도는 내적 타당도와 외적 타당도로 대별되는데, 그 중에서 외적 타당도는 연구대상을 선정하는 과정이 잘못되는 경우 발생하며, 반면에 내적 타당도는 연구자료의 수집 및 분석과정에서 문제가 생길 때 발생된다. 이러한 평가 과정에서 연구결과의 타당도를 저해하는 요인이 발견되면 그 연구결과는 문제가 있는 것이 되어 버리고 말게 되며, 그 정도가 심각하면 연구결과는 결국 쓸모없는 것이 되어 버리고 만다. 연구설계를 할 때는 물론 내적 타당도와 외적 타당도를 모두 높이도록 하여야 하겠지만, 많은 경우 이 두 가지를 모두 만족시키기가 매우 어렵다. 둘 중 어느 하나를 선택하여야 함에 있어서 '내적 타당도를 우선으로 할 것인가', 아니면 '외적 타당도를 우선으로 할 것인가'는 연구의 가설에 따라 결정해야 할 사항이나 일반적으로는 내적 타당도를 높이는 것이 우선이다. 외적 타당도는 내적 타당도를 전제로 하지 않는 한 아무 소용이 없기 때문이다.

3. 내적 타당도의 저해 요인

의학논문에서 그 결과로 '어떤 관련성'이 관찰되었을 때, 이 '관련성'은 ① 이들 간에 인과적 관련성causation이 정말 존재하고 있어서 그 결과로서 나타날 수도 있지만, 다음과 같은 경우에는 내적 타당도를 심히 저해시키게 된다. 즉, ② 연구자료를 수집하는 측정과정상의 오류나 비뚤림observation bias에 의해 야기된 잘못된 결과일 수도 있으며, 또한 ③ 측정상의 오류나 비뚤림은 없다 할지라도 미처 통제하지 못한 교란변수에 의한 잘못된 결과confounding의 가능성과 더불어 ④ 우연히 발생할 수도 있는 결과chance variation일 수도 있다. 우연에 의한 결과의 가능성은 연구결과에 대한 통계학적 검정으로 해결하면 되므로, 본 장에서는 ②의 '측정상의 오류나 비뚤림'에 대한 부분과 ③의 '교란변수에 의한 영향'에 대해서는 제21장의 내용을 참고하기 바란다.

4. 내적 타당도를 제고시켜 인과성을 지지하게 되는 경우

인과론이 성립하기 위하여 가장 필수적인 조건은 '시간적 선후 관계temporal relationship'이다. 원인이라 생각되는 사상은 반드시 결과에 앞서 발생되어야 하므로, 연구의 결과 이와 같은 시간적 선후 관계가 명백한 경우에는 인과성을 지지하게 된다. 반대로 '암의 원인으로서 식이요인'의 경우처럼 발암과정이 이미 시작된 이후의 식이요인과의 관련성은 이를 위배하게 되어 결국 내적 타당도를 심히 저해한 것으로 간주한다. 'B형 간염 바이러스에의 감염과 향후 간암 발생'의 경우처럼 그 관련성의 정도가 수십 배 내지 수백 배의 차이가 연구결과로서 관찰되면 '관련성의 정도strength of the relationship'가 매우 강한 경우가 되며, '흡연과 폐암'의 경우에서와 같이 원인이라 생각되는 요인에의 노출정도가 강하면 강할수록 결과로 나타나는 질병의 발생이 높게 나타나는 현상이 관찰된다면 소위 '양-반응관계dose-response relationship'가 존재하는 경우로 역시 인과성을 지지하게 된다. 이외에도 다른 집단을 대상으로 유사한 연구를 수행한 결과와 비슷한 결과를 얻은 경우(consistency), 혹은 기존의 연구결과에 비해서 특이한 소견이 관찰specificity되었으며, 그 결과가 기존의 지식에 잘 부합coherence되고, 생물학적 설명biological plausibility도 가능한 경우 역시 인과성을 간접적으로나마 지지하는 것으로 평가한다.

흡연이 폐암의 원인이라는 가설(흡연 → 폐암)을 증명하기 위해 시도된 연구결과를 인과성 관점에서 평가해 보면 다음과 같다(US Surgeon General, 1982).

흡연과 폐암의 인과성 평가에 관한 US Surgeon General Report 요약

① Temporal relationship: 원인 노출이 질병발생보다 시간적으로 앞서야 함은 인과론 평가에서 가장 필수적인 사항이다. 관련성을 보고한 여러 코호트 연구는 관

찰 개시 시점에 해당 질병에 걸리지 않은 집단(disease-free)을 대상으로 하여 추적에 들어갔기 때문에 시간적 선후 관계는 인정된다.

② Biological relationship: 실험동물 햄스터에게 희석된 담배 연기를 장기간 흡입시킨 결과 후두에 양성 및 악성 종양이 발생되었음이 확인되었다. 그러나 기관지암을 일으키기 위하여 시도된 많은 동물실험에서는 유의한 결과를 얻는 데 실패하였다. 하지만 이런 실험동물들은 관련성이 관찰된 인간(흡연자)처럼 담배연기를 깊게 그리고 강하게 흡입할 수 없다는 사실이 인정된다.

③ Consistency: 흡연과 폐암의 관련성을 보고한 환자-대조군 연구는 50개가 넘으며, 이들 연구는 서로 다른 대상(남자/여자, 여러 직업군, 입원 환자, 부검 예, 폐암 사망자, 여러 인종 및 종족)으로부터 여러 형태의 대조군(일반 건강인, 환자-대조군, 임의 표본, 타 질환 사망자)을 짝지어 여러 형태의 흡연(담배의 종류, 흡연량, 흡연기간, 흡입방법)에 관해 연구한 것인데 모두 일관된 결과를 보고하고 있다. 뿐만 아니라, 대규모 인구집단을 대상으로 한 8개의 코호트 연구는 여러 국가에서 다른 시기에 보고되었는데, 모두 환자-대조군 연구와 같은 일관된 결과를 보고하고 있다.

④ Strength: 코호트 연구결과에 의하면 비흡연자에 비해 흡연자에서 폐암으로 인한 사망 위험이 10배 높은 것으로 보고되고 있다. 만약 이 결과가 잘못된 것으로 이들 간에 인과성이 없다면 비흡연자와 흡연자 간에 흡연 이외의 다른 요인이 10배 이상 차이가 나게 존재하여야 하는데, 이런 교란변수를 찾기 힘들 뿐만 아니라 논리적으로도 맞지가 않아 흡연과 폐암은 인과관계에 있을 가능성이 매우 높다고 판단된다.

⑤ Dose-response relationship: 대부분의 역학연구결과에서 연구개시 당시 일일 흡연량이 많으면 많을수록 폐암 사망이 증가하며, 이러한 경향은 흡연 시작연령, 흡연 기간, 흡입 정도에서도 마찬가지로 관찰되고 있다. 특히 하루 20개비 이상 흡연하는 남자에서는 폐암 사망이 비흡연자에 비해 15~20배 높았으며, 여자에서도 유사한 결과가 관찰되고 있다. 4개의 코호트 연구에서는 흡연 시작 연령이 빠르면 빠를수록 폐암 사망이 증가하는 경향을 보고하고 있다.

⑥ Specificity: 담배는 수천 가지 이상의 복합 화학물질이 함유된 것이기 때문에 생물학적으로 볼 때 다양한 여러 질환을 일으킬 수 있다. 그러나 흡연과 다른 종류의 암과는 그 관련성의 정도가 폐암의 경우에 비해 현저하게 낮아 특이성이 인정된다.

⑦ Reversibility: 흡연이 폐암을 일으킨다는 가설이 사실이라면, 금연하는 경우에는 폐암 사망이 계속 흡연하는 경우에 비해 낮아져야 한다. 금연자를 대상으로 한 대부분의 연구에서 금연 후 15~20년이 경과하면 비흡연자의 폐암 사망위험과 같아진다는 사실이 보고되고 있으며, 이는 주로 금연 이전의 흡연 축적 효과에 의한 것임이 나타나고 있다.

⑧ Coherence: 인과성이 성립하기 위해서는 그 가설이 해당 질병의 자연사나 생물학적 특성과 같은 기존 지식과 잘 부합되어야 한다. ① 폐암 사망은 여자보다 남자에서 높은데 흡연률도 남자에서 높고, ② 폐암 사망이 높은 (국가의) 인구집단에서 흡연율도 높으며, ③ 연도에 따라 폐암 사망률이 증가하는 양상과 흡연율이 증가하는 양상이 같이 관찰된다는 사실에 근거하여 흡연과 폐암의 인과성은 기존 지식과 잘 부합된다 할 수 있다.

5. 결어

본 장에서는 의학논문을 평가함에 있어 의학연구방법론이 실로 매우 다양함을 감안하여 의학연구 논문 중 비교적 그 게재 빈도가 많은 인과성 관련 논문을 평가하는 방법에 관하여 논하였다. 여기서 논의된 인과성 평가의 방법론은 비단 질병의 원인에 관한 가설을 검증하려는 인과론적 연구에만 국한되는 것은 아니며, 치료법 및 예방법의 효과판정을 위한 임상시험이나 예후 인자 평가 등 집단을 대상으로 하는 광의의 역학적 연구 대부분에 적용이 가능한 것이다. 의학논문을 평가함에 있어 선행요인과 결과와의 관련성을 인과적인 관점에서 평가하는 과정에서 간과하기 쉬운 내적 타당도에 특히 중점을 두어 설명하였다. 자기 전공분야가 아닌 남의 논문을 평가한다는 일은 결코 쉬운 일이 아니다. 그러한 이유로 의학논문의 평가가 외형 심사에 그치고 마는 경우도 없지 않다. 이 책에서는 연구주제의 독창성이나 기여도, 논문 기술의 체계, 연구방법의 타당성, 결과의 합리적인 제시, 적절한 통계적 분석 등에 관해서는 논외로 하였다. 보다 중요한 사항은 '연구상의 가설과 이를 증명하기 위하여 수집-요약된 연구결과로부터 얼마나 합리적인 결론을 논리적으로 유도해 내는가'임을 강조하기 위해서이다.

참고문헌

유근영. 의학논문 평가법. 인과성 평가를 중심으로. 대한의학협회지. 1994;37:1215-21.

Doll R, Hill AB. A study of the aetiology of carcinoma of the lung. Br Med J. 1952;ii:1271-1286.

Elwood JM. Causal relationship in medicine. A practical system for critical appraisal, 1st ed. New York; Oxford University Press. 1992:38-48, 58-66, 163-182.

Isaac S, Michael WB. Handbook in research and evaluation, 2nd ed. EdITS Publishers. 1982. pp.41-58.

Kelsey JL, Thompson WD, Evans AS. Methods in observational epidemiology, 1st ed. New York; Oxford University Press. 1986. pp.12-18.

Kleinbaum DG, Kupper LL, Morgenstern H. Epidemiologic research. Principles and quantitative methods, 1st ed. Lifetime Learning Publications. 1982. pp.194-219, pp.242-265.

Schlesselman JJ. Case-control studies: design, conduct, analysis, 1st ed. New York; Oxford University Press. 1982. pp.124-143.

US Surgeon General. The Health Consequences of Smoking: Cancer, Bestheda, MD, US Department of Health and Human Services. 1982.

제23장

논문 작성법

유근영 / 박수경 서울대학교 의과대학

1. 계획서 작성을 위한 개략적 구상

연구계획서를 작성하는 데 있어 계획내용이나 형식에 관한 일반원칙은 없다. 계획서에 무엇이 포함되어야 하며 그 관련 내용들을 심사자들에게 가장 효과적으로 전달하는 방법은 무엇인가 하는 것은 계획하고자 하는 연구 개개에 따라 다르다. 그럼에도 불구하고 연구계획의 개략을 준비함에 있어 아래의 몇 가지 사항들을 고려하면서 연구계획을 구상하는 것이 유익하리라 믿는다.

1) 개념적 연구목적과 구체적 연구주제 그리고 예상되는 연구성적

막연하게 "×××에 대하여 연구해 보겠다" 또는 "×××와 ○○○와의 관계에 대하여 연구해 보겠다" 하는 정도의 내용만으로는 연구계획을 세우는 데 불충분하다. 전반적 또는 개념적인 연구목적objectives of study으로부터 보다 구체적인 연구주제central and specific questions or hypotheses of the study까지를 도출하고 나아가 연구에서 얻어질 것으로 예상되거나 기대하는 연구성적까지의 내용이 세워져야 한다.

연구목표 또는 가설이라 함은 "어떤 현상 또는 관계에 대한 추측적 진술"로서 연구를 통하여 그것이 옳은지 아닌지를 밝히겠다는 의도이다. '추측적 진술'의 내용에 따라 가설의 종류는 식별적 가설identification hypothesis과 설명적 가설explanatory hypothesis로 구분할 수 있다. 식별적 가설에서는 다시 구체적으로 분류목표, 사물의 성질 및 형태규명 목표, 분포 혹은 정도표시 목표, 그리고 구성요소 확인 목표 등으로 세분할 수 있다. 이러한 목표를 위한 연구를 기술적(또는 평면적, descriptive study) 연구라고 분류한다.

설명적 가설은 표적이 되는 현상(의학에서는 주로 질병-건강현상임)의 변동을 다른 변수 또는 요인을 이용하여 설명하고자 하는 것인데, 따라서 표적현상과 다른 요인과의 관련성을 추구하는 내용이 주축을 이룬다. 설명적 가설을 확인하고자 하는 연구를 분석적analytic study 연구라고 하는데 가설의 설정 단계에 따라 개념적 가설conceptual hypothesis, 중간 단계(또는 중재적) 가설intervening hypothesis, 그리고 실행적 가설(이것이 곧 구체적인 연구주제이다, action or operational hypothesis)로 구분할 수 있다.

연구주제의 도출은 매우 논리적이어야 하며 또한 그 논리적 전개과정은 엄밀하게parsimonious 이루어져야 한다. 명확한 증거에 의하거나, 만약 그러한 증거가 없다면 개연성 높은 가정 등을 세운 후에 이를 근거로 논리전개를 해 나간다. 연구주제는 언제나 현재의 지식수준에서 한걸음 더 나아간 내용으로 되어야 할 것이다.

연구에서 얻어질 것으로 예상되는 연구성적(이들 대부분은 연구가설이 옳다고 주장하는 데 이용되는 증거가 될 것이다.)에 대한 해석방향과 함께 기대하는 연구결론을 구상한다. 언어질 수 있는 연구성적의 모든 가능한 경우를 생각하며 특히 소위 "negative results"가 무엇을 의미할 것인가를 고안해 본다.

2) 관련문헌 검색과 이의 소요일정

연구목적의 당위성이나 필요성을 논술하고 구체적인 연구주제를 도출함에 있어 광범위한 문헌고찰과 관련지견의 분석, 종합은 필수적이다. 따라서 계획서 작성 훨씬 이전부터 문헌검색과 이의 소요 일정에 대한 구상이 있어야 한다.

3) 연구방법과 연구주제의 실행성

이론적 내지는 논리적으로 도출된 연구주제가 현실적으로 조사나 관찰 또는 검정이 가능한 것인가 하는 문제가 곧 연구주제의 실행성이다. 기존에 이미 개발되어 있는 연구방법이나 새로이 고안하여야 하는 방법에는 우선적으로 이러한 실행성이 인정되어야 한다. 그 방법을 적용하기에 앞서 선행하여 해결되어야 할 부분이 있는지?, 그 방법에 의한 조사, 관찰결과는 충분히 객관적이고 신뢰성(재현성)이 있는지?, 다른 대안은 무엇인가?, 대안과의 상대적 장단점은 무엇인가?, 등등을 검토하고 시험적 관찰pre-test이나 예비적 조사pilot study의 시행을 구상한다.

4) 연구설계에서의 고려사항

(1) 기술적 연구(Descriptive Study)에서의 고려사항

기술적 연구는 질병, 건강 혹은 요인에 대해 분포나 형상, 현상 등을 잘 모르는 단계에서 시작하며 이 연구를 통해 질병, 건강, 요인의 유병률, 노출률 등과 특성별 분포, 특성을 파악할 수 있다. 이 연구는 요인-결과 간 가설을 설정할 수 있게 하여 추후 가설을 검증하는 분석적 연구로 이어질 수 있다.

기술적 연구에서는 아래와 같은 내용이 필수적이다.

가. Specific aims의 정련sharpening: 연구주제와 실행적 가설을 명확하게 구체화한다.

나. 자료수집(측정조사) 방법의 타당도 검토validity: 측정된 값이 참값에 얼마나 가까운가 하는 내용이 타당도이다.

다. 자료수집(측정조사) 방법의 신뢰도 검토reliability: 측정된 값의 재현도가 신뢰도를 나타낸다.

라. 연구대상의 대표성 검토representativeness: 표본 또는 일부만을 대상으로 하는 기술적 연구에서 가장 중요하게 고려되어야 하는 사항이다. 대표성을 확보하기 위한 필수적인 과정이 표본선정방법sampling method과 표본규모sample size를 사전에 정하는 것이다.

(2) 분석적 연구(Analytic Study)에서의 고려사항

분석적 연구는 질병, 건강, 요인의 유병률, 노출율 등과 특성별 분포, 특성 등을 알고 있는 상황에서 요인-질병 간 관련성에 대해 가설을 설정하고 가설 검증을 위해 설계하고 조사된다.

분석적 연구에서는 아래와 같은 내용이 포함되어야 한다.

가. Action or operational hypothesis의 정련: 다음의 연구변수를 규정한다.

결과변수outcome variable

원인변수exposure or study variable

관여변수intervening variable

교란변수confounding

나. 연구자료수집방법의 reliability 검토

다. Validity or comparability의 검토: 연구설계에 있어 MaxMinCon 원칙

Maximization of systemic variance

Minimization of error variance

Control of extraneous variable

라. 관련성 내지 인과관계의 추론의 단계

1단계: 두 변수의 공변covariation 확인 → (statistical validity)

2단계: 두 변수 간의 인과관계 검토internal validity

3단계: 개념화된 인과관계 검토construct validity

4단계: 인과관계의 일반화external validity

2. 계획서를 작성하기 이전에 이루어져야 할 사항들

1) 문헌고찰 및 같은 영역의 연구자 목록 작성

연구목적과 연구주제를 정련sharpening하고 가장 타당한 연구방법을 선택 또는 고안하며 예상되는 연구성적에 대한 해석 방향을 세우기 위하여 문헌고찰과 관련지견의 분석이 계획서 작성 이전에 완벽하게 이루어져야 한다. 아울러 같은 영역을 연구하는 국내외 연구자들의 목록과 그들의 연구업적을 요약하여 정리해 둔다. 통상 6개월 정도의 시일이 소요된다.

2) 각종 용어의 정의와 가정의 명확화

연구계획의 개괄적 구상에서 인용 또는 사용하였던 각종 용어에 대해 학술적 정의를 명확히 한다. 또한 논리전개 등에서 사용한 가정이나 전제 사항에 관하여도 그

내용을 명확히 한다.

3) 관련시설, 기기의 활용 가능성 및 관련 기관으로부터의 협조가능성 확인

연구진행에 관련하여 이용하게 되는 각종 시설이나 기기 등에 대한 활용 가능성을 확인하고 연구수행상 협조를 얻어야 할 관련 기관 또는 부서에 사전 접촉을 통하여 협조를 확약한다.

4) 공동연구자들로부터의 신임장

연구수행상의 단순한 협조자와 연구주제에 대한 공동연구자를 구분지어 선별하고 공동연구자로 내정한 사람에게는 공동연구자로서의 참여를 승낙을 받는다. 이 경우 연구자 개개인별로 연구에의 참여도와 역할에 관한 논의가 사전에 이루어져야 한다.

5) 예비연구의 시행 및 그 결과

연구주제의 도출에서부터 연구결론에 이르는 연구의 전과정에 대한 최종 검토를 위하여 시험적 관찰pre-test을 포함하는 예비연구pilot study를 시행해 본다. 극히 소규모일지라도 예비연구의 시행은 연구계획서 작성에 앞서 이루어져야 할 필수적인 사항이다.

예비연구의 시행결과는 더욱 구체적concrete인 연구계획을 수립할 수 있는 중요한 정보를 제공한다. 예를 들면 연구대상 수sample size를 산출하는 데 필요한 정보라든가, 관찰 또는 실험기간, 간격, 횟수 등에 관한 정보, 그 외에도 연구방법의 조정, 연구성적의 분석계획 등등 연구 전체에 걸쳐 매우 유용한 정보가 된다.

6) 통계적 사항에 대한 자문

최근의 많은 의학연구에서는 확률론에 기반을 둔 통계적 기법의 적용이 보편화되고 있는데 예를 들어 연구대상규모sample size의 결정, 관측자료의 계량화 등과 같은 실험조사설계 과정에서는 물론, 연구성적자료의 분석과정에 이르기까지 통계적 기법이 많이 사용되고 있다. 따라서 연구계획서 작성에 앞서 통계적 사항에 관련되는 내용에 대한 전문가의 자문을 받도록 한다.

3. 연구계획서의 작성: 형식과 서식

연구계획서를 제출받아 이를 심사, 평가하고 있는 개개의 연구비 지원기관이나 대학원 등에서는 각기 나름대로 요구하는 계획서의 형식이나 양식이 있는데 그 순서나 강조되는 부분이 약간씩 다를 수 있다. 그러나 일반적으로 연구계획서 작성은 아래와 같은 순서나 내용으로 이루어지고 있다.

1) 표지 연구 제목(국문과 영문)
   책임연구자 및 연구진
   연구기간
   연구비 신청액
2) 연구계획 요약문(국문 및 영문)
3) 연구진 인적사항
4) 연구계획내용
   (1) 연구목적
   (2) 연구배경 및 필요성
   (3) 연구방법
   (4) 연구수행계획 및 연구기간
   (5) 인용문헌목록
   (6) 연구에 소용되는 시설 및 기기
   (7) 소요예산
5) 기타(연구계획에 관련되는) 참고사항

4. 계획서 각 항목의 세부내용작성 지침

1) 연구 제목 및 표지

거의 대부분의 경우에 있어 연구계획서 제출을 요구하는 기관에 따라 고유한 양식이 있다. 일정한 양식이 없을 때에는 연구 제목, 책임연구자, 연구기간 등을 명시하여 표지로 가름한다.

연구 제목은 수행하고자 하는 연구내용을 가장 간결하고 함축성 있게 표현하는 일종의 요약문이라 할 수 있다. 또한 연구계획서에 명시된 연구 제목과 최종 연구결과 보고서의 제목이 동일하도록 요구하는 경우가 많다. 따라서 연구계획서 작성시부터 연구 제목 작성은 신중히 이루어져야 한다.

일반적으로 연구 제목을 정함에 있어 아래와 같은 사항들을 고려한다.

① 연구의 내용을 충분히, 적절히, 그리고 함축성 있게 표현한다.
② 명사나 수식어를 길게 붙이지 않고 단순, 간결하도록 한다.
③ 연구목적에 부합compatible되도록 표현한다 — 색인용어key words가 2개 이상 포함되도록 한다.
④ 정확하고 적합한 구체적인 용어를 사용한다.
⑤ 의미전달이 제대로 되도록 단어 배열에 유의한다.
⑥ 연구방법형태(실험적, 임상적, 역학적등)를 명시하기도 한다.
⑦ 연구결론을 제시하는 방식으로 표현하기도 한다.
⑧ 부제subtitle는 불가피한 경우에만 사용한다.
⑨ 제I보, 제II보, 또는 ---연구(I), ----연구(II) 식으로 나가는 일련번호식 제목은 사용하지 않는다.
⑩ 약어, 속어, 화학기호, 상품명, 축어들은 가급적 사용하지 않는다.
⑪ 현재 사용되지 않는out of date 용어는 사용하지 않는다.
⑫ 추상적 도는 애매모호한 표현이나 불필요한 단어 사용은 가급적 피한다.

[부적절하게 작성된 연구 제목들의 예]

예 1: "Action of Antibiotics on Bacteria"

위와 같은 제목에서는 상기 고려사항 (1), (3), (4), (12)에 해당되는 문제점을 가지고 있어 하고자 하는 연구의 내용과 연구목적을 구체적으로 나타내지 못하고 있다. 즉, "Bacteria"의 모든 종류를 대상으로 연구하는 것이 아닌 만큼 대상균종으로 제시하여야 하며, 동시에 "Antibiotics"도 사용한 품명으로 표현되어야 한다.

뿐만 아니라 "Action"도 구체적으로 정의한다. 예를 들면 "Inhibition of Growth of Mycobacterium tuberculosis by Streptomycin" 이런 식으로 작성함이 요망된다.

예 2: "Characterization of Bacteria Causing Mastitis by Gas-Liquid Chromatography"
위와같은 제목은 상기 고려사항 (5)의 문제점을 보이는 대표적인 예이다. 즉, Bacteria가 Gas–Liquid Chromatography를 사용하여 Mastitis를 유발하는 의미로 해석될 수 있다.

예 3: "정상인과 당뇨병환자에 있어서 혈장 Insulin 측정"
위의 제목에서는 상기 고려사항 (3), (4), (12)의 문제점을 가지고 있는 경우로서 "측정" 자체가 연구목적이 아닌바 "정상인 및 당뇨병환자 혈중의 Insulin 농도"가 더 적절한 제목이다.

예 4: "몇 가지 한국 음식이 위암 발생에 미치는 영향"
위의 제목에서는 상기 고려사항 (1), (4)의 문제점을 보이고 있다. "몇 가지"는 애매모호하며 "한국 음식"에 대한 객관적 정의가 어렵다. "한국인에서의 음식 섭취와 위암발생과의 관련성 연구"가 보다 개선된 표현이 된다.

2) 연구계획 요약문

연구계획 요약문에 관한 일정한 양식을 제시하고 있는 기관도 있으나(예: WHO 등) 대부분에서 일정 양식이 없다. 요약문은 연구계획서 심사를 위한 연구분야의 분류 및 관련 심사위원의 선정 등에 필요한 정보를 제공하게 된다.

여기에는 연구계획 내용에서 연구목적, 연구배경 및 필요성, 연구방법, 그리고 연구비 신청액(필요한 경우) 등에 관한 사항을 총체적으로 이해할 수 있도록 간결, 명확하게 요약 기술한다. 통상 1쪽 이내의 분량으로 기술한다.

3) 연구진 인적사항

대학원의 학위논문 연구계획에서는 해당되지 않는다.

연구진의 구성과 인적사항은 연구수행능력을 평가할 수 있는 자료가 된다. 실제 연구수행에 꼭 필요하며 능동적으로 참여할 수 있는 연구진으로 구성한다. 연구자 개개인의 연구 참여 내용이 연구계획 내용에서 구체적으로 명기하게 되는바 너무 많은 사람이 열거되어 이름만 빌린 것 같은 인상을 주지 않도록 한다.

일반적으로 연구진은 책임연구자, 공동연구자 그리고 연구보조원으로 구분한다. 연구책임자 1인에 대하여는 이력서와 함께 현재 수행 또는 참여 중인 연구, 그리고 최근 5년 동안의 연구결과(논문) 발표실적 등이 제시되도록 한다. 한편 공동연구자에 관하여는 간략한 이력서와 계획된 연구와 관련되는 분야의 연구업적을 제시토록 하고 연구보조원에 관하여는 학력이나 훈련사항 위주의 간략한 이력 내용이 명기되도록 한다.

4) 연구계획 내용

(1) 연구목적

연구목적은 연구계획서의 가장 핵심적인 내용이다. 연구의 최종목적이나 중심이 되는 가설 및 그 범위를 분명하고 명확하게 제시하여야 한다.

연구목적의 기술에는 일정한 형식이 없으며 연구주제에 따라서는 단 한 줄의 문장으로도 표현될 수 있다.

연구내용에 따라서는 연구목적이 일관되지 않고 다원적인 경우가 있는데 이때는 연구결과의 중요성 또는 기여도에 따라 서술한다. 한편 연구진행결과에 따라서 도달되는 연구목적이 달라지는 조건부적인 경우에는 순차적으로 나열 기술한다.

일반적으로 연구목적은 연구의 배경 및 필요성의 내용과 일관성 있게 논리적으로 연결되어야 하며, 통상 연구결론으로 유도되는 일반 목적과 구체적으로 관측하게 되는 연구성적 및 결과 등으로 나타나는 실행목표로 구분하여 명료하게 논리적으로 기술한다.

일반목적은 최종적으로 도달하고자 하는 궁극적 연구목적으로 대개 개념적 내지는 추상적인 내용이다. 반면에 실행목표는 개념적인 일반목적을 명백하고 측정 가능하며 성취 가능한 현상적 상태로 구체화한 것이다.

연구비 신청 양식에 따라서는 연구결과에 의해 기대되는 효과를 요구하는 경우도 있다. 기대효과의 내용에는 기존이론 및 학설상의 미비점을 보완하는 학술적 측면에서의 기여와 현실문제해결 등에의 응용 또는 활용방안 제시 등 실용적인 측면에서의 기여, 그리고 향후 연구방향의 제시, 새로운 가설 설정을 위한 단서 제공, 국제협력연구기회 제공 등이 포함된다.

[적절하게 기술된 연구목적들의 예]

본 연구의 목적은 Nitrofrantoin(이하 NF로 표기)에 의한 폐장독성에 있어서 반응성 산소 radical이 관여하는지의 여부를 밝히는 데 있다. 이를 위하여 구체적으로는 in vitro 실험을 통하여 (1) NF에 의하여 폐장 microsome에서 산소 radical 생성이 증가하는가를, 그리고 (2) NF에 의하여 폐장 microsome에서 malondialdehyde의 생성증가 여부로써 산소 radical에 의한 microsome의 지질파괴를 관찰하고, (3) NF에 의한 산소 radical 및 malondialdehyde 생성이 산소 radical 제거제 투여에 의하여 억제되는지의 여부를 관찰함으로써 NF에 의하여 생성된 산소 radical이 폐장에 독성작용을 나타낼 것이라는 가설을 검정하고자 한다.

[부적절하게 기술된 연구목적들의 예]

본 연구의 목적은 임상적으로 중요한 여러 가지의 원인균을 주입하여 동물에서 실험적으로 ***염을 만들고, 이 ***염의 동물모델을 사용하여 조직병리학적으로도 또한 생화학적으로 ***염의 병인을 규명하는 데 있다.

여기에서는 최종적으로 도달하고자 하는 내용이 불분명할뿐더러 구체적으로 어떻게 접근할 것인가 하는 실행목표도 언급되어 있지 않다. "임상적으로 중요한 원인균"이 구체적으로 어떤 균인지?, 무슨 동물을 사용할 것인지?, 그 관찰 내용으로 ***염의 병인을 규명할 수 있는지? 등의 의문이 남게 된다. 예로써 다음과 같은 내용을 추가한다면 훨씬 개선된 기술이 될 것이다.

Hemophilus influenzae가 가토에서 xxx염을 발생 시키는지를 관찰하고 xxx염이 일어난 가토의 염증조직을 채취하여 광학현미경상의 염증정도와 전자현미경상의 염증정도를 구분하여 그 분포와 빈도를 분석하고 전자현미경상 검사에 의하여 점막세포 섬모병변과 xxx염과의 관련성을 파악한다. 또 분비물속에 포함되어 있는 collagenase trypsin을 측정하여 xxx염의 생화학적 특성을 살펴본다.

(2) 연구배경 및 필요성

연구주제의 중요성과 연구수행의 필요성을 논리적이며 객관적으로 기술하여 심사자에게 이를 충분히 인식시키고자 하는 부분이다.

여기에서는 다음과 같은 사항들을 고려하여 작성, 기술한다.

가. 모든 서술은 간결, 명확하게 표현한다. '무슨 뜻인지 알 것이다'라고 생각하여 지나치게 함축된 표현이나 일부 분야에서만 통용되는 전문화된 용어를 사용함으로써 내용 전달에 미흡함이 없도록 한다.

나. 연구과제 및 주제의 중요성과 필요성을 논리적으로 제시 설명하기 위하여는 지금까지의 연구동향과 진전사항 등을 문헌고찰을 통하여 면밀히 검토 분석한다.

다. 연구세부 주제별로 연구동향과 진전과정을 분석, 기술하고 기존이론 혹은 학설의 흐름이 단절된 부분을 제시함으로써 연구주제의 중요성을 부각시키고 필요성을 정당화한다.

라. 연구주제에 관련된 연구자의 연구업적을 기술한다.

마. 문헌인용은 어깨번호를 붙이지 않고, 괄호 속에 저자, 연도를 명기한다.

바. 인용문헌은 연구자가 직접 읽어본 것으로 논리전개상 꼭 필요하다고 인정되는 것만 채택한다.

사. 기존연구와의 차이점을 상세히 기술하여 연구주제의 성격nature 및 범주scope를 명확히 한다.

아. 끝 부분에는 연구목적에 해당하는 내용을 서술한다.

[부적절하게 기술된 연구배경 및 필요성의 예]
종양 연구에 있어서 종양세포의 배양은 기본적이며 필수적인 모델로 간주되고 있다. 책임연구자는 과거에 Swarm rat sarcoma의 cell culture에 관여하였으며 그 결과의 일부를 00년도 학술대회에 발표한 바 있다. Swarm rat sarcoma는 Sprague-Dawley Rat에서 자연발생한 종양으로서 처음 발견한 Dr. Swarm에 의해 계대배양되어 왔다. 어렵지 않게 reproduce할 수 있고 계대뱅양에 따른 종양의 변화가 없어서 실험연구대상의 종양으로 각 분야에서 이용되어 왔다. 종양세포의 성장을 촉진하는 인자로서 성장촉진 단백질 — 특히 insulin, multiplication — stimulation activity, growth hormone, somato-medin-C가 대표적인 예이다. 이러한 인자들을 시험관 내 배양된 세포에 첨가하여 세포분열 활동, proteoglycon 형성 등을 정량분석하여 지표로 삼는다. somatomedin C는 growth hormone의 역할을 mediate하는 low molecular weight의 hormone으로서 인체의 성장에 미치는 영향에 관하여 아직 논란이 많은 실정이다.
본 연구진은 Swarm rat sarcoma의 in vivo 및 in vitro 배양법을 확립하고, 이어서 성장을 촉진하는 인자들에 관한 실험을 계속해 나가고자 하며 이 중 hormone-dependent tumor로 알려진 이 종양의 성장에 미치는 somatomedin-C의 효과를 연구하게 된다.

위의 예는 상기 고려사항 나., 다., 마., 사.의 문제점을 보이고 있다. 지금까지의 연구경향과 진전 사항에 대한 문헌고찰 내용이 기술되어 있지 않으며 연구주제의 중요성 및 필요성에 대한 논리적인 설득력이 부족하고 본 연구주제의 한계 및 범위에 대하여도 명확히 기술하지 않고 있다.

(3) 연구방법

연구목적을 성취할 수 있다는 합당한 방법과 수행과정을 제시하는 부분으로 그 방법은 연구내용 및 분야에 따라 매우 다양하여 일정한 틀이 있을 수 없다. 그러나 연구방법의 기술은 충분한 설명으로 쉽게 알 수 있도록 하며, 사용할 방법이 높은 정확성accuracy과 재현성reproducibility이 있다는 것을 분명히 하여야 한다.

연구방법을 기술함에 있어 다음과 같은 고려사항들이 있는데 연구내용이나 분야에 따라서 해당되는 사항을 고려하여 작성한다.

가. 일반적인 원칙

① "아무리 자세하더라도 지나치지 않는다"는 원칙에 입각하여 서술한다.
② 일반적으로 연구진행 또는 시간적 순서에 따라 서술한다.
③ 다른 연구자가 그 실험 또는 조사 내용을 그대로 재현할 수 있도록 기술한다.

나. 실험조사 설계

① 전체적인 실험조사 설계 내용을 알기 쉽게 설명한다. 이를 위하여는 표나 흐름도를 사용하기도 한다.
② 실험, 조사하고자 하는 항목 또는 변수를 명확히 정의한다.
③ 연구비 규모에 따라 실험조사 설계가 조정, 변경되는 경우도 고려한다.
④ 대조군은 실험조작을 안 했다는 사실 이외에는 모든 면에서 실험군과 같도록 설계한다.
⑤ 연구성적에서 제3요인의 영향을 배제할 수 있도록 타당한 실험조사 설계를 제시한다.

다. 실험조사대상 또는 재료

① 실험조사대상 또는 재료의 특성을 기술한다.
② 실험동물을 사용하는 경우 그 종 선택의 적절성이 있어야 한다.
③ 실험조사대상 또는 재료의 선정과정selection이나 처리과정preparation을 설명하고 그 타당성을 제시한다.
④ 여러 종류의 대상이나 재료를 사용하는 경우에는 알기 쉽게 표나 그림을 사용한다.
⑤ 각종 재료를 표시할 때는 과학명칭generic name을 사용하고 동물실험인 경우 그 동물의 genus, species, strain을 밝힌다.
⑥ 실험대상 또는 재료의 규모sample size 결정 방법을 설명한다.

⑦ 사람을 대상으로 하는 경우 실험조사로 인하여 발생할 수 있는 여하한의 잠재적 위험성을 평가, 기술한다.

⑧ 실험동물인 경우에도 실험에 따른 잠재적 위험성을 평가한다.

[실험대상에 관하여 적절하게 기술된 예]

방사선 조사후 나타나는 척수병변 중 가장 흔히 나타나는 형태는 만성 진행성 척수병변이다. 실험적으로 유발시킨 병변에서 이러한 형태의 병변을 가장 많이 일으키는 동물은 백서이다. 따라서 이러한 내용의 실험은 백서를 이용함이 이상적이나 본 연구는 척수 및 척추의 영상 진단을 목적으로 하므로 백서는 대상 실험동물로는 너무 작아 적합하지 않고 병변 및 조사량 등 제반 상황이 비교적 비슷할 것으로 예측되는 가토(New Zealand White종 rabbit)를 대상으로 선정하였다.

라. 실험조사방법

① 구체적인 실험조사관 측 방법의 정확성(실험기기 및 관측방법의 특이도와 민감도)과 재현성(실험기기의 정도관리, 관측방법의 일관성 등)을 평가한다.

② 실험조사방법을 기술함에 있어 행위주체 및 행위 객체(목적물)가 분명하도록한다.

③ 연구자에 의해 새롭게 시도되는 방법은 그 전 과정을 자세히 기술한다.

④ 실험처치 과정이나 실험조건의 유지에 관한 구체적 방법을 제시한다.

⑤ 실험관할 내용을 계량적으로 표현하는 경우에는 그 계량화 방법과 내용을 기재한다.

⑥ 실험조사방법에 있어 가능한 제한점이나 취약점을 평가하고 이를 최소화할 수 있는 대안을 강구한다(이러한 제한점이나 취약점은 계획서 심사자가 결국 알게 된다).

⑦ 실험조사에 사용할 기기에 대하여는 그 제조회사명과 모델model 내용을 기술한다.

[실험처치과정 등이 적절히 기술된 예]

방사선 조사부위 결정: 상기의 방법으로 마취한 실험동물을 횡와위로 나무판에 고정한 후 X선 투시하에서 제7, 8 흉추부위에 5cm×5cm 크기의 4각 납선으로 위치를 결정한 후 같은 위치로 X선 촬영을 하고 그 납선의 위치를 피부에 표시한다. 조사는 5mm×5cm의 크기로 일정하게 하며 전방경계는 척추체의 전면과 일치하게 하며 후방경계는 피부후방으로 나가게 한다.

마. 기타사항

① 연구성적을 제시하는 방안(표, 그림 등)을 고안, 제시한다.

② 실험조사에서 얻게 될 연구자료를 분석하는 기법에 대한 적합성과 내용(통계 package명 등)을 명시한다.

③ 예상되는 연구성적을 해석하는 기준 등을 검토한다.

[연구방법이 부적절하게 기술된 예]

A) 인체 이행상피암의 누드마우스에의 이식:

1. 침윤성 이행상피암 조직을 무균적으로 체취하여 10μL 크기로 절단하여 누드마우스의 배측 피하조직에 이식한다.

2. 이식 후

3. 종양세포의 성장곡선을 구하며

4. 계대이식을 통하여 지속적인 종양세포를 배양한다. 추적관찰하여 종양세포의 전이 부위, 경로 및 그 정도를 관찰한다.

B) FANFT에 의한 쥐 이행상피암 유발 및 누드마우스에의 이식:

FANFT를 0.2% 농도로 먹이 또는 물에 섞어 쥐가 자유롭게 먹게 하면 9주 후부터는 방광에 이행상피암이 발생한다. 반복적인 실험을 통하여 투여기간에 따르는 병리조직학적 변화를 관찰한다. 폐로 전이된 결정을 체취하여 누드마우스에 이식한다.

C) 이행상피암 세포주의 누드마우스에의 이식:

이미 확립된 이행상피암 세포주(MBT-2, ctc)를 5×105 정도의 세포수로 누드마우스 배측 피하조직에 주사한다. 시간경과에 따르는 종양의 성장 및 전이부위 경로 및 그 정도를 관찰한다.

D) 항암 화학요법제의 투여:

Vinblastine, Adriamycin, Cisplantinum, Methotrexate를 종양세포가 이식된 누드마우스 체중에 따라 용량조절하여 정맥 또는 복강내로 주사한다. 화학요법제의 감수성은 종양의 성장억제 정도로 파악하며 도살 후 종양의 병리조직 검사를 실시한다. 또한 항암제 투여군과 대조군을 비교하여 전이되는 부위, 경로 그 정도 등을 관찰한다.

위의 예는 실험조사 설계, 재료 및 대상, 그리고 실험조작 및 관측방법 등이 정돈되어 있지 않은 상태로, "이 분야에 관하여 지식이 있는 사람은 무슨 말인지 알 것이다"라고 생각하면서 기술하고 있어 상기 예문의 내용으로는 제3자가 이 실험을 재현하기가 거의 불가능한 것으로 판단된다. 따라서 다음과 같은 사항들에 대하여 보다 명확한 설명이 요구된다.

- 누드마우스의 정의, 선정과정, 처리과정 등
- 인체 이행상피암의 정의(진단) 및 무균적 채취방법
- 피하조직에의 이식방법과 시행횟수
- 이식의 성공과 실패의 판단기준 및 시기
- 이식에 성공한 종양세포의 성장정도를 측정하는 방법, 계량화방법, 시기 등
- 계대이식의 방법, 시기, 횟수 및 전이를 관찰하는 방법, 시기 등등
- FANFT의 섭취 여부 및 그 양을 확인하는 방법
- 병리조직학적 관찰내용 및 변화 여부의 판단방법과 기준
- 시간경과의 구분설정
- 항암제 투여군과 대조군의 설정방법 및 그 과정, 각군의 규모(size) 등
- 항암제 투여 용량의 결정내용, 대조군에 대한 처치내용 등
- 성장 억제 정도의 구체적인 관측방안, 계량화 방법 등

• 항암제 감수성에 관련한 병리조직 검사의 구체적 내용 등
• 각 관찰성적에 대한 대조군과의 비교방법 및 판단기준

(4) 연구수행계획 및 연구기간

연구수행조직과 일정을 서술하는 부분으로 연구계획서 양식에 따라서는 연구방법의 일부를 포함되기도 하고 따로 분리 제시하기도 한다.

가. 연구수행조직

연구수행 조직에 있어서는 책임연구자와 연구자 개개인의 연구 업무 분담 내용을 구체적으로 제시한다. 역할분담의 정도는 일상 업무와 현재 진행되고 있는 타 연구에의 참여도를 감안하여 현실성 있게 정한다. 가능한 한 분담정도를 계량화하여 개인별 시간부담률(%, 개인별로 연구에 할애하는 시간의 분율)과 본 연구에의 기여도(%, 연구 전체를 100으로 하였을 때 해당 연구자가 담당하는 분율) 형태로 제시함이 바람직하다.

나. 연구기간

일반적으로 연구비를 지원하는 기관이나 재단은 연구기간을 사전에 한정하고 있는데, 그 개시일을 연구비 지급 수령 시점으로 하는 경우와 연구비 지급일과 무관하게 연구비 지원기관에서 일방적으로 결정하는 경우가 있다.

연구계획서에 명시하는 연구기간을 역일calendar day로 표시하는 것보다는 "연구 개시일로부터 ○○개월간"의 형태로 표시하는 것이 바람직하다.

단계별 연구 소요기간은 가능한 한 충분하게 산정하되 예비실험 또는 예비조사pilot study에 소요되는 기간은 통상적으로 연구기간 산정에 포함하지 않는다.

수행내용에 따른 시간계획표(연구추진일정, 일명 Ghant chart)는 실제 연구를 수행할 때 유익한 것으로 계획서 심사, 평가에서는 그리 중요한 부분이 되지는 않는다.

(5) 인용문헌목록

가. 인용문헌목록은 국문문헌을 먼저 그리고 외국어문헌의 순서로 작성한다.
나. 국문문헌은 저자 이름의 가나다… 순으로, 외국문헌은 alphabet 순으로 작성하되, 동명인 경우는 발표연대 순으로 일련번호 없이 배열한다.

다. 단행본의 내용을 인용한 경우는 인용부분의 쪽수page까지 표시하여야 한다.

(6) 연구에 소요되는 시설 및 기기

이 부분은 연구수행능력을 평가하고 소요예산을 판단하는 기준이 되는바, 소요시설 및 기기명, 제조회사명, 사용가능성, 그리고 사용불가능 시의 대책 등을 제시한다.

연구비에서 구입할 계획인 경우에는 그 당위성을 충분히 설명한다.

(7) 소요예산

대학원 학위논문 연구계획에서는 해당되지 않는다.

연구비 지원기관이나 재단에서 요구하는 부분으로 통상 그 기관 또는 재단마다 연구비 지원 및 계상 규정이 따로 정하여져 있으니 이를 따른다.

기관 또는 재단에 따라서는 소요연구비 전액을 지원하여 다른 재원으로부터의 추가적인 보조를 인정하지 않는 수도 있다. 필요한 경우 이를 직접 확인하도록 한다.

5) 기타 참고사항

계획서 본문에 기술, 설명하기 곤란한 내용으로 연구계획이나 수행에 관련되어 필히 밝혀두어야 할 사항이나, 부수적인 참고자료 등을 제시하는 부분이다.

연구주제나 방법 등에 관한 부연 설명, 특이사항 또는 국내외 협력 연계 연구상황 등을 설명하거나, 연구수행상에 있어 필요한 행정적, 또는 특별지원 사항을 요구하기도 한다.

5. 의학박사학위 논문작성 지침

1) 논문작성의 일반 지침

(1) 기본체제

의학박사 학위 취득을 위한 연구논문(이하 학위논문이라 함)은 다음의 기본체제에 맞추어 아래와 같은 부분과 순서로 구성되도록 한다.

학위논문구성

초록
  국문초록
  영문초록(English abstract)

목차
  도표목폭
    List of tables
    List of figures and/or illustrations
1. 서론
2. 연구목적
3. 연구재료 및 방법
4. 연구성적
5. 고찰 (또는 연구성적에 대한 논의)
6. 결론 (또는 총괄, 또는 총괄 및 결론)
인사말 (필요시)
참고문헌
부록 (필요시)

(2) 사용언어 및 용어

가. 사용언어: 학위논문은 국문(한글과 한자) 또는 영문으로 기술한다.

나. 학술용어: 모든 학술용어는 국문(또는 영문)으로 표기함을 원칙으로 하며 문교부 발행 과학기술용어집이나 대한의사협회 발행 의학용어집에 준하여 사용한다.

다. 고유명사: 인명, 지명 등의 고유명사는 원자를 그대로 사용함을 원칙으로 한다. 인명의 경우 성family name만으로 약하여 사용할 수 있다.

라. 약자 및 도량형: 보충설명이 없이 사용하는 약자와 도량형 단위 표시(가급적 C.G.S. 법으로 통일) 방법은 부록의 예시를 참조한다.

마. 약칭: 저자가 임의로 약칭을 사용하고자 하는 경우는 괄호 속에 "이하 ○○이라 함"으로 명시한 후에 사용한다.

바. 부호(문자)표시: 수학, 화학 등에서와 같이 공인된 부호(문자)표시notation 이외에는 괄호 속에 "이하 ○○라 표시"라고 명시한 후 사용하거나 또는 먼저 사용 후 곧이어서 보충설명을 기술하거나 한다. 부록의 예시를 참조한다.

(3) 사용숫자 및 번호

가. 숫자사용: 아라비아 숫자 사용을 원칙으로 한다.

나. 항목구분 번호: 항목구분을 위한 번호는 1, 1), 가), (1), (가)…의 순으로 한다.

다. 쪽page번호: 국문 초록 첫 장부터 도표목록 끝장까지는 로마식 소문자 번호(i, ii, iii, iv …)를 차례로 매기어 하단에 표시하고, 본문인 서론부터 끝까지는 아라비아 숫자로 쪽 번호를 하단에 표시한다.

라. 도, 표번호: table과 figure는 각각 본문에 나오는 순서대로 아라비아 숫자로 일련번호를 매긴다. 사진이나 도식은 figure의 연번으로 잇는다.

마. 각주footnote번호: 본문 중간 중간에 보충설명을 위하여 사용하게 되는 각주는 "#" 표기를 하고 당해 쪽page 하단에 주해를 한다.

(4) 인쇄

용지는 B5 크기(18.3×25.7cm)의 백지를 사용하고 타자, 컴퓨터 타자(워드 프로세서), 또는 공타 등으로 맞춤법, 띄어쓰기를 정확하게 하여 가로로 인쇄하며 한 줄에 35~40자가 되도록 하여 2행 간격double space으로 1면에 23줄이 넘지 않도록 한다. 한 쪽 인쇄한다.

2) 각 부분의 세부요건과 기술지침

학위논문의 각 부분은 아래의 지침에 따라 기술 작성한다. 그러나 연구내용의 특수성에 따라 다소의 융통성을 지닐 수 있다.

(1) 초록

초록은 본문을 읽지 않고도 학위논문의 근간이 되는 내용을 정확하게 이해할 수 있도록 짜여진 요약문이다.

가. 국문과 영문초록

초록은 국문과 영문 두 가지를 별도로 작성하여 국문, 영문 순으로 수록한다.

나. 내용

초록은 다음과 같은 내용이 간단 명료하게 기술되어야 하며 그 분량은 2쪽 내외로 한다.

① 연구의 기본목표와 범위
② 사용, 적용한 연구재료와 방법
③ 연구성적의 요약
④ 근간이 되는 연구 결론

다. 표, 그림 사용 불가

초록은 보충설명 없이도 그 대의가 전달되도록 고안하여야 하며 표, 그림, 인용문구 등이 있어서는 안 된다.

라. 중심 또는 색인단어key words 선정

학위논문 내용의 중심이 되는 단어를 6개 이내로 선정하여 초록 끝에 제시한다(국문, 영문 각각).

(2) 도표목록

학위논문 본문(부록제외)에 나오는 table과 figure의 제목들을 각각 순서대로 나열한다. List of tables를 먼저 수록하고 쪽page을 달리하여 list of figures를 수록한다.

(3) 서론

서론은 학위논문의 도입부이다. 따라서 연구과제를 합리적으로 설득력 있게 서술하여야 하는 점이 그 기본이다. 그러므로 서론은 저자가 자신의 연구에 얼마만큼의 문제의식을 지니고 있는가를 간접적으로 표시해 주는 척도가 될 수 있는 것이다.

연구계획서에서 작성한 '(2) 연구배경 및 필요성'의 내용이 곧 논문의 서론이 된다.

서론에서는 다음과 같은 내용이나 사항이 객관적이며 논리적으로 언급, 설명되어야 한다.

가. 연구과제의 의의와 중요성

저자가 제기하는 연구과제의 의의와 중요성을 기초과학적 측면과 응용과학적 측면에서 언급한다.

나. 관련 지견의 분석

연구과제와 관련하여 이미 알려져 있거나 현재 제기되고 있는 사실, 해석, 상호 관련성 등에 대한 철지한 분석을 한다.

다. 추구내용의 유도

분석을 통하여 연구 추구해야 할 요소, 항목, 또는 관련성 등을 논리적으로 유도한다.

라. 구체적 연구 주제

실제로 연구 실험조사를 통하여 얻고자 하는 구체적 주제와 연구의 타당성을 명확히 규정하여 이를 체계적이고 질서있게 제시한다.

마. 광범위한 문헌고찰

이상 저자가 제기한 연구과제, 해당 분야에서 그 과제가 점하고 있는 위치, 연구의 타당성, 사용, 적용하고자 하는 연구방법, 그리고 자료분석방법에 대한 타당성이나 적절성 등의 언급은 국내와 외국 문헌을 모두 광범위하게 고찰, 검토하여 이루어져야 한다.

바. 가정 등의 명시

필요에 따라서는 연구 실험조사에 도입되는 여러 가지의 개념, 가정, 그리고 논리적 주장 등에 대한 명확한 정의나 해설을 기술한다.

(4) 연구목적

연구계획서에서의 연구목적이 곧 논문의 연구목적이 되며 그 서술요령도 마찬가지이다.

(5) 연구재료 및 방법

연구계획서에서의 연구방법의 내용이 곧 논문의 연구재료 및 방법이 된다. 계획서에서보다 간결하게 서술한다. 연구계획서에서 구체적으로 서술되지 않았던 자료분석방법에 대한 기술이 추가되어야 한다.

연구설계, 수행과정 등을 쉽게 알아 볼 수 있는 적절한 도식diagram의 사용을 권장한다.

(6) 연구성적

연구성적에 대한 서술에 있어서 꼭 지켜져야 할 것은 제시한 성적의 현상적인 내용만을 언급하는 일이다. 표나 그림으로 제시한 성적에 대하여 언급이 없어도 안 되며, 연구성적을 일반화한 내용으로 설명해도 안 된다. 연구성적에 대한 해석이나 그 배경 등에 관한 언급은 "고찰"에서 이루어질 사항이므로 "연구성적"에서는 단지 현상적인 결과나 요약(예:통계적 분석내용 등)만을 단순하게 기술하면 된다.

가. 제시하는 성적의 내용

연구결론의 도출이나 유도에 직접적으로 관련되는 성적만을 제시하고 그 외의 보조적 내지는 부수적인 내용의 성적은 필요시 부록에 수록한다. What did you find?

에 대한 답을 서술한다.

나. 제시순서

연구성적은 연구목표나 가설에 상응하도록 제시하는데 논리적인 순서, 즉 간접적인 내용으로부터 직접적인 내용으로, 개괄적 내용으로부터 세부적인 내용으로, 특수 소견으로부터 보편적 소견으로의 순서로 전개한다.

다. 부정적 연구성적negative result

부정적 연구성적이라 할지라도 연구결론에 직접적인 연관이 있다고 판단되면 이를 제시하도록 한다.

라. 표table 작성

① 연구성적을 표로서 정리, 제시하는 경우는 영문으로 표를 작성하고 제목은 상단에 표기한다.
② 간단한 문장으로는 명쾌히 설명되지 않는 내용을 일목요연하게 알수 있도록 제시하기 위하여 표를 작성하는 것인바, 주로 두 가지 이상의 항목(변수)에 걸쳐지는 내용이 표로 작성된다.
③ 추가적인 설명이 없이도 표만 보고 그 내용을 알 수 있도록 작성되어야 한다. 몇 가지 기본이 되는 요령과 방법을 부록에 예시하였다.

마. 그림figure 작성

① 그림으로 연구성적을 제시하는 경우는 영문으로 그림을 작성하고 제목은 하단에 표기한다.
② 연구성적을 그림으로서 표시하는 것은 관찰항목의 변화 양상이나 상호비교결과를 자세하게 제시하고자 하는 것은 아니다. 개괄적인 형태나 양상을 보이고자 하는 것이다. 따라서 그림은 단순 간단해야 하고, 보조추가적인 설명 없이 그림 자체로서도 이해시킬 수 있어야 하며, 전체적인 윤곽이 한눈에 보일 수 있어야 한다.
③ 그림 작성에 사용한 각종 기호나 표기에 대한 설명을 같이 부기한다.

④ 자료 성격에 알맞는 그림의 형태를 택하여야 한다.
⑤ 몇 가지 기본이 되는 요령과 방법을 부록에 예시하였다.

바. 중복제시 지양

같은 내용의 자료를 표와 그림으로 이중 중복제시하지 않는다.

사. 표, 그림 삽입위치

표나 그림으로 제시된 연구성적은 본문의 해당부위에 삽입한다(표 또는 그림 1개에 1쪽씩).

아. 연구성적의 구분제시

연구내용의 특수성에 따라 연구성적을 몇 개의 독립된 절로 구분하여 제시, 설명할 수 있다.

(7) 고찰 또는 연구성적에 대한 논의

고찰에서 언급, 기술하여야 할 내용은 크게 두 가지로 구분할 수 있는데 하나는 저자가 사용, 적용한 연구방법들의 타당성과 신뢰성에 관한 검토이고 다른 하나는 연구성적에 대한 해석과 추론이다. 이 부분에서는 다음의 사항에 관한 고찰 혹은 논의가 있어야 한다.

가. 연구방법의 타당성과 신뢰성의 검토

타당성은 저자가 추구하고자 하는 어떤 현상이나 사실을 그 방법이 얼마나 진실되게 찾아낼 수 있는가 하는 사항이고, 신뢰성이라 함은 그 방법을 동일한 대상에게 동일한 과정으로 반복 적용하였을 때 나타나는 결과가 얼마나 일치성(또는 재현성)을 보이는가 하는 사항이다. 다음의 내용들에 대하여 논의한다.

① 연구재료 선택방법의 검토: 연구재료 또는 대상의 선택과정에서 야기될 수 있는 문제점과 그 결과로 올 수 있는 연구성적의 비뚤림bias 가능성 등을 언급 검토하되 논리적이고 실증적으로 전개한다.
② 현실적으로 감수할 수밖에 없는 여건으로 하여 발생하는 특정 비뚤림(연구성적

의)이 있을 경우는 그 불가피성을 명시한다.

③ 관찰항목 채택과정 검토: 실험관찰조사 항목을 채택한 과정에서 올 수 있는 문제점과 그것이 연구성적에 미치는 영향 등을 검토, 기술한다.

④ 자료수집방법의 검토: 실험관찰조사방법이나 자료수집방법이 지니는 제한점이나 신뢰성을 검토함에 있어 저자 자신이 시행한 사전검사pre-test 또는 예비실험조사pilot study 결과에 근거할 수도 있고 기존의 연구나 문헌 등을 인용할 수도 있다.

⑤ 계량화 방법의 검토: 관찰 결과 내용을 계량적으로 표시한 경우에 그 계량화 방법의 정당성, 타당성, 신뢰성 등을 고찰한다.

나. 연구방법과 연구성적과의 연결

연구방법들에 대한 고찰내용을 연구성적의 해석이나 추론에 연관시켜 해석상의 제한점이 있겠는지 또는 본 연구가 지닌 강점 등에 관하여 기술한다.

다. 연구성적에 대한 논의

연구성적이 지니는 의의와 중요성 등을 논리적, 객관적으로 일반화 또는 추상화하여 논하여야 한다. 따라서 연구성적의 단순한 반복제시와는 혼동하지 않도록 한다. What do these findings mean? 또는 What did you learn from them?에 대한 답을 서술한다.

① 연구목적과의 연관: 연구성적의 고찰은 저자가 제시한 연구목적(또는 목표)에 연관시켜 결론을 유도하는 데 필요한 해석과 추론을 하는 것으로 연구목적과는 무관한 연구성적들과의 단순한 비교는 하지 않는다.

② 명확한 논거 제시: 연구성적의 해석과 추론은 명확한 논거를 바탕으로 전개되도록 한다. 막연한 추측이나 주관적인 선입견, 또는 불분명한 인식(풍문), 논리의 비약을 하지 않는다.

③ 상충적 성적의 고찰: 연구성적 상호 간의 상충적인 소견, 일치성이 결여된 소견, 잘못 혼입된 요소 등에 대하여도 언급한다.

라. 건의사항 제시

연구성적 중 해석이나 추론할 수 없는 부분이 있다면 이를 빠뜨리지 않고 명시한다. 고찰이 불충분 또는 불가능한 부분의 규명을 위하여 계속 연구되어야 할 과제에 관한 의견도 제시한다.

(8) 결론(또는 총괄 또는 총괄 및 결론)

연구목적에 연관시켜 일반적이고 포괄적인 내용의 연구결론을 기술하는 부분으로서, 연구성적을 다시 제시하거나 또 다른 요약문을 만드는 일이 되지 않도록 한다.;

가. 구체적인 숫자나 지엽적 사항의 나열은 가능한 한 배제한다.

나. 연구목적 달성 여부 또는 연구가설에 대한 판정 등을 언급한다.

다. 연구결론에 입각하여 향후 계속 추구되어야 할 연구과제에 대한 제언이나 또는 실제적인 응용방안, 응용지침, 혹은 그 기대효과 등에 대하여 제언한다.

(9) 인사말

저자의 필요성에 따라 지면을 할애할 수 있다. 연구가 이루어진 배경이나 연구수행과정에서 기록하고 싶은 내용, 그리고 감사를 표시하고자 하는 경우이다. 가급적 1쪽 이내의 분량으로 한다.

(10) 참고문헌

참고문헌 목록 작성 요령과 참고문헌의 인용방법은 부록의 예시에서와 같다.

(11) 부록

연구내용이나 저자의 필요성에 따라 작성할 수 있다. 연구방법상의 세밀한 기법(예: 설문조사서, 실험관찰기법 등), 부수적 또는 중간 산물에 해당하는 성격, 또는 개별 자료raw data 등이 수록되기도 한다.

참고문헌

김용일, 안윤옥 편. 의학박사 학위논문 작성지침서. 서울대학교출판부. 1986.

심봉섭. 과학논문작성법. 수문사. 1987.

신상철, 김순규. 연구밥법과 논문작성. 박영사. 1977.

원성옥. 논문작성 이론과 기법. 교육과학사. 1986.

Hicks, TG. (김해식 역). 과학기술 논문작성법. 동방도서. 1985.

Cook TD, Campbell DT. Quasi-Experimentation, Design & Analysis Issues for Field Settings. Houghton Mifflin Company, Boston. 1979.

Day, RA. How to write and publish a scientific paper. ISI Press. 1983.

[부록 1] 약자 또는 약호

1. 의학사전이나 해당 각 분야의 사전 등에 수록되어 있는 약자(또는 약호)는 보충설명 없이 사용할 수 있으나 약자를 사용하는 일반적인 규칙에는 다음과 같은 내용이 있다.

1) 짧은 단어 도는 용어는 약자화하지 않는다.
2) 약자 사용이 오히려 그 뜻을 불분명하게 하는 경우는 약자화하지 않는다.
3) 본문에의 사용에서는 되도록 약호 사용을 하지 않는다.
예: ₩○○○가 아니고 ○○○원
$○○○가 아니고 ○○○(미국)달러
4) 약자로 사용되는 문자는 띄어쓰지 않는다.
예: A S A가 아니고 ASA
C N S가 아니고 CNS
5) 문장을 시작하는 단어가 숫자, 약호 또는 약자가 되지 않도록 한다.
6) 약자 끝에 줄임표(.)를 찍는 것인지 아닌지를 확실히 한다.
예: (줄임표 사용) ; i.v., i.p., s.c., i.m., p.o. etc.

2. 학술잡지명을 약하여 사용하는 경우 국내잡지명은 학국의학도선관협의회 발간 Korea Medical Index의 방법에 준하고 외국잡지명은 Medicus Index의 방법을 따르다.

Abbreviations that may be used without definition in table headings

Term	Abbreviation
Amount	amt
Approximately	approx
Average	avg
Concentration	concn
Diameter	diam
Experiment	expt
Height	ht
Molecular weight	mol wt
Month	mo
Number	no.
Preparation	prepn
Specific activity	sp act
Specific gravity	sp gr
Temperature	temp
Trace	tr
Versus	vs
Volume	vol
Week	wk
Weight	wt
Year	yr

AMERICAN STANDARD ABBREVIATIONS FOR SCIENTIFIC AND ENGINEERING TERMS

Introductory Notes

SCOPE AND PURPOSE

1. The Executive Committee of the Sectional Committee on Scientific and Engineering Symbols and Abbreviations has made the following distinction between symbols and abbreviations: Letter symbols are letters used to represent magnitudes of physical quantities in equations and mathematical formulas. Abbreviations are shortened forms of names or expressions employed in texts and tabulations, and should not be used in equations.

FUNDAMENTAL RULES

2. Abbreviations should be used sparingly in text and with due regard to the context and to the training of the reader. Terms denoting units of measurement should be abbreviated in the text only when preceded by the amounts indicated in numerals; thus "several inches," "one inch," "12 in." In tabular matter, specifications, maps, drawings, and texts for special purposes, the use of abbreviations should be governed only by the desirability of conserving space.

3. Short words such as ton, day, and mile should be spelled out.

4. Abbreviations should not be used where the meaning will not be clear. In case of doubt, spell out.

5. The same abbreviation is used for both singular and plural, as "bbl" for barrel and

barrels.

6. The use of conventional signs for abbreviations in text is not recommended; thus "per", not /; "Ib", not £; "in." not. Such signs may be used sparingly in tables and similar places for conserving space.

7. The period should be omitted except in cases where the omission would result in confusion.

8. The letters of such abbreviations as ASA should not be spaced(not A S A).

9. The use in text of exponents for the abbreviations of square and cube and of the negative exponents for terms involving "per" is not recommended. The superior figures are usually not available on the keyboards of typesetting and linotype machines and conposition is therefore delayed. There is also the likelihood of confusion with footnote reference numbers. These shorter forms are permissible in tables and are sometimes difficult to avoid in text.

10. A sentence should not begin with a numeral followed by an abbreviation. Abbreviations for names of units are to be used only after numerical values such as 25 ft or 110 v.

[부록 2] 도량형 등의 단위 표시법

도량형 미터법(C.G.S.) 사용을 원칙으로 하나 연구내용에 따라 달리 표시할 수도 있다. 단위표시 사용에 있어 다음의 원칙에 주의한다.

1. 일반적으로 단위표시는 줄임표(.)를 사용하지 않는다.

예: hour는 hr.가 아니고 hr

minute는 min.가 아니고 min

inch는 in과 구별하기 위하여 in.을 사용하기도 하나 이렇게 혼동될 우려가 있는 경우는 약자(약호) 사용을 안한다.

2. 복수와 단수를 구분하여 표시하지 않는다.

예: 5 miles는 5 mi로

5 years는 5 yr로

5 dozens는 5 doz로

ABBREVIATIONS OF COMMON UNITS OF WEIGHT AND MEASURE

The spelling of the names of units as adopted by the National Bureau of Standards is that given in the list below. The spelling of the metric units is in accordance with that given in the law of July 28, 1986, legalizing the metric system in the United States. Following the name of each unit in the list below is given the abbreviation which the Bureau has adopted. Attention is particularly called to the following principles.

1. The period is omitted after all abbreviations of units, except where the abbreviation forms an English word.

2. The exponents "2" and "3" are used to signify "square" and "cubic", respectively, instead of the abbreviations "sq" or "cu", which are, however, frequently used in

technical literature for the United States customary units. In conformity with this principle the abbreviation for cubic centimeter is "cm3"(instead of "cc" or "ccm"). The term "cubic centimeter", as used in chemical work, is, in fact, a misnomer, since the unit actually used is the "milliliter" of which "ml" is the correct abbreviation.

3. The use of the same abbreviation for both singular and plural is recommended. This practice is already established in expressing metric units and is in accordance with the spirit and chief purpose of abbreviations.

4. It is also suggested that, unless all the text is printed in capital letters, only small letters be used for abbreviations, except in such case as, A for angstrom, etc., where the use of capital letters is general.

[부록 3] 약칭 사용의 예

저자가 임의로 약칭을 사용하고자 하는 경우에는 다음의 예에 준한다.

예 1: 의학박사 학위 취득을 위한 연구논문(이하 학위논문이라 함)은 …

예 2: B형 간염표면항원(이하 HBsAg라 함)을 측정하여 …

예 3: 방사면역법(이하 RIA법이라 함)에 의하여 …

예 4: 가족계획협의회 (이하 가협이라 함)에서는 …

예 5: 한국의학도서관협의회(이하 의도협이라 함)에서 …

[부록 4] 부호(문자) 표시(notation) 사용의 예

수식 또는 그림 등에 사용하기 위하여 저자가 임의로 부호(문자) 표기를 하는 경우에는 아래의 예와 같은 방법으로 할 수 있다.

예 1: 혈액 부족 발생율이 x %로 예측되는 적정재고량(I(x)라 표시)과 1일 평균 혈액 수요량(ED라 표시)과의 관계는 다음과 같이 표현된다.

$I(x)=A(x)+B(x) \times ED$---------------- (1)

단, $A(x)$ 및 $B(x)$는 상수

예 2: 수축기 혈압과 연령, 혈장콜레스테롤, 그리고 체중과의 관계를 아래와 같이 표현할 수 있다.

$y1=f(a, b, c)$----------------------- (2)

단, y1: 수축기혈압, mmHg

a: 연령, yr

b: 혈장콜레스테롤, mg%

c: 체중, kg

[부록 5] 연구목적의 분류 및 예시

연구내용은 분류기준에 따라 다양하게 구분될 수 있는데 일례로 연구결과의 내용이나 목적에 따라서는 기술적 연구descriptive research와 분석적 연구analytic research로, 연구결과의 응용 정도에 따라서는 기초연구basic research와 응용연구applied research로, 편의상 구분할 수 있다.

학위논문 본문에 연구목적을 기술함에 있어서 우선 저자의 연구내용이나 결과를 위의 분류기준에 의거 두 가지로 구분하여 고려해 보는 것이 도움이 되리라 생각된다.

예 1: 다음은 한편의 학위논문의 서론을 전재한 것이다. 이로부터 연구목적을 발췌 서술하는 요령을 제시하여 본다.

5-Nitrofurfural 유도체인 nitrofurantoin(N-nitro-2-furfurylidine)-1- amino-hydantion)은 비뇨기과 영역에서 급성 및 만성 요로감염증에 흔히 사용되고 있는 항균제인데 부작용으로 폐침윤, 발열, 호흡곤란, 건성기침, 폐섬유종 등의 임상증상을 주소로 하는 급성 또는 만성 폐독작용을 자주 나타냄이 알려져 있다(Holmberg 등, 1980).

Nitrofuration(이하 NF로 표기)의 폐독작용에 관하여 초기 연구자들은 과민반응의 일종으로 생각하기도 하였지만 면역학적으로는 실험적인 근거를 발견할 수 없었다. 그에 비해 흰쥐 등을 사용한 동물실험에서 폐독작용이 NF 투여 용량에 따라 증가하고, vitamin E 결핍동물에서 현저할 뿐 아니라 고농도의 산소환경에 처해 있는 흰쥐에서 더욱 현저함이 관찰되므로서 NF에 의한 폐독작용은 그 약물의 직접적인 작용으로 나타날 것이라고 보고되었다(Boyd 등, 1989; Smith와 Boyd, 1983). 한편 폐장 microsome을 이용한 in vitro 실험에서 Mason과 Holtzman(1975), Sasame과 Boyd(1979) 및 Trush 등(1982)은 NF이 반응성 산소 radical의 생성을 증가하며, 동시에 microsome 지질 과산화가 원인일 것이라고 추정하였으며 이는 폐독작용이 잘 알려져 있는 제초제 paraquat와 유사할 것이라고 주장하였다. 그러나 이와는 반대로 paraquat 또는 NF에 의한 폐독작용과 반응성 산소 radical의 형성 및 microsome 지질 과산화는 관련이 없다고 주장하는 연구보고도 있다(Ilett 등, 1974; Kornbrus와

Mavis, 1980; Shu 등, 1979; Talcott 등, 1979). 이와 같이 NF에 의한 폐독작용의 기전에 관하여는 아직 논란이 있을 뿐 아니라 반응성 산소 radical에 의한 microsome 지질 과산화의 촉진이 원인일 것이라는 주장도 산소 radical에 의한 microsome 지질 과산화의 촉진이 원인일 것이라는 주장도 산소 radical들(O2-, H2O2, OH, 1O2) 중 어떠한 radical이 주로 관여할 것인지에 관하여도 확실히 밝혀진 바가 없다.

본 연구에서는 in vitro에서 NF이 폐장 microsome 지질 과산화와 반응성 산소 radical 형성에 미치는 영향을 재검토함과 아울러 구체적으로 어떠한 산소 radical이 주로 관여할 것인지에 대하여 검토함으로써 아직도 논란이 있는 in vivo NF에 의한 폐독작용 기전의 일단을 규명하고자 하였다.

이상의 기술된 서론에서 보면 본 연구의 내용은 NF의 투여와 폐조직 변화와의 인과적 관련성을 보고자 하는 분석적 연구라고 분류할 수 있으며 또한 그 결과가 실제 임상에서 곧 바로 응용될 수 있다기보다는 원리나 기전에 대한 지식을 축적하고자 하는 기초연구에 가깝다고 할 수 있다.

본 연구의 궁극적인 목적은 저자의 표현대로 NF에 의한 폐독작용 기전의 일단을 규명하는 것이 되는데 그 기전의 일단이라 함은 산소 radical과 microsome 지질 과산화가 관여되는 내용임을 알 수 있다. 이상과 같이 정리한 연구목적은 다분히 개념적 내지는 추상적인 내용으로 표현되고 있어 따라서 구체적 또는 실행적인 연구목표나 가설을 부기하게 된다. 위의 서론에서는 실행적 연구가설에 관한 자세한 기록은 없으나 폐장 microsome 지질과 산화 생성의 증가가 폐독작용의 원인이라는 대전제하에 in vitro 실험을 통하여 "① NF투여가 microsome 지질과산화 정도를 표시해 주는 malondialdehyde의 생성을 원인적으로 증가시킬 것이고 ② NF와 malondialdehyde 생성과의 인과적 관계가 특정의 radicals에 의하여 변화될 것이며, ③ 그 radicals 생성자체도 NF투여에 의하여 촉진될 것이다." 등의 가설들을 증명하고자 하는 것이 본 연구의 구체적 실행목표였다고 할 수 있다.

예 2:

周産期死亡率과 이에 關與되는 諸要因들을 밝히고저 努力을 傾注하는 理由의 하나는 姙娠後期의 胎兒死亡과 出生後의 初生兒 或은 新生兒의 死亡原因이 거의 同一하며 同時에 姙娠損耗-lethal群과 sublethal群-의 原因과도 一致하여 同一한

豫防管理方法으로 合目的的인 成果를 기대할 수 있다는 長點이 있기 때문이다 (Maxcy, 1973). 따라서 周産期死亡率을 낮추는 것은 死亡率 自體의 低下는 물론 生後의 不具handicapping condition 發生率도 같이 低下시킬 수 있다는 事實이 認定되고 있다(Vaughan, 1975). 그리하여 外國 先進國에서는 이미 19世紀 初부터 이에 對한 至大한 關心을 갖고 活潑한 硏究가 이루어져 와 最近에 이르러서는 "周産期學"이라는 獨立된 分野로 發展하려는 趨勢마저 보이고 있다.

周産期死亡에 關한 資料는 姙娠婦의 登錄制度와 出生 및 死亡申告가 잘되어 잇는 境遇에만 비교적 正確하게 얻어질 수가 있는데 우리나라의 現與件下에서는 이에 對한 統計資料는 물론 그 槪括적인 輪廓조차도 把握하기 힘든 實情이다. 더구나 이 分野에 對한 硏究活動도 매우 不振하여 甚至於는 一部 局限된 地域에서의 周産期死亡率이 報告된 적은 거의 없고 다만 지금까지 一部 綜合病院에서의 分娩例와 新生兒室의 記錄을 中心으로 硏究報告된 몇 편의 論文이 있으나(安. 1976; 金, 1969; 金, 1968; 李 1970) 이는 病院이라는 特殊集團에서 이루어졌다는 制約點 때문에 그 地域全體를 代表하지 못하고 특히 周産期死亡의 社會經濟的 要因에 對해서 別로 檢討가 되어 있지 않고 있다. 單只 生物學的, 病理學的 要因에 關한 所見을 部分的으로 提供해 줄 수 있을 뿐이다.

이에 著者는 全韓國人口의 約 1/5이 살고 있는 서울市 全域을 對象으로 1973年에서 1975年까지 3년 동안의 서울시 周産期死亡率을 調査하고 이에 關與되는 諸要因들을 分析.檢討하고저 本硏究를 試圖하여 이에 結果를 報告하는 바이다.

이번 예의 연구내용은 일정시점, 일정지역에서의 주산기사망 수준이나 규모, 그리고 특성 등을 알아내고자 하는 기술적 연구Descriptive research라 할 수 있고 동시에 응용연구에 가깝다고 하겠다. 일반적으로 기술적연구에서는 단지 어떤 사실의 모양, 크기, 성상 등의 현상적인 사항을 알아보고자 하는 것이기 때문에 분석적 연구에서처럼 상호관련성이나 발생기전 등에 대한 연구가설이 없는 경우가 대부분이다. 위 예에서는 1973~1975년 서울시의 주산기 사망 수준과 제 특성을 파악하고자 하는 것이 국극적 목적이라 할 수 있고 표본집단을 대상으로 면접설문조사를 시행하여 주산기 사망 수준을 (또는 출생) 1,000에 대한 주산기 사망률로서 측정하고 모성의 일반특성 및 출산개개의 몇 가지 특성에 따른 주산기 사망률의 변동을 비교, 검토하여 주산기 사망에 관여하는 요인들을 제시하고자 하는 것이 구체적인 연구목표라고 할 수 있다.

[부록 6] 세계보건기구 윤리지침

International Guiding Principles for Biomedical Research Involving Animals Basic principles

Ⅰ. The advancement of biological knowledge and the development of improved means for the protection of the health and wellbeing both of man and of animals require recourse to experimentation on intact live animals of a wide variey of species.

Ⅱ. Methods such as mathematical models, computer simulation and in vitro biological systems should be used wherever appropriate.

Ⅲ. Animal experiments should be undertaken only after due consideration of their relevance for human or animal health and the advancement of biological knowledge.

Ⅳ.The animals selected for an experiment should be of an appropriate species and quality, and the minimum number required, to obtain scientifically valid results.

Ⅴ. Investigators and other personnel should never fail to treat animals as sentient, and should regard their proper care and use and the avoidance or minimization of discomfort, distress, or pain as ethical imperatives.

Ⅵ. Investigators should assume the procedures that would cause pain in human beings cause pain in other vertebrate species although more needs to be known about the perception of pain in animals.

Ⅶ. Procedures with animals that may cause more than momentary of minimal pain or distress should be performed with appropriate sedation, analgesia, or anaesthesia in accordance with accepted veterinary practice. Surgical or other painful procedures should not be performed on unanaesthetized animals paralysed by chemical agents.

Ⅷ. Where waivers are required in relation to the provisions of article vii, the decisions should not rest solely with the investigators directly concerned but should be made, with due regard to the provisions of articles iv, v, and vi, by a suitably constituted review body. Such waivers shluld not be made solely for the purposes of teaching or demonstration.

Ⅸ. At the end of, or when appropriate during, an experiment, animals that would otherwise suffer severe or chronic pain, distress, discomfort, or disablement that cannot be relieved should be painlessly killed.

Ⅹ. The best possible living conditions should be maintained for animals kept for biomedical purposes. Normally the care of animals should be under the supervision of veterinarians having experience in laboratory animal science. In any case, veterinary care should be available as required.

XI. It is the responsibility of the director of an institute or department using animals to ensure that investigators and personnel have appropriate qualifications or experience for conducting procedures on animals. Adequate opportunities shall be povided for in-service training, including the proper and humane concern for the animals under their care.

[부록 7] 통계적 자료처리 결과의 표시

연구자료를 통계적으로 처리 분석한 결과는 여러 내용이 있겠으나 여기에서는 주로 testing과 estimation의 결과 표시 요령만을 제시하였다. 그 이외에 보다 세부적이고 전문적인 내용에 관하여는 전문가의 조언을 구하도록 한다.

Testing은 실험조사에서 얻은 값에 대하여 소정의 의미를 부여할 것인지 ("有意") 아닌지를 사전에 설정한 판단 기준에 의하여 판가름하는 것이고, estimation은 실험조사에서 얻은 값으로부터 실제의 참값을 추정하는 것이다.

일반적으로 testing은 p-value로 표현되고, estimation은 소위 신뢰구간 또는 신뢰한계(confidence interval, C.I.; confidence limit, C.L.) 등으로 표시하는데 보통 90%나 95% C.I.(또는 C.L.)로 표현된다.

예 1: Testing 결과의 표시

1) 제1군에서의 결핵유병율은 1.5%이었고 제II군에서는 2.85이었는데 이 두 집단간의 결핵유병율의 차이는 5%의 유의수준에서 통계적으로 인정되었다(p[z]=0.03)….

(해설: 두 집단간의 백분율비교에 있어 z-test한 결과 p-value는 0.03으로 산출되었고 이는 판단기준인 0.05(5%)보다 작아 그 차이에는 무슨 이유가 있다고 판단했다는 내용임)

2) 실험군에서의 평균혈당치는 110mg%로 대조군의 130mg%보다 통계적으로 유의하게 낮았다(Table 2 참조, p[t]〈0.05)….

Table 2. Average blood sugar level in experimental control group

Group	No. of subjects	Blood sugar (mg %)	
		Mean	SD
Control	20	130	30
Experimental	20	110*	25
Total	40	125	28

Note: SD; standard deviation
Note: *; The mean blood sugar in experimental group were significantly lower than that in control group (p[t]〈0.05).

(해설: 2개 평균을 t-test하여 비교해 본 결과 p-value가 유의수준으로 정하였던 5%보다 낮았음을 표시함)

3) 투약군에서의 WBC수의 변화는 비투약군에서 보다 유의하게 증가하였다(Table 3 참조, p〈0.05 by Wilcoxon signed rank-sum test)….

Table 3. Number of WBC per cubic mm before and after administration of A drug in experimental and placebo group of mouse

Serial no. of mouse	Experimental group		Placebo group	
	Before	After	Before	After
1	32,200	37,600	53,100	54,500
2	6,300	6,410	27,200	26,900
3	22,100	25,200	7,200	7,000
4	57.200	56,120	5,500	7,000
5	9,300	9,400	12,700	12,900
6	10,200	10,300	31,700	32,500
7	3,300	3,600	4,500	5,100
8	–	–	28,100	26,900
9	–	–	20,500	21,000
Mean difference*	1,146		330	

* The mean difference in experimental group was significantly higher (p〈0.05) than that in placebo group by Wilcoxon signed rank–sum test.

4) 흡연자에서의 폐암 사망율은 비흡연자에 비하여 상대적으로 8.7배(95% C.I.은 3.1-14.2)나 높았으며 통계적으로도 매우 유의하였다(p[x2]=0.0008)….

5) 신장과 흉위와의 상관관계를 나타내는 상관계수 r은 0.42이었으나 통계적으로는 유의하지 않았다(p[z]〉0.05)….

6) ABO혈액형별로 본 A 항체의 평균치는 통계적으로 유의한 차이를 보이어(p[F]〈.0.5) 혈액형과 A 항체치와는 연관성이 있음을 인정할 수 있었고 특히 개별혈액형간의 비교에서는 O형에서의 항체치가 AB형에서의 항체치에 비하여 유의하게

높음을 보였다(p[t]〈0.050)….

(해설: 3개 이상의 평균비교에서는 먼저 분산분석(F-test)을 통하여 전반적인 유의성을 검토한 후 유의성이 인정되었을 때 2개씩의 개별비교를 t-test로 시행한 결과임)

7) Table에서의 예시

Table 4. Number of HBs Ag positive@ among blood donors by level of education

Education level	No. of test	HBs Ag positive		p-value
		No.	%	(x2-test)
Illiterate	32	4	12.5	d.f. = 4 x^2 = 8.7 *p* = 0.07
Primary	123	16	13.5	
Middle	150	17	11.3	
High	790	56	7.1	
College	200	11	5.5	
Total	2,295	104	8.0	

@: HBs Ag has been tested by ELISA technique
(해설: 교육수준별 HBs Ag 양성률을 표로 제시하고 교육수준에 따라 HBs Ag 양성률 변동을 통계적으로 분석한 결과의 표현임)

8) Figure에서의 예

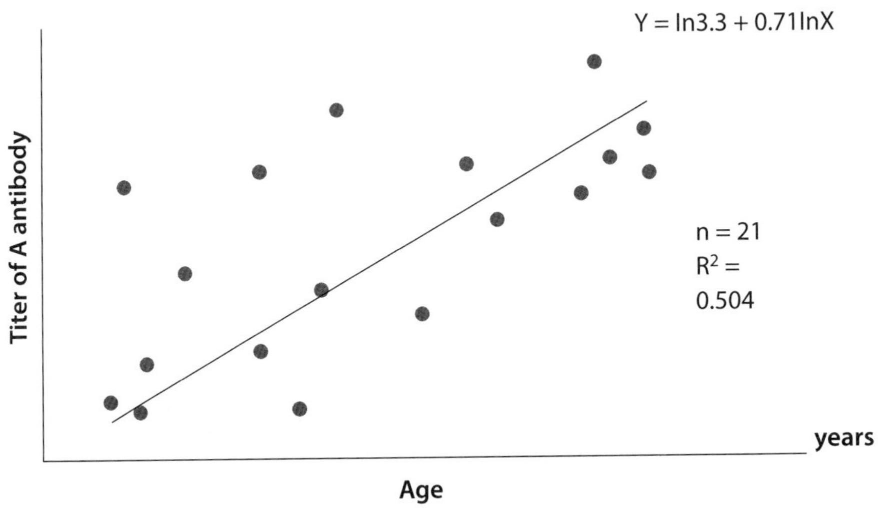

Fig. 2. Regression equation of A antibody titer on age
(해설: A 항체치와 연령과의 연관성을 회귀분석한 결과를 그림과 함께 표시함)

예 2: Estimation 결과의 표시

1) 본 조사에서 결핵 유병률은 2.5%(95% C.I.; 2.0-2.8%)로 나타났는데…

2) A 방법이 B 방법에 비하여 종양완해율은 13% 더 높은 것으로 나타났는데 그 95% 신뢰한계는 3.1%와 19%이었다….

3) 흡연자에서의 폐암 사망률이 비흡연자에 비하여 상대적으로 8.7배(95% C.L.:3.1-14.2)나 높았었다….

4) 재태기간에 대한 태아체중의 회귀계수 b는 2.72로 그 90% 신뢰 구간은 0.46-4.51이었다….

5) Table에서의 예시

Table 2. Mean age at menarche among high school girls by longest residential area

Residential area	No. of subjects	Age at menarche (year)		
		Mean	SD	95% C.I.
Metropolitan	1,360	13.02	1.21	(12.96, 13.08)
Medium-sized cities	720	13.65	1.43	(13.54, 13.75)
Countries	410	13.80	1.35	(13.67, 13.93)
Total	2,490	13.33	1.28	(13.28, 13.38)

[부록 8] Table 작성 요령

1. 제목

1) "Table"이라 쓰고 아라비아 숫자로 일련번호를 매긴다. 번호 다음에는 마침표를 찍는다.
2) 제목 첫 단어와 고유명사인 경우에만 대문자로 시작하고, 제목이 2줄 이상인 경우는 첫째줄과 왼쪽 가장자리margin을 맞춘다.

2. 작성 요령(예시):

Table 2. Natural killer cell activity against K-562 in control and stomach cancer patients group by age group

Age group (years)	Control		Stomach cancer patients	
	No. of subjects	Mean ± SD (%)	No. of subjects	Mean ± SD (%)
20–29	5	63.6 ± 4.9	1	42.0
30–39	9	59.4 ± 10.9	7	48.7 ± 9.2
40–49	8	63.8 ± 8.2	16	44.6 ± 12.7
50–59	6	64.6 ± 9.0	21	42.9 ± 12.7
60 and over	2	40.5 ± 5.5	15	44.0 ± 9.2
Total	30	61.1 ± 8.8	60	44.3 ± 10.3

Note: * ; standard deviation

1) 표는 보충설명이나 본문의 내용을 읽지 않고도 표 자체로서 제시하고자 하는 내용이 전달될 수 있도록 작성한다.

2) 맨 윗줄은 2줄로 한다.

3) 종선(세로줄) 사용은 되도록 피한다.

4) 표에 포함하게 되는 구성항목(위 예시에서 age group, control group, patient group) 중 그 내용이 비교적 동질적homogenous이고 합계가 의미를 지닌다고 판단되는 항목을 좌

단에 배치하는 것이 하나의 요령이다(위의 예시에서 control과 patient group의 합계의 표시가 특별한 의미를 주지 못한다고 여겨진다).

5) 개개 구성 항목의 범주categories를 구분할 때는 되도록 표준분류법에 따르도록 한다. 표준분류법이 없는 경우는 되도록 다른 연구자의 연구내용과 상호비교가 될 수 있도록 고려하여 분류한다(예: age group의 경우 5-9, 10-14, 또는 10-19 등으로 구분한다. 6-10, 11-15, 또는 11-20 등으로 구분하지 않는다).

6) 개개구성 항목의 단위가 표시되어야 한다. 단위 표시를 하기 위하여는 표각주 table footnote를 사용하기도 한다.

7) 표 각주를 사용하는 경우는 개개에 대하여 "Note:"로 표시하고 해설한다.

8) 표에 통계적 분석 결과를 함께 포함하고자 하는 경우는 부록 8에 예시한 방법들을 참고한다.

9) 표 작성에서 저자가 임의로 사용한 약자 또는 표기는 각주로 설명한다. 표작성에 사용한 기호(예: -, +, 등)에 대하여도 명확한 설명을 부기한다.

[부록 9] Figure 작성 요령

1. 자료의 성격과 그림의 형태

1) Line graph

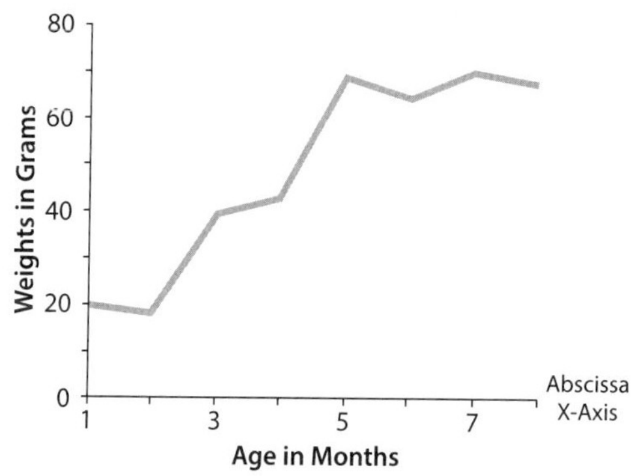

Fig. Line Gragh

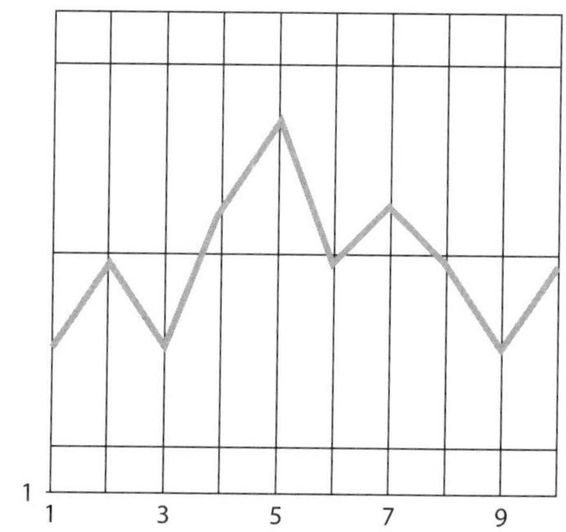

(해설: X축의 범주들이 연속적으로 이을 수 있는 자료)

2) Bar graphs

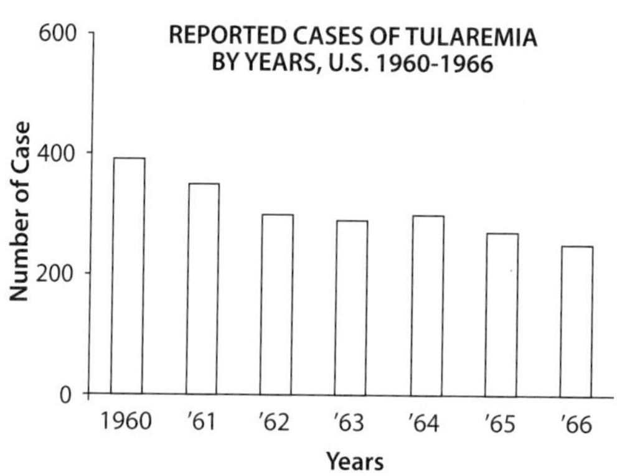

Fig. Vertical Bar Graph

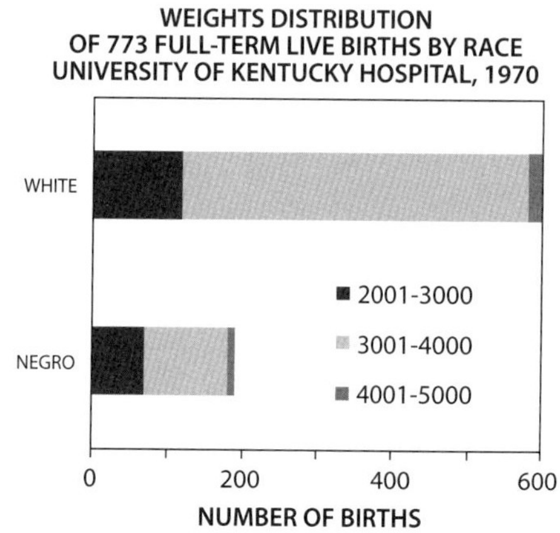

(해설: 불연속적인 자료)

3) Pie chart

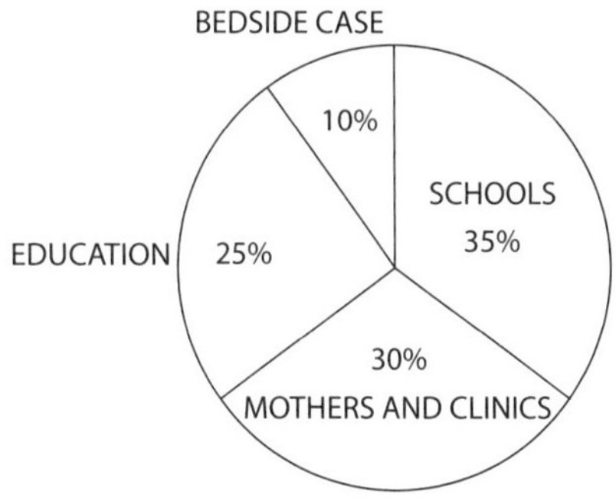

Fig. Pie Chart

(해설: 백분율 등으로 그 점유율을 나타내는 자료)

수평적인 bar graph로도 표현할 수 있다.

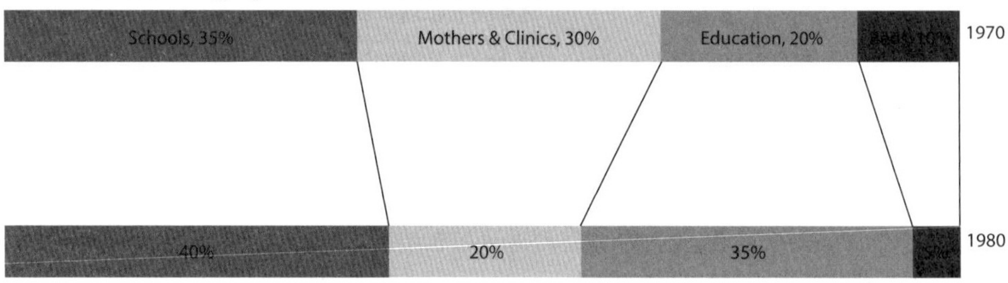

4) 기타 Pictorial, map graph

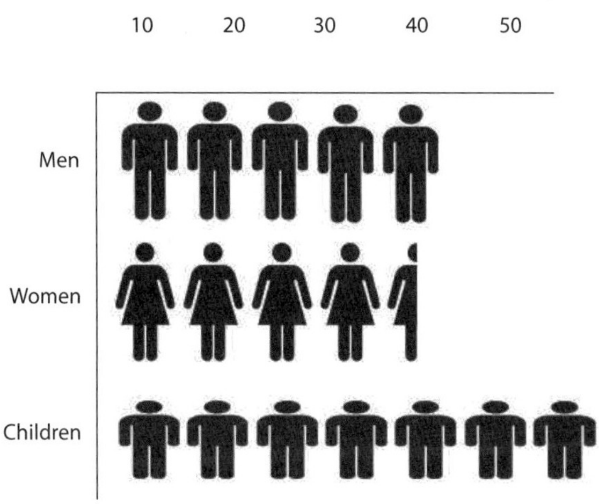

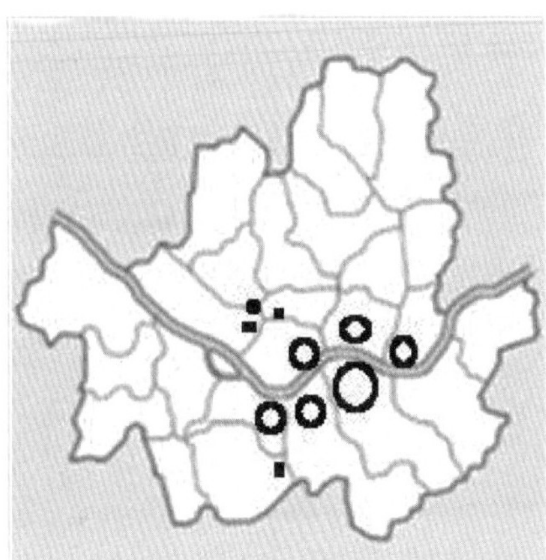

2. Figure 작성 요령

예시 1:

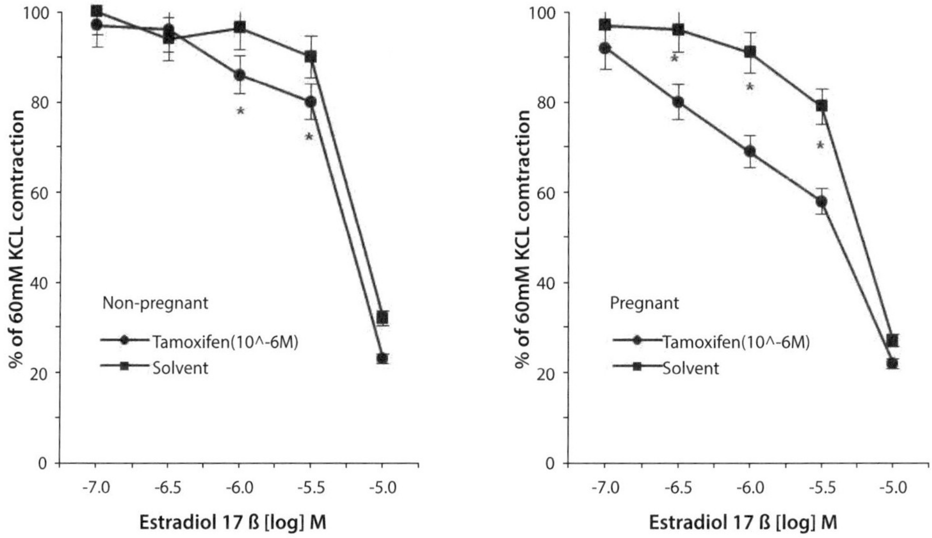

Fig. 2. Graphs show effects of 17ß–estradiol in rings of omental artery, from nonprergnant (left) and pregnant (right) patients contracted with 60 mmol/L potassium chloride in presence of tamoxifen (10–6 mol/L, solid circles) or solvent (95% ethanol, solid squares). Tamoxifen (10–6 mol/L) potentiated relaxation induced by 17ß–estradiol. Stabilized tension after exposure to 60 mmol/L potassium chloride (100% contraction) was 3.0±0.3gm (17ß–estradiol and solvent) and 3.0±0.4gm (17ß–estradiol and tamoxifen) for rings of omental artery from nonpregnant women (n=6) and 2.5±0.6gm (17ß–estradiol and solvent) and 2.6±0.5gm (17ß–estradiol and tamoxifen) for rings of omental artery from pregnant women (n=6). Asterisk, Significant difference between tamoxifen and solvent–treated groups (p〈0.05).

예시 2:

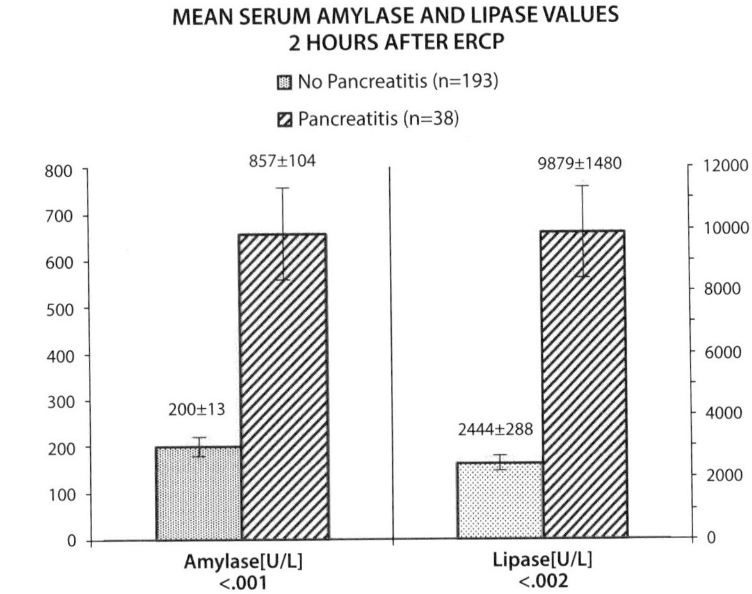

Fig. 2. Mean serum amylase and lipase values 2 h after ERCP (±standard error)

예시 3:

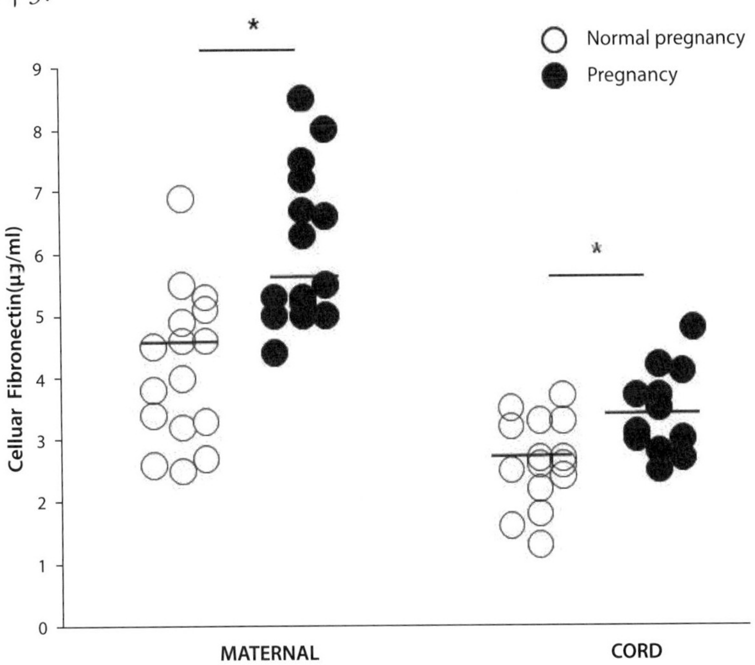

Fig. 1. Plasma cellular fibronectin levels in women with preeclampsia (n=17) or women with uncomplicated pregnancies (n=17). Bars, Medians. Asterisk, p 〈0.05.

1) 연번호: 영문 및 아라비아 숫자로 Fig. 1.과 같이 연번으로 잇는다. 번호 다음에 마침표를 찍는다.

2) 제목: 제목 첫 단어와 고유명사인 경우에만 대문자로 시작하고 제목이 2줄 이상일 때는 첫째줄과 왼쪽 가장자리를 맞춘다(예시 1 참고).

3) 기호 및 표시: 그림작성에 사용한 각종 기호나 표기 또는 약자에 대한 설명이 있어야 한다(예시 1, 2, 3 참고).

4) X축 및 Y축의 단위가 표시되도록 한다.

5) 통계적 분석결과 표시: 예시 2와 3에서 같이 통계적 자료분석 결과를 표시할 수 있고 그 표시요령은 부록 8에 예시한 방법들을 참고 한다.

(예시 2에서는 r값에 대한 *p*-value 표시 추가가 요망되고, 예시 3에서는 '* ; significantly different between normal pregnancy and preeclamptic($p<0.05$ by ANOVA)' 식으로 좀 더 구체적으로 표현됨이 바람직하였다.)

[부록 10] 사진 또는 도식의 제시

제시 요령(예시):

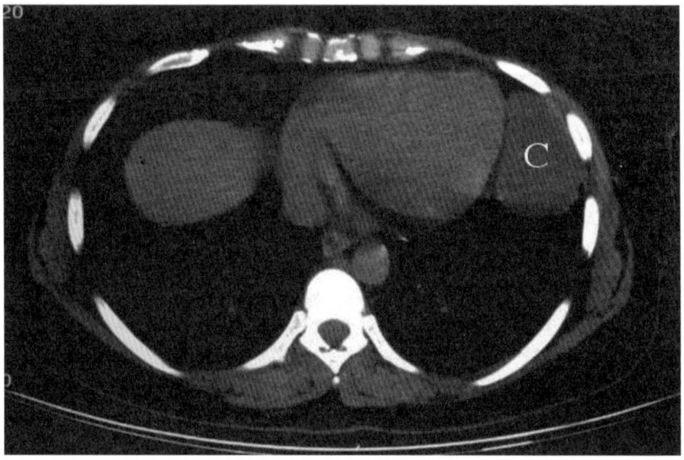

Fig. 3. CT scan of a pericardial cyst. A well–defined apical mass (C) has the characteristic position and low attenuation of a pericardial cyst.

1) 연번호: 다른 그림(Figures)과 함께 Fig.로서 연번으로 잇는다. 연번호 다음에는 마침표를 찍는다(예시 참조).

2) 제목: 제목 첫 단어와 고유명사인 경우에만 대문자로 시작하고 제목이 2줄 이상일 때에는 첫 째줄과 왼쪽 가장자리margin를 맞춘다(예시 참조).

3) 기호, 표기 및 약자: 사진 또는 도식제시에 사용한 기호, 표기 및 약자에 대한 설명을 제목밑에 부기한다(예시 참조).

4) 배열순서: 변화과정이나 육안적 비교 등을 제시하기 위하여 한 면에 여러 장의 사진을 동시에 부착, 제시하여야 하는 경우에 그 배열 순서는 좌에서 우로, 상에서 하의 순으로 한다.

사진출처: Image reprinted with permission from Medscape Reference (http://emedicine.medscape.com/), 2014, available at: http://emedicine.medscape.com/article/347878–overview.

[부록 11] 참고문헌 인용방법

본문에의 참고문헌 인용방법은 아래와 같은 형식에 따른다.

1. 인명을 주어로 인용하는 경우

1) 1인 저자인 경우: 김(1980), Kim(1980), Robert(1970 a & b).

2) 2인 저자인 경우: 김, 이(19800, Kim & Lee(1980), Kim & Lee(1980, 1981, 1982).

3) 3인 이상의 저자인 경우: 김 등(1980, 1981), Kim et al.(1980).

2. 인용문 뒤에 인명을 표시하는 경우

…○○○보고한 바 있었으며(김, 1980; Kim & Lee, 1981, 1983; Kim et al., 1981 a & b)…

[부록 12] 참고문헌 목록작성

1. 참고문헌 목록은 국문문헌을 먼저, 그리고 외국문헌의 순서로 작성한다.

2. 국문문헌은 가나다 … 순으로, 외국문헌은 alphabet 순으로, 동명인 경우는 발표 연대순으로 일련번호 없이 작성한다.

3. 단행본:

1) 저자는 모두 기재한다.

2) 다음과 같이 기재한다.

(1) 저자명. (2) 저서명. (3) 판 또는 권수. (4) 출판사명,

(5) 발행지(도시명), (6) 연도: (7) 면수(시작-종료)

예시 1:

서울대학교의과대학. 서울대학교의과대학사 1988-1978. 서울대학교출판부, 서울, 1978:373-8.

예시 2:

Ranson SW, Vlark Sl. The anatomy of the nervous system, its development and function. 10th ed, W.B. Saunders, Philadelphia, 1959:59-61.

4. 잡지문헌:

1) 저자가 3인 이내인 경우는 모두 기재하되 국문은 이름 모두를, 외국문은 성(family name)을 제외한 다른 이름은 두음문자만으로 약하여 기재한다.

2) 저자가 4인 이상일때는 처음 3명 저자만을 기재하고 그 이후는 "외○인" 또는 "et al"로 표시한다.

3) 다음과 같이 기재한다.

(1) 저자명. (2) 논문제목. (3) 잡지명. (4) 연도, (5) 권호: (6) 면수(시작-종료)

예시 1:

송철용, 이순형, 전상린. 한국의 요꼬가와 흡충Metagonimus yokogawai에 관한 연구. VI. 동남부지방산 은어의 지리적 분포 및 요꼬가와흡충 피낭유충의 감염상태. 기생충학잡지. 1985, 56:123-38.

예시 2:

김진환, 박철규, 조사선, 외 1인. 미세혈관 문합부위의 병리조직학적 관찰. 서울의대학술지. 1981, 22:243-8.

예시 3:

Tuynman PE, Gardner LW. Bilateral aplasia of the lung. Arch Pathol. 1952, 54:306-13.

예시 4:

Chung MH, Kim JS, Son YS, et al. Studies on the mechanism of reactive oxygen species inactivation of brain microsomal Na+-K+-ATPase. Seoul J Med. 1985, 26:22-31.

찾아보기

ㄴ

ㄷ

ㅇ

ㅈ

Research Methodology in Medicine

This year marks thirty years since the milestone launch of the 'Research Methodology in Medicine' as a graduate course at Seoul National University College of Medicine. The first textbook for the course was published in 1997, co-authored by the respected former faculty members, Drs. Shin Young-soo and Ahn Yoon-ok. Without further revision, the textbook has been used by many students, but a revised edition is necessary in order to keep up with advancements in medical research. The main goal of the course, as well as the book, is to cultivate research skills based on scientific methods in conducting research in the field of epidemiology. Further, the goal is to provide tools for solving methodological problems a researcher may face at different stages while executing various types of studies (including descriptive study, disease risk factor study, genetic factor study, diagnostic tool evaluation study, clinical trials and intervention study, public health project, and so on). The revised edition has maintained its original form in terms of basic content and structure, but has added chapters pertaining to newly emerging research fields. Led by the main author Dr. Yoo Keun-Young and other leading experts, the newly revised book provides students and professionals of medicine and public health with an up-to-date guidance on conducting medical research.